MANUAL DE
Medicina Preoperatoria

2ª edición

MANUAL DE
Medicina Preoperatoria

2ª edición

JR. R. Fraile
R. de Diego
A. Ferrando
I. Garutti

Advertencia sobre fármacos

Las indicaciones y las dosis de los fármacos que aparecen en este libro han sido cuidadosamente revisadas por los autores. Pese a ello, no descartamos la posibilidad de error, por lo cual aconsejamos comprobar en cada caso las especificaciones del fabricante. Los editores agradeceremos la colaboración de los lectores con objeto de subsanar equivocaciones y omisiones, así como cualquier otra aportación que pueda mejorar la calidad del texto.

Reservados todos los derechos. Ni la totalidad ni parte de este libro puede reproducirse o transmitirse por ningún procedimiento electrónico o mecánico, incluyendo fotocopias, grabación magnética o cualquier almacenamiento de información y sistema de recuperación, sin el previo permiso escrito de los autores.

© 2004 Ediciones Ergon, S.A.
C/ Arboleda, 1. 28220 Majadahonda (Madrid)

ISBN: 84-8473-270-3
Depósito Legal: M-24183-2004

Gracias amigos:

Por hacer del conocimiento una vulgaridad,
y aplicaros con esfuerzo y perseverancia
a la titánica labor de mejorar la vida.
Luego, ahora, todo es más fácil,
... y tan necesario.

(Madrugada de un miércoles,
o de un jueves cualquiera)

Moncho,
marzo del 2004

> Maten, maten poetas para estudiarlos.
> Coman, sigan comiendo bibliografía
>
> Gonzalo Rojas
> Metamorfosis de lo mismo

> Y me abrasé defendiendo
> mi propio criterio,
> porque vivir
> era más que unas reglas en juego...
>
> Luis Eduardo Aute
> Me va la vida en ello

Autores

FERNANDO ABELLÁN
*Abogado Especialista en Derecho Sanitario
Madrid.*

ANA ANAUT AICSA
Médico Especialista en Alergología.

AURELIANO ALMAZÁN CEBALLOS
*Departamento de Cardiología
Hospital Gregorio Marañón. Madrid.*

JESÚS ALMENDRAL GARROTE
*Jefe del Departamento de Cardiología
Hospital Gregorio Marañón. Madrid.*

ÁNGEL ALONSO CHICO
*Servicio de Anestesiología, Reanimación
y Terapéutica del Dolor
Hospital Gregorio Marañón. Madrid.*

MARTÍN AVELLANAL CALZADILLA
*Servicio de Anestesiología, Reanimación
y Terapéutica del Dolor
Hospital Gregorio Marañón. Madrid.*

ANA BARDINA PASTOR
*Servicio de Anestesiología, Reanimación
y Terapéutica del Dolor
Hospital Príncipe de Asturias
Alcalá de Henares (Madrid).*

MÓNICA BARRANCO BENITO
*Servicio de Anestesiología, Reanimación
y Terapéutica del Dolor Cirugía Cardíaca.
Hospital Gregorio Marañón.
Madrid.*

JOSÉ MARÍA BARRIO GUTIÉRREZ
*Servicio de Anestesiología, Reanimación
y Terapéutica del Dolor, Cirugía Cardíaca.
Hospital Gregorio Marañón. Madrid.*

EMILIA BASTIDA CENTENERA
*Servicio de Anestesiología, Reanimación
y Terapéutica del Dolor
Hospital Gregorio Marañón. Madrid.*

PEDRO BATICÓN ESCUDERO
*MIR, Servicio de Anestesiología,
Reanimación y Terapéutica del Dolor
Hospital Gregorio Marañón.
Madrid.*

Mª CARMEN BENITO ALCALÁ
*Servicio de Anestesiología,
Reanimación y Terapéutica del Dolor
Unidad de Dolor Agudo.
Hospital Gregorio Marañón. Madrid.*

LOURDES BERMEJO ALBARES
*Servicio de Anestesiología, Reanimación
y Terapéutica del Dolor,
Anestesiología Obstétrica y Ginecológica.
Hospital Gregorio Marañón. Madrid.*

Mª PAZ BERZOSA TRILLO
*Servicio de Anestesiología, Reanimación
y Terapéutica del Dolor
Hospital Gregorio Marañón. Madrid.*

ILUMINADA BONILLA ALONSO
*MIR, Servicio de Anestesiología,
Reanimación y Terapéutica del Dolor
Hospital Gregorio Marañón. Madrid.*

MARÍA ESTHER BURGOS
*Unidad de Anestesia Reanimación,
Fundación Hospital Alcorcón. Madrid.*

PILAR CABRERIZO TORRENTE
*Servicio de Anestesiología, Reanimación
y Terapéutica del Dolor
Hospital Gregorio Marañón. Madrid.*

ILUMINADA CANAL ALONSO
*Servicio de Anestesiología, Reanimación
y Terapéutica del Dolor
Hospital Gregorio Marañón. Madrid.*

TERESA DEL CASTILLO FERNÁNDEZ DE BATOÑO
*Servicio de Anestesiología, Reanimación
y Terapéutica del Dolor
Hospital Gregorio Marañón. Madrid.*

JESÚS CEBRIÁN PAZOS
*Servicio de Anestesiología, Reanimación
y Terapéutica del Dolor
Anestesiología Pediátrica.
Hospital Gregorio Marañón. Madrid.*

BELEN CLAR DE ALBA
*Servicio de Anestesiología, Reanimación
y Terapéutica del Dolor
Hospital El Escorial. El Escorial (Madrid).*

Autores

Patricia Cruz Pardos
Servicio de Anestesiología, Reanimación
y Terapéutica del Dolor
Hospital Gregorio Marañón. Madrid.

Susana Díaz Ruano
Servicio de Anestesiología, Reanimación
y Terapéutica del Dolor
Hospital Gregorio Marañón. Madrid.

Roberto de Diego Fernández
Servicio de Anestesiología, Reanimación
y Terapéutica del Dolor
Hospital Gregorio Marañón. Madrid.

Marta Diéguez Fernández
Servicio de Anestesiología, Reanimación
y Terapéutica del Dolor
Complexo Hospitalario «Juan Canalejo».
A Coruña.

Diego Dulanto Zabala
Servicio de Anestesiología, Reanimación
y Terapéutica del Dolor
Hospital General de Basurto. Bilbao.

Patricia Duque González
MIR. Servicio de Anestesiología, Reanimación
y Terapéutica del Dolor
Hospital Gregorio Marañón. Madrid.

Adoración Elvira Rodríguez
Servicio de Anestesiología, Reanimación
y Terapéutica del Dolor
Hospital Gregorio Marañón. Madrid.

Angel Etxanitz Álvarez
Médico Especialista en Hematología
y Hematoterapia
Servicio de Anestesiología, Reanimación
y Terapéutica del Dolor
Complexo Hospitalario «Juan Canalejo».
A Coruña.

Violeta Fernández García
Servicio de Anestesiología, Reanimación
y Terapéutica del Dolor
Hospital Universitario Central de Asturias
Oviedo.

Concepción Fernández Goti
Servicio de Anestesiología, Reanimación
y Terapéutica del Dolor
Complexo Hospitalario «Juan Canalejo».
A Coruña.

Rosa Fernández López
Servicio de Anestesiología, Reanimación
y Terapéutica del Dolor
Hospital Gregorio Marañón. Madrid.

Carmen Fernández Riveira
Servicio de Anestesiología, Reanimación
y Terapéutica del Dolor
Hospital Gregorio Marañón. Madrid.

Alberto Ferrando Jordá
Servicio de Anestesiología, Reanimación
y Terapéutica del Dolor
Hospital Gregorio Marañón. Madrid.

Gloria Forés Moreno
Servicio de Anestesiología, Reanimación
y Terapéutica del Dolor Cirugía Cardíaca.
Hospital Gregorio Marañón. Madrid.

Susana Gago Quiroga
Servicio de Anestesiología, Reanimación
y Terapéutica del Dolor
Hospital Gregorio Marañón. Madrid.

Elvira García de Lucas
Jefe del Servicio de Anestesiología,
Reanimación y Terapéutica del Dolor
Hospital Gregorio Marañón. Madrid.

Santiago García del Valle
Jefe de Unidad de Anestesia y Reanimación,
Fundación Hospital Alcorcón. Madrid.

Jesús Garrido Ramírez
Servicio de Anestesiología, Reanimación
y Terapéutica del Dolor
Hospital Gregorio Marañón. Madrid.

Ignacio Garutti Martínez
Servicio de Anestesiología, Reanimación
y Terapéutica del Dolor
Hospital Gregorio Marañón. Madrid.

Dolores Ginel Feito
Servicio de Anestesiología, Reanimación
y Terapéutica del Dolor
Hospital Gregorio Marañón. Madrid.

Juan Ignacio Gómez Arnau
Jefe del Área de Anestesia y Cuidados Críticos,
Fundación Hospital Alcorcón. Madrid.

Anunciación Gutiérrez Gómez
Servicio de Anestesiología y Reanimación
Hospital General. Burgos.

Autores

Oscar Hernández Salazar
MIR. Servicio de Anestesiología,
Reanimación y Terapéutica del Dolor
Hospital Gregorio Marañón. Madrid.

Javier Hernández Salván
Servicio de Anestesiología, Reanimación
y Terapéutica del Dolor,
Hospital Príncipe de Asturias
Alcalá de Henares (Madrid).

Mónica Hervías Sanz
Servicio de Anestesiología, Reanimación
y Terapéutica del Dolor,
Anestesiología Pediátrica.
Hospital Gregorio Marañón. Madrid.

Francisco Javier Hortal Iglesias
Servicio de Anestesiología, Reanimación
y Terapéutica del Dolor Cirugía Cardíaca.
Hospital Gregorio Marañón. Madrid.

Ana Lorenzo Jiménez
Servicio de Anestesiología, Reanimación
y Terapéutica del Dolor
Hospital Gregorio Marañón. Madrid.

Mª Consolación Jiménez de la Fuente
Servicio de Anestesiología, Reanimación
y Terapéutica del Dolor
Hospital Gregorio Marañón. Madrid.

Concha Jimeno Fernández
Servicio de Anestesiología, Reanimación
y Terapéutica del Dolor
Hospital Gregorio Marañón. Madrid.

José Luis López Berlanga
MIR. Servicio de Anestesiología,
Reanimación y Terapéutica del Dolor
Hospital Gregorio Marañón. Madrid.

Ana Lorenzo Jiménez
Servicio de Anestesiología, Reanimación
y Terapéutica del Dolor
Hospital Gregorio Marañón. Madrid.

Ana Manzano Canalechebarría
Servicio de Anestesiología, Reanimación
y Terapéutica del Dolor
Hospital General de Basurto. Bilbao.

Domingo Manzano Gaspar
Servicio de Anestesiología, Reanimación
y Terapéutica del Dolor
Hospital El Escorial. El Escorial (Madrid).

Javier Marco Martínez
Servicio de Anestesiología, Reanimación
y Terapéutica del Dolor,
Hospital Príncipe de Asturias.
Alcalá de Henares (Madrid).

Yolanda Martínez Abad
Servicio de Neumología
Hospital Gregorio Marañón.
Madrid.

Jaime Masjuán Vallejo
Servicio de Neurología,
Hospital Ramón y Cajal. Madrid.

Ángeles de Miguel Guijarro
Servicio de Anestesiología, Reanimación
y Terapéutica del Dolor,
Anestesiología Pediátrica.
Hospital Gregorio Marañón. Madrid.

Luis Olmedilla Arnal
Servicio de Anestesiología, Reanimación
y Terapéutica del Dolor
Hospital Gregorio Marañón. Madrid.

Alejandro Ortega Romero
Servicio de Anestesiología, Reanimación
y Terapéutica del Dolor
Hospital Asepeyo. Coslada (Madrid).

Belén Padilla
Servicio de Microbiología y
Enfermedades Infecciosas
Hospital Gregorio Marañón. Madrid.

Carmen Pascual Izquierdo
Servicio de Hematología,
Sección de Hemoterapia
Hospital Gregorio Marañón. Madrid.

Ana Peleteiro Pensado
Servicio de Anestesiología, Reanimación
y Terapéutica del Dolor
Hospital Gregorio Marañón. Madrid.

Alberto Pensado Castiñeiras
Servicio de Anestesiología, Reanimación
y Terapéutica del Dolor
Complexo Hospitalario «Juan Canalejo».
A Coruña.

Francisco Pérez Llerandi
Servicio de Anestesiología, Reanimación
y Terapéutica del Dolor
Hospital General de Basurto. Bilbao.

Autores

José María Pérez Peña
*Servicio de Anestesiología, Reanimación y Terapéutica del Dolor
Hospital Gregorio Marañón. Madrid.*

Pedro Picatto Hernández
*Servicio de Anestesiología, Reanimación y Terapéutica del Dolor
Hospital Universitario Central de Asturias
Oviedo.*

Elvira Pita Zapata
*Médico Especialista en Hematología y Hematoterapia
Servicio de Anestesiología, Reanimación y Terapéutica del Dolor
Complexo Hospitalario «Juan Canalejo».
A Coruña.*

Patricia Piñeiro Otero
*MIR, Servicio de Anestesiología, Reanimación y Terapéutica del Dolor
Hospital Gregorio Marañón. Madrid.*

Antonio Planas Roca
*Jefe del Servicio de Anestesiología, Reanimación y Terapéutica del Dolor,
Hospital Príncipe de Asturias.
Alcalá de Henares (Madrid).*

Blanca de Prada Martín
*MIR, Servicio de Anestesiología, Reanimación y Terapéutica del Dolor
Hospital Gregorio Marañón. Madrid.*

Luis Puente Maestu
*Servicio de Neumología
Hospital Gregorio Marañón. Madrid.*

Enrique de la Puerta Mayo
*Servicio de Anestesiología, Reanimación y Terapéutica del Dolor
Hospital General de Segovia. Segovia.*

Carmen Pulido Oleaga
*Servicio de Anestesiología y Reanimación
Hospital General de Sabadell.
Barcelona.*

Begoña Quintana Villamandos
*Servicio de Anestesiología, Reanimación y Terapéutica del Dolor
Hospital Gregorio Marañón. Madrid.*

Teresa Requena
*Farmacología Clínica,
Hospital La Paz. Madrid.*

José Ramón Rodríguez Fraile
*Servicio de Anestesiología, Reanimación y Terapéutica del Dolor,
Anestesiología Obstetricia y Ginecológica.
Hospital Gregorio Marañón. Madrid.*

Almudena Reyes Cierro
*MIR. Servicio de Anestesiología, Reanimación y Terapéutica del Dolor
Hospital Gregorio Marañón. Madrid.*

Ana Rodríguez Huertas
*Servicio de Hematología,
Sección de Hemoterapia
Hospital Gregorio Marañón. Madrid.*

Manuel Ruiz Castro
*Servicio de Anestesiología, Reanimación y Terapéutica del Dolor
Hospital Príncipe de Asturias
Alcalá de Henares (Madrid).*

Javier Sánchez Caro
*Cuerpo Superior de Letrados de la Seguridad Social
Académico de la Real Academia de Medicina Española. Madrid.*

Víctor José Sánchez García
Servicio de Anestesiología, Reanimación y Terapéutica del Dolor. Hospital Universitario Central de Asturias. Oviedo.

Javier Sanz Fernández
*Servicio de Anestesiología, Reanimación y Terapéutica del Dolor
Hospital Gregorio Marañón. Madrid.*

Enrique Teigéll Guerrero-Strachan
*Servicio de Anestesiología, Reanimación y Terapéutica del Dolor
Anestesiología Pediátrica.
Hospital Gregorio Marañón. Madrid.*

Manuel Tisner Madrid
*Servicio de Anestesiología, Reanimación y Terapéutica del Dolor
Hospital Gregorio Marañón. Madrid.*

Ana Yuste Peña
*MIR, Servicio de Anestesiología, Reanimación y Terapéutica del Dolor
Hospital Gregorio Marañón. Madrid.*

Matilde Zaballos García
*Servicio de Anestesiología, Reanimación y Terapéutica del Dolor
Hospital Gregorio Marañón. Madrid.*

Agradecimientos

Como coordinadores de la segunda edición del Manual de Medicina Preoperatoria queremos expresar nuestro agradecimiento a cuantos hicieron posible el proyecto. En primer lugar a todos nuestros compañeros del Servicio de Anestesiología, Reanimación y Terapéutica del Dolor del Hospital Gregorio Marañón de Madrid. Gracias por escribir el libro, por comentarlo, por escucharnos, por vuestro trabajo diario, por enseñarnos, por aprender con nosotros; y gracias también a nuestras secretarias Milagros y Rosa, ¡por soportarnos!, y por sonreír siempre.

En esta nueva edición han colaborado con sabiduría y entusiasmo especialistas de otras disciplinas médicas, anestesiólogos pertenecientes a siete comunidades autónomas, y dos prestigiosos expertos en derecho sanitario: el Prof. Javier Sánchez Caro y Francisco Abellán; por ello buscamos el respaldo de la Sociedad Española de Anestesiología, y su presidente, el Prof. Francisco López Timoneda, tuvo la amabilidad de obsequiarnos con su prólogo.

Pero nada hubiera podido hacerse sin el apoyo de la compañía GlaxoSmithKline. Hemos de agradecer la eficacia y la paciencia de Álvaro Bravo como organizador, así como la diligencia y la amabilidad de Dámaso Barroso quien sirvió de enlace con la compañía y, a veces, entre nosotros mismos.

Por nuestra parte, procuramos mejorar el contenido, y en esta idea nos fueron de gran utilidad los comentarios y críticas de los lectores tras la primera edición. Hemos eliminado capítulos, reelaborado algunos, adaptado otros. Seguimos conservando la estructura de capítulos breves, con abundantes tablas y esquemas, lo que permite un acceso rápido a la información desde el índice. Seguimos buscando el interés práctico más que la erudición, la certeza científica más que la opinión, el consenso más que la novedad bibliográfica. Seguimos con la misma ilusión. El lector juzgará.

J.R.R. Fraile, R. de Diego, A. Ferrando, I. Garutti
Primavera del 2004. Madrid

Prólogo a la segunda edición

Constituye para mí un honor, al tiempo que una enorme satisfacción como Presidente de la Sociedad Española de Anestesiología, Reanimación y Tratamiento del Dolor, poder atender la petición que me dirige, en su propio nombre y el de los demás coautores, el Dr. José Ramón Rodríguez Fraile, para que prologue la segunda edición del *Manual de Medicina Preoperatoria*, que, además de los temas tratados en la primera –con la maestría, claridad y profesionalidad de todos conocida–, incorpora ahora, en su Primera Parte, dos temas absolutamente novedosos y de gran calado para los que somos profesionales de la Anestesiología: la planificación y gestión de la medicina preoperatoria, y los fundamentos ético-jurídicos del consentimiento informado.

Una práctica muy generalizada entre quienes reciben el encargo de prologar una obra viene siendo la de extenderse en consideraciones sobre su contenido y sobre la personalidad de sus autores. Por ser ampliamente conocida entre quienes nos dedicamos al apasionante mundo de la Anestesiología, omito hacer referencia al contenido de la obra, del que el lector tendrá cumplida información simplemente con la consulta de su índice de materias.

El segundo aspecto –personalidad de los autores– presenta para mí una especial relevancia, porque todos ellos están adornados de dos grandes cualidades, que permiten augurar un brillante futuro, tanto para ellos como para nuestra disciplina: juventud y alta cualificación profesional. Hago hincapié en estas dos cualidades, porque para quien escribe estas palabras de presentación constituye una enorme satisfacción poder comprobar que la labor realizada por nuestra Sociedad a lo largo de sus cincuenta años de andadura no ha caído en terreno estéril.

El *Manual* que ahora presento es fruto de la preparación, capacidad de sacrificio y preocupación por la puesta al día en los aspectos preoperatorios de nuestra especialidad por parte de las nuevas generaciones de anestesiólogos. Se da con ello cumplimiento a la que siempre fue una idea motriz de la SEDAR: proporcionar a la sociedad española profesionales altamente cualificados en la práctica clínica diaria que puedan afrontar los retos, cada vez más exigentes, que vaya demandando la cambiante actualidad.

Aunque coyunturalmente puedan faltar los medios económicos y la sensibilidad de los poderes públicos, los pacientes abocados a una intervención quirúrgica siempre podrán contar con el mejor de los remedios a sus temores: conocer que están en manos de profesionales que, a su gran bagaje científico, unen un componente ético y humanitario capaz de superar cualquier deficiencia de índole material. En el *Manual de Medicina Preoperatoria,* los estudiosos de la Anestesiología encontrarán respuesta a estos problemas. Ésta es, sin duda, su mejor contribución en orden a la formación de nuestras jóvenes generaciones de especialistas.

No me queda sino felicitar a los autores por el arduo trabajo realizado para la elaboración de esta importante obra, que contribuirá a mantener el gran nivel alcanzado por la Anestesiología en España, y animarles a perseverar en el esfuerzo, porque tengo la seguridad de que la que ahora tiene entre sus manos el lector no será la última de las ediciones de este Manual.

Madrid, a cinco de marzo de 2004

Francisco López Timoneda
Presidente SEDAR

Índice

I. INTRODUCCIÓN Y ASPECTOS GENERALES
1. Planificación y gestión de la medicina preoperatoria
   E. Burgos, J. Gómez Arnau, S. García del Valle 3
2. Exploración física y pruebas complementarias sistemáticas
   A. Planas, J. Marco, J. Hernández 11
3. Fundamentos éticos y jurídicos del consentimiento informado
   J. Sánchez Caro, F. Abellán, J.R. Fraile 19
4. Premedicación anestésica
   R. Fernández, J.R. Fraile, T. Requena 25
5. Interacciones medicamentosas
   R. Fernández, J.R. Fraile, T. Requena 33

II. SISTEMA NERVIOSO CENTRAL
1. Pacientes en tratamiento psiquiátrico
   M.L. Bermejo, J.R. Fraile, A. Gutiérrez 43
2. Epilepsias
   A. de Miguel, J.R. Fraile 57
3. Enfermedad de Parkinson
   D. Ginel, E. García de Lucas, J. Masjuán 63
4. Enfermedades neurodegenerativas
   J. Garrido 69
5. Accidentes vasculares cerebrales
   C. Fernández, J.R. Fraile 77
6. Disfunción neurovegetativa
   B. Prada, I. Garutti, P. Cruz 89

III. ENDOCRINOLOGÍA Y METABOLISMO
1. Enfermedades del eje hipotálamo-hipofisario
   E. de la Puerta, B. Quintana, G. Forés 99
2. Enfermedades del tiroides
   J.M. Barrio, M. Barranco, F.J. Hortal 105

3. Paratiroides y metabolismo del calcio
   S. Gago, A. Lorenzo, M. Zaballos 121
4. Patología corticosuprarrenal. Corticoterapia perioperatoria
   A. Yuste, I. Garutti, A. Lorenzo 127
5. Tumores neuroendocrinos
   P. Cruz, A. Bardina, A. Ferrando 135
6. Diabetes mellitus
   M. Barranco, J. Hortal, J.M. Barrio 147
7. Evaluación preoperatoria del paciente obeso mórbido y superobeso programado para cirugía bariátrica
   M. Avellanal, R. de Diego 157
8. Porfirias
   A. Bardina, C. Fernández, M. Ruiz 163

IV. ALERGOLOGÍA E INMUNOLOGÍA
1. Alergia y anestesia
   G. Forés, S. Gago, A. Ferrando 173
2. Enfermedades autoinmunes
   B. Quintana, E. de la Puerta 187
3. Alteraciones del complemento: Angioedema por déficit de C1-inhibidor
   T. del Castillo, S. Díaz Ruano, A. Anaut 203

V. HEMATOLOGÍA
1. Serie roja
   S. Díaz Ruano, T. del Castillo, A. Rodríguez Huertas 211
2. Alteraciones leucocitarias
   E. Pita, A. Etxaniz, A. Pensado 223
3. Trastornos de la hemostasia
   A. Rodríguez Huertas, C. Pascual 231
4. Manejo preoperatorio de la anticoagulación y antiagregación en el paciente quirúrgico
   P. Piñeiro, I. Garutti, A. Rodríguez Huertas 245

VI. CARDIOLOGÍA
1. Antihipertensivos y anestesia: Problemas específicos
   D. Dulanto, A. Manzano, F. Pérez Llerandi 257
2. Valvulopatías. Miocardiopatías. Profilaxis de la endocarditis infecciosa
   P. Cabrerizo, I. Canal, A. Almazán, D. Manzano 269

3. Enfermedad coronaria y cirugía no cardíaca
   I. Canal, C. Jimeno, P. Cabrerizo, P. Baticón 283
4. Arritmias preoperatorias. Drogas antiarrítmicas
   B. Clar, E. Bastida 301
5. Valoración preoperatoria de los pacientes con marcapasos.
   Indicaciones de marcapasos temporal perioperatorio
   A. Ferrando, J. Almendral, J. López Berlanga, C. Pulido 311
6. Valoración preoperatoria en la insuficiencia cardíaca
   F.J. Hortal, J.M. Barrio, M. Barranco 331
7. Paciente trasplantado cardíaco
   M. Diéguez, A. Pensado, C. Fernández 343
8. Cardiopatías congénitas en el adulto
   E. Teigéll 349
9. Valoración preoperatoria en cirugía vascular periférica
   C. Jimeno, I. Canal, A. Almazán 359
10. Prevención de las complicaciones cardiológicas en cirugía no cardíaca
    I. Garutti, P. Cruz, P. Piñeiro, C. Jimeno 369

VII. APARATO DIGESTIVO
1. Profilaxis de la broncoaspiración
   A. Ortega 383
2. Hepatopatías agudas
   J. Sanz, L Olmedilla, J.M. Pérez Peña 391
3. Hepatopatía crónica
   L. Olmedilla, J.M. Pérez Peña, J. Sanz 397
4. Paciente trasplantado hepático
   J.M. Pérez Peña, L. Olmedilla, J. Sanz 405

VIII. NEFROLOGÍA
1. Insuficiencia renal crónica
   A. Elvira Rodríguez, M. Hervías 417

IX. NEUMOLOGÍA
1. Evaluación de la función pulmonar
   Y. Martínez, L. Puente 427
2. Enfermedad pulmonar obstructiva crónica
   M.L. Tisner 433

3. Asma
   I. Bonilla, M.L. Tisner 441
4. Cirugía de resección pulmonar
   V. Fernández, V.J. Sánchez, P. Picatto 447
5. Síndrome de apnea obstructiva del sueño
   M. Zaballos, S. Gago, A. Peleteiro 457
6. Prevención de las complicaciones pulmonares postoperatorias
   R. de Diego 467

X. ENFERMEDADES MUSCULARES
1. Enfermedades musculares
   M. Zaballos, C. Jiménez, S. Gago 475
2. Miastenia gravis y síndrome de Lambet-Eaton
   S. Gago, C. Jiménez, M. Zaballos 487
3. Riesgo de hipertermia maligna *(Interior de contraportada)*
   C. Jiménez, P. Cruz

XI. GRUPOS ESPECIALES DE RIESGO PREOPERATORIO
1. Evaluación preoperatoria de la vía aérea
   A. Alonso 499
2. Paciente obstétrica. Eclampsia
   M.P. Berzosa, J.R. Fraile 509
3. Anestesia y cirugía en la mujer gestante
   M.C. Benito, J.R. Fraile, O. Hernández 517
4. Evaluación preanestésica del paciente pediátrico
   J. Cebrián 523
5. El gran anciano
   P. Duque, J.R. Fraile, A. Reyes 537
6. Evaluación preanestésica del paciente con infección por el virus de la inmunodeficiencia humana (VIH). SIDA
   M. Avellanal, B. Padilla 549
7. Toxicomanías, adicción al alcohol y al tabaco
   A. Reyes, P. Duque 563

PARTE I

Introducción y aspectos generales

Capítulo 1
Planificación y gestión de la medicina preoperatoria

E. Burgos, J.I. Gómez-Arnau, S. García del Valle

I. INTRODUCCIÓN

La consulta preanestésica forma parte de la evaluación y preparación preoperatoria del paciente. Es un elemento esencial de la seguridad anestésica, puesto que los datos obtenidos permitirán elegir la técnica y los cuidados perioperatorios más adecuados según el estado clínico del paciente y el procedimiento quirúrgico programado. En la actualidad no existe suficiente evidencia científica para desarrollar un modelo basado en la evidencia, por lo que algunas sociedades profesionales, como la *American Society of Anesthesiologysts*, y la Sociedad Española de Anestesiología, Reanimación y Terapéutica del Dolor, se han limitado a establecer consejos prácticos basados en la opinión de expertos[1,2].

En nuestro medio, la evaluación preoperatoria mediante consulta preanestésica realizada varios días antes de una intervención quirúrgica programada es obligatoria. En Estados Unidos y en el Reino Unido, la consulta el mismo día de la intervención es una modalidad aceptada, aunque desde hace algunos años en estos países se tiende también a la evaluación preoperatoria «a distancia» por personal especializado, de modo similar al empleado en la mayoría de los países europeos[3]. El lapso de tiempo entre la consulta y la anestesia debe tener en cuenta el estado clínico del paciente, la importancia de la intervención y los objetivos de gestión. En este sentido, la consulta sería el paso inicial en el concepto de lo que hoy se entiende como medicina preoperatoria.

II. ASPECTOS BÁSICOS DE LA CONSULTA DE PREANESTESIA

Cada servicio de anestesia tiene que establecer las normas y las diferentes modalidades de consulta, siendo aconsejable redactar los procedimientos que definen su organización. La planificación de la consulta preanestésica debe compatibilizar las exigencias del paciente (estableciendo un circuito que le permita realizar los exámenes complementarios y las consultas a otros especialistas con el mínimo trastorno posible) y los imperativos de seguridad de la anestesia. Debido al gran número de pacientes, uno de los objetivos de la consulta preanestésica es optimizar el tiempo que el médico dedica a esta actividad. Para facilitar su organización, el equipo de anestesia debe contar con las estructuras y medios adecuados (locales, secretariado, disponibilidad de la historia clínica y comunicación fluida con otras unidades del hospital). Asimismo, es conveniente que exista una estrecha colaboración con el cirujano, quien deberá precisar de manera sistemática la afección causal, el tipo de intervención prevista y las eventuales dificultades quirúrgicas. La planificación anual de la consulta anestésica tiene que basarse en conceptos como volumen total de pacientes a evaluar, tiempos de demora máxima y media para pacientes de prioridad normal o preferente y tiempos de demora en la lista de espera quirúrgica. El volumen diario de pacientes por consulta, los ritmos de consulta, el número de consultas, etc. variarán en función de aquéllos, que a su vez son acordados con la administración del hospital en base a los objetivos establecidos en cada comunidad autónoma.

Idealmente, se debería proporcionar a cada paciente, después de una operación con anestesia, un informe que indique los medicamentos administrados y las posibles incidencias. La generalización de este tipo de informe permitiría reducir la duración de consultas preanestésicas posteriores y facilitaría la obtención de datos sobre anestesias previas.

III. OBJETIVOS ASISTENCIALES

Son objetivos de la revisión médica preoperatoria:
1. Conocer el estado general del paciente y cualquier problema clínico de relevancia perioperatoria, revisar la medicación en uso y establecer profilaxis específicas (capítulo I/2).
2. Decidir en función de lo anterior si el paciente está en condiciones para la intervención prevista e indicar un plan de manejo perioperatorio y alternativas.
3. Informar al paciente y familiares sobre el proceso perioperatorio e indicar el riesgo anestésico y quirúrgico.
4. Formalizar el consentimiento para la realización de la anestesia.
5. Optimizar la eficiencia del bloque quirúrgico.

IV. MÉTODOS DE EVALUACIÓN

El proceso de evaluación preoperatoria por el anestesiólogo ha sufrido cambios debido a la disminución de la estancia hospitalaria y al aumento del porcentaje de cirugía ambulatoria[4]. Este hecho ha obligado a agilizar la manera de evaluar preoperatoriamente a los pacientes, aunque los objetivos de la evaluación permanecen inalterados. La mayor parte de los hospitales ha establecido protocolos para la realización de pruebas preoperatorias que tienen en cuenta tanto la relación coste-beneficio como la seguridad del paciente.

En general, la evaluación debe basarse en: revisión de la historia clínica; anamnesis y exploración; revisión de pruebas complementarias y solicitud de otras si es necesario, y prescripción de medicación preoperatoria. Como parte de esta evaluación, el anestesiólogo puede decidir consultar a otros especialistas para obtener información relevante para el cuidado perioperatorio. Toda la información obtenida en el proceso debe quedar registrada e integrada en la historia clínica.

a. Consulta preanestésica

Bajo este término consideramos la consulta preoperatoria realizada por un anestesista, de modo programado, antes de la fecha prevista de cirugía. Generalmente se registra en un formulario, pero cada hospital puede estandarizar su modelo. Muchos hospitales disponen ya de una historia clínica informatizada, en la que existe un formulario de consulta preanestésica diseñado con los campos fundamentales en cuanto a la anamnesis, exploración y pruebas preoperatorias. Esto permite una recogida de datos estandarizada, la rápida generación de un informe preanestésico y la fácil explotación de los datos con fines científicos.

Una variante del modelo básico de consulta es la de alta resolución para procedimientos quirúrgicos poco invasivos (cirugía de cataratas, pequeñas intervenciones traumatológicas que requieren bloqueos regionales, sedaciones, etc.). En esta consulta, el formulario se reduce a preguntas concretas destinadas a descartar patología grave inestable y en el caso de algunas cirugías, como la de la catarata, a asegurar la colaboración del paciente sin anestesia general. El tiempo asignado a esta consulta es inferior al de la consulta preanestésica estándar.

b. Visita preoperatoria

Otra modalidad de evaluación preanestésica es la visita preoperatoria del paciente ingresado. Se trata generalmente de pacientes en los que, debido a la patología quirúrgica, no se puede demorar la cirugía, por lo que son ingresados sin la consulta preanestésica realizada. Esta visita debe ser hecha con la suficiente antelación para permitir la realización de pruebas complementarias o modificaciones terapéuticas si proceden. Además del caso anterior también se debe realizar esta modalidad de evaluación en aquellos pacientes que, aunque hayan sido vistos en la consulta, necesitan un evaluación muy próxima a la cirugía (enfermos en hemodiálisis, anticoagulados o enfermos con patología grave inestable).

c. Cuestionatios preanestésicos

Son cuestionarios de *screening,* también denominados en el mundo anglosajón *HealthQuiz,* que pretenden agilizar o incluso obviar la consulta preanestésica clásica. Usados inicialmente en Estados Unidos y poco después en Europa, los cuestionarios se dirigen a recabar información médica básica como medicación en uso, historia médica y quirúrgica pasada, etc. Son contestados por el propio paciente días u horas antes de la consulta y remitidos previamente o entregados durante ésta. Sirven para que el anestesista realice una consulta dirigida, solicite pruebas preoperatorias o incluso para la gestión de la agenda de consulta, que, según el resultado, puede dividirse en agenda de vía rápida o de alta resolución (pacientes ASA I y II) o normal. Los defensores de este tipo de cuestionario le atribuyen muchas ventajas (obtienen una información fiable, son fáciles de usar y ahorran tiempo y dinero).

La Asociación de Anestesistas de Gran Bretaña e Irlanda ha ido aún más lejos. Recomienda *screenings* preoperatorios, por personal no anestesista, para identificar aquellos pacientes que no necesitan ser vistos en la consulta de anestesia antes de la cirugía. Una enfermera determina el estado preoperatorio, utilizando los cuestionarios y los protocolos del hospital. Solamente en el caso de que determinadas respuestas sean afirmativas, se realizará una consulta preanestésica. Los pacientes sin alteraciones significativas pueden ingresar el día de la cirugía, para evaluación por el anestesista en esa misma mañana. Existe controversia sobre las preguntas que pueden identificar a los pacientes de más riesgo que precisen consulta anestésica. Hay acuerdo en las respuestas positivas relativas a la disnea, disminución a la tolerancia al ejercicio, angor, arritmias y diabetes insulinodependiente. Sin embargo, no existe consenso en las preguntas acerca de procesos alérgicos, infarto de miocardio hace más de un año, accidente cerebrovascular hace más de seis meses, diabetes no insulinodependiente y alteraciones tiroideas[4].

Los cuestionarios pueden ser rellenados en papel, a través de internet, de la intranet del hospital, e incluso por teléfono con un sistema interactivo de respuesta. En algunas instituciones, el cuestionario preanestésico consiste en una aplicación de Windows en un ordenador equipado con una consola. El paciente elige la respuesta y pulsa el botón correspondiente en la pantalla. Esta aplicación identifica factores de riesgo para anestesia, adjudica las pruebas preoperatorias correspondientes y aconseja en qué momento el paciente debe ser evaluado por el anestesista. Comparados los resultados de este programa con los obtenidos en una consulta clásica, los expertos concluyen que el uso de esta herramienta de *screening* determina correctamente las necesidades de cada paciente y optimiza el tiempo de personal médico en las clínicas de preanestesia[5]. Independientemente de quién clasifique a los pacientes, es imprescindible adecuar las preguntas para que permitan identificar bien las anormalidades que puedan afectar al manejo perioperatorio.

V. ALCANCE DE LA EVALUACIÓN

¿A quién va dirigida la evaluación preanestésica? Debido a la presión asistencial y los gastos originados, actualmente se plantea, en términos coste-beneficio, si todos los pacientes son susceptibles de evaluación preoperatoria. En nuestra opinión, la evaluación sistemática debe efectuarse a todos los pacientes que sean programados para anestesia general, anestesia regional y sedación moderada o profunda en procedimientos quirúrgicos o no quirúrgicos. Como se comentará después, la cirugía urgente tiene características especiales. El alcance y método de evaluación diferirán, sin embargo, en base fundamentalmente al tipo de cirugía. Es lógico pensar que la evaluación previa a una cirugía torácica reviste características diferentes a la realizada en el caso de la cirugía de la catarata. Así, dependiendo da la cirugía o incluso de las características de cada hospital, la evaluación podrá hacerse de acuerdo a las modalidades descritas anteriormente, no siendo descartables opciones que ahorran recursos como las establecidas en el Reino Unido.

VI. REGISTROS

El informe definitivo de la evaluación preanestésica constará en la historia clínica del paciente, sea en formato libre, estandarizado o formulario. Además deben generarse o almacenarse el resto de documentos necesarios: cuestionario, instrucciones para el paciente y consentimiento, recomendaciones clínicas y premedicación, petición de productos de banco u otros, interconsultas, etc.

VII. CIRCUITO ASISTENCIAL

Varía en función de las pruebas complementarias, interconsultas o reevaluaciones necesarias en cada caso. Generalmente, el circuito comienza en la consulta del cirujano, donde se indica la necesidad de la cirugía y finaliza en la de anestesia. Se debe establecer un circuito que permita al paciente realizar el preoperatorio y asistir a las consultas implicadas, en el menor tiempo y con el menor número de visitas posibles al hospital.

El paciente al que se le indica una intervención quirúrgica programada es evaluado por su cirujano y a través de la clasificación ASA y de guías clínicas específicas, se le asigna, si es necesario, un perfil de pruebas preoperatorias determinado o en otro caso se le entrega el cuestionario preanestésico. Realizada la petición por el cirujano, el servicio de Admisión le asigna cita para la realización de las pruebas y de la consulta anestésica posterior. Los perfiles de pruebas preoperatorias deben basarse en las evidencias de eficacia de los tests preoperatorios, recomendaciones de sociedades científicas o agencias de evaluación y herramientas especializadas como los cuestionarios descritos anteriormente. Una vez en la consulta de anestesia, se realiza la anamnesis, la exploración física y la evaluación de las pruebas. El anestesista decide entonces si el paciente necesita algún otro estudio o consulta con otros especialistas, en cuyo caso será recitado en anestesia. Si el paciente es considerado apto, se extiende el informe en el que además se recomienda el tipo de ingreso y se consigna la caducidad del preoperatorio. Ligeras variaciones de este esquema, como la realización de algunas determinaciones el mismo día de la consulta, sirven sobre todo en la cirugía ambulatoria. El proceso en la cirugía urgente es muy diferente. En este caso, la realización de las pruebas suele realizarse en urgencias como parte del diagnóstico o inmediatamente tras el ingreso, y el estado clínico y los resultados son valorados por el anestesista poco antes de la intervención. El carácter urgente de la intervención no exime, salvo en casos extremos, de la valoración preoperatoria e información y consentimiento. También es diferente la evaluación preanestésica e información en las embarazadas ante la posible administración de analgesia epidural durante el parto. En nuestro centro, este tipo de información se aporta mediante una charla informativa ilustrada por métodos audiovisuales a grupos de 20 mujeres entre 30 y 60 días antes de la fecha prevista del parto, efectuándose la evaluación inmediatamente antes de la punción.

Un aspecto importante del circuito es la disponibilidad de la documentación clínica del paciente el día de la consulta, de modo que la agenda debe ser conocida de antemano por el servicio de Archivos Clínicos. Si la documentación falta o está incompleta se producen retrasos inaceptables en la consulta. Es recomendable que la gestión de citas y agenda la efectúe el servicio de Admisión siguiendo las directrices del servicio de Anestesia. Cuando se crea preciso, se debe asegurar que información importante obtenida en la consulta sea considerada el día de la cirugía. Así por ejemplo, en el caso de dificultad comprobada de manejo de la vía aérea es imprescindible que desde la consulta de anestesia se den instrucciones para que el día de la cirugía exista el personal o material necesarios para la correcta asistencia del paciente.

VIII. GESTIÓN

1. Personal

Se ha mencionado ya la conveniencia de realización de la evaluación por un anestesista y la posible preevaluación realizada por enfermería especializada. Los requerimientos, además, incluyen personal auxiliar que colabore en la recepción y asistencia a pacientes y familiares, localización, solicitud y archivo de documentación clínica.

2. Material

Idealmente, la consulta debe localizarse en el ámbito de consultas externas del hospital, para optimizar recursos materiales, así como de personal auxiliar y administrativo. Existirá área de recepción y sala de espera, aseos para pacientes y familiares, aseos de personal y dotación estándar de secretaría. El material médico preciso se reseña en la tabla I.

3. Tipo de consulta

A efectos administrativos, se puede distinguir entre primera consulta, cuando el paciente accede por primera vez y consulta sucesiva cuando se trata de revisar pruebas o informes de interconsulta solicitados anteriormente.

TABLA I. Dotación básica de la consulta de preanestesia
Dotación estándar (camilla, biombo, etc.) de consulta Línea telefónica exterior Ordenador en red Negatoscopio Esfigmomanómetro Peso (adulto, niños) Talla (adulto, niños) Electrocardiógrafo Pulsioxímetro* Fonendoscopio Termómetro Espirómetro Glucosa capilar
*Deseable monitor compacto con ECG, SpO_2 y PANI.

4. Estándares de tiempo

Si bien la SEDAR, a través de su Libro Blanco, recomienda 30 minutos, la mayoría de hospitales públicos aceptan, debido a la presión asistencial, un tiempo de 15 minutos por paciente. Este lapso puede ser suficiente en, por ejemplo, casos ASA I sometidos a cirugía periférica, pero muy insuficiente en otros. Cabe señalar que es definitivamente insuficiente si a la evaluación preanestésica se ha de sumar una información detallada del proceso y sus riesgos a fin de lograr el consentimiento informado. Considerando una jornada laboral de 7 horas, los pacientes vistos en una jornada de consulta variarán, pues, entre 20 y 25 minutos. Ya se ha señalado que cada hospital puede adoptar su propio estándar y así, en nuestro centro existen dos agendas de consulta, de 20 y 10 minutos por paciente respectivamente, para diferentes tipos de cirugía.

5. Demora

Ya se ha mencionado que entre los determinantes para la gestión de la medicina preoperatoria se encuentran los tiempos de espera de cirugía. Aunque existen variantes, es común que la inclusión de un paciente en lista de espera quirúrgica se produzca cuando acude a la consulta del cirujano y se le indica el tratamiento quirúrgico. Su espera quirúrgica abarca desde entonces hasta la fecha de la intervención. En este período se debe realizar la evaluación preanestésica, de modo que los tiempos de demora de ésta están condicionados por los estándares de demora quirúrgica establecidos en el hospital en cuestión. Parece prudente admitir un tiempo de demora preanestésica máxima de 15 días para pacientes preferentes y unos tiempos de demora media y máxima que no sobrepasen los 30 y 45 días respectivamente para pacientes de prioridad normal. Estos rangos se adecúan, por ejemplo, a los objetivos asistenciales de la Comunidad Autónoma de Madrid, donde el tiempo máximo admisible de espera quirúrgica es de 90 días y más del 70% de los pacientes de una lista quirúrgica deben ser operados antes de 60 días tras su inclusión. Por otra parte, estos tiempos cumplen además con los objetivos establecidos para otros tipos de consultas externas.

6. Evaluación de costes

Aunque es relativamente fácil establecer un coste analítico de la evaluación preanestésica, tiene poco sentido al establecer la relación coste-beneficio, pues este último se mide no sólo en términos objetivables (disminución de cancelaciones quirúrgicas, disminución de pruebas complementarias, etc.) sino en intangibles como seguridad del paciente y del personal sanitario, calidad asistencial y atención a componentes obligatorios como información y consentimiento.

Dependiendo del volumen de pacientes, tiempo destinado y personal auxiliar, cada hospital puede tener un coste diferente, pero en cualquier caso, la consulta preanestesia es un producto final que debe ser facturado, y constar como ingreso en la cuenta de resultados del servicio de anestesia. El uso de guías clínicas y protocolos aumenta la eficiencia de la consulta preanestésica, y la evidencia de una reducción de costes y de mejora de la asistencia ofertada deben ser argumentos que permitan la asignación de recursos a esta parcela anestésica.

BIBLIOGRAFÍA

1. American Society of Anesthesiologysts Task Force on Preanesthesia Evaluation. Practice Advisory for Preaneshesia Evaluation. Anesthesiology 2002;96:485-96.
2. Fisher SP. Development and effectiveness of an anesthesia preoperative evaluation clinic in a teaching hospital. Anesthesiology 1996;85:196-206.
3. Griffith KE. Preoperative assesment and preparation. International Anaesthesiology Clinics 1994;32:17-36.
4. Hilditch WG, Asbury AJ, Crawford JM. Preoperative screening: criteria for referring to anaesthetists. Anaesthesia 2003;58:117-124.
5. Roizen MF, Coalson D, Hayward RSA et al. Can patients use an automated questionnaire to define their current health status? Medical Care 1992;30:74-84.

Capítulo 2
Exploración física y pruebas complementarias sistemáticas

A. Planas, J. Marco, J. Hernández

I. INTRODUCCIÓN Y OBJETIVOS

La Guía de Práctica Clínica en Anestesiología y Reanimación publicada por la Sociedad Española de Anestesiología y Reanimación (SEDAR), establece que *todo enfermo deberá tener una historia clínica y un examen físico preoperatorio adecuado antes de realizar la intervención prevista, ...pudiendo requerir pruebas adicionales.* En este sentido, la evaluación preoperatoria se define como el proceso clínico que precede a la anestesia para la realización de procedimientos quirúrgicos o diagnósticos. Se basa inicialmente en la consideración e integración de la información procedente de:
1. Historia clínica.
2. Anamnesis dirigida.
3. Exploración física.
4. Evaluación de pruebas complementarias.

Los objetivos globales, la planificación y la relación coste-beneficio han sido analizados en el capítulo anterior. Dado que habitualmente el anestesiólogo que realiza la evaluación preoperatoria no es el mismo que realizará la anestesia quirúrgica, ni el que estará a cargo de los cuidados posteriores, se impone un alto grado de confianza que se verá reforzado con la aplicación de protocolos basados en documentos de consenso, evidencias científicas, y recomendaciones de sociedades médicas nacionales o internacionales.

II. CUÁNDO HACER LA EVALUACIÓN PREOPERATORIA

El momento adecuado para la realización de la Evaluación Preoperatoria en la cirugía electiva está determinado por diversos factores, especialmente, por las condiciones clínicas del paciente y la extensión de la cirugía, además de las características organizativas del sistema o de la institución hospitalaria. La Conferencia de Consenso para Evaluación Preoperatoria promovida por la Sociedad Americana de Anestesia (ASA), aconseja que el proceso de Evaluación Preoperatoria se realice siempre con anterioridad al día de la intervención quirúrgica, cuando el procedimiento quirúrgico sea *altamente invasivo* y/o en pacientes con *enfermedades de alta gravedad*. Sin embargo, en procedimientos *moderada o levemente invasivos,* realizados en individuos sanos o con *enfermedades de menor gravedad,* la valoración preoperatoria puede ser realizada antes, o incluso el mismo día de la intervención quirúrgica, aunque en este caso el anestesiólogo debe poder recibir suficiente información sobre el procedimiento quirúrgico propuesto y sobre el estado clínico del paciente con antelación al día de la intervención.

Los datos publicados en nuestro país sobre la práctica de la Evaluación Preoperatoria son escasos y variables, aunque parece lo más habitual y lo más operativo realizarla entre una semana y un mes antes de la intervención programada. En cualquier caso, es ineludible la reevaluación del paciente por el anestesiólogo responsable, inmediatamente antes de iniciarse el procedimiento anestésico.

El tiempo de validez de la Evaluación Preoperatoria es variable y dependiente del estado previo del paciente y de la extensión del procedimiento, aunque se considera de hasta seis meses o un año, cuando no ha habido episodios patológicos intercurrentes.

III. HISTORIA CLÍNICA Y ANAMNESIS

Distintas organizaciones (Colegio Oficial de Médicos, SEDAR) establecen que el tiempo medio destinado para una Evaluación Preoperatoria completa debe ser entre 15 y 30 minutos. De ahí la importancia de establecer protocolos que agilicen el proceso, adecuándolo al estado previo del paciente y al tipo de cirugía. Desde el punto de vista clínico se pretende: 1) diagnóstico nosológico y funcional de patologías crónicas; 2) diagnóstico de reagudizaciones o trastornos agudos; 3) evaluación del impacto de la enfermedad quirúrgica en el estado de salud; 4) tratamiento preoperatorio de patologías reversibles, y 5) instauración de medidas profilácticas frente a riesgos concretos.

De los cuatro elementos básicos que componen la Evaluación Preoperatoria, la revisión de la historia clínica y la anamnesis dirigida son los de mayor relevancia a la hora de obtener información sobre el estado clínico del paciente y, por lo tanto, a los que más tiempo debe dedicarse. La información obtenida debe incluir como mínimo:
1. Antecedentes anestésico-quirúrgicos.
2. Descripción de enfermedades asociadas.
3. Medicación habitual.
4. Estado clínico: diferentes autores y sociedades médicas han tratado de definir un cuestionario que facilite la identificación de sintomatología clínica que pueda influir en el tratamiento anestésico. Esto incluiría:
   • ¿Ha tenido usted o sus familiares algún problema con la anestesia?
   • ¿Tiene algún tipo de alergia?

Exploración física y pruebas complementarias sistemáticas

- ¿Fuma? ¿Cuántos cigarrillos al día?
- ¿Toma bebidas alcohólicas habitualmente?
- ¿Consume sustancias tóxicas diferentes del alcohol o tabaco?
- ¿Cuál es la fecha del último período menstrual?
- ¿Ha experimentado sangrado excesivo en cirugías previas, traumatismos o extracciones dentales, o ha presentado hematomas ante traumatismos leves?
- ¿Tiene tos habitualmente?
- ¿Nota pitidos o ruidos en el pecho?
- ¿Puede estar tumbado sin perder el aliento?
- ¿Se le hinchan los tobillos?
- ¿Puede subir 10 escalones sin fatigarse?
- ¿Siente dolor en el pecho al hacer un esfuerzo?
- ¿Ha sufrido alguna vez mareos o pérdida de conciencia?

La presencia de signos positivos sugestivos de enfermedad obtenidos tras esta anamnesis, aconsejarán investigaciones más amplias.

5. Estado funcional: en la práctica clínica, la tolerancia a la actividad diaria es uno de los índices más importantes de pronóstico perioperatorio, especialmente en la población anciana. El estado funcional de un individuo puede expresarse en equivalentes metabólicos (MET), que representan múltiplos del consumo de oxígeno. Así, el estado funcional de un paciente puede clasificarse en distintos niveles según se muestra en la tabla I.
6. Determinación del riesgo: la identificación de enfermedades asociadas y su repercusión en el estado funcional permite encuadrar al paciente en la clasificación de la ASA de riesgo perioperatorio.

IV. EXPLORACIÓN FÍSICA

No es posible realizar una exploración física completa, tradicional, en el limitado tiempo disponible para la Evaluación Preoperatoria, ni tampoco existen estudios rigurosos que proporcionen evidencia inequívoca de la utilidad clínica de una exploración física sistemática preoperatoria añadida a la que ya existe en la historia clínica del paciente. En cualquier caso, es un acuerdo común adoptado tanto por la SEDAR como por la ASA, que una exploración física preoperatoria básica debe recoger al menos:

- *Aspecto general:* peso, talla, coloración, orientación, movilidad, etc.
- *Exploración cardiovascular:* tensión arterial, palpación de pulsos periféricos y carotídeos y auscultación cardíaca (soplos, ritmo de galope, etc.).
- *Exploración respiratoria:* auscultación pulmonar (roncus, sibilancias, crepitantes, etc.).
- *Exploración de la vía aérea:* la vía aérea es la primera responsabilidad del anestesiólogo y los problemas en su manejo continúan siendo causa de morbi-mortalidad anestésica.

TABLA I. Nivel funcional de acuerdo a los requerimientos energéticos estimados para la actividad diaria	
Malo < 4 METs	Aseo personal; vida limitada al hogar, etc.
Aceptable 4-7 METs	Tareas del hogar; subir 10 escalones; paseos, etc.
Excelente > 7 METs	Caminar 6 km/h; trabajo físico; deporte, etc.

V. PRUEBAS COMPLEMENTARIAS

Se considera que una prueba complementaria es útil cuando el resultado anormal detectado en la misma condiciona un cambio en el manejo clínico del paciente.

Existe el acuerdo generalizado de que la revisión de la historia clínica, la anamnesis y la exploración física, realizadas adecuadamente, son capaces de detectar hasta el 97% de las alteraciones preoperatorias posibles. No obstante, la sistematización de las pruebas complementarias preoperatorias continúa siendo tema de controversias clínicas, económicas y médico-legales. En parte porque la presión médico-legal ha aumentado en los últimos años, favoreciendo su uso excesivo y generalizado, y además porque la organización hospitalaria puede favorecer la realización sistemática de pruebas complementarias antes de la consulta de preanestesia con el fin de ganar tiempo y reducir el número de segundas consultas. Sin embargo, estas pruebas realizadas de forma indiscriminada y no justificada por la sospecha de enfermedad, producen un gran número de resultados anormales que obliga a repetirlas o a solicitar otras distintas, lo que ocasiona incomodidades, retrasos, riesgos e incremento de costes, además de aumentar el grado de confusión y ansiedad del paciente, ya que su influencia final en el manejo clínico suele ser baja.

La evidencia clínica disponible sugiere la necesidad de protocolizar la petición de las pruebas complementarias preoperatorias en función de la edad, el estado clínico del paciente y el tipo de intervención quirúrgica.

Electrocardiograma (ECG). La anomalías electrocardiográficas en pacientes asintomáticos que van a ser intervenidos quirúrgicamente son ocasionales y, aunque su incidencia aumenta con la edad, en la mayoría de los casos carecen de relevancia clínica o anestésica (taquicardia sinusal, extrasistolia aislada, boqueo de rama derecha, etc.). Por otra parte, el valor del ECG preoperatorio en el infarto de miocardio no diagnosticado y su capacidad predictiva de complicaciones cardiovasculares postoperatorias son, en general, bajas.

Sin embargo, al tratarse de una prueba rápida, no invasiva y de bajo coste, la SEDAR aconseja la realización de un ECG preoperatorio en pacientes mayores de 65 años, o por encima de 40 años cuando no se dispone de uno previo normal. Como norma, se indica también en pacientes con patología cardiovascular reconocida o con factores de riesgo.

TABLA II. Pruebas preoperatorias a realizar en pacientes ASA I

Edad	Varones	Mujeres
Niños	Hb o Hcto	Hb o Hcto
< 45 años		Hb o Hcto
		Prueba de embarazo*
45-65 años	ECG	ECG
		Hb o Hcto
		Prueba de embarazo
> 65 años	Hb o Hcto	Hb o Hcto
	Creatinina, glucosa	Creatinina, glucosa
	ECG	ECG
	Rx tórax	Rx tórax

*Si la paciente no puede descartar el embarazo.
En obesos y fumadores > 20 cigarrillos/día: Rx de tórax.
En bebedores de más de 500 ml vino/día o g equivalentes de alcohol: T° de protrombina, plaquetas y Gamma-GT.

Radiografía de tórax. En el paciente sano, la probabilidad de encontrar anomalías en la radiografía de tórax es inferior a un 1% y, excepcionalmente, son lo suficientemente relevantes como para influir en la evolución perioperatoria, por lo que no se recomienda su indicación preoperatoria indiscriminada. La SEDAR aconseja la radiografía de tórax preoperatoria en pacientes por encima de 65 años de edad, fumadores, obesos y siempre que existan antecedentes de enfermedad pulmonar y, aunque en estos pacientes la probabilidad de anomalías radiológicas es mayor, la escasa repercusión en el manejo clínico hace que no pueda considerarse tampoco como indicación inequívoca.

Hemograma. Aunque la corrección de la anemia en el paciente quirúrgico asintomático, previamente a una intervención quirúrgica no sangrante, no parece influir en la morbilidad postoperatoria, la determinación de un hemograma en pacientes asintomáticos se aconseja por las sociedades científicas cuando se trata de recién nacidos, mujeres en edad fértil, pacientes mayores de 65 años o intervenciones quirúrgicas con riesgo hemorrágico. Además de estos supuestos, debe considerarse su indicación en todos aquellos pacientes con antecedentes de enfermedad hematológica, hepática o renal.

Estudio de coagulación (INR, APTT, plaquetas). A pesar de su extensa utilización, la evidencia clínica sugiere que las pruebas de hemostasia preoperatorias en el paciente asintomático no aportan beneficios en la evolución del paciente, ni sus resultados se

TABLA III.

	Hemog.	Coag.	Iones	BUN/Cr	Glucemia	Pruebas función hepática	Rx tórax	ECG	Prueba embarazo	Otras determinaciones
Peticiones específicas en algunos estados patológicos										
Cardiopatía / HTA							X	X		
Enf. pulmonar	X						X	X		PFR. Gases arteriales
Enf. hepática		X	X	X	X	X				Serología VHB/VHC Albúmina
Enf. renal	X	X	X	X						Albúmina. Urianálisis
Enf. neurológica			X	X	X			X		
Oncológico RAT/PQT	X	X		X	X	X	X	X		Albúmina
Diabético				X	X			X		Urianálisis. Hb glicosilada
Obesidad mórbida					X		X	X		PFR. Gases arteriales
Fumador > 20 cig/día	X						X	X		
Bebedor > 60 g/día		X								
Coagulopatía	X	X								Tiempo de hemorragia
Politransfundido	X	X								Serología VIH/VHB/VHC
UDVP		X		X		X	X	X		Serología VIH/VHB/VHC. Albúmina
Peticiones específicas en algunos tratamientos										
Antiarrítmicos			X	X				X		Digoxinemia si digoxina
Diuréticos			X	X						
Anticoagulantes	X	X								
AINES/Antiagregantes		X	X							Tiempo de hemorragia
Corticoesteroides			X		X					
Particularidades en algunas cirugías										
Torácica							X	X		PFR. Gases arteriales
C. con escopia									X	
C. abdomen superior >65 años + EPOC										PFR. Gases arteriales
Impl. de prótesis	X									Urianálisis

HTA: hipertensión arterial. RAT: radioterapia. PQT: quimioterapia. UDVP: usuario de drogas por vía parenteral. Hemog.: hemograma. Coag: coagulación. PFR: pruebas de función respiratoria. VHB: virus de la hepatitis B. VHC: virus de la hepatitis C. VIH: virus de la inmunodeficiencia humana.

correlacionan con el riesgo perioperatorio de hemorragia o trombosis. La tasa de resultados anormales puede llegar a ser muy alta (1-22%), pero inducen escasas modificaciones en la conducta anestésica, incluso en casos de anestesia regional. Estrictamente, su indicación debería reservarse para aquellos casos con antecedentes de coagulopatía o toma de fármacos anticoagulantes, presencia de enfermedad renal, hepática, desnutrición o en cirugías de elevado riesgo hemorrágico.

Bioquímica. En pacientes asintomáticos, la prevalencia de anomalías en la bioquímica sanguínea es del 0,1%, correspondiendo en la mayoría de los casos a alteraciones en los valores de glucemia y creatinina. En la actualidad su indicación preoperatoria se limita a pacientes mayores de 65 años, presencia de patología renal, hepática, endocrina o toma de diuréticos o corticoides.

Prueba de embarazo. La historia clínica, la anamnesis y la exploración física pueden ser insuficientes para la identificación de embarazo en pacientes programadas para intervenciones quirúrgicas, por lo que se considera recomendable la realización preoperatoria de una prueba de embarazo en todas las mujeres en edad fértil en las que no pueda descartarse de forma definitiva.

La tabla II muestra las pruebas complementarias preoperatorias aconsejadas por la SEDAR en pacientes sin enfermedad asociada (ASA I). Aunque en los capítulos siguientes de este libro se especifican las medidas preoperatorios concretas para numerosas patologías, la tabla III ofrece una orientación rápida para pacientes con patología asociada.

BIBLIOGRAFÍA

1. Sociedad Española de Anestesiología, Reanimación y Terapia del Dolor. Guía de Práctica Clínica de Anestesiología y Reanimación. Rev Esp Anestesiol Reanim 1995;42:218-21.
2. Escolano F. Reflexiones sobre la valoración anestésica preoperatoria. Rev Esp Anestesiol Reanim 2001;48:1-3.
3. Fraile JR, De Diego R, Ferrando A, Gago S, Garutti I. Medicina Preoperatoria. En: J Fraile JR, De Diego R, Ferrando A, Gago S, Garutti I, editores. Manual de Medicina Preoperatoria. Madrid: CIRSA 1999. p. 17-22.
4. American Society of Anesthesiologists Task Force. Practice Advisory for Preanesthesia Evaluation. Anesthesiology 2002;96:485-96.
5. Vilarasau J, Martín-Baranera M, Oliva G. Encuesta sobre la valoración preoperatoria en los centros quirúrgicos catalanes. ¿Cuál es la práctica preoperatoria? Rev Esp Anestesiol Reanim 2001;48:4-10.
6. Sociedad Española de Anestesiología, Reanimación y Terapia del Dolor. Libro Blanco. Ed. Madrid: Gráficas Gamma, 1993. p. 53-63.
7. OSTEBA. Evaluación preoperatoria del paciente sano asintomático. Vitoria-Gasteiz. Servicio de Evaluación de Tecnologías Sanitarias. Departamento de Sanidad. Gobierno vasco 1995.
8. Roizen MF, Fross JF, Fischer SP. Preoperative evaluation. En: Miller RD, Ed. Anesthesia 5ª ed. Filadelfia: Churchill Livingstone; 2000. p. 824-83.

Capítulo 3
Fundamentos éticos y jurídicos del consentimiento informado
Ley 41/2002 de 14 de noviembre, básica reguladora de la autonomía del paciente y de derechos y obligaciones en materia de información y documentación clínica*

J. Sánchez Caro, F. Abellán, J.R. Fraile

I. INTRODUCCIÓN

La teoría del consentimiento informado está basada en principios éticos, se encuentra regulada por normas legales y se lleva a la práctica por los médicos en el marco de las relaciones médico-paciente.

Desde el punto de vista ético se reconocen dos objetivos principales: promover la autonomía individual y estimular la toma de decisiones racionales. Las personas tienen derecho a tener sus propios puntos de vista, a tomar sus propias decisiones y a realizar acciones basadas en los valores y creencias propias. El Código de Deontología Médica del Consejo General de los Colegios Oficiales de Médicos de España recoge el deber ético de informar en sus artículos 21 a 25.

Asimismo, desde un punto de vista jurídico general, se trataría de una teoría creada para transformar la esencia de la relación médico-paciente, de tal forma que la autoridad en dicha relación se desplace del médico al paciente. Para ello se exige al médico el cumplimiento de dos deberes legales distintos pero relacionados entre sí:

I. Informar adecuadamente al paciente para que pueda tomar libremente una decisión sobre un procedimiento terapéutico o diagnóstico, o para ser sujeto de una investigación o experimentación.
II. Obtener el consentimiento del paciente antes de realizar una intervención o una investigación.

---

*Este capítulo resume los capítulos II y III de la obra: Derechos y deberes de los pacientes. Ley 41/2002 de 14 de noviembre, básica reguladora de la autonomía del paciente y de derechos y obligaciones en materia de información y documentación clínica. Javier Sánchez Caro y Fernando Abellán editores. Editorial Comares SL, Granada 2003. El resumen y las observaciones relacionadas con la anestesiología son del Dr. José Ramón Rodríguez Fraile, y han sido revisadas y aprobadas por los autores.

II. CONTENIDO DE LA INFORMACIÓN CLÍNICA O ASISTENCIAL

La ley 41/2002 de 14 de noviembre, básica reguladora de la autonomía del paciente y de derechos y obligaciones en materia de información y documentación clínica (en adelante LB) establece que la información clínica forma parte de todas las actuaciones asistenciales y dispone que la misma debe comprender como mínimo los siguientes extremos respecto de cada intervención (se define *Intervención en el ámbito de la sanidad como: toda actuación realizada con fines preventivos, diagnósticos, terapéuticos, rehabilitadores o de investigación. Art. 3)*:

a. *Finalidad:* objetivo de la misma, para qué se hace.
b. *Naturaleza:* en qué consiste, qué se va a hacer.
c. *Riesgos:* incluidos también los derivados de no llevar a cabo la intervención, y considerando tanto los riesgos generales como los derivados de las características personales de cada paciente: edad, patología asociada, etc.
d. *Consecuencias:* beneficios que se esperan de la intervención.
e. *Alternativas a la intervención propuesta:* debe considerarse una cuestión íntimamente ligada a la información sobre los riesgos y algo imprescindible para que el paciente pueda decidir libremente entre las opciones clínicas disponibles.

Todos estos aspectos deben entenderse como un mínimo legal exigible que debería completarse con los siguientes contenidos:

f. Explicación breve del motivo que lleva al sanitario a elegir una opción y no otras.
g. Información sobre la posibilidad de retirar el consentimiento de forma libre cuando lo desee.
h. Posibilidad de utilizar la intervención que se aplique al paciente en un proyecto docente o de investigación, que en ningún caso podrá comportar riesgo adicional para su salud.

III. CARACTERÍSTICAS Y FORMA EN QUE DEBE PROPORCIONARSE LA INFORMACIÓN ASISTENCIAL

La información clínica habrá de ser verdadera, comunicarse al paciente de forma comprensible y adecuada a sus necesidades, y deberá ayudarle a tomar decisiones de acuerdo con su propia y libre voluntad.

La nueva ley establece como regla general que la información se proporcionará verbalmente, eso sí, dejando constancia de la misma en la historia clínica.

Deben informar los médicos que practique cada intervención diagnóstica o terapéutica respecto de las especificaciones sobre cada técnica concreta. En el medio hospitalario, el «médico responsable» del paciente (el encargado de coordinar todas las actuaciones médicas requeridas a lo largo del proceso asistencial), debe actuar como garante de este último para el cumplimiento de la obligación de informar a su favor. La ley contempla asimismo el «derecho a no ser informado» (Art. 4.1), con mínimas limitaciones (siempre en beneficio del propio paciente o de la sociedad). Esta posible renuncia a conocer opciones, riesgos o detalles relacionados con la anestesia que ha de serle practicada al paciente no excluye la necesidad de obtener el consentimiento escrito en los términos establecidos por la propia ley y que se detallan más adelante.

Existe consenso entre los anestesiólogos a la hora de considerar la consulta de preanestesia como el lugar idóneo para la labor informativa. Sin embargo, no está claro cuánto tiempo se requiere para una información adecuada, ni en qué medida puede facilitarse con técnicas indirectas (trípticos, vídeos) y de grupos (capítulos I y II).

IV. LA OBLIGACIÓN DE RECABAR EL CONSENTIMIENTO INFORMADO Y CONSENTIMIENTO ESCRITO

La obligación de obtener el consentimiento informado del paciente venía ya reconocida en la antigua Ley General de Sanidad. El Convenio de Oviedo relativo a los derechos humanos y a la biomedicina, reafirmó posteriormente dicha obligación manifestando que cualquier intervención en el ámbito de la sanidad sólo puede efectuarse después de que la persona afectada haya dado su libre y voluntario consentimiento. Con esta regla se pretendía dejar clara la autonomía del paciente en su relación con los profesionales sanitarios y restringir cualquier intento de enfoque paternalista que ignorara el deseo del paciente.

El derecho a consentir las intervenciones médicas adquirió carta de derecho fundamental en Europa al ser incorporado a la *Carta de los Derechos Fundamentales de la Unión Europea,* en la cual se alude expresamente a la necesaria obtención del consentimiento informado, afirmándose que, en el marco de la medicina y la biología, se respetará el consentimiento libre e informado de la persona.

Finalmente, la LB ha recogido en términos similares al Convenio de Oviedo la obligación de obtener el consentimiento informado indicando que: *Toda actuación en el ámbito de la salud de un paciente necesita el consentimiento libre y voluntario del afectado, una vez que, recibida la información, haya valorado las opciones propias del caso* (Art. 8.5). Del mismo modo, la LB reproduce la previsión del Convenio de Oviedo en el sentido de reconocer al paciente el derecho a revocar por escrito libremente su consentimiento en cualquier momento.

Sin embargo, la LB modifica la regla establecida por la antigua Ley General de Sanidad respecto de la solemnidad en la plasmación del consentimiento informado, que exigía su formalización por escrito, determinando a partir de ahora que, con carácter general, el consentimiento será verbal. Simultáneamente establece tres excepciones a esta regla general, que conciernen de gran manera a los anestesiólogos:
a. Intervención quirúrgica.
b. Procedimientos diagnósticos y terapéuticos invasores.
c. En general, aplicación de procedimientos que supongan riesgos o inconvenientes de notoria y previsible repercusión negativa sobre la salud del paciente.

La ley matiza, además, que el consentimiento escrito del paciente será necesario para «cada una» de las actuaciones referidas (Art. 8.3), no cabe por tanto un documento común para anestesia y cirugía. Sin duda, el apartado «c» incluye cualquier tipo de anestesia y la analgesia continua mediante bloqueos regionales. El apartado «b» incluye numerosos procedimientos invasores en anestesia quirúrgica, cuidados críticos y terapéutica del dolor: catéteres de arteria pulmonar, drenajes torácicos, electrodos epidurales, etc. Por todo ello, el consentimiento «escrito» debe seguir siendo el procedimiento habitual en anestesiología y terapéutica del dolor.

El artículo 10.1 de la LB establece la obligación de que este consentimiento escrito contenga una información básica y específica que concreta en los siguientes aspectos:
a. *Consecuencia seguras de la intervención.*
b. *Riesgos personalizados.*
c. *Riesgos típicos de la intervención.*
d. *Contraindicaciones.*

Las excepciones al consentimiento informado se detallan en el artículo 9.2:
a. *Cuando existe riesgo para la salud pública.*
b. *Cuando existe riesgo inmediato grave para la integridad física o psíquica del enfermo y no es posible conseguir su autorización.* Esta excepción debe contemplarse desde una visión muy restrictiva, tal y como explica Jean Michaud: a las intervenciones médicas necesarias que no pueden ser retrasadas, ya que las intervenciones cuyo aplazamiento es aceptable se excluyen de este supuesto. La ley establece además en estos casos la obligatoriedad de consultar, cuando las circunstancias lo permitan, a los familiares o personas vinculadas de hecho al paciente.

El consentimiento por representación habrá de adecuarse a las circunstancias y necesidades que atender, actuando siempre a favor del enfermo y con respeto a su dignidad personal. Las situaciones más frecuentes contempladas en la LB son:
a. *Paciente incapaz para tomar decisiones según apreciación del facultativo.* En estos casos, puede no existir un representante legal del paciente, por lo que el consentimiento habrán de prestarlo las personas vinculadas a él por razones familiares o de hecho.
b. *Paciente incapaz en virtud de declaración judicial.* En estos casos, el paciente sí tiene representante legal siendo él quien debe otorgar el consentimiento.
c. *Menor de edad emancipado o con dieciséis años cumplidos.* En estos pacientes, si no existe alguna de las circunstancias anteriores, «no cabe el consentimiento por representación». No obstante, la LB prevé que, en casos de actuación de grave riesgo, según criterio del facultativo, los padres serán informados y su opinión será tenida en cuenta para la toma de decisiones correspondiente.
d. *Menor de dieciséis años o menor de edad sin capacidad de comprender la intervención según apreciación del facultativo.* En este caso el consentimiento lo otor-

gará el representante legal del menor, normalmente los padres. Por otra parte la LB establece que en los mayores de doce años, la opinión del menor debe ser escuchada y tenida en cuenta para la toma de decisiones.

Se han detallado aquí las especificaciones para la generalidad de situaciones y actuaciones en el ámbito de la salud, con algunas puntualizaciones para anestesiología, se excluyen de la LB los casos de interrupción voluntaria del embarazo, realización de ensayos clínicos y práctica de las técnicas de reproducción asistida, que se rigen por normas propias.

Capítulo 4
Premedicación anestésica

R. Fernández, J.R. Fraile, T. Requena

I. INTRODUCCIÓN

En un sentido amplio entendemos por premedicación la administración preoperatoria de fármacos con tres objetivos: controlar la ansiedad, favorecer la colaboración del paciente, prevenir riesgos específicos. La premedicación servirá para complementar otras actuaciones preoperatorias: información, apoyo psicológico, normas higiénicas, régimen de vida, etc. El tratamiento farmacológico debe ser individualizado y tener en consideración la patología asociada, otros tratamiento que esté recibiendo el enfermo, posibles interacciones medicamentosas, y el tipo de intervención a que va a ser sometido (invasividad, duración, dolor postoperatorio, cirugía sin ingreso).

Como norma general al tratamiento médico previo por patología crónica, debe mantenerse durante todo el período perioperatorio. Esto puede aconsejar modificar la vía de administración y/o la pauta posológica. En los capítulos específicos se establecerán algunas excepciones y pautas de actuación para situaciones concretas.

II. PLANIFICACIÓN Y GESTIÓN DE LA PREMEDICACIÓN

Es aconsejable disponer de una hoja de órdenes de tratamiento específica, que reúna todas las indicaciones terapéuticas preoperatorias y permita ajustar de manera precisa el horario de administración. En condiciones ideales de trabajo, dicha hoja será cumplimentada en la consulta de preanestesia, que serviría así para coordinar actuaciones multidisciplinarias: profilaxis antibiótica, recomendaciones de otros especialistas, normas higiénicas, premedicación anestésica. En cualquier caso es imprescindible que todas las órdenes especifiquen con claridad el fármaco, la dosis, la vía de administración y la hora, evitando la dispersión de la información y cualquier ambigüedad en la redacción. Deben eliminarse expresiones como: seguir igual, según pauta previa, si precisa, etc. La hora de administración del fármaco en relación con el comienzo de la cirugía tiene gran importancia en algunos casos (profilaxis antibiótica y de la trombosis venosa profunda, cirugía ambulatoria) por lo que es aconsejable dejarla pendiente de confirmación cuando puedan darse modificaciones relevantes en el desarrollo del parte quirúrgico, y cuando los pacientes sean programados como condicionales. Esta hoja de órdenes, y las normas para su adecuada cumplimentación y seguimiento, debe consensuarse con todos los estamentos implicados: Servicio de Documentación Clínica, Farmacia, Cirugía, Anestesia, Enfermería. En cirugía sin ingreso o con mínima estancia, puede utilizarse como documento único para recoger todas las indicaciones terapéuticas perioperatorias. En hospitales con sistema de unidosis, las hojas de tratamiento que dedican un apartado especial a la medicación preoperatoria suelen circular como originales sin copia de los servicios clínicos a farmacia, al menos una vez al día para que ésta dispense.

En el caso de la profilaxis antibiótica, las órdenes deben atenerse a protocolos hospitalarios estrictos, es frecuente que se indique su administración endovenosa en el antequirófano (tras iniciar la venóclisis) por tres razones: no incrementar la ansiedad previa del paciente, asegurar que se hace con la antelación idónea y evitar dosis innecesarias en caso de cancelaciones o retrasos. Su administración debe quedar registrada para permitir los controles de calidad de las comisiones hospitalarias: infecciones, farmacia, quirófanos.

Siempre que sea posible se utilizará la vía oral para la administración de fármacos porque resulta cómoda y agradable para el paciente. La dieta absoluta no contraindica esta vía, si se administra la medicación con poca agua y con una antelación mínima de dos horas. Se considera contraindicada en las estenosis del tubo digestivo superior, hernia de hiato y obstrucción intestinal. La vía intramuscular se utiliza excepcionalmente debido a la absorción irregular de los fármacos, el dolor y la incomodidad para el paciente, junto con las posibles complicaciones: punción nerviosa, irritación y necrosis muscular, hematomas, etc.; pero puede ser muy útil en niños poco colaboradores y en adultos con problemas psiquiátricos, o grave afectación neurológica. Otras vías que pueden resultar de gran utilidad son la nasal y la rectal en niños o la transdérmica para fármacos con esta presentación: clonidina, fentanilo, lidocaína (como preanestesia local) y escopolamina. La vía intravenosa se utiliza cuando se desea alcanzar un efecto rápido en el preoperatorio inmediato, habitualmente con el paciente bajo vigilancia en el antequirófano o en la mesa de operaciones.

III. ANSIEDAD PERIOPERATORIA Y MORBI-MORTALIDAD

Cualquier intervención quirúrgica supone para el individuo un acontecimiento vital estresante. Siguiendo el modelo propuesto por McEwen (1998), el estrés percibido por el paciente dependerá de los elementos objetivos de riesgo y disconfort previsibles, y de las características psicobiológicas del individuo: carga genética, desarrollo, personalidad, experiencias previas. La manera en que el paciente afronta una situación estresante (desafío, desesperanza, o incremento de la atención), va a condicionar en última instancia los cambios en su conducta y la respuesta fisiológica asociada. Cambios de conducta y fisiológicos orientados a promover la adaptación del organismo a las nuevas circustancias (alostasis), pero que pueden no conseguir este objetivo o incluso resultar perjudiciales para el organismo (carga alostática): descompensación de enfermedades crónicas, trastornos neurovegetativos agudos, alteraciones inmunológicas, insomnio, irritabilidad, deterioro de la calidad de vida.

El primer nivel de actuación en la prevención y tratamiento del estrés preoperatorio debe situarse en la consulta de cirugía. Al aconsejar la realización de la intervención quirúrgica es preciso garantizar la calidad de la información que se transmite al paciente y a sus familiares o allegados. Calidad que debe centrarse tanto en la veracidad y objetividad de dicha información, como en el humanismo inspirador de la relación médico-paciente. Más allá de consideraciones médico-legales y de actitudes defensivas, debe priorizarse la información necesaria para que el paciente pueda desarrollar estrategias de afrontamiento realistas, requiriendo y fomentando actitudes positivas, especialmente la colaboración activa del paciente en su cuidado. Esta información debe continuarse a lo largo de todo el proceso asistencial. También deben detectarse en este momento aquellos pacientes en los que la adaptación psicológica sea particularmente difícil por personalidades patológicas o inestables, demencias, toxicomanías, o por la envergadura de la enfermedad o del proceso quirúrgico propuesto: cirugía oncológica mayor, cirugía cardíaca, trasplantes de órganos. Estos pacientes pueden requerir atención especializada, o ser incluidos en programas específicos de información y apoyo.

Un segundo escalón será la consulta de preanestesia. Se debe recabar información del paciente acerca de temores y preocupaciones concretas: no despertar, despertar durante la operación, vómitos, dolor, etc., y sobre malas experiencias en anestesias anteriores: dolor en anestesias regionales, sensación de asfixia al despertar, poca fuerza o incapacidad para expresar sus necesidades en los primeros minutos, etc. La información relativa a la anestesia debe eliminar riesgos infundados, garantizar el respeto por la libertad de elección del paciente, y promover también actitudes positivas de colaboración. Deben ser identificados aquellos pacientes en los que el proceso adaptativo fracasa: ansiedad excesiva, depresión, insomnio, irritabilidad, trastornos neurovegetativos, descompensación de enfermedades crónicas. Estos pacientes pueden requerir mayores controles, tratamiento médico específico, o incluso atención especializada.

En un tercer escalón, cuando el paciente llega al hospital (con ingreso o sin él), es aconsejable que nuevamente sea informado y requerido para colaborar en su cuidado, evitando con ello sentimientos de indefensión percibida (desesperanza). Deben considerarse en este momento los factores sociales generadores de estrés: cambios en el entorno y en el ritmo de vida, problemas familiares, pérdidas económicas.

El control psicológico del estrés preoperatorio mejora la morbi-mortalidad y/o la eficiencia quirúrgica. Este hecho ha sido comprobado en múltiples estudios controlados desde la década de los cincuenta (Schlesinger y cols., 1980). El aparente desinterés de los profesionales de la medicina por este tipo de actuaciones cabe atribuirlo a razones de tipo sociológico: mayor grado de tecnificación, despersonalización de la asistencia y confianza excesiva en los tratamientos farmacológicos. Sin embargo, el estudio clásico de Egbert y col. (1963) concluye que para reducir la ansiedad es más eficaz la visita preoperatoria del anestesiólogo que la administración de barbitúricos. Con todo, la ansiedad constituye el trastorno emocional más frecuente en esta fase, con una incidencia que varía entre el 11 y el 80%, por lo que la utilización de fármacos ansiolíticos es una estrategia complementaria cuya eficacia se concreta en el incremento de la calidad percibida por el paciente, y en una mejor evolución postoperatoria, incluso en procedimientos quirúrgicos menores realizados con anestesia local (Vlymem, 1999).

IV. ANSIÓLISIS Y SEDACIÓN: PREMEDICACIÓN FARMACOLÓGICA

Benzodiacepinas

Son las sustancias más frecuentemente utilizadas para este fin. Sus ventajas en anestesia según Aguilera (1995) serían las siguientes: baja incidencia de depresión cardiorrespiratoria, alto índice terapéutico, no producen alteraciones vegetativas, amnesia, bajo índice de reacciones de hipersensibilidad, no inducen movimientos anormales. Son además fármacos con una excelente relación coste-efectividad, especialmente las presentaciones orales. Las benzodiazepinas actúan sobre receptores específicos produciendo modulación alostérica facilitadora de los receptores GABA-A, con incremento de la permeabilidad al cloro, hiperpolarización neuronal y disminución de la excitabilidad. Las diferencias entre ellas son principalmente de tipo farmacocinético y farmacoeconómico, lo que nos dará criterios para elegir el fármaco más adecuado. Diazepam y midazolam (entre otros) se inactivan por oxidación hepática dependiente del sistema citocromo P450, dando metabolitos activos con una vida media superior a la del producto original (especialmente el diazepam). Esta vía presenta una notable variabilidad interindividual, y múltiples posibilidades de interacción medicamentosa. El metabolismo del midazolam se afecta notablemente por la administración de eritromicina, y se ha descrito la existencia de metabolizadores lentos (5-6% de la población) en los que la vida media de eliminación se prolonga más allá de las 7 horas. Lorazepam y oxacepam se metabolizan por conjugación y no tienen metabolitos activos; esta vía metabólica se ve menos afectada por la insuficiencia hepática y por la edad avanzada. La tabla I recoge los parámetros farmacocinéticos y la posología de las principales benzodiacepinas utilizadas en anestesia. En ocasiones se observan reacciones paradójicas atribuidas a desinhibición cortical: verborrea, agitación psicomotriz y cuadros confusionales que dificultan la cooperación del paciente, con más frecuencia en niños y ancianos. Es preciso extremar las precauciones en pacientes con enfermedades neuromusculares o respiratorios crónicos

TABLA I. Características farmacológicas de las benzodiacepinas más utilizadas como premedicación anestésica

Droga	Tmax (h)	T1/2 beta (h)	Metabolismo	Dosis
Midazolam	0,3 PO	1,3-3,1	Oxidación	7,5-15 mg PO
	0,4 IM			0,1 mg/kg IM
Diazepam	1-2 PO	20-100	Oxidación	10-20 mg PO
Loracepam	1-2 PO	9-22	Conjugación	0,5-2 mg PO
Oxacepam	2-4 PO	4-13	Conjugación	5-15 mg PO

Observaciones:
1º El fármaco debe administrarse con la antelación suficiente para que la inducción, o la cirugía bajo sedación, comiencen coincidiendo con el efecto máximo.
2º La duración del efecto clínico depende de la vida media de eliminación y de factores cinéticos y dinámicos de variabilidad interindividual: edad, sexo, tolerancia, interacciones, etc.
3º El metabolismo por conjugación (glucuronoconjugación en ambos casos), es menos sensible a interacciones farmacológicas y a la insuficiencia hepatocelular, por lo que se consideran drogas de elección en ancianos, hepatópatas y pacientes polimedicados.
4º Las dosis son orientativas para adultos. Deben extremarse las precauciones en pacientes muy ancianos, bronquíticos crónicos, miasténicos, y en mujeres gestantes.

Ref: 6 y 8. Tmax: tiempo en alcanzar el efecto máximo; T1/2 beta: vida media de eliminación; PO: vía oral; IM: vía intramuscular.

en los que puede provocar depresión respiratoria grave. Sus efectos farmacológicos, paradójicos o tóxicos son fácilmente reversibles con el antagonista específico flumazenil (en adultos: 0,2 mg IV, y posteriormente 0,1 mg cada minuto hasta obtener el efecto deseado o alcanzar una dosis máxima de 1-2 mg).

Neurolépticos

Actúan a través del bloqueo pre y postsináptico de receptores dopaminérgicos cerebrales (D2), provocando enlentecimiento psicomotriz con indiferencia emocional y afectiva pero con nivel de conciencia conservado. Su administración aguda puede cursar con síntomas extrapiramidales y síndromes parkinsonianos por bloqueo de la vía nigroestriada, que con frecuencia desaparecen en la administración crónica. También tienen efectos anticolinérgicos y producen bloqueo α-adrenérgico periférico con hipotensión ortostática y taquicardia refleja. Disminuyen el umbral de convulsión y pueden desencadenar crisis en pacientes susceptibles. La posible aparición de disquinesias y de síndrome neuroléptico maligno (estupor, catatonía, hipertermia y mioglobinemia, con una mortalidad del 10%) aunque habitualmente relacionada con dosis altas y tratamientos crónicos, ha hecho que su utilización sea cada vez menos frecuente como premedicación, especialmente en cirugía ambulatoria.

Otros fármacos

Otros fármacos utilizados en la premedicación para otros fines tienen también efectos sedantes, lo que confiere un valor añadido a su indicación. Tal es el caso de la hidroxicina y de otros antihistamínicos utilizados en la profilaxis de reacciones de hipersensibilidad, y de la escopolamina en la prevención de cuadros vagales. Con la utilización de estas drogas debe reducirse la dosis de benzodiacepinas, o incluso puede hacerse innecesaria.

Analgesia preventiva

El concepto de analgesia preventiva fue postulado por Wall en 1988, a partir de las aportaciones de Woolf y cols. sobre neurofisiología del dolor. Según este último autor, los estímulos dolorosos aferentes procedentes de los tejidos profundos se transmiten a través de fibras C produciendo modificaciones plásticas de las neuronas del asta posterior medular (sensibilización central); esto disminuye el umbral para la estimulación aumentando la respuesta a estímulos dolorosos con aparición de actividad espontanea posterior o «win up» y aumentando los territorios hipersensibles. El receptor NMDA parece ser el más implicado en este proceso de sensibilización central.

En la actualidad, la revisión de la literatura no permite establecer la evidencia de que la administración de analgésicos (anestésicos locales, mórficos o AINES) antes de la cirugía determine una analgesia de mayor calidad en el postoperatorio, o una menor incidencia de dolor neuropático. Pese a ello, la administración preoperatoria de AINES está justificada en cirugías de corta duración, con escaso dolor residual y en cirugía sin ingreso.

Vagólisis

Actualmente está muy discutida la administración sistemática de anticolinérgicos con la premedicación, debido a la mala tolerancia del paciente a los efectos secundarios: sequedad de boca, taquicardia. Los anticolinérgicos relajan el esfínter esofágico inferior, por lo pueden incrementar el riesgo de aspiración en pacientes predispuestos. Cuando se considere indicada su administración para el manejo anestésico del paciente (cirugía oftálmica, ORL, maxilofacial, etc.), puede hacerse por vía intravenosa como premedicación inmediata.

BIBLIOGRAFÍA

1. Arvidssons S. Preparation of adult patients for anesthesia and surgery. Acta Anaesthesiol Scandinavica 1996;40:962-970.
2. McEwen BS. Protective and damaging effects of stress mediators. N Engl J Med 1998;338:171-179.

3. Fraile JR, Ferrando A, Quintana B. Respuesta neuroendocrina e inmunológica a la anestesia y la cirugía. En: Fisiología aplicada a la anestesiología. F.E.E.A. editores. Madrid: Ergon; SA. 1997. p. 635-653.
4. Schlesinger HJ, Mumford E, Glass GV. Effects of psychological intervention on recoverry from surgery. En: Emotional and psychological responses to anesthesia and surgery. Guerra F, Aldrete JA, editores. Grune & Stratton, New York, 1980.
5. Vlymer JM, Sa Rêgo, White PF. Benzodiazepine premedication. Can it improve outcome in patients undergoing breast biopsy procedures. Anestesiology 1999;90:740-747.
6. Fármacos ansiolíticos y sedantes. En: Farmacología humana. Flórez J, Armijo JA, Mediavilla A, editores. EUNSA, Pamplona, 1987. p. 301-315.
7. Fármacos antipsicóticos neurolépticos. En: Farmacología humana. Flórez J, Armijo JA, Mediavilla A, editores. EUNSA, Pamplona, 1987. p. 379-393.
8. Aguilera L, Martínez A. Benzodiacepinas y antagonistas. Fisiología aplicada a la anestesiología. F.E.E.A. editores. Madrid: Ergon, SA; 1995. p. 67-85.
9. Kanto J, et al. Pharmacological premedication for anesthesia. Acta Anaesthesiol Scandinavica 1996;40:982-990.
10. McQuay. Pre.emptive analgesia: a systematic review of clinical studies. Ann Med 1995;27:249-256.

Capítulo 5
Interacciones medicamentosas

R. Fernández, J.R. Fraile, T. Requena

I. INTRODUCCIÓN

Se define la interacción medicamentosa como la modificación del efecto de un fármaco debido a la presencia o acción simultánea de otro (Consejo General de Farmacéuticos de España).

En anestesiología, la interacción medicamentosa constituye una herramienta más del clínico, quien utiliza la combinación de fármacos para mejorar la eficacia de la técnica o del tratamiento, disminuir los efectos secundarios de fármacos aislados o revertir sus efectos. En este capítulo se considerarán sólo las interacciones negativas entre fármacos anestésicos y otros necesarios para el tratamiento del paciente; estos efectos negativos se concretan de dos formas básicas: potenciación de la toxicidad y pérdida de control del efecto farmacológico buscado.

Las interacciones pueden clasificarse en tres niveles (Hansten, 1988):
- Nivel 1: Importancia clínica leve. Baja incidencia, escaso riesgo, poco documentadas.
- Nivel 2: Importancia clínica moderada. Existe riesgo para el paciente pero es necesaria más información.
- Nivel 3: Importancia clínica grave. Bien documentadas. Pueden ser peligrosas para el paciente.

II. EPIDEMIOLOGÍA

Las reacciones adversas a fármacos constituyen el motivo de consulta o admisión hospitalaria en el 2,9-15% de los casos según distintos estudios; sin embargo, pocos distinguen aquellas debidas a interacciones medicamentosas, que podrían representar sólo el 1% del total. Se estima que entre el 2,2 y el 59% de los pacientes hospitalizados que reciben tratamiento farmacológico presentan alguna interacción clínicamente relevante. El amplio rango de incidencia se debe a diferencias metodológicas. Hay una relación directa entre el número de fármacos administrados y el número de interacciones.

Pocos estudios han determinado la frecuencia real y la gravedad de las interacciones medicamentosas en anestesia. Si los peligros potenciales son numerosos, los accidentes graves aparecen sólo ocasionalmente. Las muertes anestésicas imputables a fármacos son excepcionales si excluimos los cuadros anafilácticos, la hipertermia maligna y la hepatitis por agentes volátiles. Las interacciones más peligrosas se relacionan con fármacos cardiovasculares, psicotropos y, en particular, con los IMAO. Estas últimas se encuentran entre las mejor documentadas y datan de trabajos anteriores a 1970. Las interacciones que determinan un menor control de los efectos farmacológicos básicos en anestesia (amnesia/sedación/hipnosis, analgesia y relajación muscular), pueden ocasionar problemas clínicos en las salas de reanimación, o repercutir sobre los tiempos quirúrgicos. Se observan interacciones en el 17% de los pacientes intervenidos quirúrgicamente, pero sólo el 6% de ellas en el nivel 3 de Hansten (Durrence y cols., 1985).

III. TIPOS DE INTERACCIONES Y MECANISMOS BÁSICOS

1. Interacciones farmacéuticas: son aquellas relacionadas con las características físico-químicas de las drogas, que se producen antes de su administración, al utilizar fármacos o mezclas de fármacos en solución. En general tienen escaso interés en anestesiología y son fáciles de evitar siguiendo las especificaciones de los fabricantes y las recomendaciones de los servicios de farmacia hospitalaria.

2. Interacciones farmacocinéticas: afectan a la absorción, distribución, unión a proteínas plasmáticas, metabolismo y eliminación o excreción del fármaco. Se modifica la relación entre la dosis y la concentración de fármaco en el compartimento del efecto, a través de modificaciones en los parámetros farmacocinéticos: Vd (volumen de distribución) o Clp (aclaramiento plasmático).

Las interacciones relacionadas con la absorción son poco relevantes en anestesiología, donde se utiliza preferentemente la vía intravenosa. En anestesia inhalatoria, el efecto «segundo gas» se basa en el incremento de la velocidad de la inducción con halogenados debido a la administración simultánea de óxido nitroso.

Las interacciones por cambios en la distribución pueden deberse a variaciones del pH sanguíneo o, como es más frecuente, a cambios en la unión a proteínas plasmáticas. En este último caso, la interacción es relevante sólo para drogas con una elevada tasa de unión a proteínas (pentotal 85%, propofol 90%, diazepam 98%, tolbutamida 96%, difenilhidantoína 90%), pequeños desplazamientos del fármaco determinan incrementos importantes de la fracción libre; así, en el caso de la warfarina (99%) un desplazamiento del 1% duplicará la cantidad de fármaco libre farmacológicamente activo. En aquellos fármacos con una extracción hepática baja (dependiente de la fracción libre) aumentará el aclaramiento plasmático y se alcanzará una nueva situación de equilibrio, disminuye la concentración total del fármaco en sangre, y la concentración de fármaco libre se normaliza pese al incremento fraccional. Por el contrario, en fármacos con una extracción hepática máxima (limitada sólo por el flujo sanguíneo hepático: fentanilo, lidocaína, propranolol) el incremento de la fracción libre no incrementará el metabolismo, por lo que el efecto del desplazamiento del fármaco por otro será más persistente. Finalmente, la importancia clínica de este fenómeno guarda una relación inversa con el índice terapéutico del fármaco desplazado, cuanto menor sea éste mayor será aquélla.

Las interacciones debidas a inducción enzimática del metabolismo son muy frecuentes. Se han recopilado más de doscientas drogas que inducen su propio metabolismo y el de otros fármacos. La mayor parte actúan a través del sistema de monooxigenasas u oxidasas de función mixta incrementando la síntesis de diversos tipos de citocromo P450 y NADPH citocromo P450 reductasa en la fracción microsomal del hígado. Se trata de un sistema enormemente versátil, y ello explica la gran riqueza de interacciones posibles. Preoperatoriamente es preciso considerar el tratamiento crónico con fármacos inductores y también su posible retirada reciente, que puede deparar cambios en sentido inverso. Los principales fármacos inductores son los barbitúricos, la fenitoína y la rifampicina. Como consideraciones previas a la administración de fármacos anestésicos, la inducción enzimática puede estar implicada en la resistencia al pancuronio y vecuronio observada en pacientes tratados con fenitoína. Este mecanismo tiene menos inportancia en los fármacos cuyo metabolismo esta limitado por el flujo hepático (fentanilo, lidocaína), o se produce fuera del hígado (atracurio, cis-atracurio, mivacurio, remifentanilo). La inducción del metabolismo hepático de anestésicos inhalatorios puede aumentar su toxicidad por la formación de compuestos orgánicos clorados y tetracloruro de carbono, especialmente en el caso del halotano. La inducción del metabolismo de otras drogas puede tener más interés para el tratamiento postoperatorio: corticosteroides, anticoagulantes orales, digoxina, antagonistas β-adrenérgico, doxiciclina, anticonceptivos orales, quinidina, fenitoína, antidepresivos tricíclicos y testosterona.

Otros agentes inhiben el metabolismo de ciertos fármacos, generalmente por competición con las enzimas de degradación. Tal es el caso de los IMAO que prolongan e intensifican los efectos de los agentes depresores centrales como los anestésicos generales, los sedantes, antihistamínicos, el alcohol, los analgésicos potentes, agentes anticolinérgicos y los antidepresivos, especialmente imipramina y amitriptilina. Los inhibidores de la colinesterasa plasmática pueden actuar por mecanismo competitivo: piridostigmina, fisiostigmina, neostigmina, tacrine (actualmente en estudio para tratamiento de la enfermedad de Parkinson), bambuterol (profármaco de la terbutalina), o no competitivo: ciclofosfamida, ecotiofato y órgano-fosforados; su presencia en el plasma puede potenciar el efecto de aquellos fármacos que utilizan esta vía metabólica: succinilcolina, mivacurio, cocaína, aspirina. Por el contrario, pueden inhibir el efecto de fármacos que utilizan esta vía para liberar la forma activa a partir de profármacos: diamorfina (heroína). No se afecta el comportamiento de fármacos metabolizados por esterasas inespecíficas: remifentanilo y esmolol.

Las interacciones cinéticas debidas a cambios en la excreción renal son de menor relevancia en anestesiología. Con la excepción de algunos relajantes neuromusculares antiguos (alcuronio, d-tubocurarina y metocurina), pocos fármacos tienen un aclaramiento renal cuantitativamente importante. La duración del bloqueo neuromuscular con pancuronio y vecuronio se prolonga ligeramente en la insuficiencia renal, pero ésta afecta en mayor medida la eliminación de la neostigmina, por lo que una vez revertido el bloqueo, el riesgo de recurarización es mínimo. El pH de la orina y el pKa de un fármaco influyen en su reabsorción en el túbulo renal y, por ende, en la velocidad de excreción renal. Con la administración de bicarbonato de sodio puede aumentar la excreción de un fármaco ácido (anticonvulsivantes), mientras que disminuye si se trata de un fármaco básico.

3. Interacciones farmacodinámicas: afectan a la unión fármaco/receptor, a la transducción intracelular del efecto (segundos mensajeros), o modifican a otros niveles la expresión fisiológica de efectos farmacológicos complejos (como la regulación de la presión arterial). Se altera la relación entre la concentración del fármaco en el compartimento del efecto y el efecto farmacológico, al modificarse alguno de los parámetros que la definen: Emax (efecto máximo) y Ce50 (concentración de fármaco en el compartimento del efecto que determina el 50% del efecto máximo). Las interacciones a nivel del receptor son con frecuencia conocidas y utilizadas deliberadamente: naloxona/mórficos, flumacenil/benzodiacepinas. En otras ocasiones se basan en la falta de especificidad de los fármacos que tienen así efectos farmacológicos menos controlados y habitualmente no deseables, tal sería el caso de los efectos muscarínicos de fármacos antiparkinsonianos, la vagólisis con pancuronio, o el efecto del magnesio o de los aminoglucósidos en la placa motora (reversibles con calcio y en menor medida con neostigmina). Sin embargo, en anestesiología las interacciones de mayor interés clínico se relacionan con las denominadas sinergias funcionales, que se establecen para efectos farmacológicos complejos susceptibles de regulación a diferentes niveles fisiológicos. Tal es el caso de la presión arterial o de otras variables hemodinámicas, y también del grado de sedación o nivel de conciencia. En ocasiones, la interacción se produce con las consecuencias neurobiológicas del trauma anestésico/quirúrgico (y no con los fármacos utilizados), esto ocurre con la sensibilización del miocardio a las catecolaminas que se observa con algunos anestésicos inhalatorios (halotano principalmente), y que ha deparado accidentes graves relacionados con la descarga endógena de catecolaminas, o con su administración parenteral (habitualmente asociada a anestésicos locales) en pacientes que estaban recibiendo agentes halogenados a dosis altas.

TABLA I. Recomendaciones preoperatorias para la prevención de problemas clínicos por interacciones farmacológicas
1. Estudiar de forma precisa los fármacos que toma de forma habitual el paciente, el efecto farmacológico obtenido y cambios recientes en la posología.
2. Reflejar esta medicación en la historia clínica y en la documentación preanestésica.
3. Consultar y reflejar las posibles interacciones farmacológicas, especialmente en el caso de fármacos psicotropos, cardioactivos, vasoactivos, con escaso rango terapéutico, o poco conocidos (Tabla II).
4. Solicitar niveles plasmáticos de fármacos (cuando sea posible) en tratamientos de larga duración, modificados recientemente o de elevado riesgo: digoxina, litio, fenitoína.
5. La suspensión o modificación de tratamientos farmacológicos crónicos pocas veces está indicada. En su caso, debe ser controlada por el especialista responsable de dicho tratamiento.
6. Corregir las alteraciones susceptibles de favorecer la aparición de interacciones: trastornos hidroelectrolíticos o déficits nutricionales.
7. Adaptar la técnica anestésica evitando en lo posible las interacciones potenciales.
8. Limitar el número de fármacos que se utilizan en el período perioperatorio.

IV. CONSULTA DE PREANESTESIA

En los hospitales con sistema de unidosis, que incorporen a este sistema la premedicación anestésica, pueden utilizarse programas informáticos para detectar interacciones potenciales a través de los servicios de farmacia hospitalaria; esto servirá para ajustar dosis, cambiar de fármaco o evaluar mejor la relación riesgo beneficio. En cualquier caso, la consulta de preanestesia es el lugar más idóneo para documentar el riesgo de interacciones entre los fármacos que recibe o ha de recibir el paciente y las drogas anestesiológicas. Con este objetivo deberán dotarse de los sistemas de información y consulta adecuados, y promover una serie de medidas generales tal y como se resume en las tablas I y II. Para resaltar la importancia de las fuentes de información, basta considerar que en el capítulo *Drug interactions,* en: *Muscle relaxants in clinical anesthesia,* se recogen 115 fármacos capaces de producir interacciones relevantes, tan sólo en el grupo terapéutico de los relajantes musculares, y comprobar la gran cantidad de fármacos nuevos que se incorporan a diario a la práctica médica.

TABLA II. Fuentes de información sobre interacciones medicamentosas

BASES DE DATOS
Las referencias más útiles son las ofrecidas por las bases de datos informáticas, que se actualizan al menos trimestralmente. El objetivo de estas bases de datos es proveer de información al clínico para que evalúe los riesgos de interacción integrando la información con la situación del paciente. Contienen información sobre el posible mecanismo de la interacción, clasifican la gravedad de la misma, el comienzo en el tiempo y el nivel de documentación. De entre ellas destacan por su especificidad las siguientes bases de datos, todas en lengua inglesa:

REACTIONS DATABASE: Recoge eventos adversos con medicamentos: reacciones adversas, interacciones e intoxicaciones, clínicamente relevantes. Es considerada la más completa en este campo. También disponible en papel «Reactions Weeckly». Publica: ADIS.
DRUGREAX: Recoge interacciones de medicamentos notificadas por la literatura biomédica o por los fabricantes. Publica Micromedex inc. y distribuye Dawson España.
DRUGDEX: Amplias monografías de medicamentos incluyendo interacciones, obtenidas de las mismas fuentes que la base de datos anterior. Publica Micromedex Inc.y distribuye Dawson España. Habitualmente está disponible en los Servicios de Farmacia de los hospitales.

LIBROS MONOGRÁFICOS
1. The anesthesia drug interactions desk reference. S Omoigui, editor. Mosby Year Book 1999.
2. Manual of drug interaction for anesthesiology. Robert A Mueller, Dag B, A Lundberg, editores. Churchill Livingston 1996.
3. Drug, diseases, and anesthesia. Ronald J Stern, editor. Lippincott-Raven Publishers 1996.
4. Handbook of drug interactions. Lakshmans Karatliedde, John A Henry, editores. Edward Arnold 1998.

DIRECCIONES ELECTRÓNICAS DE SERVICIOS DE BÚSQUEDA BIBLIOGRÁFICA
Medline Database at Community of Science, Inc.
    http://muscat.gdb.org/repos/medl/
Grateful Med Medline Journal Article Search
    http://igm.nlm.nih.gov/
Medscape Medline Search
    http://www5.medscape.com/home/search/search.mhtml
Instituciones con «páginas web»:
    Food and Drug Administration (FDA): http://www.fda.gov/
Ministerio de Sanidad y Consumo, Agencia Española del Medicamento y Productos sanitarios:
    http://ww1.msc.es/agemed/Princip.htm.

BIBLIOGRAFÍA

1. Hansten PD. Interacciones farmacológicas. Barcelona: Ediciones Doyma; 1988.
2. Durrence III CW, DiPiro JT, May JR, Nesbit RR, Sisley FJ, Cooper JW. Potential drug interactions in surgical patients. Am J Hosp Pharm 1985;42:1553-1556.
3. Doack GJ. L'interruption préopératoire de la médication. Can J Anaesth 1997;44:R118-R123.
4. Goodman Gilman A, Goodman LS, Rall TW, Murad F. The pharmacological basis of the therapeutics. 9th ed. New York: Mc Graw-Hill Inc., 1996.
5. Sierra P, Castillo J, Gómez M, Sorribes V, Monterde J, Castaño J. Interacciones farmacológicas potenciales y reales en pacientes en estado crítico. Rev Esp Anestesiol Reanim 1997;44:383-387.
6. Smith NT, Miller RD, Corbascio AN. Drug interaction in anesthesia. 2nd ed. Philadelphia; Lea & Febiger (eds.) 1986.
7. Stafford Smith M, Muir H, Hall R. Perioperative management of drug therapy. Drugs 1996;51 (2):238-259.
8. Drug interactions. En: Muscle Relaxants in Clinical Anesthesia. Bevan DR, Bevan JC, Donati F, editores. Year Book Medical Publishers, Inc, Chicago; 1988.

PARTE II
Sistema nervioso central

Capítulo 1
Pacientes en tratamiento psiquiátrico

M.L. Bermejo, J.R. Fraile, A. Gutiérrez

I. INTRODUCCIÓN

En los últimos 10 años hemos asistido a una importante proliferación de drogas psicoterapéuticas encaminadas al tratamiento de unos síndromes psiquiátricos cada vez mejor entendidos; así, drogas habitualmente utilizadas para el tratamiento de la depresión se usan en la actualidad para síndromes como ataques de pánico, desórdenes obsesivo-compulsivos y trastornos de alimentación. Los antidepresivos se incluyen también en el arsenal terapéutico del dolor crónico y los antipsicóticos en los desórdenes simples del sueño.

La mejora, tanto en la detección como en el tratamiento de las enfermedades psiquiátricas en el ámbito de la atención primaria y de la especializada, así como el aumento de la prescripción por parte de médicos generales y otros especialistas diferentes a los psiquiatras, ha originado un aumento del consumo de estos fármacos. A pesar de que muchas de estas drogas han sido consideradas desde el punto de vista del anestesiólogo como «bestias negras» en la práctica de su especialidad, no existen datos en la literatura anestesiológica acerca del número de pacientes que se enfrentan a un acto anestésico y toman drogas psicoterapéuticas.

Un estudio realizado en EE.UU. concluyó que un 43% de los pacientes programados para cirugía y mayores de 21 años tomaba una o más medicaciones psiquiátricas. De éstos, un 35% tomaba antidepresivos, un 34% benzodiacepinas y un 19% una combinación de ambos. Un 11% tomaba antipsicóticos, litio o fármacos sin receta como la melatonina.

Este capítulo trata de aportar al anestesiólogo unas líneas de actuación ante los pacientes que toman medicación psicotrópica y que son sometidos a anestesia, intenta revisar las posibles complicaciones y su tratamiento si lo tuvieran.

II. ANESTESIA Y ANTIDEPRESIVOS

El incremento de frecuencia de los trastornos afectivos es un fenómeno francamente llamativo, de difícil explicación; debido a esta expansión nuestra época ha sido llamada la «era de la melancolía» y los trastornos afectivos se han convertido en objeto preferente de atención como problema sanitario. La Organización Mundial de la Salud ha previsto que se sitúen junto a las enfermedades cardiovasculares en cabeza de las causas médicas de discapacidad. En el informe sobre los grupos terapéuticos y principios activos de mayor consumo en el Sistema Nacional de Salud español durante el año 2001, los antidepresivos no tricíclicos ocupan el cuarto lugar en cuanto a importe, detrás de los antiulcerosos, los hipolipemiantes y los hipotensores tipo IECA. Su consumo respecto al año 2000 aumentó un 16,43% y un 14,48% en cuanto a importe y número de envases respectivamente.

Clasificación de los fármacos antidepresivos

Los fármacos llamados antidepresivos constituyen un grupo muy heterogéneo. La terminología aplicada a estos agentes es verdaderamente confusa, sobre todo en lo referente a aquellos que no son inhibidores de la monoaminooxidasa (IMAOs). El término *heterocíclico* es ampliamente usado para describir todos los que no son IMAOs, incluyendo los tricíclicos y agentes nuevos con mayor o menor número de anillos que éstos.

Por otra parte se habla de los inhibidores selectivos de la recaptación de serotonina (ISRS) como un grupo homogéneo a pesar de que estos agentes difieren tanto en su estructura como en su farmacodinámica. La reciente aparición de agentes atípicos, como la mirtazapina, hacen que la clasificación sea aún más complicada.

En la tabla I se puede ver una clasificación principalmente basada en el efecto sobre los neurotransmisores, pero esta clasificación resultará probablemente superficial cuando lleguemos a conocer más sobre el efecto de los antidepresivos en los receptores neuronales, en los sistemas de segundos mensajeros y en la formación de neogenes.

Mecanismo de acción de los antidepresivos

El principal mecanismo subyacente en la eficacia de los antidepresivos (AD) no es bien conocido. La antigua creencia de que los ADs replecionan la hendidura sináptica de uno o varios neurotransmisores es inadecuada y demasiado simplista.

Desde el punto de vista sináptico, los más importantes efectos de los ADs consisten en el bloqueo de la recaptación de neurotransmisores, el bloqueo de ciertos receptores y la inhibición de la monoaminoxidasa A en el caso de los IMAOs. Los efectos sinápticos agudos debidos al incremento del neurotransmisor a nivel sináptico se presentan rápidamente, pocas horas después de la administración del fármaco, a diferencia del efecto terapéutico que se presenta de 2 a 6 semanas más tarde.

TABLA I. Información terapéutica del Sistema Nacional de Salud (Vol. 26, Nº1, 2002)

FÁRMACOS ANTIDEPRESIVOS
(Mecanismo de acción, posología e indicaciones especiales)

Principio activo	Mecanismo acción 5-HT	Mecanismo acción NA	Dosis (mg) Inicial	Dosis (mg) Diaria	Nombre comercial	Consideraciones Indicaciones especiales
A. Inhibidores no selectivos de la recaptación de aminas						
Amitriptilina	+	+	75	150-300	Tryptizol. Deprelio	Efecto sedante. Dolor crónico
Clomipramina	+++	+	25	150-300	Anafranil	Trast. obsesivo-compulsivo (TOC). Pánico
Doxepina	+	+	75	75-300	Sinequam	Efecto sedante
Imipramina	+	+	75	150-300	Tofranil	Enuresis nocturna. Pánico
Lofepramina	+	+	140	140-210	Deftan	
Nortriptilina	+	+	25	75-150	Paxtibi Norfenazin	Niveles plasmáticos (ventana terapéutica)
Trimipramina		+	50	150-300	Surmontil	Efecto sedante
Amoxapina		+	100	300-400	Demelox	
Maprotilina		+	25-75	150-225	Ludiomil	
Mianserina		+	30	90-120	Lantanon	
Nefazodona	+	+	200	400	Dutonin. Rulivan. Menfazona	
Trazodona	+		100	400	Deprax	Insomnio
B. Inhibidores selectivos de la recaptación de serotonina (ISRS)						
Citalopram	+++		20	20-60	Seropram-Prisdal	TOC. Pánico
Fluoxetina	+++		20	20-60	Genéricos. Prozac. Adofen. Reneuron. Astrin. Nodepe	TOC. Pánico. Bulimia nerviosa
Fluvoxamina	+++		50	150-300	Dumirox	TOC. Pánico
Paraxetina	+++		20	20-40	Frosinor. Casbol. Motivan. Seroxat	TOC. Pánico. Fobia social
Sertralina	+++		50	50-200	Aremis. Besitran. Sealdin	TOC. Pánico
C. Inhibidores irreversibles de la monoaminooxidasa (IMAO)						
Tranilcipromina	+	+	20	30-60	Parnate	Fobia social. Pánico
D. Inhidores reversibles de la monoaminooxidasa (RIMA)						
Moclobemida	+	+	300	300-600	Manerix	
E. Inhibidores selectivos de la recaptación de serotonina y noradrenalina						
Venlafaxina	+++	+	75	150-375	Vandral. Dobupal	
F. Noradrenérgicos y serotoninérgicos específicos (NaSSA)						
Mirtazapina	+	+	15	30-45	Rexer	Insomnio. Efecto sedante
G. Inhibidores selectivos de la recaptación de noradrenalina						
Rebboxetina		+++	4	8	Norebox. Irenor	

Según teorías recientes, la acción de los ADs, al incrementar en primer lugar la serotonina o la noradrenalina a nivel sináptico, consiste en modificar los mecanismos homeostáticos de las neuronas, produciendo alteraciones en la función neuronal, originando de este modo un nuevo estado funcional. Esto explicaría que, a pesar de las diferencias que existen entre los distintos ADs en cuanto a sus efectos a corto plazo, éstos no tendrían acciones antidepresivas diferentes.

De este modo, la acción de los ADs podría ser planteada como una sucesión de eventos:

a. Incremento de noradrenalina y/o serotonina en la brecha sináptica.
b. Estímulo y posterior desensibilización de autorreceptores 5-HT_1 o α_2 que inhiben la liberación de neurotransmisores en las neuronas serotoninérgicas y noradrenérgicas.
c. Aumento adicional de serotonina y noradrenalina en el espacio sináptico como consecuencia de lo anterior.
d. Estimulación de receptores postsinápticos diversos.
e. Activación de los mecanismos intraneuronales de transcripción y transducción de señales.
f. Desensibilización de receptores α_1, 5-HT_2 y β-adrenérgicos, considerada el marcador de actividad de los ADs.
g. Expresión de genes comprometidos en el mantenimiento del ánimo normal.

La acción sobre los receptores postsinápticos y presinápticos es diferente en los distintos grupos de fármacos, hecho que va a marcar la diferencia en cuando a efectos secundarios y otros que veremos más tarde.

Los *antidepresivos tricíclicos (ATCs)* bloquean de manera no selectiva la recaptación de aminas neurotransmisoras como la noradrenalina y la serotonina incrementando su concentración sináptica, pero después de un tratamiento prolongado, las concentraciones retornan a la normalidad paulatinamente, se produce una disminución en la sensibilidad y el número de receptores α_1, α_2, β y 5-HT_2. Bloquean los receptores muscarínicos M_1 (se produce visión borrosa, constipación y boca seca), los receptores histaminérgicos H_1 más que los H_2 (ganancia de peso y somnolencia), los α_1-adrenérgicos (mareo e hipotensión) y los dopaminérgicos D_2 (leves efectos extrapiramidales).

Además, a altas dosis inhiben los canales del sodio y la propagación del impulso nervioso. A este efecto se atribuyen las arritmias cardíacas y los efectos analgésicos en las neuropatías periféricas.

Los *inhibidores de la monoaminooxidasa (IMAOs)* ejercen su acción antidepresiva inhibiendo las enzimas que degradan las aminas biológicas, las MAO-A y MAO-B. La primera, la A, metaboliza la noradrenalina y la serotonina, mientras que la MAO-B degrada la feniletilamina y la benzidamina. La dopamina, la tiramina y la triptamina son metabolizadas por ambas. La actividad enzimática se restaura lentamente una vez suspendido el fármaco (dos o tres semanas más tarde). El bloqueo de las MAO intestinales y hepáticas origina una masiva entrada de tiramina y triptamina hacia la circulación sistémica tras la ingesta de preparados alimenticios con ciertos fermentos, como el queso; estas aminas poseen un efecto simpaticomimético y provocan crisis hipertensivas, en ocasiones extremadamente severas («efecto queso»). Además inhiben varias enzimas hepáticas microsomales e interfieren, por tanto, con el metabolismo de numerosas drogas. Finalmente, son, en sí mismas, hepatotóxicas. Todo esto ha hecho que cada vez estén más relegadas en el tratamiento de trastornos afectivos.

En los últimos años se ha intentado encontrar un IMAO más manejable y menos tóxico. El resultado ha sido la moclobemida, que inhibe la MAO-A de forma reversible, específicamente, y cuyo efecto es revertido en 8 a 12 horas después de la administración.

Los *inhibidores selectivos de la recaptación de la serotonina (ISRS)* incrementan la serotonina a nivel del área somatodendrítica; su administración crónica lleva a la desensibilización de los receptores 5-HT1 A y de los receptores postsinápticos. Sin embargo, interactúan poco con los receptores α_1, α_2, β, H_1, H_2, Dopa, GABA-B y muscarínicos, excepto la paroxetina, que tiene una alta afinidad para los receptores muscarínicos, hecho importante en el riesgo de discontinuación.

Anestesia y antidepresivos tricíclicos

1. Consideraciones preanestésicas

Además de la valoración general del enfermo hay algunos puntos de interés a considerar en estos pacientes en la consulta o visita preanestésica:

a. Se deben buscar efectos cardiovasculares adversos como arritmias supra y ventriculares, taquicardia, palpitaciones, bloqueo AV, BRD, aplanamiento de la onda T, cambios en el ST-T y aumento del QT y del intervalo PR. Estos efectos dependen en buena medida de la dosis administrada, de niveles plasmáticos elevados y de anormalidades en la conducción cardíaca previas.

b. Descartar el trastorno de la función ventricular izquierda y de la función hepática, ya que ambas patologías disminuyen el aclaramiento de los antidepresivos tricíclicos; la insuficiencia renal disminuye el aclaramiento de los metabolitos hidroxilados.

c. Valorar la presencia de hipotensión ortostática ya que se ha asociado a mayor incidencia de hipotensión severa durante la intervención.

d. ¿Se deben suspender antes de la intervención quirúrgica? El peligro de hipotensión, depresión miocárdica, arritmias y muerte súbita en pacientes en tratamiento crónico con antidepresivos tricíclicos ha originado controversias en cuanto a la suspensión o no de estos fármacos previamente a la anestesia. Algunos autores defendía la suspensión 24-48 horas antes de la intervención de esta medicación en los pacientes que presentan alteraciones en el ECG derivados de esta medicación o con enfermedad cardíaca previa. Estudios recientes realizados en pacientes con tratamiento crónico de antidepresivos tricíclicos y tetracíclicos han mostrado que la incidencia de arritmias e hipotensión intraoperatoria en estos pacientes era baja se suspenda o no el tratamiento previamente, por lo cual, no está justificada la discontinuación previa a la cirugía. Por otra parte, tal discontinuación se asocia con una incidencia aumentada de delirio, confusión y síntomas depresivos postoperatorios.

2. Consideraciones anestésicas

a. La hipotensión severa es rara cuando estos ADs se administran a dosis terapéuticas. Si el tratamiento con ADs es de corta duración, estos pacientes son muy sensibles a la acción de los fármacos simpaticomiméticos de acción directa por el incremento de neurotransmisores en la hendidura sináptica que aumentan el tono adrenérgico basal, por lo que estos vasoconstrictores deberán utilizarse en dosis inferiores. Si el tratamiento es crónico se produce una «regulación a la baja» de los receptores y su desensibilización junto con la depleción de los depósitos en las terminaciones nerviosas, por lo que se recomienda la utilización de fármacos simpaticomiméticos potentes de acción directa como la fenilefrina y la noradrenalina, ya que los indirectos como la efedrina o dopamina se han mostrado ineficaces.
b. Si aparecen trastornos cardiovasculares por ATCs como hipotensión, arritmias y otros trastornos graves en el ECG, la primera medida debe ser la alcalinización sérica hasta conseguir un pH de 7,45-7,55 para disminuir la unión del fármaco a proteínas (primera medida farmacológica recomendada por la AHA).
c. Síntomas de abstinencia por suspensión del tratamiento: pueden aparecer 12 horas después de la suspensión del fármaco y se debe al cese del bloqueo muscarínico; incluyen malestar gastrointestinal, trastornos del sueño, acatisia o parkinsonismo, arritmias cardíacas e incluso manía o hipomanía y ceden con la reinstauración del ADT.
d. Los ADs, como casi todos los fármacos psicotrópicos, son metabolizados por el sistema del citocromo P450 (CYP), la mayoría por CYP2D6, mostrando, pues, interacción con los fármacos que utilizan este sistema.
e. El efecto anticolinérgico de los ATCs se potencia con el de otros fármacos con la misma acción, como la atropina y la escopolamina, y puede dar lugar a un síndrome anticolinérgico central, caracterizado por ansiedad, delirio, agitación, alucinaciones visuales y auditivas, mioclonías, convulsiones, estupor y coma. Hay que tener en cuenta que fármacos empleados con otros fines son colateralmente anticolinérgicos, como las fenotiacinas, petidina, algunos antihistamínicos, antiparkinsonianos, etc. Se recomienda el uso del glicopirrolato, que, al no atravesar la barrera hematoencefálica, no potencia los efectos anticolinérgicos de los ADs.

f. El pancuronio, la ketamina y las soluciones con adrenalina, por la estimulación simpática que producen, deben evitarse.
g. La disminución del umbral para las convulsiones que producen estos fármacos hace que el uso de anestésicos como el enflurano o el propofol no sea seguro, sobre todo con la maprotilina, asociada a la aparición de mayor número de convulsiones.
h. Los fármacos sedantes, como los opiáceos, barbitúricos y benzodiacepinas pueden potenciarse cuando se administran en estos pacientes.

Anestesia e inhibidores de la monoaminooxidasa (IMAO)

1. Consideraciones preanestésicas
a. Se deben valorar los mismos puntos que con los ADTs, con mayor hincapié en la función hepática; la elevación de las transaminasas se produce en un 3-5% de los pacientes y puede indicar el comienzo de toxicidad hepática. La moclobemida (Manerix®), único inhibidor reversible de las MAOs comercializado en España, es mejor tolerado, no produce hipotensión ortostática y no presenta toxicidad hepática.
b. ¿Se deben suspender previamente a la anestesia? Los graves accidentes durante la anestesia publicados en los primeros años de su utilización originaron la recomendación de suspender el tratamiento 2 o 3 semanas antes de la cirugía electiva. Sin embargo, en la actualidad estos fármacos se utilizan en la depresión mayor que no responde a otros ADs, y suspenderlos durante dos o tres semanas puede agravar considerablemente la situación clínica. El mejor conocimiento de sus interacciones permite construir planes anestésicos seguros y, por otra parte, la aparición de los inhibidores reversibles de las MAOs ha aumentado aún más los márgenes de seguridad.

2. Consideraciones anestésicas
a. Los IMAOs presentan interacciones con numerosas drogas anestésicas. Al disminuir el metabolismo hepático de los barbitúricos se debe disminuir la dosis de éstos. Parece que el etomidato, el propofol, las benzodiacepinas y los neurolépticos son seguros en presencia de IMAOs aunque algunos asocian el droperidol con los IMAOs a una potenciación de la depresión cardiovascular producida por el primero. La moclobemida no presenta interacciones con la digoxina, las benzodiacepinas o los neurolépticos.
b. La fenelcina (no comercializada en España) disminuye, en algunos pacientes, los niveles plasmáticos de pseudocolinesterasa, prolongando la acción de la succinilcolina.
c. Los anestésicos volátiles y el óxido nitroso son seguros; la inhibición de las enzimas microsomales hepáticas podría potenciar la hepatotoxicidad del halotano y la sensibilización a la acción de las catecolaminas.

d. Los relajantes musculares no despolarizantes no presentan problemas específicos, excepto el bromuro de pancuronio, que al inhibir la recaptación de noradrenalina puede aumentar la actividad simpática. Por el mismo motivo debe evitarse la ketamina y las soluciones de anestésicos locales con adrenalina. Con la moclobemida no están contraindicados estos fármacos, pero se deben usar con prudencia.
e. Deben evitarse también situaciones que estimulen el sistema nervioso simpático, como hipoxemia, hipercapnia, hipertensión, hipotensión y dolor.
f. El principal problema se presenta cuando, por algún motivo, se decide la suspensión del fármaco; la patología psiquiátrica puede reaparecer, complicando el cuadro clínico del paciente.
g. Para el anestesiólogo hay dos interacciones farmacológicas de gran interés: las interacciones con las aminas simpáticas, tanto directas como indirectas y mixtas, y la interacción con los opiáceos.
Las *aminas indirectas* (efedrina, metaraminol, anfetaminas, mefentermina) pueden producir crisis hipertensivas graves tras su administración al producir la liberación del exceso de noradrenalina acumulado en la terminación nerviosa tras la acción de los IMAOs. El tratamiento de estas crisis hipertensivas requiere la utilización de bloqueantes α-adrenérgicos como la fentolamina.
Las *aminas directas* (noradrenalina, adrenalina, dobutamina, isoproterenol y fenilefrina) pueden administrarse con precaución, ya que presentan menos interacción con los IMAOs; además de las MAOs utilizan para su metabolización la enzima extraneuronal catecol-oximetil-transferasa (COMT). El fármaco de elección para el tratamiento de la hipotensión por bloqueo nervioso central es la fenilefrina pero la dosis se debe ajustar al efecto. Otros autores consideran que posee un efecto mixto, directo e indirecto y, por lo tanto, contraindicado en estos casos; se debería, según este criterio recurrir a la noradrenalina o la adrenalina.
La *moclobemida* presenta las mismas interacciones pero, a causa de su corta acción, el riesgo potencial disminuye rápidamente tras la suspensión del fármaco.
Los *opioides* presentan dos tipos de interacciones con los IMAOs. Tipo I o excitatoria, específica para la meperidina, se presenta como agitación, contracturas musculares, hipertermia y convulsiones, pudiendo ocasionar la muerte del paciente. Esta reacción se relaciona con el aumento cerebral de serotonina y/o la acumulación del metabolito normeperidina. El tratamiento aconsejado del síndrome serotoninérgico es sintomático, pudiendo mejorar con la administración de ciproheptadina. La reacción tipo II se caracteriza por depresión respiratoria, hipotensión y coma y se relaciona con la potenciación de los efectos de los opiáceos por la disminución del metabolismo hepático que se produce con los IMAOs. En este tipo de accidentes la naloxona sería eficaz. Los demás opiáceos no muestran la reacción tipo I, pero sí pueden presentar la tipo II. La moclobemida, al no inhi-

bir el metabolismo hepático de los opioides, no presentaría la reacción tipo II pero la tipo I puede ser posible.
h. Una situación infrecuente pero comprometida es aquella en la que el paciente, por motivos de cambio de medicación o por indicación clínica debe seguir tratamiento con ATCs e IMAOs. El riesgo de una respuesta simpática exagerada es enorme debido al aumento de catecolaminas en las terminaciones nerviosas como efecto de los IMAOs y a la subsiguiente inhibición de la recaptación de catecolaminas secundaria a la acción de los ATCs. Las precauciones en este tipo de pacientes incluye la suma de las anteriores y la utilización de simpaticomiméticos de acción directa a dosis menores de las habituales.

Anestesia e inhibidores selectivos de la recaptación de serotonina (ISRS)

1. Consideraciones preanestésicas

a. Como consideración especial en pacientes en tratamiento con ISRSs, se debe valorar la función hepática y renal, ya que ambas aumentan la vida media de estos fármacos. Pacientes con tratamientos recientes pueden presentar mayores efectos secundarios como náuseas (por estimulación de los receptores $5-HT_3$ en el centro del vómito debido a la gran cantidad de serotonina en el espacio sináptico), ansiedad, mioclonías nocturnas, acatisia (síntoma extrapiramidal más frecuente, producido por inhibición de la síntesis y liberación de dopamina mediado por los receptores $5-HT_2$) y disfunción sexual.
b. La hiponatremia, junto con la hiperprolactinemia, son efectos adversos detectados ocasionalmente con los ISRSs. La hiponatremia es causada por el síndrome de secreción inadecuada de hormona antidiurética, que se estimula por la activación serotoninérgica de los receptores HT_{2A}.
c. ¿Se deben suspender los ISRSs antes de la intervención? Su perfil farmacológico seguro y la falta de los efectos descritos para los otros ADs permiten continuar el tratamiento durante el período transoperatorio sin precauciones especiales. Por otra parte, la suspensión brusca en pacientes con tratamiento de más de dos meses provocan el llamado «*síndrome de discontinuación*» con síntomas como mareo y ataxia, sudoración, náuseas, insomnio y sueños intensos, temblor, fatiga y mialgias, alteraciones perceptuales (parestesias) y confusión. También se han descrito síntomas como sudoración, diarrea, agitación, irritabilidad y síntomas extrapiramidales. Este cuadro se ha atribuido a la acción anticolinérgica de la paroxetina y a su relativa corta vida media que permite la disminución rápida de los niveles cerebrales del antidepresivo; también se producen con la fluvoxamina al cabo de 24 horas de la suspensión y con la velanfaxina. El cuadro suele ser leve y de desaparición espontánea; es eficaz para su control administrar el mismo ISRS o uno de vida media más larga.

2. Consideraciones anestésicas

a. Únicamente considerar las interacciones farmacológicas entre estos fármacos y las drogas metabolizadas por la enzima citocromo P450. Así, puede producirse un aumento de los niveles de diacepam, propranolol, alprazolam, teofilina, etc., en pacientes en tratamiento con estos fármacos.
b. La administración de dos fármacos que aumentan los niveles de serotonina, como IMAOs e ISRSs o IMAOs y meperidina conducen al llamado síndrome serotoninérgico, descrito previamente en el apartado de interacciones de los IMAOs. Recientemente se ha publicado la aparición de este llamativo síndrome en un paciente en tratamiento con fluoxetina al que se le administró meperidina; el metabolito de la fluoxetina, la norfluoxetina, tiene una vida media de dos semanas, tiempo de riesgo si hay exposición a drogas con actividad serotoninérgica.
c. Es bien conocida la disfunción sexual que aparece en los pacientes que toman ADs, sobre todo durante el inicio del tratamiento. Pero su efecto sobre las «sensaciones» sexuales es raro. Con el uso de fluoxetina han sido descritos anestesia del pene, de la vagina y de los pezones; el mecanismo de producción de estos efectos sexuales es, por el momento, desconocido.

III. ANESTESIA Y ANTIPSICÓTICOS

Los antipsicóticos son fármacos utilizados para el control de los síntomas de la esquizofrenia y otras formas de psicosis, como las secundarias a la intoxicación por cocaína, a la enfermedad de Alzheimer y a la secundaria al síndrome de la inmunodeficiencia adquirida (SIDA). También han mostrado su eficacia en trastornos bipolares, depresión mayor con rasgos psicóticos y, a dosis bajas, en trastornos *borderline* de la personalidad. También se utilizan en cuadros médicos agudos sin síntomas psicóticos, como es el caso de los enfermos agitados o delirantes en las unidades de cuidados intensivos.

Clasificación de los fármacos antipsicóticos

Los fármacos antipsicóticos pueden clasificarse por su estructura (fenotiacinas, butirofenonas, tioxantenos, etc.) o por su farmacología, acción sobre los receptores y propiedades clínicas; en este caso se clasifican en antipsicóticos típicos, entre los que se incluyen el haloperidol y la clorpromazina, y los atípicos, formados por el resto de los antipsicóticos (Tabla II).

Los *antipsicóticos típicos* actúan en los receptores dopaminérgicos (parece que más selectivamente en los D_2) y se relacionan con la aparición de síntomas extrapiramidales. Los atípicos se caracterizan por antagonizar varios sistemas de neurotransmisión (tienen mayor afinidad por los D_1 y D_4 en el sistema dopaminérgico), por su menor afinidad por los receptores dopaminérgicos del estriado que por los mesolímbicos (producen menos síntomas extrapiramidales) y por no incrementar los niveles

TABLA II. Antipsicóticos actualmente comercializados en España

	Principio activo	Nombre comercial
Antipsicóticos típicos		
Butirofenonas	Haloperidol	Haloperidol®
Antipsicóticos atípicos		
Tioxantenos	Zuclopentixol	Cisordinol®
		Clopixol®
Diazepinas, oxazepinas	Clozapina	Leponex®
y tiazepinas	Quetiapina	Seroquel®
	Olanzapina	Zyprexa®
Benzamidas	Sulpiride	Tepazepan®, Dogmatil®,
	Amisulpride	Guastil®
	Tiapride	Solian®
		Tiaprizal®
Benzisoxazoles	Risperidona	Risperdal®

de prolactina. La clozapina fue el primer antipsicótico de los llamados atípicos y demostró una mayor eficacia que los típicos en el tratamiento de la psicosis. Abrió las puertas a la aparición de un grupo de fármacos heterogéneo, con mecanismos de acción diferentes, que poseen similar eficacia al haloperidol (no son tan potentes como la clozapina), pero sin provocar la agranulocitosis de la clozapina, que la ha situado en la segunda línea de elección en el tratamiento de la psicosis.

Mecanismo de acción de los antipsicóticos

El mecanismo de acción preciso por el que estos fármacos ejercen su acción antipsicótica es desconocido. Sin embargo, casi todos los compuestos con actividad antipsicótica significativa bloquean los receptores centrales de dopamina de una forma u otra. La acción sobre el tipo de receptor dopaminérgico varía de unos a otros; así, el haloperidol bloquea de forma selectiva los D_2 y la clozapina actúa sobre todos los receptores dopaminérgicos D_1, D_2, D_3, D_4 y D_5 (especialmente D_4), serotoninérgicos 5-HT_1, 5-HT_2 y 5-HT_3 (especialmente 5-HT_2), noradrenérgico α_1 y α_2, histamínicos y colinérgicos.

De su acción a nivel de los diferentes receptores neuronales se derivan sus efectos secundarios. El bloqueo de los receptores dopaminérgicos en la vía nigroestriada conduce a la aparición de cuadros extrapiramidales en forma de parkinsonismo, reacciones distónicas agudas, acatisia y discinesia tardía; se producen con más frecuencia con los agentes típicos potentes (haloperidol y flufenacina) que con los de baja potencia (clorpromacina y tioridacina). El bloqueo en el área túbero-hipofisaria produce hiperprolactinemia y amenorreas, y su acción a nivel de la zona quimiorreceptora del área postrema una acción antiemética importante.

Los fármacos atípicos que actúan a nivel de los sistemas neuronales histaminérgicos, adrenérgicos y anticolinérgicos producirán los típicos síntomas de sedación, ganancia de peso, hipotensión ortostática, sequedad de boca, visión borrosa, etc. Una complicación rara del tratamiento antipsicótico es la aparición del síndrome neuroléptico maligno; puede ocurrir horas o semanas después de la administración del fármaco y se relaciona con el bloqueo de la dopamina en los ganglios basales y en el hipotálamo, con alteración de la termorregulación.

Consideraciones anestésicas

1. Consideraciones preanestésicas

Aparte de la valoración general del enfermo en la consulta o visita preanestésica debemos considerar los siguientes puntos:
a. La administración crónica de antipsicóticos puede producir disfunción hepática, rash cutáneo y reacciones de fotosensibilidad.
b. Puede observarse en el ECG aplanamiento de la onda T, depresión del segmento ST y prolongación de los intervalos PR y QT, sobre todo en aquellos que ingieren tioridacina.
c. En la analítica se puede encontrar leucocitosis, leucopenias, pancitopenia, trastorno de la función plaquetaria, anemia leve y agranulocitosis (0,9% en pacientes que toman clozapina).
d. El tratamiento con antipsicóticos se debe mantener en el postoperatorio, incluso aunque la enfermedad esté perfectamente controlada.

2. Consideraciones anestésicas

Los pacientes con antipsicóticos presentan pocos problemas, únicamente se debería tener en cuenta que:
a. Los fármacos anticolinérgicos pueden potenciar los efectos anticolinérgicos de los antipsicóticos y aumentar los estados confusionales en el postoperatorio.
b. Los pacientes en tratamiento con antipsicóticos pueden requerir menos anestésicos; se deben evitar el enflurano y la ketamina ya que los antipsicóticos disminuyen el umbral para las convulsiones.

IV. ANESTESIA Y EUTIMIZANTES O ESTABILIZADORES DEL ESTADO DE ÁNIMO

Los eutimizantes incluyen el litio, el valproato y la carbamazepina. Únicamente nos referiremos al litio por ser el tratamiento más ampliamente usado en el trastorno afectivo bipolar, quedando como tratamiento alternativo el ácido valproico, la carbamacepina y el tratamiento electroconvulsivo. El litio, en nuestro país, se comercializa en forma de carbonato de litio (Plenur®).

Mecanismo de acción del litio

El mecanismo de acción del litio es desconocido. Posee numerosas acciones sobre los neurotransmisores, segundos mensajeros y en los mecanismos transportadores de membranas (varios canales iónicos y bombas que mantienen el potencial de membrana). También posee efectos en la formación de dopamina, en el recambio de noradrenalina, en la transmisión colinérgica, en el recambio del fosfoinositol y sobre la adenilciclasa.

Es el único fármaco psicotrópico de uso común que no sufre metabolismo hepático; se elimina enteramente por vía renal. No se fija a proteínas y sus niveles plasmáticos pueden alterarse por la restricción o por la sobrecarga de sodio. El litio tiene el índice terapéutico más estrecho de todas las medicaciones utilizadas en psiquiatría, por lo que se precisa el control regular de sus niveles plasmáticos.

Anestesia y carbonato de litio

1. Consideraciones preanestésicas

Dado el estrecho margen terapéutico (0,8-1,0 mEq/l) los pacientes en tratamiento con este fármaco deberían tener unos niveles sanguíneos recientes.

a. Se debe sospechar un aumento de los niveles por encima del margen terapéutico cuando el paciente tiene molestias gastrointestinales (náuseas, dolor epigástrico, vómitos, diarrea), poliuria y polidipsia, temblor fino, debilidad, fatiga, fasciculaciones, hiperreflexia tendinosa, ataxia, somnolencia, confusión, disartria, tinnitus, crisis epileptiformes o estupor.
b. En el ECG puede aparecer aplanamiento de la onda T y, cuando los niveles son tóxicos, puede producirse ensanchamiento del complejo QRS, bloqueo auriculoventricular e hipotensión.
c. La leucocitosis leve es frecuente en estos enfermos aunque también se ha descrito la neutropenia. Pueden observarse también hiperglucemia y aumento del calcio iónico sérico con incremento de la hormona paratiroidea.
d. La terapia con litio produce bocio benigno difuso hasta en un 4% de los pacientes. Pueden detectarse autoanticuerpos tiroideos, disminución sérica de tiroxina y niveles elevados de TSH.
e. También se incluye entre los efectos adversos un síndrome similar a la diabetes insípida resistente a la vasopresina.

2. Consideraciones anestésicas

a. Lo más importante a tener en cuenta en los pacientes en tratamiento con litio es la posibilidad de toxicidad perioperatoria, y por tanto, se deben verificar los niveles sanguíneos durante el perioperatorio.
b. Se ha descrito una disminución en la concentración alveolar mínima durante el tratamiento con litio, con una prolongación de la duración de algunos relajantes mus-

culares. Estos efectos parecen tener poca significación clínica; no obstante, debería monitorizarse la relajación neuromuscular cuando se usan estos fármacos.
c. En estos pacientes se debe evitar la administración de AINEs ya que aumentan los niveles plasmáticos de litio por disminución de su aclaramiento renal debido a la acción de éstos sobre la síntesis de prostaglandinas.
d. La administración de furosemida y de diuréticos tiacídicos aumenta la litemia ya que, al disminuir la reabsorción del sodio en los túbulos distales, el relativo déficit del ión conduce a un incremento compensatorio en la reabsorción proximal de sodio y, por extensión, del litio, disminuyendo su excreción renal.
e. La α-metildopa, los betabloqueantes, los relajantes musculares, los IECAs y un bajo aporte de sodio aumentan la litemia.
f. Se debe evitar las situaciones de restricción líquida y de sodio, así como la diuresis excesiva.

BIBLIOGRAFÍA

1. Morgan GE, Maged JR, Mikhail S. Anestesia for patients with neurologic and psychiatric diseases. En: Morgan GE, Maged JR, Mikhail S. Editores. Clinical anesthesiology (2ª ed.). Stamford: Appleton y Lange, 1996. p. 512.

2. Ronald W, Pies MD. Handbook of essential psychopharmacology. Ed: American Psychiatric Press, Inc. Washington, DC. London, England; 1999.

3. Psicofarmacologia on-line. Antidepresivos, antipsicóticos y eutimizantes. http/www.psicofarmacologia.bizland.com/ADhtml.

4. Akira Kudoh MD, Hiroshi Kagatai MD, Tomoko Takazawa MD. Antidepressant treatment for chronic depressed patients should not be discontinued prior to anesthesia. Can J Anesth 2002;49 (2):132-136.

5. Blom-Peters L, Lamy M. Monoamine oxidase inhibitors and anesthesia: an updated literature review. Acta Anaesth Bel 1993;44:57-60.

Capítulo 2
Epilepsias

M.A. de Miguel, J.R. Fraile

I. INTRODUCCIÓN

Las epilepsias constituyen un grupo de trastornos caracterizados por la presencia de alteraciones crónicas, recidivantes y paroxísticas de la función neurológica, secundarias a un trastorno en la actividad eléctrica del cerebro, distinguiéndose:
1. *Crisis epiléptica:* manifestación clínica resultado de una descarga anormal y excesiva de un conjunto de neuronas en el cerebro.
2. *Epilepsia:* condición caracterizada por crisis epilépticas recurrentes (dos o más) no provocadas por ninguna causa inmediata identificada.
3. *Status epiléptico:* crisis epiléptica de más de 30 minutos de duración, o una serie de crisis entre las cuales no se recupera la función neurológica y que se suceden durante un período de tiempo superior a 30 minutos.
4. *Epilepsia activa:* paciente epiléptico que ha tenido al menos una crisis epiléptica en los 5 años previos, independientemente del tratamiento con anticonvulsivantes.

Su incidencia es del 0,5 al 2% de toda la población y su prevalencia de 4-10 casos nuevos/1.000 habitantes. Hay evidencia de una reciente disminución de la incidencia en la infancia frente a un aumento de la misma en la tercera edad. El pronóstico en cuanto al control de las crisis es excelente, pero la influencia del tratamiento farmacológico en la historia natural de la epilepsia permanece desconocida. Las personas epilépticas tienen un riesgo de muerte aumentado por traumatismos, suicidios, neumonías, las propias crisis y en casos graves, la muerte súbita.

II. FISIOPATOLOGÍA

El hecho fisiológico básico en la epilepsia es la descarga rítmica y repetitiva, hipersincrónica, de muchas neuronas localizadas en una zona del cerebro. Muchas alteraciones metabólicas, así como lesiones anatómicas del cerebro, pueden producir crisis y, por el contrario, no existe una alteración patognomónica en el cerebro epiléptico. Las crisis epilépticas pueden ser la manifestación de múltiples enfermedades cerebrales y sistémicas: hipoxia cerebral, traumatismos, infecciones, trastornos metabólicos, malformaciones congénitas, transtornos genéticos, síndrome de abstinencia de drogas o alcohol, alcoholismo, lesiones ocupantes de espacio, enfermedad cerebrovascular, etc. El 30% de las convulsiones epilépticas no tienen una etiología conocida. La mayoría de las crisis parciales están ocasionadas por anomalías cerebrales estructurales.

Aunque la mayoría de los mecanismos sugeridos para el origen de las crisis son hipótesis, parece claro que el proceso patológico altera el delicado equilibrio entre depresión y excitación que existe en el sistema nervioso central. Tres de los mecanismos más comunes son: 1) disminución de la actividad inhibitoria, sobre todo la inhibición sináptica producida por el ácido gamma-aminobutírico (GABA); 2) incremento de los mecanismos excitadores sinápticos, sobre todo los mediados por el componente N-metil-D-aspartato (NMDA) de las respuestas del glutamato, y 3) incremento de las descargas neuronales endógenas (habitualmente por el aumento en las corrientes de calcio dependientes de voltaje).

Durante las crisis se producen cambios autonómicos que han sido implicados en la patogenia de arritmias, edema pulmonar neurógeno y en la muerte súbita de epilépticos jóvenes. Por otra parte, también los anticonvulsivantes pueden afectar la función autonómica. En diversos estudios se ha visto que aunque la carbamacepina puede alterar dicha función, raramente causa alteraciones de la conducción cardíaca clínicamente significativas que puedan producir bradicardia o ataques de Stokes-Adams.

III. CLASIFICACIÓN

En 1981, la ILAE (International League Against Epilepsy) realizó una clasificación basada en las características clínicas de las crisis y del estudio EEG (Tabla I). En 1989 se revisó dicha clasificación, incluyendo aspectos como la etiología, hablando entonces de epilepsia idiopática (aquélla no ocasionada directamente por una enfermedad neurológica), epilepsia sintomática (secundaria a una alteración conocida del SNC) y epilepsia criptogenética (crisis o síndromes epilépticos presumiblemente sintomáticos, pero en los que la etiología sigue desconocida).

IV. TRATAMIENTO FARMACOLÓGICO

Existe una amplia variedad de anticonvulsivantes (AC) con diferentes mecanismos de acción, que se utilizan bien solos o en combinación:
1. *Fenobarbital:* aumenta la transmisión inhibitoria. Indicaciones: crisis tónico-clónicas generalizadas, crisis parciales. Dosis: 1,5-3 mg/kg/día en 1-3 dosis. Vías de administración: oral, IM, IV. Efectos secundarios: sedación, depresión respiratoria a altas dosis.
2. *Fenitoína:* inhibidor de los canales de sodio voltaje dependientes (determinan la capacidad neuronal de descargar repetitivamente). Indicaciones: crisis tónico-clóni-

TABLA I. Clasificación de las crisis epilépticas

I. Crisis parciales: inicio focal en el cerebro
a. Simples (aura): sin alteración de la conciencia
b. Complejas (psicomotoras o del lóbulo temporal): con alteración del nivel de conciencia
c. Crisis parciales secundariamente generalizadas: inicio focal y posterior propagación al resto del cerebro y tronco produciendo convulsiones

II. Crisis generalizadas: envuelven a ambos hemisferios cerebrales desde su inicio
a. Inhibitorias: predominio de fenómenos negativos
  1. Ausencias o petit mal
  2. Atónicas
b. Excitatorias: predominio de fenómenos positivos
  1. Mioclónicas
  2. Clónicas
  3. Tónicas

III. Seudocrisis: probable origen psiquiátrico

IV. Crisis no epilépticas

---

cas generalizadas, crisis parciales. Dosis: 4-7 mg/kg/día en 1-3 dosis. Vías de administración: oral, IV. Niveles terapéuticos: 10-20 µg/ml. Efectos secundarios: hipertrofia gingival, ataxia, rash cutáneo.
3. *Carbamacepina:* igual mecanismo de acción e indicaciones que fenitoína. Dosis: 10-20 mg/kg/día en 2-3 dosis. Vía oral. Efectos secundarios: leucopenia, anemia, hepatotoxicidad, problemas visuales.
4. *Primidona:* precursor metabólico de fenobarbital. Indicaciones: las mismas que fenobarbital. Dosis: 10-20 mg/kg/día en 3-4 dosis. Vía oral.
5. *Valproato:* múltiples mecanismos de acción (sobre los canales de sodio voltaje dependientes, disminuyendo las corrientes de calcio tipo T y aumentando los niveles de GABA en todo el cerebro). Indicaciones: ausencias, crisis mioclónicas, crisis tónico-clónicas generalizadas, crisis parciales. Dosis: 15-30 mg/kg/día en 1-2 dosis. Vía oral. Niveles terapéuticos: 50-100 µg/ml. Efectos secundarios: hepatotoxicidad.
6. *Etosuximida:* disminuye las corrientes de calcio tipo T en las neuronas talámicas. Indicaciones: ausencias, crisis mioclónicas. Dosis: 15-30 mg/kg/día en 1-2 dosis. Vía oral. Efectos secundarios: dolor abdominal, hepatotoxicidad, leucopenia.
7. *Lamotrigina:* interacción directa con el canal de sodio voltaje-dependiente; probablemente otros mecanismos de acción implicados. Indicaciones: crisis parciales. Dosis: 300-500 mg/día (depende de otros anticonvulsivantes asociados). Vía oral.

8. *Gabapentina:* mecanismo de acción probablemente en relación con el aumento del recambio y liberación de GABA y la interacción con un sitio de acción único. Dosis: 900-1.200 mg/día. Vía oral.

V. TRATAMIENTO QUIRÚRGICO

Alrededor de un 20% de la población epiléptica de EE.UU. no es controlable médicamente. De ellos, un 13% podrían ser candidatos para la cirugía y sólo un 1% llegan a operarse. La cirugía no ofrece beneficios en los pacientes cuyas crisis se controlan con la medicación sin experimentar efectos secundarios de consideración. Se considera que un paciente tiene crisis médicamente intratables después de haber administrado tres fármacos apropiados en monoterapia y quizás alguna combinación de ellos. La epilepsia intratable es un transtorno grave que puede constituir una amenaza vital y ocasionar complicaciones como fracturas, neumonías por aspiración, declive cognitivo y desórdenes psicológicos. Los procedimientos quirúrgicos son: resección focal para las lesiones pequeñas; hemisferectomía cuando se afecta un hemisferio completo, y callostomía cuando un transtorno multifocal hace imposible un método resectivo. Algunos procedimientos pueden ser realizados con anestesia local con sedación, mientras que otros requerirán anestesia general.

VI. EVALUACIÓN PREOPERATORIA

Aparte de las consideraciones generales para cualquier evaluación preoperatoria, habrá que tener en cuenta las alteraciones analíticas que pueden provocar los anticonvulsivantes mencionadas anteriormente. En el ECG habrá que tener en cuenta, sobre todo en pacientes tratados con carbamacepina, las alteraciones de la conducción AV o arritmias que puedan aparecer.

En cuanto a las crisis, aunque parece lógico y conveniente optimizar su control antes de la cirugía, una crisis no representa contraindicación para la misma. De hecho, la mayoría de los anestésicos reducen la actividad paroxística, de manera que el riesgo de crisis perioperatorias es muy reducido. Sin embargo debe consultarse al neurólogo en los casos de crisis sin diagnosticar, que pudieran ser debidas a otros transtornos de mayor relevancia en el manejo anestésico del paciente. O en aquellas diagnosticadas y tratadas cuando se observen cambios recientes en su evolución o en su forma de presentación. La determinación preoperatoria de niveles plasmáticos de AC está indicada cuando se hayan producido cambios recientes en el régimen terapéutico o en la situación clínica, especialmente si estos últimos pueden afectar a la farmacología o la toxicidad: insuficiencia renal, arritmias o transtornos hidroelectrolíticos.

VII. MANEJO PREOPERATORIO DE LA MEDICACIÓN

El cese brusco de la medicación anticonvulsivante debe ser evitado pues puede desencadenar crisis e incluso status epiléptico. Hay que tener en cuenta que los

únicos AC disponibles vía parenteral son la fenitoína y el fenobarbital. Debido a la larga vida media de los AC, cuando el ayuno perioperatorio se prevea inferior a 24 horas, no será necesario la sustitución de estos AC por los de administración parenteral. En caso contrario distinguiremos:
1. Pacientes que están tomando fenitoína o fenobarbital: se les administrará vía parenteral la misma dosis total dividida en 3 dosis diarias.
2. Pacientes que están tomando primidona: se les administrará fenobarbital 1,5 mg/kg/día en 3 dosis.
3. Pacientes que toman otro AC; en estos casos, no existen preparados vía parenteral. Habrá que suspender el tratamiento, administrando la última dosis con la premedicación, y reinstaurarlo cuanto el paciente tolere por vía oral. Debe instaurarse tratamiento sustitutivo con otros farmacos por vía parenteral en pacientes con crisis parciales simples o complejas con ataques frecuentes, crisis generalizadas frecuentes (más de 1-2 al mes) o cuando la aparición de crisis puede resultar muy perjudicial para el enfermo (hipertensión intracraneal, cirugía cerebral o raquídea, etc.). En estos casos se dará fenitoína IV (menor riesgo de sedación excesiva o depresión respiratoria). En caso de bloqueos cardíacos significativos será preferible el fenobarbital.

VIII. INTERACCIONES MEDICAMENTOSAS

Los AC pueden interactuar entre sí pero también con otros fármacos. Se ha visto que los pacientes tratados con carbamacepina o fenitoína presentan una recuperación acelerada de la parálisis secundaria a relajantes musculares no despolarizantes, así como un inicio de acción prolongado de los mismos. Los mecanismos propuestos serían: a) alteración farmacodinámica de la unión neuromuscular, y b) modificación farmacocinética inducida por la medicación anticonvulsivante.

Los mecanismos posiblemente implicados en la unión neuromuscular incluirían: 1) disminución de la sensibilidad de los receptores, 2) aumento en el número de receptores de acetilcolina, y 3) aumento de la actividad anticolinesterasa. La fenitoína y la carbamacepina disminuyen la cantidad de acetilcolina liberada en la terminación nerviosa en respuesta a un potencial de acción, de manera que la administración crónica (más de 2 semanas) de dichos AC podría simular una denervación química, resultando en una proliferación de los receptores de acetilcolina («regulación al alza»), o en una disminución de su sensibilidad. Todo esto llevaría a una resistencia a los relajantes musculares no despolarizantes, y a una hipersensibilidad a la succinilcolina. Sin embargo, administrada de forma aguda puede aumentar el grado de bloqueo inducido por rocuronio (Spacek, 1999). Por todo ello, es aconsejable monitorizar la relajación muscular durante la anestesia. Hay que destacar que la mencionada «regulación al alza» es moderada, pues no se traduce en aumentos importantes del potasio tras la utilización de succinilcolina.

En cuanto a la farmacocinética, se sabe que la fenitoína y la carbamacepina son inductores enzimáticos hepáticos, pudiendo acelerar el aclaramiento de los relajantes musculares. Además producen un aumento de los reactantes de fase aguda, importantes lugares de unión de muchos fármacos; esto podría alterar la farmacocinética de los relajantes musculares. Se ha sugerido que la medicación anticonvulsivante puede afectar la farmacocinética de otros fármacos y aumenta los requerimientos de opioides durante la anestesia. En caso de introducción de otros fármacos en el tratamiento habitual de estos enfermos, deberían consultarse tablas de interacciones con AC, e incluso determinar niveles de los mismos si fuera necesario.

BIBLIOGRAFÍA

1. Epilepsias 2. Novartis, Mayo 1997.
2. Kofke WA, Tempelhoff R, Dasheiff RM. Anesthetic implications of epilepsy, status epilepticus, and epilepsy surgery. J Neurosurg Anesth 1997;9(4):349-372.
3. ILAE Commission report. The epidemiology of the epilepsies: future directions. Epilepsia 1997;38:614-618.
4. Orrin Devinsky et al. Interictal autonomic nervous system function in patients with epilepsy. Epilepsia 1994;35:199-204.
5. Antognini JF. Prolonged duration of succinylcholine in patients recieving anticonvulsants: evidence for mild up-regulation of acetylcholine receptors? Can J Anaesth 1993;40:939-42.
6. Wolfsthal. Manejo clínico del paciente quirúrgico. Ed Panamericana; 1991.
7. Spacek A. Augmentation of the rocuronium induced neuromuscular block by the acutely administered phenytoin. Anesthesiology 1999; 90.
8. Mustaki JP, Villemure JG, Ravussin P. Anesthésie pour la chirurgie de l'epilepsie. Ann Fr Anesth Réanim 2001; 20:145-58.

Capítulo 3
Enfermedad de Parkinson

D. Ginel, E. García de Lucas, J. Masjuán

I. INTRODUCCIÓN

La enfermedad de Parkinson (EP) es uno de los trastornos neurológicos más frecuentes, con una prevalencia aproximada del 0,3% en la población general y del 3% por encima de los 65 años. Su interés para el anestesiólogo radica en dos aspectos: 1) aumento de anestesias en pacientes geriátricos, en los que la enfermedad alcanza su máxima frecuencia, y 2) implicaciones anestésicas de su tratamiento.

II. FISIOPATOLOGÍA

La EP es una enfermedad degenerativa del sistema nervioso central (SNC), de etiología desconocida. El hecho fisiopatológico fundamental es la destrucción de más de un 60% de las células nerviosas de la sustancia negra productoras de dopamina, cuyas proyecciones llegan a los ganglios basales. La dopamina y la acetilcolina actúan a este nivel modulando la actividad del sistema extrapiramidal, permitiendo la ejecución de los movimientos deseados y la inhibición de los no deseados. Por tanto, una depleción de dopamina se traduce en una disminución de la inhibición del sistema extrapiramidal y un predominio de la acción excitatoria de la acetilcolina.

III. CLÍNICA

Los cuatro síntomas cardinales de la enfermedad son rigidez, bradicinesia, temblor de reposo e inestabilidad postural. Estos síntomas además producen una importante alteración de la marcha que se caracteriza por ser a pasos cortos, con arrastre de los pies, inclinación ventral del tronco y, en ocasiones, festinación de la misma. Otros síntomas son: dermatitis seborreica, sialorrea, disfagia, cuadros ansiosos-depresivos y demencia. Puede existir disfunción autonómica en los estadios avanzados de la enfermedad. Tam-

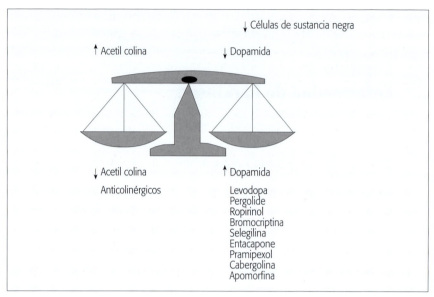

Figura 1.

bién puede existir un cuadro respiratorio restrictivo debido a la rigidez e hipocinesia de la musculatura intercostal.

IV. TRATAMIENTO

El tratamiento de la enfermedad de Parkinson es complejo y va encaminado a suplir el defecto de dopamina existente a nivel del núcleo estriado mediante la utilización de fármacos dopaminérgicos y anticolinérgicos (Fig. 1). Dependiendo de las condiciones individuales y el estadio de la enfermedad se usarán unos fármacos u otros.

Se utilizan cinco grupos de fármacos:
- Levodopa.
- Agonistas dopaminérgicos: bromocriptina, apomorfina, pergolide, ropirinol, pramipexol y cabergolina.
- IMAO-B: selegilina.
- Inhibidores de la COMT (catecol-O-metiltransferasa): entacapone.
- Anticolinérgicos.

1. Levodopa: precursor inmediato de la dopamina, es el tratamiento de base de la enfermedad de Parkinson. Todos los enfermos con EP responden a la levodopa, siendo esto un criterio diagnóstico. Atraviesa la barrera hematoencefálica y se convierte en dopamina por acción de la dopadecarboxilasa. Esta enzima está presente también fuera del SNC, por lo que se añade al comprimido de levodopa un inhibidor periférico de la decarboxilasa, la carbidopa o benserazida, para evitar los efectos secundarios de la dopamina a nivel periférico. Los efectos colaterales más importantes de la levodopa incluyen: depleción de catecolaminas, irritabilidad miocárdica, hipovolemia, hipotensión ortostática, náuseas y vómitos. A partir del quinto año de tratamiento con levodoterapia, aparecen una serie de complicaciones: fluctuaciones motoras y disquinesias.

Las primeras son de dos tipos: a) el fenómeno fin de dosis consiste en la reaparición de los síntomas parkinsonianos antes de la dosis siguiente de levodopa por una menor duración del efecto de la levodopa, y b) el fenómeno on-off consiste en la reaparición de los síntomas parkinsonianos de un modo impredecible a cualquier hora del día.

Existen varios tipos de disquinesias, siendo las más frecuentes las de pico de dosis: coincidiendo con el pico plasmático de la levodopa, se producen movimientos involuntarios generalizados de tipo coreico, que pueden llegar a ser muy incapacitantes.

2. Agonistas dopaminérgicos: bromocriptina, pergolide, ropirinol, pramipexole y cabergolina. Se asocian a la levodopa para reducir la dosis total de la misma y controlar las complicaciones de la levodoterapia. Pueden utilizarse en monoterapia al inicio de la enfermedad o si no se tolera la levodopa. Actúan de modo directo sobre el receptor de la dopamina. Sus efectos colaterales son: alucinaciones, náuseas, hipotensión ortostática, arritmias, angor y vasoespasmo digital Raynaud-like en los ergotínicos. La apomorfina es un potente agonista dopaminérgico de acción rápida y corta que se administra vía subcutánea siendo útil en el tratamiento de las fluctuaciones motoras.

3. Selegilina: un IMAO-B, previene la degradación de la dopamina y aumenta su actividad a nivel central. Es metabolizada a anfetamina y metanfetamina, tiene escasa actividad simpaticomimética y parece que no produce crisis hipertensivas. Sus efectos secundarios son discinesias, náuseas, hipotensión y alucinaciones. Se utiliza en las fases iniciales de la enfermedad con un dudoso efecto neuroprotector y un discreto efecto sintomático.

4. Entacapone: actúa aumentando la disponibilidad de la levodopa al impedir su degradación plasmática por la enzima COMT, que cataliza el metabolismo de las catecolaminas, permitiendo un mejor ajuste de la levodoterapia. Discinesias, náuseas y vómitos, hipotensión ortostática y alucinaciones son algunos de sus efectos colaterales. Se utiliza para controlar el efecto de fin de dosis.

5. Anticolinérgicos: solamente se usan para el tratamiento del temblor.

V. EVALUACIÓN PREOPERATORIA

El manejo perioperatorio del enfermo con enfermedad de Parkinson está basado en la valoración de su situación clínica y del tratamiento utilizado.

1. Valoración clínica (Tabla I): se centrará en el conocimiento de las manifestaciones clínicas, estadio evolutivo de la enfermedad, el control de los síntomas por el tra-

TABLA I.

Cabeza y cuello	Disfunción de la musculatura faríngea Disfagia Sialorrea
Respiratorio	Disfunción de la musculatura respiratoria
Cardiovascular	Hipotensión ortostática Arritmias Hipovolemia Disfunción autonómica
Gastrointestinal	Pérdida de peso Desnutrición
Urológico	Disfunción vesical
Endocrino	Alteración en el metabolismo de la glucosa (selegilina)
Musculoesquelético	Rigidez muscular
SNC	Rigidez muscular Acinesia Temblor Confusión Depresión Alucinaciones Alteración del habla

tamiento y la presencia de fluctuaciones motoras y disquinesias, datos que deben estar presentes en la historia neurológica del paciente.

Se recomienda solicitar valoración neurológica preoperatoria en pacientes con deterioro clínico o disminución de respuesta al tratamiento desde la última consulta al especialista.

La sialorrea, la disfunción de la musculatura faringoesofágica y la disfagia aumentan el riesgo de neumonitis aspirativa. Se recomienda la administración preoperatoria de anti-H_2 u omeprazol más un antiemético como la domperidona o el ondansetrón.

La anomalía cardiovascular más frecuente es la hipotensión ortostática, potenciada por los efectos de la medicación. Por tanto, estos pacientes podrían tener respuestas aumentadas a los anestésicos, más frecuente en la inducción, lo que hace necesaria una valoración preoperatoria del volumen intravascular. La valoración clínica debería incluir la medida de la presión arterial y la presencia de fluctuaciones de la misma en relación con la postura. Su tratamiento incluye reposición volumétrica y vasopresores de acción directa.

La afectación respiratoria se correlaciona bien con la severidad de la enfermedad de Parkinson. La disfunción de la vía aérea superior es un factor importante en la retención de secreciones, atelectasias e infección respiratoria. La necesidad de evaluación preoperatoria más detallada sigue las mismas indicaciones que en cualquier otro enfermo.

La presencia de fluctuaciones motoras y disquinesias puede dificultar el manejo intraoperatorio en casos de anestesia regional, por la presencia de rigidez, temblor o movimientos coreicos incontrolables, lo que se debe tener en cuenta a la hora de elegir la técnica anestésica.

2. Evaluación del tratamiento: es necesario conocer los fármacos que se están administrando, las dosis e intervalos entre ellas. También deberemos valorar la presencia de efectos secundarios.

Como norma general, toda la medicación debe ser administrada antes de la cirugía, y su reinicio tras la intervención será lo más precoz posible. No existen preparados parenterales, lo que nos obligará a su administración por sonda nasogástrica si el paciente debe mantener un ayuno prolongado.

Levodopa: su vida media es de 6-12 horas y el cese de su administración durante más de 6 horas puede producir rigidez muscular ocasionando alteraciones de la ventilación durante la cirugía. Se ha descrito la aparición de edema agudo de pulmón por efecto rebote.

IMAO-B: no es imprescindible su retirada antes de la cirugía. Las implicaciones anestésicas son vistas en otro capítulo.

Entacapone: de reciente introducción en la práctica clínica, no existen datos sobre las interacciones del entacapone y los anestésicos.

Fenotiazinas, butirofenonas (droperidol) y metoclopramida bloquean los receptores postsinápticos de la dopamina y producen síntomas extrapiramidales semejantes al parkinsonismo, por lo que su uso debe ser evitado.

VI. TRATAMIENTO QUIRÚRGICO DE LA ENFERMEDAD DE PARKINSON

Existen dos tipos de tratamiento quirúrgico en la enfermedad de Parkinson:
- Lesiones esteroatáxicas: a) talamotomía: lesión a nivel del núcleo ventromedial del tálamo, indicada en pacientes con temblor severo; sólo deben hacerse de modo unilateral. b) Palidotomía: lesión a nivel del pálido medial. Su indicación principal es el control de las disquinesias.
- Estimulación cerebral profunda: consiste en la colocación de electrodos profundos a nivel de tálamo, subtálamo o pálido para su estimulación a altas frecuencias e inhibición funcional sin lesionar dichos núcleos. La estimulación talámica sólo se usa para los casos con temblor severo como única manifestación. La estimulación del pálido medial y subtalámica se hace en aquellos pacientes con una enfermedad de

Parkinson donde el tratamiento médico no consigue un control satisfactorio de los síntomas.

Evaluación preoperatoria: a diferencia de lo dicho hasta ahora, se recomienda disminuir la dosis de agonistas en los dos días previos a la cirugía y suspender la medicación la mañana de la cirugía.

La intervención se realiza bajo anestesia local más sedación ligera con el fin de valorar los efectos de la estimulación sobre la rigidez y el temblor en el paciente despierto.

BIBLIOGRAFÍA

1. Blanco D, García A, Alloza P. Enfermedades neuromusculares y anestesia. Neurología 1993;8:13-27.
2. Bennet JP, Piercy MF. Pramipexole- a new dopamine agonist for the treatment of Parkinson's disease. J Neurol SCI 1999;163:25-31.
3. Benumof JL. Anesthesia and Uncommon Diseases. W. B. Saunders Company, 1998.
4. Lang AE. Surgery for Parkinson's disease: a critical evaluation of the start of the art. Arch Neurol 2000;57:1118-1125.
5. Jankovic J. Complications and limitatios of drug therapy for Parkinson's disease. Neurology 2000;55:S2-6.
6. Morgan GE, Mikhail MS. Clinical Anesthesiology. Appleton and Lange, 1996.
7. Nicholson G, Pereira AC, May GM. Parkinson's disease and anaesthesia. Br J Anaesth 2002;89:904-916.
8. Obeso JA, Guridi J, Delong M. Surgery for Parkinson's disease. J Neurol Neurosurg Psychiatry 1997;62:2-8.
9. Reed AP, Han DG. Intraoperative exacerbation of Parkinson's disease. Anesth Analg 1992;75:850-853.
10. Severn SA. Parkinsonism and the anaesthetist. Br J Anaesth 1988;61:761-770.
11. Sudarsky LR. Parkinson's disease: recognition, diagnosis, and manegement. En: Samuels MA, Feske S, eds. Office practice of neurology. New York: Churchill Livingstone; 1996. p. 620-623.
12. Stoelting RK, Dierdof SF. Anesthesia and Co-existing Disease. Churchill Livingstone; 1993.

Capítulo 4
Enfermedades neurodegenerativas

J. Garrido

I. ENFERMEDAD DE HUNTINGTON

Esta enfermedad se caracteriza por una atrofia marcada de los ganglios basales, particularmente del núcleo caudado, habiéndose observado disminuciones del ácido gamma-aminobutírico y de la acetilcolina al nivel de los mismos.

Su transmisión es de forma autosómica dominante. La aparición de manifestaciones clínicas significativas, movimientos coreoatetósicos y demencia progresiva se retrasa hasta los 35-40 años de edad.

La evolución de la enfermedad es lenta, y la muerte se produce como promedio al cabo de 15 a 20 años tras el inicio de la sintomatología, generalmente como consecuencia de la malnutrición, neumonía por aspiración e infecciones intercurrentes.

No existe ningún tratamiento que detenga la progresión de la enfermedad, aunque los antagonistas de los receptores tipo 2 de la dopamina (DA2) –fenotiacinas y butirofenonas– y los antidepresivos tricídicos son útiles en el control de los movimientos involuntarios y de la depresión, respectivamente.

Es necesario realizar una valoración de la musculatura faríngea, ya que conforme progresa la enfermedad estos músculos pueden verse afectados e incrementarse el riesgo de neumonía por aspiración y, secundariamente, de infecciones intercurrentes.

No debe interrumpirse el tratamiento, previamente a la intervención quirúrgica, ni de los antagonistas de los receptores DA2, ya que proporcionan un cierto grado de sedación, ni de los antidepresivos tricíclicos, ya que el riesgo anestésico es probablemente menor si la depresión está controlada.

II. ESCLEROSIS LATERAL AMIOTRÓFICA (ELA)

La ELA es una enfermedad degenerativa de las neuronas motoras, tanto de primera como de segunda, del sistema nervioso central, aunque algunas variantes pueden afectar predominantemente a subgrupos concretos, especialmente al inicio de la misma.

Su etiología es desconocida, pero se postulan las infecciones virales lentas, toxinas, alteraciones inmunitarias, en la reparación del DNA, en el transporte axonal y traumatismos como posibles causas.

Clínicamente se manifiesta inicialmente por atrofia, debilidad y fasciculaciones de la musculatura esquelética, comenzando, generalmente, a nivel de la musculatura intrínseca de la mano. Conforme progresa afecta a la gran mayoría de los músculos esqueléticos, incluyendo a aquellos de la lengua, faringe, laringe y tórax.

Síntomas tempranos de afectación bulbar incluyen fasciculaciones linguales y disfagia con aspiración pulmonar. Aunque las complicaciones respiratorias aparecen al final de la evolución de la enfermedad, algunos pacientes presentan disfunciones respiratorias al inicio de la misma.

Suelen presentar alteraciones autonómicas que se manifiestan por incremento de la frecuencia cardíaca basal, hipotensión ortostática y elevados niveles basales de epinefrina y norepinefrina.

Desde el punto de vista preanestésico, será necesario considerar:
- En aquellos pacientes con afectación bulbar, una valoración de la musculatura faríngea, ya que si ésta está afectada se incrementa el riesgo de neumonía por aspiración y, secundariamente, de infecciones intercurrentes.
- En aquellos pacientes con alteraciones respiratorias, bien como forma de presentación inicial o bien en el curso evolutivo natural de la enfermedad, será fundamental el soporte ventilatorio postoperatorio.
- En aquellos pacientes con alteraciones autonómicas deben determinarse los niveles basales de epinefrina y norepinefrina, ya que si están elevados podrían sensibilizar el miocardio y el uso concomitante de anestésicos inhalatorios desencadenar arritmias cardíacas.
- La disfunción autonómica puede provocar episodios de hipotensión exagerados en relación con el uso de agentes anestésicos inhalatorios, por lo que la monitorización cardiovascular perioperatoria debe ser muy cuidadosa.
- En relación con la frecuencia cardíaca, la respuesta a la administración de atropina está disminuida.

III. ESCLEROSIS MÚLTIPLE (EM)

Esta enfermedad se caracteriza por la presencia de múltiples placas de desmielinización que pueden observarse en cualquier localización de la sustancia blanca, aunque de forma típica afectan a las zonas periventriculares del cerebro y a las áreas subpiales, así como al tronco encefálico y a la médula espinal.

Comienza con mayor frecuencia en los primeros años de la vida adulta, y presenta una prevalencia de 60 casos por cada 100.000 habitantes.

Su etiología es multifactorial, habiéndose descrito factores genéticos, inmunológicos, así como infecciones virales persistentes a nivel del sistema nervioso central que podrían inducir a respuesta autoinmune.

La clínica está determinada por la presencia de síntomas y signos debidos a disfunción neurológica producidos por afectación del tronco encefálico, cerebelo, cerebro y médula espinal:

- Por afectación del tronco encefálico puede aparecer diplopía, nistagmo, hipoestesia o tics dolorosos faciales, parálisis de Bell, vértigo y vómitos.
- Por afectación cerebelosa puede aparecer ataxia en relación con el habla (lenguaje escandido), con la cabeza y el tronco (temblor de intención) y con la postura y la marcha.
- Por afectación de la médula espinal se pueden presentar una gran cantidad de problemas motores y sensitivos, como debilidad, espasticidad e hiperreflexia (por disfunción de la primera neurona motora), pérdida o disminución de las sensaciones de posición articular y vibración, así como sensación de hormigueo o tirantez de las extremidades (por lesión de las columnas posteriores medulares), disminución o pérdida de la sensibilidad dolorosa y térmica (por lesión del haz espinotalámico), disestesias dolorosas o interrupción de los arcos reflejos (por lesión de las vías sensitivas o de las raíces posteriores), disfunción vesical con incontinencia, polaquiuria y micción imperiosa, disfunción intestinal con estreñimiento y mielitis transversa en aquellas lesiones graves de la médula espinal.
- Por afectación cerebral, cuando las lesiones son extensas, puede parecer depresión, euforia, demencia, parálisis pseudobulbar y crisis epilépticas (por extensión de las placas a la sustancia gris).

La evolución de la EM es impredecible, aunque los síntomas que aparecen de forma aguda y los relacionados con afectación de vías sensitivas y pares craneales tienen un pronóstico más favorable que los que aparecen de forma insidiosa o afectan a la función motora, siendo la supervivencia media superior a los 30 años después de su inicio.

No se conoce ningún tratamiento eficaz para la EM. Los corticoesteroides se utilizan en las exacerbaciones agudas de la enfermedad, ya que disminuyen el edema y la inflamación de las placas, facilitando la conducción nerviosa a través de las fibras parcialmente desmielinizadas. Los agentes inmunosupresores, como la azatioprina o la ciclofosfamida, disminuyen el número de recidivas en algunos pacientes, aunque los resultados son muy variables. Para el tratamiento de la espasticidad asociada a la EM se usan el diacepam, el baclofeno y el dantroleno sódico. Las disestesias dolorosas, las sacudidas faciales, los tics dolorosos y los espasmos tónicos pueden responder a la carbamacepina y a la difenilhidantoína. Otros tratamientos inespecíficos incluyen evitar el estrés emocional, los pequeños traumatismos y la hipertermia, ya que esta última, con pequeños incrementos de 0,5° C, puede provocar el bloqueo de la conducción en las fibras desmielinizadas.

El efecto de la anestesia en el curso de la EM es controvertido. Algunos artículos indican que los síntomas de la EM se exacerban con la utilización de técnicas regionales, particularmente con la anestesia raquídea, habiéndose especulado que las áreas desmielinizadas de la médula espinal pudieran ser más sensibles a los efectos de los anestésicos locales. Sin embargo, otros estudios indican que la anestesia no afecta al curso de la EM. De cualquier manera, la pirexia y, sobre todo, los cambios metabólicos inducidos por la anestesia y la cirugía podrían exacerbar los síntomas independientemente del tipo de anestesia.

Otras consideraciones preanestésicas serían:
- Advertir al paciente que la cirugía y la anestesia podrían exacerbar su sintomatología neurológica, por lo que se debería realizar una exploración neurológica antes de la intervención para documentar los posibles déficit y otra posterior.
- La temperatura corporal del paciente debería ser monitorizada durante todo el acto anestésico, y procurar tratar activamente los pequeños aumentos de la misma.
- La realización de una anestesia raquídea se debería reservar para situaciones muy especiales, dado que ésta puede producir exacerbaciones impredecibles *a priori*.
- Aquellos pacientes que estuvieran recibiendo corticoesteroides pueden necesitar suplementos de los mismos durante el período perioperatorio. También pueden presentar episodios de hipotensión por estrés, debidos a la anestesia o la cirugía, si hubieran estado recibiendo dosis regulares de corticoesteroides durante los dos meses precedentes a la intervención.
- Los pacientes en tratamiento con ciclofosfamida pueden presentar trombocitopenia y anemia, por lo que pueden ser necesarias transfusiones de concentrados de plaquetas y/o hematíes antes de la intervención anestésica.
- En aquellos pacientes con espasticidad en tratamiento con diacepam no debe interrumpirse el mismo previamente a la cirugía, ya que podría desencadenar un síndrome de abstinencia. Además, el diacepam proporciona un cierto grado de sedación, pero es necesario tener en cuenta que pueden presentar tolerancia y necesitar, durante el acto anestésico, dosis mayores de fármacos anestésicos.
- Los anticonvulsivantes, carbamacepina y difenilhidantoína, pueden producir resistencia a los fármacos que presenten metabolismo hepático, como los relajantes musculares no despolarizantes del tipo esteroideo, debido a su capacidad de inducción enzimática hepática.
- La disfunción autonómica debida a la EM puede provocar episodios de hipotensión exagerados en relación con el uso de agentes anestésicos inhalatorios, por lo que la monitorización cardiovascular perioperatoria debe ser muy cuidadosa.

IV. SIRINGOMIELIA

La siringomielia es una enfermedad crónica, lenta y progresivamente degenerativa de la médula espinal que lleva a una cavitación de la misma. Se cree que esta degeneración se debe a alteraciones en el desarrollo embrionario asociadas a una obstrucción del flujo de salida, a nivel del cuarto ventrículo, del líquido cefalorraquídeo (LCR).

La presión ejercida por el LCR se dirigiría al canal central de la médula espinal, provocando la formación de cisternas.

La sintomatología clínica comienza en la tercera-cuarta década de la vida. Inicialmente, se presenta con alteraciones disociativas de la sensibilidad dolorosa y térmica a nivel de miembros superiores. Conforme progresa la cavitación de la médula espinal se produce la destrucción de motoneuronas, lo que provoca la aparición de debilidad a nivel de la musculatura esquelética y arreflexia. Esta debilidad puede afectar a la musculatura paravertebral, dando lugar a la aparición de escoliosis torácica. La extensión cefálica de la enfermedad puede dar lugar a afectación bulbar (siringobulbia), apareciendo parálisis de los músculos palatinos, lengua y cuerdas vocales, junto con pérdida de la sensibilidad facial.

No se conoce ningún tratamiento efectivo para frenar el proceso degenerativo.

Desde el punto de vista preanestésico es necesario considerar:
- Que debido a alteraciones a nivel de la sensibilidad térmica, la temperatura corporal del paciente debería ser monitorizada durante todo el acto anestésico.
- La posibilidad de su ingreso postoperatorio en una unidad de reanimación, ya que la disminución o ausencia de los reflejos protectores de la vía aérea puede prolongar la retirada del tubo endotraqueal.

Enfermedad	Etiopatogenia	Signos y síntomas	Consideraciones preanestésicas
Ataxia de Friedrich	Degeneración de los tractos espinocerebelosos y piramidales	Ataxia Cardiomiopatía Cifoescoliosis que produce deterioro de la función pulmonar Disartria Debilidad muscular Espasticidad Diabetes mellitus	Potenciación de los efectos inotrópicos negativos de las drogas anestésicas en presencia de cardiomiopatía Aunque la experiencia es limitada, la respuesta a los relajantes musculares parece normal La cifoescoliosis puede incrementar el riesgo de fracaso ventilatorio postoperatorio, por lo que puede ser necesario su ingreso en una unidad de reanimación
Enfermedad de Hallervorden Spatz	Alteraciones a nivel de los ganglios basales	Demencia Distonía con tortícolis Escoliosis	Las posturas distónicas generalmente desaparecen en la inducción anestésica, pero las contracturas musculares mantenidas y los cambios óseos secundarios que aparecen en las formas crónicas pueden provocar la inmovilidad de la articulación temporomandibular y columna cervical, incluso con anestesia general profunda y relajantes musculares, por lo que la intubación puede estar dificultada

Enfermedad	Etiopatogenia	Signos y síntomas	Consideraciones preanestésicas
Tortícolis espasmódica	Alteraciones funcionales a nivel de los ganglios basales	Contractura espasmódica de los músculos de la nuca. Hipertrofia de los músculos esternocleidomastoideos. Afectación espasmódica de los músculos de la columna vertebral, provocando lordosis, escoliosis y alteraciones de las vértebras cervicales	La estimulación provocada durante la intubación endotraqueal puede intensificar la distonía, por lo que se recomienda la inducción inhalatoria y el mantenimiento con ventilación espontánea. Posibilidad de parálisis diafragmática postoperatoria si se lleva a cabo el tratamiento con rizotomía anterior bilateral a nivel de C1 y C3 junto con la sección del nervio espinal accesorio. El espasmo de los músculos de la nuca puede dificultar la ventilación asistida manual, antes de la administración de relajantes musculares. Puede ser necesaria la intubación endotraqueal con el paciente despierto y/o fibrobroncoscopia si la contractura espasmódica crónica de los músculos de la nuca ha provocado fijación de las vértebras cervicales
Síndrome de Shy-Drager	Disfunción del sistema nervioso autónomo debido a la pérdida de neuronas y depleción de la noradrenalina de las terminaciones nerviosas eferentes. Degeneración parenquimatosa a nivel cerebral y medular	Hipotensión ortostática. Retención urinaria. Disminución o ausencia de sudoración. Impotencia sexual. Sensibilidad de los barorreceptores disminuida, lo que provoca falta de incremento en la frecuencia cardíaca o vasoconstricción en respuesta a la hipotensión. Síntomas de parálisis agitante	En la evaluación preoperatoria se puede demostrar la presencia de signos como la hipotensión ortostática o ausencia de cambios en la frecuencia cardíaca con la inspiración profunda, que demuestren la disfunción del sistema nervioso autónomo. Monitorización continua peroperatoria de la tensión arterial y de las presiones de llenado cardíacas. Manejo de la hipotensión con soluciones coloides o cristaloides y drogas vasoactivas agonistas de los receptores alfa – 1: fenilefrina. No se aconseja el empleo de anestesia espinal o epidural por el riesgo asociado de hipotensión. La administración de agentes anestésicos volátiles puede provocar depresión miocárdica y secundariamente disminución del gasto cardíaco, produciendo una hipotensión exagerada debido a la disminución o ausencia de actividad a nivel del seno carotídeo

Enfermedad	Etiopatogenia	Signos y síntomas	Consideraciones preanestésicas
Enfermedad de Creutzfeldt-Jakob (Encefalopatía espongiforme subaguda)	Enfermedad no inflamatoria del SNC provocada por priones	El período de incubación es de meses o años Se caracteriza por demencia presenil progresiva con muerte alrededor de los seis meses de aparición de los síntomas Cambios en la personalidad Alucinaciones Rigidez muscular Alteraciones del habla Somnolencia	Debido a la disminución de respuesta del sistema nervioso simpático a los estímulos nocivos, los signos de profundidad anestésica pueden ser menos aparentes La bradicardia, que contribuye a la hipotensión, se debe tratar con atropina Extremar las medidas de seguridad para evitar el contacto de piel y mucosas con tejidos o sangre infectada Anestésicamente no se precisan otras medidas diferentes a otras demencias

BIBLIOGRAFÍA

1. Stoelting RK, Dierdorf SE. Degenerative diseases of fue nervous system. En: Stoelting RK, Dierdorf SE. Anaesthesia and Co-Existing Diseases. Churchill Livingstone Inc.;1993. p. 208-217.
2. Dierdorf SE. Rare and coexisting diseases. En: Barash PG, Cullen BE, Stoelting RK (eds). Clinical Anesthesia. J.B. Lippincott Company; 1992. p. 563-588.
3. Larson CP. Evaluation of the patient and preoperative preparation. En: Barash PG, Cullen BE, Stoelting RK (eds). Clinical Anesthesia. J. B. Lippincott Company, 1992. p. 545-562.
4. Beal ME, Richardson EP, Martin JB. Enfermedades degenerativas del sistema nervioso. En: Wtlson JD, Braunwald E, Isselbacher KJ, Petersdorf RG, Martin JB, Fauci AS, Root RK (eds.). Principios de medicina interna. Interamericana McGraw-Hill, 2001. p. 2489-2412.
5. Antel JP, Amason BGW. Enfermedades desmielinizantes. En: Wilson JD, Braunwald E, Isselbacher KJ, Petersdorf RG, Martin JB, Fauci AS, Root RK (eds). Principios de medicina interna. Interamericana McGraw-Hill, 2001. p. 2261-2268.

Capítulo 5
Accidentes vasculares cerebrales

C. Fernández, J.R. Fraile

I. INTRODUCCIÓN

Los accidentes cerebrovasculares (ACVA) constituyen una de las patologías neurológicas más relevantes por su elevada incidencia y por sus graves repercusiones en salud pública. Suponen la segunda causa de muerte en la población mundial, siendo la tercera en la mayoría de los países desarrollados (después de cardiopatía isquémica y cáncer). Originan notable morbilidad, con repercusiones socioeconómicas graves, y causan el 12-15% de todos los fallecimientos.

La disminución de la incidencia se debe a las medidas de prevención, destacando el mejor control de la HTA y de las cardiopatías embolígenas en la población general.

Las tasas globales de mortalidad también han disminuido debido al aumento de la supervivencia que han conseguido los nuevos tratamientos y al control por el especialista de los factores de riesgo de ACVA. En España, iguala a la cardiopatía isquémica en cuanto a mortalidad (109,7/1.000 *versus* 104,3/1.000 por ACVA); supone la primera causa de discapacidad grave y la segunda causa de demencia después de la enfermedad de Alzheimer.

Pese a ello, la mortalidad tras un primer episodio de ACVA es del 15 al 30%, siendo mayor en hombres (50 de cada 10.000 habitantes/año) que en mujeres (30 de cada 10.000 habitantes/año). Un año después del ACVA, la mortalidad es de un 33%, un 22% son dependientes para actividades físicas y un 45% son autónomos. La principal causa de mortalidad precoz es el infarto cerebral extenso con edema cerebral e hipertensión intracraneal; la mortalidad tardía se asocia con neumonía por aspiración, sepsis, infarto agudo de miocardio o trastornos metabólicos.

La prevalencia obviamente está condicionada por los datos anteriores; podemos destacar que entre el 5-8% de individuos >65 años han padecido algún tipo de ACV a lo largo de su vida, mientras que en individuos >25 años se habla de 5-8 casos por 1.000 habitantes. La causa más importante en población mayor de 45 años es aterosclerótica.

La incidencia de ACV perioperatorio varía notablemente con la edad y el tipo de cirugía: cirugía general, 0,2-0,7%; cirugía carótida, 5%; cirugía cardíaca, 3-5%. En conjunto, la incidencia de ACVA en la población quirúrgica es 6 veces mayor que el esperado para pacientes no quirúrgicos de similares características. También la mortalidad es mayor que en la población general, variando entre el 16-46%. El período de mayor riesgo es la primera semana del postoperatorio. En pacientes con ACV previos el riesgo se incrementa en un 10% respecto al existente en la población quirúrgica general, y la mortalidad puede alcanzar el 60%. No se ha observado ninguna relación entre la incidencia de nuevos ACVA y el tiempo transcurrido entre el anterior y la intervención quirúrgica.

II. DEFINICIÓN Y CLASIFICACIÓN

La OMS definió el ACVA como: rápido desarrollo de signos clínicos focales o globales indicativos de disfunción neurológica que se presentan durante 24 horas o más, pudiendo desembocar en muerte sin otra causa aparente.

Esta definición plantea problemas debido a que excluye el AIT, hematoma subdural o hemorragia de origen infeccioso o tumoral, aunque sí incluye la hemorragia subaracnoidea.

Clasificación clínica

ACVA establecido o completo. El déficit neurológico comienza de forma brusca y persiste más de tres semanas.

ACVA en progresión o en evolución. En general podemos afirmar que los ACVA se establecen en un intervalo de tiempo no muy amplio que abarca desde minutos hasta 1-2 horas; un pequeño porcentaje puede evolucionar hasta 6-12 horas. Aunque no hay consenso, cuando el ACVA evoluciona durante más de 24 horas hablamos de ACVA en progresión.

Accidente isquémico transitorio (AIT). Alteración neurológica que perdura menos de 24 horas.

Defecto neurológico isquémico reversible. La alteración neurológica suele ser poco intensa y generalmente ha desaparecido en 3 semanas (algunos autores consideran un intervalo de tiempo mayor, de hasta 6 semanas); también, déficit residuales mínimos permiten utilizar esta denominación.

Clasificación etiológica

Isquemia cerebral. Es la causa más frecuente de ACVA completos y en evolución y de un gran porcentaje de AIT. Existen diversos mecanismos que originan isquemia:

Embolismo cerebral. Puede ser de origen cardíaco: fibrilación auricular u otras arritmias, valvulopatías, foramen oval permeable, endocarditis; o vascular a partir de lesiones ateromatosas carotídeas, vertebrobasilares o de la aorta ascendente.
- Trombosis. Se origina la oclusión total *in situ* de una arteria, la mayoría de las ocasiones debido a una placa de ateroma.
- Estenosis arteriales. Para que realmente originen una repercusión hemodinámica con la consiguiente isquemia han de ser superiores al 80%.
- Otros mecanismos. Alteraciones hematológicas (anemia, policitemia), trastornos circulatorias, vasculitis, etc. que pueden actuar como desencadenantes o adyuvantes del daño isquémico.

Hemorragia cerebral. Su etiología más fercuente es la HTA. También puede estar causada por la rotura de aneurismas, malformaciones arteriovenosas u otras alteraciones vasculares.

III. TRATAMIENTO

Las medidas profilácticas y terapéuticas en el ACVA están encaminadas a controlar y limitar las complicaciones neurológicas y su repercusión a otros niveles y a favorecer la recuperación de la sintomatología. Las líneas actuales de investigación se basan en dos conceptos claves:
- Zonas de penumbra isquémica, que son aquellos tejidos que se encuentran en la zona del daño cerebral y conservan la capacidad de respuesta a distintas terapias debido a que los fenómenos metabólicos a nivel celular no se han transformado en irreversibles.
- Ventana terapéutica. Este término hace referencia al período de tiempo tras el ACVA (los datos experimentales no han permitido delimitarlo más y actualmente se acepta entre 4-12 horas tras el evento neurológico) donde el especialista actúa a nivel de las zonas de penumbra isquémica.

En los eventos agudos podemos distinguir tres grupos terapéuticos:

Procesos isquémicos con deterioro leve (principalmente AIT)

El riesgo de recurrencia es del 8% en el primer mes y del 5% anual, también existe un riesgo del 5% de IAM. El riesgo de ACVA es del 24-29% en los 5 años siguientes (4-8% en el primer mes y 12-13% en el primer año).

El tratamiento de elección es la antiagregación plaquetaria:

AAS. La dosis óptima es motivo de discusión, se utilizan 160-325 mg/día (75-150 mg/día en el mantenimiento). Por encima de esta dosis comienzan a parecer importantes efectos secundarios digestivos. Deben administrarse precozmente en las primeras 24-48 h.

Ticlopidina (500 mg/día) o clopidrogel (75 mg/día). En caso de intolerancia, de persistencia o recurrencia.

Otros. Asociación de AAS + dipiridamol. En pacientes seleccionados (AIT cardioembólico o recidivas frecuentes pese al tratamiento) puede estar indicada la anticoagulación.

Endarterectomía carotídea. Este procedimiento resulta eficaz en estenosis ateromatosas mayores del 70%, en pacientes con AIT o ACVA leve embólico por bajo flujo. La carótida interna del lado de la lesión es la que con mayor frecuencia puede ser tratada quirúrgicamente; cuando la morbimortalidad perioperatoria estimada supere el 6% es preferible utilizar tratamiento médico. Se recomienda administrar AAS a dosis de 75-325 mg/día previa y posteriormente a la endarterectomía. La angioplastia carotídea está indicada en displasia fibromuscular, estenosis por radiación y en la reestenosis sintomática tras endarterectomía. En todos los pacientes, tanto si reciben tratamiento quirúrgico como si no, está indicado el descenso de la PA por debajo de 130/85 mmHg y administración de una estatina independientemente de los niveles de colesterol.

Procesos isquémicos graves (ACVA establecidos, ACVA en progresión, etc.)

Anticoagulantes dicumarínicos. Esta droga antitrombótica tiene efectos concluyentes en presencia de ACVA en el contexto de patología cardioembólica, en el resto de los casos su uso es más controvertido y depende de la patología acompañante del paciente.

Trombolíticos. El único trombolítico sistémico actualmente aprobado para el ACVA grave es el activador tisular del plasminógeno recombinante (rTPA) vía endovenosa, sólo en pacientes de ACVA isquémico de menos de 3 horas de evolución. Se está investigando el uso de fibrinólisis intraarterial con pro-Urokinasa en las 6 primeras horas.

Drogas neuroprotectoras. A través de sus efectos citoprotectores pueden reducir la severidad de los trastornos isquémicos. La mayoría se encuentran en fase experimental exceptuando los antagonistas del calcio. Está bien documentada la utilidad del nimodipino administrada dentro de las 6-12 horas iniciales de la isquemia.

Angioplastia percutánea transluminal. Se está realizando a nivel de los troncos supraórticos y a nivel de vasos intracraneales (carótida, sistema de la arteria cerebral media, arteria vertebral y arteria basilar). En el momento actual estas técnicas se están realizando en pacientes refractarios a todo tipo de tratamiento médico y los resultados todavía no son concluyentes acerca de sus posibles beneficios en la patología vascular cerebral.

Procesos hemorrágicos

Medidas de sostén, reposo, cabecera a 30º para facilitar el drenaje venoso, sedantes, antitusígenos, fármacos que contrarrestan el estreñimiento y medidas antiedema cerebral. El enfermo debe tener un buen nivel de analgesia y sedación si fuese necesario. En las crisis convulsivas el fármaco de elección es la fenitoína por ser poco sedante. La hemorragia intraparenquimatosa requiere tratamiento quirúrgico en los hematomas de tamaño medio, de localización accesible y con clínica progresiva. La hidrocefalia ventricular a tensión también requiere drenaje quirúrgico.

Tratamiento médico: es bastante desalentador con resultados poco satisfactorios. En casos de resangrado se usan antifibrinolíticos (ácido tranexámico y epsilonaminocaproico) pero tienen alto riesgo de TVP, embolismo pulmonar y vasoespasmo cerebral. La terapia farmacológica para prevenir el vasoespasmo incluye los antagonistas del calcio (nimodipino y nicardipino); cuando el vasoespasmo se ha establecido, los objetivos del tratamiento son hemodilución, hipervolemia e hipertensión sistémica. También podemos realizar un drenaje externo de LCR mediante catéter ventricular (riesgo de infección y trombos).

IV. FACTORES DE RIESGO ACVA PERIOPERATORIO

1. Factores de riesgo no modificables. Marcadores de riesgo

Edad. A partir de los 55 años, por cada 10 años el riesgo de ACV se duplica tanto en hombres como mujeres.

Sexo. la incidencia en hombres es 1,25 veces mayor que en mujeres.

Herencia. Se ha observado familias con un incremento en la tendencia de aparición de ACVA, existe controversia sobre el origen genético o ambiental de este hecho.

Raza. Las diferencias raciales son significativas; la raza negra presenta el doble de mortalidad por ACVA que la raza blanca; asiáticos y más concretamente chinos y japoneses tienen también unos datos de incidencia y mortalidad discretamente mayores.

2. Factores de riesgo modificables

Hipertensión. Es el factor de riesgo más común, un 35-60% de los ACVA pueden ser atribuibles a HTA. Descenso de 10-12 mmHg de PAS reduce el riesgo anual de ACVA del 7 al 4,8%. En prevención secundaria, el bloqueo del sistema renina-angiotensina-aldosterona provoca un beneficio superior que la disminución aislada de TAS, se debe iniciar tratamiento 1-2 semanas después del ACVA agudo.

Fibrilación auricular (FA). El 5,9% de la población de 65 años la presentan. No se ha correlacionado la duración de la FA con el riesgo de ACVA ni tampoco su naturaleza permanente o intermitente. Multiplica por 5 el riesgo de ACVA y por 17 si se asocia a cardiopatía estructural. La FA paroxística aislada tiene un riesgo de 1-2%.

La anticoagulación oral (ACO) en FA parece disminuir el riesgo de ACVA alrededor de un 70% siendo el riesgo hemorrágico atribuible a la misma alrededor de 0,5%-1% por año; consideramos el INR óptimo entre 2,0-3,0; recientemente también se ha podido afirmar que el tratamiento con AAS es eficaz y reduce el riesgo en 20-25% de casos de ACVA. La elección entre anticoagulación y antiagregación debe ser individualizada comparando riesgo de embolismo con el riesgo hemorrágico. Se recomienda ACO 3 semanas antes de realizar cardioversión eléctrica en pacientes con FA de más de 48 horas, continuándose la ACO una vez conseguido el ritmo sinusal durante 4 semanas. En prevención secundaria se recomienda ACO de larga duración a todo paciente con FA que haya sufrido un ACVA o AIT reciente (si existe contraindicación: antiagregación).

Excepto en los pacientes con elevado riesgo de recidiva de ACVA, la anticoagulación con heparina se debe retrasar al menos 2 días y se recomienda esperar hasta 7-10 días en los pacientes con déficit neurológico grave, para evitar la transformación hemorrágica del infarto.

Valvulopatías. La más importante es la estenosis mitral (con o sin insuficiencia mitral acompañante) seguida de la estenosis aórtica. Se recomienda ACO indefinida si se asocia a FA paroxística o crónica, embolismo sistémico previo, baja fracción de eyección ventricular o tamaño auricular > 55 mm. Si existiera contraindicación se debería antiagregar a los pacientes.

Prolapso de la válvula mitral. Tiene un riesgo bajo, siempre que esta alteración sea aislada. No se deben tratar los casos asintomáticos.

Miocardiopatía e insuficiencia cardíaca. El riesgo de ACVA es inversamente proporcional a la fracción de eyección; es recomendable ACO si FEVI < 25%.

Otras alteraciones. IAM (1-3% de todos los pacientes con IAM presentan ACVA), disfunción diastólica de ventrículo izquierdo, foramen oval persistente, aneurismas, etc.

Alteraciones hematológicas y bioquímicas. Policitemia vera, trombocitosis, anemia intensa, anemia de células falciformes y leucocitosis; como estados de hiperviscosidad e hipercoagulabilidad destacan las paraproteinemias, el déficit de proteína C y anticuerpos antifosfolípido. Los mecanismos fisiopatogénicos son variados: hiperagregabilidad plaquetaria, aumento de la viscosidad sanguínea y alteraciones en el transporte de O_2.

Alteraciones vasculares. Además de la arterioesclerosis existen otras enfermedades que pueden producir fenómenos isquémicos locales por oclusión vascular e incluso fenómenos embólicos: arteriopatía disgenética: displasia fibromuscular y malformaciones arteriovenosas; vasculitis inflamatorias: PAN, LES, arteritis de células gigantes, angeítis granulomatosa; arteritis infecciosa: sifilítica meningitis crónica por brucela o tuberculosis, angiopatía; necrosis quística de la media; enfermedad de Moyamoya (oclusiones intracraneales progresivas múltiples que suelen afectar a la parte distal de la arteria carótida interna o cerebral media).

Diabetes. La incidencia de ACVA en personas diabéticas se incrementa un 1,8-3% debido a la mayor prevalencia de arterioesclerosis y otros factores de riesgo: HTA, obesidad, alteraciones lipídicas. Además es un factor pronóstico negativo funcional y de supervivencia tras el ACVA.

Hipercolesterolemia. Se considera factor de riesgo cardiovascular y ésta a su vez es potencialmente riesgo de ACV, pero no existen estudios fiables que correlacionen directamente la primera con la aparición de eventos isquémicos. Las estatinas están indicadas en la prevención secundaria de AIT, ACVA aterotrombótico o cardioembólico.

Tabaco. Abuso de drogas ilegales. El tabaco aumenta el riesgo relativo de ACVA isquémico casi al doble, existiendo una relación clara dosis dependiente. La cocaína es la droga más comúnmente relacionada con el ACVA (mecanismo hipertensivo); otras serían: heroína, anfetamina, LSD, marihuana, etc., estos datos están avalados por casos clínicos más que por estudios muestrales.

Estilo de vida. La obesidad, la falta de actividad física, la dieta y la tensión emocional favorecen la existencia de un ambiente nocivo con más riesgo de patología intercurrente.

Anticonceptivos orales. Las dosis de estrógenos de los anticonceptivos actuales son < 50 µg de estrógenos, con estas dosis no se ha visto incremento de aparición de ACV en la población femenina.

Migraña. Puede asociarse a déficit neurológico de probable origen vascular aunque esto es infrecuente; el riesgo relativo de ACVA es escaso.

3. Factores de riesgo isquémico subclínicos

Estenosis carotídea asintomática

La estenosis carotídea puede sospecharse por la existencia de soplo cervical en un examen rutinario o si se descubre por técnicas de *screening*. En la población general, la existencia de soplo cervical o soplo a nivel de la bifurcación carotídea está presente en el 4-5% de los individuos mayores de 45 años. Esta prevalencia aumenta con la edad desde 1-3% para edades entre 45-54, hasta 6-8% para mayores de 75 años.

La tasa de ACVA en personas diagnosticadas de soplo carotídeo asintomático es 1-2% anual y el riesgo de ACVA es mayor del doble que en personas sin presencia de soplo carotídeo.

Otros trastornos

El Doppler carotídeo, la toma de tensión arterial en miembros superiores e inferiores y técnicas de diagnóstico por imagen efectuados por otras causas pueden detectar patología vascular o cerebral que implique un incremento de riesgo de ACVA isquémico.

4. Factores de riesgo hemorrágico no modificables. Marcadores de riesgo

El riesgo de hemorragia aumenta con la edad. La hemorragia intracerebral es más frecuente en hombres y la subaracnoidea en mujeres.

5. Factores de riesgo hemorrágico modificables. HTA

Especialmente en la hemorragia intracerebral el tabaco se ha relacionado con la hemorragia subaracnoidea y no existen datos concluyentes para la hemorragia Intracerebral; con el alcohol ocurre justo lo contrario. La anticoagulación y la angiopatía amiloide determinan la mayoría de ocasiones hemorragias intraparenquimatosas. Las anomalías vasculares congénitas diagnosticadas pueden requerir tratamiento quirúrgico o endovascular para evitar el riesgo de hemorragia.

6. Riesgo relacionado con el tipo de cirugía

Cirugía general

El ACVA es una complicación no muy frecuente en cirugía general (cirugía urológica, ginecológica, obstetricia, ortopedia y cirugía vascular periférica). Los mecanismos patogénicos implicados con más frecuencia son: hipotensión severa (83%), especialmente cuando se asocia con otros factores que comprometen el aporte de oxígeno cerebral, embolismo cardiogénico (42%), FA crónica (33%). Las alteraciones postoperatorias de coagulación pueden estar implicadas.

Cirugía de cabeza y cuello

La incidencia de ACVA perioperatorio es del 4,8% especialmente en cirugía oncológica. Suelen ser pacientes mayores y con patología sistémica; muchos procedimientos requieren manipulación del cuello incluyendo hiperextensión y rotación con el consiguiente estrechamiento y compresión de arteria carótida interna y/o vertebral; esto favorece la formación de trombos, desgarros de la íntima, oclusiones vasculares y vasoespasmos. En el postoperatorio inmediato suelen presentar problemas de comunicación y además es frecuente que se les realicen traqueotomías lo que hace que defectos neurológicos mínimos pasen inadvertidos.

Cirugía obstétrica

La mayoría de los ACVA descritos dentro de este período de la vida están relacionados con aneurismas, malformaciones arteriovenosas o preeclampsia o síndrome de HELLP. Las dos primeras suelen ser emergencias y requieren tratamiento quirúrgico o endovascular inmediato. La decisión de parto vaginal o cesárea en estos pacientes conlleva riesgo de hemorragia elevado; la analgesia o anestesia epidural puede minimizar el riesgo disminuyendo la respuesta hemodinámica aguda al estrés.

Endarterectomía carotídea

Se indica como tratamiento preventivo y terapéutico de la isquemia cerebral; por ello, la incidencia de ACVA perioperatorio debe ser analizada para determinar la relación riesgo/beneficio. El objetivo será minimizar el alto riesgo embólico/isquémico que presenta la reparación arterial quirúrgica actuando en todas las fases del proceso asistencial. Los factores preoperatorios determinados específicamente para esta intervención son:

- Médicos: angina de pecho, IAM de menos de 6 meses de evolución, severa hipertensión >180/110, EPOC, edad > 70 años.
- Factores neurológicos: déficit neurológico progresivo, déficit de < 24 horas de evolución, frecuentes episodios de AIT, déficit secundarios por múltiples infartos cerebrales.
- Factores de riesgo angiográfico: estenosis de carótida interna a nivel del sifón carotídeo, lesiones trombóticas extensas y ulceradas, alta bifurcación arterial en cuellos cortos y delgados e intenso desarrollo de la carótida interna.

La mayor parte de los factores considerados no son controlables preoperatoriamente; por otra parte, la intervención tiene con frecuencia carácter urgente o de urgencia diferida. La elección de la técnica anestésica no parece influir en el resultado neurológico, aunque la técnica locorregional se ha relacionado con una menor incidencia de complicaciones cardiológicas y menores estancias hospitalarias. Los pacientes de mayor riesgo podrían beneficiarse más de la monitorización intraoperatoria de la isquemia cerebral y control de la perfusión ipsilateral durante el pinzamiento arterial.

Cirugía cardíaca

El principal mecanismo responsable en esta cirugía son los fenómenos de embolización. El riesgo es mayor en cirugía intracavitaria. No está clara la incidencia de daño neurológico debido sobre todo a la variabilidad de los métodos de evaluación; en general suele ser subestimada sobre todo en estudios realizados por especialistas no neurólogos. También el tipo de estudio, prospectivo o retrospectivo, ha mostrado datos dispares siendo menor la incidencia en estos últimos. De cualquier modo, los datos actuales hablan de una incidencia del 4,4% de ACVA en cirugía cardíaca. Estudios prospectivos randomizados han demostrado disminución de ACVA perioperatorio (4,3 *versus* 1,7%) en pacientes en tratamiento con beta-bloqueantes confirmándose su efecto neuroprotector.

Mención aparte merece el trasplante cardíaco donde el 50-60% de pacientes desarrollan complicaciones neurológicas; el infarto cerebral aparece en un 20% de los casos en series de autopsias y en 13-35% en series clínicas, siendo su patogenia primaria el embolismo.

La hemorragia cerebral ocurre en el 5% de los trasplantes como consecuencia de la hipoperfusión cerebral.

V. EVALUACIÓN PREOPERATORIA

Historia clínica. Interrogar sobre factores de riesgo de ACVA y considerar el incremento de riesgo que pueda conllevar el tipo de cirugía.

Exploración física. Cualquier defecto neurológico o cognitivo; soplos cervicales o cardíacos; TA en extremidades superiores e inferiores; pulsos periféricos; otros signos de enfermedad vascular periférica.

Exámenes complementarios sistemáticos
Estudios específicos:
Ecocardiograma: detección de patología cardíaca embolígena y trombos intracavitarios; pacientes asintomáticos en fibrilacion auricular desconocida; jóvenes con factores de riesgo de cardiopatía silente (adicción a drogas, enfermedades sistémicas con posible afectación cardiológica).

Eco-Doppler. soplo cervical o cualquier otro signo de enfermedad carotídea.

Otros estudios. RMN, TAC, angiografía.

El objetivo es establecer un riesgo personalizado, informar del mismo al paciente y al equipo quirúrgico y hacer un seguimiento postoperatorio específico en pacientes de alto riesgo para detección precoz de esta complicación.

La cirugía programada puede retrasarse y completarse el estudio de estos pacientes atendiendo a una serie de objetivos clínicos terapéuticos y preventivos:
- Paciente con ACVA previo: retrasar cirugía 4-6 semanas tras episodio agudo (tiempo de recuperación de autorregulación de zona de penumbra que circunda el área infartada).
- Control adecuado de TA.
- Fibrilación auricular: descartar cardiopatía y trombos intraauriculares. Si está indicado, revertir a ritmo sinusal.
- Vasculopatía carotídea: indicación quirúrgica previa a cirugía programada.
- Antiagregación y anticoagulación: pautas preoperatorias habituales.

Ninguna técnica anestésica se ha mostrado más segura en la prevención de ACVA perioperatorio. Cada vez con más frecuencia, el anestesiólogo se implica en el manejo de pacientes con ACVA agudos (hemorrágicos) sometidos a procedimientos radiológicos invasivos; se debe realizar una evaluación inmediata centrada en la situación vital: hemodinámica ventilatoria, nivel de conciencia y parámetros obtenidos durante la exploración. La bibliografía postula el manejo hemodinámico como el factor determinante de recidivas y complicaciones en estos enfermos.

BIBLIOGRAFÍA

1. Mohr JP, Gregory W. Albers Etiology of stroke. Stroke 1997;28:1501-1506.
2. Jarmila Kim Adrian W. Gelb Predicting perioperative stroke. Journal of Neurosurgical Anesthesiology 1995;7:211-215.
3. Ralph L.Sacco, Emelia J. Benjamin. Risk Factors. Stroke 1997;28:1507-1517.
4. P.C.A. Kam RM. Calcroft. Peri-operative stroke in general surgical patients. Anaesthesia 1997;52:879-883.
5. Pessin MS, Adams HP et al. American Heart Association Prevention Conference. IV. Prevention and Rehabilitation of Stroke. Acute interventions. Stroke 1997;28(7):1518-21.

6. Mead GE et al. Pilot study of carotid surgery for acute stroke. Br J Surg 1997;84(7):990-2.
7. Gubitz G, Sandercock P. Prevention of ischaemic stroke. British Medical Journal 2000;321(7274):1455-1460.
8. Wong GY, Warner DO, Schroeder DR. Risk of surgery and anesthesia for ischemic stroke. Anesthesiology 2000;92(2):425-432.
9. Hogue CW, De Wet CJ, Schectman KB. The importance of prior stroke for the adjusted risk neurologic injury after cardiac surgery for women a men. Anesthesiology 2003;98(4):823-829.
10. Jacobowitz GR, Rockman CB, Lamparello PJ. Causes of perioperative stroke after carotid endarterectomy: special considerations in symptomatic patients. Annales Vascular Surgery 2001;15(1): 19-24.
11. Amory DW, Grigore A, Amory JK, Gerhardt MA. Neuroprotection is associated with beta-adrenergic receptor antagonists during cardiac surgery: evidence from 2575 patients. Journal Cardiothoracic Vascular Anesthesia; 2002;16(3):270-277.

Capítulo 6
Disfunción neurovegetativa

B. Prada, I. Garutti, P. Cruz

I. INTRODUCCIÓN

La disfunción neurovegetativa (DNV), entendida como la alteración del sistema nervioso simpático y parasimpático y de sus múltiples funciones en el organismo, requiere especial atención perioperatoria.

Datos como que la disfunción de la actividad cardíaca parasimpática predispone a arritmias malignas, o la importancia de que los barorreflejos cardíacos permanezcan intactos para finalizar un episodio de isquemia miocárdica, o la inestabilidad hemodinámica después de la inducción anestésica que presentan los diabéticos con disfunción autonómica, explican la necesidad de explorar el estado del sistema nervioso autónomo en la visita preanestésica.

II. ETIOLOGÍA DE LA DISFUNCIÓN DEL SNA

Existen gran cantidad de enfermedades que se asocian a trastornos disautonómicos (Tabla I). La diabetes mellitus es, con toda probabilidad, la enfermedad que con mayor frecuencia origina trastornos del SNA.

También existen multitud de trastornos que, al cursar con hipotensión ortostática, pueden confundirse con disfunción autonómica y son reversibles: hipovolemia (hemorragia, deshidratación), fármacos (diuréticos, β-bloqueantes, antidepresivos tricíclicos, IMAOs, isoniacida, L-Dopa), endocrinopatías (hipotiroidismo, hipopituitarismo, Addison, feocromocitoma, síndrome carcinoide), arritmias, hipopotasemia, síncope reflejo (tos, micción en bipedestación, hipersensibilidad del seno carotídeo).

III. EVALUACIÓN DE LA FUNCIÓN AUTONÓMICA

1. Historia clínica

Una cuidadosa historia clínica puede ponernos en la pista de una disfunción autonómica. Los síntomas clínicos de la neuropatía autonómica son generalmente inespecí-

TABLA I. Enfermedades que cursan con trastornos disautonómicos
Diabetes mellitus
Alcoholismo
Parkinson
Esclerosis múltiple
Guillén Barré
Insuficiencia renal crónica
Hipertensión arterial
Disfunción ventricular
Traumatismo de médula espinal
Amiloidosis
Siringomielia
Hepatopatía avanzada
Porfiria aguda intermitente
Síndrome de Shy-Drager
Tabes dorsal
Disautonomía hereditaria Riley-Day

ficos y pueden aparecer en otros procesos reversibles como los comentados anteriormente. La historia clínica deberá incluir toda la medicación del paciente con especial atención a antihipertensivos, antidepresivos, tranquilizantes, diuréticos e ingesta de alcohol.

Las manifestaciones clínicas de la DNV son variadas. El fallo adrenérgico simpático causa hipotensión ortostática y eyaculación retrógrada; el fallo colinérgico simpático puede causar anhidrosis, el fallo parasimpático puede producir atonía vesical e intestinal, disminución de la variabilidad de la frecuencia cardíaca e impotencia para la erección.

El signo cardinal es la hipotensión ortostática: los pacientes refieren sensación de debilidad muscular, inestabilidad, visión borrosa con caída al suelo o sin ésta cuando pasan del decúbito a sedestación o al ortostatismo. En los casos secundarios a enfermedades del SNA se observa, al levantar al paciente, un descenso de la tensión arterial sin taquicardia compensadora. En los casos que siguen a la reducción de la volemia, junto con la caída de tensión arterial aparece una taquicardia compensadora.

Los diabéticos, además, suelen presentar alteraciones de la sudoración y de la motilidad esofágica e intestinal con frecuentes cuadros de diarreas nocturnas.

En ocasiones, los pacientes presentan ceguera nocturna por falta de control simpático de la dilatación pupilar o constipación nasal por pérdida de la actividad vasoconstrictora de la mucosa nasal.

En pacientes con hallazgos positivos en la entrevista clínica o en los que exista enfermedad que se asocie con neuropatía se pueden realizar distintas pruebas para evaluar la función autonómica.

2. Pruebas de laboratorio

Existen numerosas pruebas de laboratorio para evaluar la función autonómica y precisar el lugar de lesión de dicho sistema: vía aferente, central o eferente. Algunas de estas pruebas han de realizarse en laboratorios especializados y, aunque son de gran utilidad en el diagnóstico de esta patología, se escapan de la práctica usual en la valoración preanestésica del paciente. No obstante explicaremos brevemente dos de ellas.

Determinación de catecolaminas plasmáticas: la actividad neuronal simpática libera adrenalina y noradrenalina (NA) que se usa en la neurotransmisión, se metaboliza, es recaptada por el terminal y circula en la sangre a concentraciones medibles. Una porción de la NA circulante se recapta de forma efectiva en órganos distantes y otra se elimina en la orina. Su concentración en orina de 24 horas es también un fiel reflejo de la actividad simpática. Podría pensarse que la concentración de NA depende mucho más de la actividad de las glándulas suprarrenales que de la neurotransmisión, pero no es así, ya que dicha concentración permanece inalterable después de la adrenalectomía bilateral.

Prueba del sudor: al exponer un sujeto a un ambiente caliente se produce un reflejo de sudoración mediado por las fibras eferentes simpáticas. Si el reflejo sudoríparo no se produce, hay que constatar la integridad glandular –por electroestimulación directa (iontoforesis)– para poder deducir la alteración de la vía simpática.

3. Pruebas de fácil realización en consulta

Prueba postural o tilting test: consiste en hacer que el paciente pase del decúbito supino a la posición erecta. La respuesta normal, tras 1 minuto en pie, es un ascenso de la tensión diastólica y de la frecuencia cardíaca con un descenso leve o nulo de la tensión sistólica. En la producción de estos cambios intervienen, entre otros, los barorreceptores aórticos y carotídeos, así como los receptores auriculares, las vías aferentes de dichos corpúsculos, el centro vasomotor bulbar y la vía eferente simpática. Una caída de tensión sistólica mayor de 30 mmHg o un descenso de la tensión diastólica mayor de 10 mmHg o una ausencia de taquicardia en la posición erecta sugieren la existencia de disfunción autonómica. La frecuencia cardíaca debe incrementarse al menos en 10 lpm (salvo en pacientes que toman β-bloqueantes).

Prueba presora por frío (función simpática): tras introducir la mano del paciente en agua helada durante 1 minuto se produce, en individuos normales, un ascenso tanto de la tensión sistólica como de la diastólica de al menos 10 mmHg.

Estudio de la tensión diastólica durante la prueba de prensión (función simpática): se necesita un dinamómetro. Se pide al paciente que mantenga una fuerza de contracción de la mano del 30% del valor máximo (determinado previamente) durante 3 minutos. La tensión diastólica, en sujetos sanos, aumentará por lo menos en 10 mmHg al finalizar el ejercicio.

Arritmia sinusal respiratoria (función parasimpática): se mide la frecuencia cardíaca (FC) del paciente en condiciones basales y a continuación se le pide que realice seis inspiraciones profundas por minuto. Normalmente durante la inspiración se inhibe la descarga vagal y durante la espiración desaparece esta inhibición. Esta arritmia sinusal respiratoria es fisiológica y se acentúa durante los movimientos respiratorios amplios. La diferencia entre la FC máxima y mínima durante la prueba debe ser mayor de 15 lpm en un sujeto sano. Una respuesta inferior a 10 lpm es francamente anormal, incluso en una persona mayor.

Maniobra de Valsalva (función simpática y parasimpática): se le pide al paciente que espire contra una presión constante de 40 mmHg (un manómetro) durante 15 segundos. Pasado ese tiempo, se suprime bruscamente la resistencia y el sujeto respira sosegadamente durante 1 minuto. Se mide el cociente entre el intervalo RR máximo, en el momento de interrumpir la maniobra, y el intervalo más corto durante la prueba (cociente de Valsalva) y si es igual o inferior a 1,10 se le considera francamente anormal.

Ninguna de las pruebas que exploran la función simpática tiene un papel más determinante que las parasimpáticas en el desarrollo de inestabilidad hemodinámica perioperatoria. Durante la consulta preanestésica se pueden realizar estas cinco pruebas, fáciles y de bajo coste económico, que permiten valorar la disfunción neurovegetativa (Tabla II) en pacientes clínicamente seleccionados y, lo que es más importante, permiten valorar el riesgo de inestabilidad hemodinámica en la inducción anestésica.

4. Análisis espectral de la variabilidad de la frecuencia cardíaca (VFc)

El análisis espectral de la variabilidad sinusal se basa en el estudio de la curva de la frecuencia cardíaca o del intervalo RR en función del tiempo. Mediante la transformación de Fourier se descompone esta curva en varios sinusoides de distinta frecuencia y amplitud:

- El espectro de frecuencia elevada (entre 0,2 y 0,3 Hz) relacionado con la frecuencia respiratoria, debido principalmente a la inervación parasimpática intacta del nodo del seno auricular.
- El espectro de baja frecuencia (entre 0,05 y 0,15 Hz), que parece debido principalmente a los cambios conjuntos en las actividades simpática y parasimpática cardíacas. Existe evidencia experimental de que este componente de baja frecuencia es incrementado por factores que estimulan la actividad simpática: ponerse en pie, estrés mental, hipotensión. Y está reducido en pacientes tretapléjicos con vías simpáticas lesionadas.
- El espectro de frecuencia ultra baja (menor de 0,03 Hz) corresponde a las variaciones debidas a la termorregulación y a los sistemas humorales de regulación de la presión arterial (renina-angiotensina).

La VFc a corto, medio y largo plazo se ha encontrado disminuida en diversas enfermedades que afectan la función autonómica cardiovascular como la diabetes, el al-

TABLA II. Puntuación de la neuropatía disautonómica diabética		
Pruebas	Resultados	Puntuación
Disminución de la TAS (mmHg) en ortostatismo	≤ 10	0
	11-29	–
	≥ 30	1
Cociente de los intervalos RR en ortostatismo	≥ 1,04	0
	1,01-1,03	–
	≤ 1,00	1
Aumento de la TAD (mmHg) durante la prueba de prensión	≥16	0
	11-15	–
	≤ 10	1
Arritmia respiratoria (D FC en latidos/minuto)	≥15	0
	11-14	–
	≤ 10	1
Cociente de valsalva	≥ 1,21	0
	1,11-1,20	–
	≤ 1,11	1

TSA: tensión arterial sistólica; TAD: tensión arterial diastólica; FC: frecuencia cardíaca. Cada una de las pruebas para el sistema nervioso autónomo se valora con una puntuación de 0 a 1:
- *prueba normal: 0*
- *prueba en el límite: –*
- *prueba anormal: 1*

Los pacientes pueden obtener una puntuación entre 0 (ausencia de disfunción autonómica) y 5 (afectación grave). El riesgo de hipotensión arterial durante la inducción anestésica es tanto mayor cuanto más alta es la puntuación.

coholismo y en los supervivientes de infarto de miocardio. En la actualidad se considera un estudio con valor predictivo de mortalidad en estos pacientes.

El análisis espectral de la variabilidad de la frecuencia cardíaca, hoy por hoy, es una prueba de laboratorio electrocardiográfico no disponible en nuestro medio habitual, aunque el futuro en las pruebas de función autonómica podrá ser tan simple como el análisis informático de un ECG obtenido durante 5 minutos, de un paciente tranquilo, en la visita preanestésica. Una determinación rápida de la potencia relativa de los rangos de baja y alta frecuencia podría proporcionar al anestesista un índice relativo de la función simpática y parasimpática. Lo cual sería de probado interés puesto que se ha visto, por ejemplo, que una reducción de la variabilidad de la frecuencia cardíaca en el rango de alta frecuencia (parasimpático) que aparece tras un infarto de miocardio, está relacionado con un riesgo incrementado de fibrilación ventricular y muerte súbita cardíaca. En experimentos con animales se ha objetivado un incremento en el rango de baja frecuencia (simpática) junto con decremento de alta frecuencia (parasimpático) durante oclusiones breves de arterias coronarias. Estos datos muestran el posible uso de los análisis de variabilidad de frecuencia cardíaca como un marcador precoz de la isquemia miocárdica.

5. Medición del intervalo QT corregido

Diversos autores han informado que el incremento del intervalo QTc del ECG está asociado a un mayor riesgo de aparición de muerte súbita y arritmias ventriculares malignas en diversas enfermedades como diabetes mellitus, alcoholismo crónico y familiares de pacientes con síndrome de QTc prolongado.

Parece que una inervación simpática regional irregular o la denervación del ventrículo izquierdo podría ser la causa de la prolongación del intervalo QTc y de la disfunción sistólica y diastólica, especialmente de las arritmias.

En estudios realizados en diabéticos, el intervalo QTc prolongado se ha encontrado asociado a la presencia de neuropatía autonómica cardiovascular, lo cual lo convierte en un marcador temprano para prevenir el riesgo de aparición de muerte súbita en estos pacientes.

IV. ANESTESIA EN PRESENCIA DE NEUROPATÍA DISAUTONÓMICA

En los pacientes afectos de DNV, a la hora de valorar la posible repercusión que tendrá el acto anestésico-quirúrgico sobre la fisiología de los mecanismos de control cardiovascular, hay que tener presente que:

1. Durante el período preoperatorio es importante detectar y corregir una posible hipovolemia, ya que la degeneración de las fibras simpáticas y parasimpáticas del corazón y los vasos periféricos alteran las posibilidades de adaptación de los pacientes con DNV a los efectos hipotensores de la anestesia y a las hemorragias peroperatorias. Los principales problemas que pueden surgir en el período peroperatorio son de carácter hemodinámico. Normalmente consisten en episodios de hipotensión y bradicardia que se producen durante la inducción anestésica, especialmente cuando se emplean anestésicos muy vasodilatadores, o con los cambios bruscos de posición. Es importante una correcta hidratación preoperatoria en estos pacientes.
2. También se sabe que la DNV cardíaca en pacientes quirúrgicos se caracteriza por la posible aparición de isquemia e infarto de miocardio clínicamente asintomáticos. Durante los episodios isquémicos, la activación de los receptores vegetativos cardíacos juega un importante papel para limitar el grado de lesión, mecanismo que se encuentra muy disminuido en estos pacientes, por lo que pueden aparecer complicaciones cardiológicas más severas en el intra y el postoperatorio.

Conviene intensificar la búsqueda de cardiopatía isquémica preoperatoria en estos pacientes.
3. La DNV se puede manifestar también como gastroparesia con vaciamiento gástrico enlentecido, náuseas y vómitos. Hay que prestar especial atención al ayuno preoperatorio de estos pacientes y disminuir el riesgo de broncoaspiración en la inducción con fármacos antieméticos (ondansetrón) o procinéticos (metoclopramida) y antiácidos (ranitidina), administrados en las horas previas a la cirugía.
4. El ejercicio físico regular, además de mejorar la capacidad funcional y actuar favorablemente en varios factores de riesgo coronario en estos pacientes, también modifica la actividad autonómica cardíaca elevando un mayor predominio parasimpático. El uso de drogas con actividad parasimpaticomimética específica, tales como la escopolamina transdérmica, que ha demostrado un aumento de la VFc en pacientes post-IAM, no ha demostrado claramente protección contra las arritmias o muerte súbita.

V. MORBIMORTALIDAD PERIOPERATORIA

La disfunción autonómica está asociada con una menor supervivencia, predispone a arritmias malignas e incluso a muerte súbita. Los reflejos autonómicos intactos tienen un papel importante en la reducción de la duración y severidad de los episodios isquémicos; estos efectos favorables podrían estar involucrados en reducir la morbimortalidad cardíaca en el postoperatorio.

El 20% de los pacientes mayores de 65 años presentan hipotensión postural, por lo que cuando aparece y no existe ninguna otra causa sobreañadida debemos considerarla como afectación irreversible.

Se confirma una neuropatía disautonómica entre el 20 y el 40% de los diabéticos hospitalizados. Aparece precozmente y no guarda relación necesariamente con el tiempo de evolución de la diabetes, la edad del paciente o la gravedad de la microangiopatía; aunque el buen control de la glucemia reduce la aparición de DNV en un 60%, cuando ésta aparece ya se puede considerar irreversible. La esperanza de vida está reducida en los pacientes diabéticos alcohólicos con DNV. Los pacientes hepatópatas diagnosticados como Child A con DNV presentan una mortalidad del 30% a los cuatro años, mientras que si no existe DNV la mortalidad desciende al 6%.

La mayor mortalidad de estos pacientes posiblemente se relacione con una pobre respuesta a los eventos que produzcan estrés, como la sepsis o el sangrado. Las alteraciones de los tests que exploran la DNV pueden ser reversibles con el trasplante hepático.

En los pacientes que han sufrido infarto de miocardio se ha visto que aparecen pruebas positivas para la disfunción autonómica y que éstas mejoran al cabo de aproximadamente tres meses, por lo que se especula que la mayor morbimortalidad, cuando son intervenidos en este período, estaría relacionada con la presencia de disfunción autonómica.

Se ha descrito una relación entre el aumento del intervalo QTc en el electrocardiograma y el riesgo de muerte repentina. Existe relación entre la prolongación del intervalo QTc y la severidad del daño autonómico, y se ha sugerido que la DNV es la causante de la prolongación del QTc. Una prolongación de este intervalo identifica a los pacientes de alto riesgo de presentar muerte súbita cardíaca en una variedad de situaciones clínicas: síndrome de QT prolongado, enfermedad arterial coronaria, neuropatía diabética.

BIBLIOGRAFÍA

1. Grimaud D, Ichai C, Raucoules M et Levraut J. Anesthésia et réanimation du diabétique. Encycl Méd Chir (Elsevier, Paris-France), Anesthésie-Réanimation, 36-650-A10, 1996, 20 p.
2. Thomas J. Ebert. Preoperative Evaluation of the Autonomic Nervous System. Avances in Anesthesia. Mosby-Year Book, Inc.1993;10:50-68.
3. Pearce W. A Proposal for the Use of Deterministic Descriptors of Heart Rate Variability in Anesthesia: New Insights and an Application. University of Pretoria: Mmed Thesis, 2000.

PARTE III

Endocrinología y metabolismo

Capítulo 1
Enfermedades del eje hipotálamo-hipofisario

E. de la Puerta, B. Quintana, G. Forés

La hipófisis produce seis hormonas principales y almacena otras dos: la hormona del crecimiento (GH) que regula el crecimiento y el metabolismo intermediario; la prolactina (PRL), la lactación; la hormona luteinizante (LH) y la hormona folículo-estimulante (FSH), las gónadas; la hormona estimulante del tiroides (TSH), la secreción tiroidea y la adrenocorticotropina (ACTH), la función glucocorticoidea de la glándula suprarrenal. Todas ellas se sintetizan en la hipófisis anterior o adenohipófisis y su secreción está regulada por factores hipotalámicos liberadores: GR, PRF, LHRH, TRH y CRH respectivamente, o inhibidores como el factor inhibidor de la prolactina y la somatostatina. Estos factores alcanzan la hipófisis por el sistema porta-hipofisario.

La hormona antidiurética (ADH), que controla la reabsorción de agua por el riñón, y la oxitocina, son producidas en el hipotálamo y almacenadas en la hipófisis posterior o neurohipófisis.

PATOLOGÍA HIPOTÁLAMO-HIPOFISARIA

La patología hipofisaria más frecuente es la tumoral. Se distinguen microadenomas, de diámetro inferior a 10 mm, totalmente intraselares, y macroadenomas con posible expansión extraselar.

Los adenomas secretores representan el 30% y se clasifican según el tipo de hormona que producen. Los trastornos más frecuentes de hipersecreción hipofisaria son los relacionados con el exceso de prolactina (amenorrea-galactorrea e infertilidad), ACTH (síndrome de Cushing) y GH (acromegalia).

Los tumores hipofisarios de mayor tamaño producen hipopituitarismo parcial o completo por compresión de la glándula adyacente o del tallo hipofisario y se asocian a defectos del campo visual por compresión del quiasma óptico y alteraciones neurológicas por invasión del seno cavernoso o de la fosa craneal.

Las enfermedades hipotalámicas pueden causar hipopituitarismo, que no afecta a la producción de prolactina (que puede estar aumentada). La diabetes insípida por deficiencia de ADH es prácticamente diagnóstica de enfermedad hipotalámica o de interrupción alta del tallo hipofisario. Los trastornos hipotalámicos también provocan alteraciones de la sed, de la regulación de la temperatura, del apetito y de la presión arterial. Las grandes masas dan origen a defectos del campo visual, obstrucción del tercer ventrículo e invasión del tejido cerebral circundante.

Se tratarán en este capítulo los prolactinomas, la acromegalia y las alteraciones de la ADH.

Prolactinomas

Son los tumores hipofisarios más frecuentes. Suponen la mitad de los adenomas hipofisarios operados. La prolactinemia basal es tanto más alta cuanto mayor es el adenoma. El tratamiento médico incluye agonistas dopaminérgicos (bromocriptina, pergolida), cuyos efectos secundarios como náuseas, vómitos, gastroparesia, congestión nasal e hipotensión postural habrá que considerar. Si no se puede suspender el tratamiento con anterioridad a la intervención, hay que realizar profilaxis de la hipotensión (reposición de volumen o vasoconstrictores) y de las náuseas y vómitos.

Acromegalia

El exceso de GH produce acromegalia o gigantismo si afecta a niños antes del cierre de las epífisis. Representan el 25% de los microadenomas operados.

Los pacientes acromegálicos van a presentar una serie de trastornos que pueden dificultar el manejo anestésico (Tabla I).

El síndrome dismórfico afecta principalmente al macizo facial y a las extremidades con engrosamiento de las facciones, de los labios y de la nariz, prognatismo y ensanchamiento de los maxilares. La macroglosia y la hipertrofia de cornetes, epiglotis y cuerdas vocales, unido a estenosis subglótica, favorecen la aparición del síndrome apnea obstructiva del sueño (SAOS), intubación difícil y riesgo de hipoxemia postoperatoria.

Puede haber compromiso circulatorio en las manos por modificaciones de las arcadas vasculares palmares y compresión de la arteria cubital. Algunos pacientes desarrollan neuropatías periféricas: parálisis del nervio recurrente o síndrome del túnel carpiano. Es preciso documentar correctamente estas alteraciones antes de la intervención, especialmente si se requiere monitorización invasiva de la presión arterial o realización de técnicas de anestesia locorregional.

Es frecuente la intolerancia a la glucosa, por lo cual, además de su determinación preoperatoria, hay que pautar determinaciones seriadas durante el ingreso y, llegado el caso, aplicar la pauta insulínica adecuada.

Los problemas cardiovasculares que pueden presentar estos pacientes incluyen: hipertensión arterial, ateroesclerosis prematura, cardiopatía isquémica, miocardiopatía

TABLA I. Consideraciones preoperatorias en la acromegalia

Crecimiento de partes blandas:
Nariz, labios, lengua, epiglotis, cuerdas vocales, cornetes, estenosis subglótica.

Dificultad para la ventilación con mascarilla facial.
Vía aérea difícil.

Alteraciones neurológicas:
Neuropatía periférica, parálisis nervio recurrente, túnel carpiano.

Responsabilidad por yatrogenia debida a la posición quirúrgica, técnicas de anestesia regional o monitorización.

Alteraciones metabólicas:
Intolerancia a la glucosa, hipernatremia, hiperpotasemia.

Glucemia e ionograma preoperatorios.

Alteraciones circulatorias:
Hipertensión arterial, aterosclerosis prematura, coronariopatía, cardiomegalia, insuficiencia cardíaca, arritmias.

ECG y radiografía de tórax preoperatorios. Si se sospecha cardiopatía: interconsulta para exploraciones diagnósticas y valoración funcional: ecocardiografía, Holter, ergometría, etc.

Alteraciones musculoesqueléticas:
Osteoporosis, cifoescoliosis, prognatismo, debilidad muscular.

Dificultad para la ventilación con mascarilla facial y para la intubación traqueal.
Patrón restrictivo en la espirometría.
Monitorización bloqueo neuromuscular

---

dilatada, insuficiencia cardíaca congestiva y arritmias. Cuanto más joven es el paciente, peor pronóstico tiene la afección cardíaca. En todos los casos es preciso realizar ECG y radiografía de tórax para la evaluación preanestésica. Ante la sospecha de patología cardiológica deben efectuarse pruebas diagnósticas específicas: ecocardiografía, Holter, ergometría, eco-dobutamina o gammagrafía con talio-dipiridamol. La hipertensión arterial suele ser sodio dependiente, por lo que se controla habitualmente con dieta y/o diuréticos. Si se demuestra alguna patología con repercusión hemodinámica, se instaurará el tratamiento adecuado para estabilizar al paciente y que éste llegue a la cirugía en las mejores condiciones.

Otras complicaciones de la acromegalia son la osteoporosis y la cifoescoliosis, que pueden producir insuficiencia respiratoria restrictiva por deformidad del tórax, riesgo de fracturas patológicas en las movilizaciones y dificultad para la intubación traqueal. Debido a los frecuentes problemas musculoesqueléticos de estos pacientes, hay que tener prevista la monitorización del bloqueo neuromuscular para dosificar adecuadamente los relajantes musculares.

Los tratamientos antihipertensivos y antianginosos deben mantenerse, administrándose con la premedicación.

TABLA II. Síndrome de secreción inadecuada de hormona antidiurética. Etiología	
Secreción de ADH por neoplasias malignas	Carcinoma pulmonar de células pequeñas Carcinoma pancreático Linfoma de Hodgkin Linfosarcoma Sarcoma retículo-nodular Carcinoma de duodeno Timoma
Neumopatías infecciosas	Tuberculosis Neumonía por *Legionella* Neumonitis viral Absceso Empiema EPOC
Enfermedades del SNC	Fractura craneal Hematoma subdural Hemorragia subaracnoidea Trombosis Atrofia cerebral Encefalitis aguda Meningitis tuberculosa Meningitis purulenta Síndrome de Guillain-Barré Lupus eritematoso sistémico Porfiria aguda intermitente
Endocrinopatías	Insuficiencia suprarrenal Hipotiroidismo
Fármacos	Antidepresivos tricíclicos Barbitúricos β-adrenérgicos Carbamacepina Ciclofosfamida Clofibrato Clorpropamida Halotano Nicotina Opiáceos Oxitocina Vimblastina Vincristina
Otras	Ventilación con presión positiva

TABLA III. Síndrome de secreción inadecuada de hormona antidiurética. Diagnóstico diferencial de la hiponatremia

1º Descartar	2º Exclusión de déficit suprarrenal y tiroideo	3º Prueba definitiva
Estados de edema Diuréticos Hipovolemia Hiperlipemia	T_4 sérica Prueba de ACTH	Prueba de eliminación hídrica

Síndrome de secreción inadecuada de hormona antidiurética (SSIADH)

El aumento de la osmolalidad sérica y la hipotensión son los estímulos fisiológicos para la secreción de ADH. Las principales causas de aumento de la secreción de ADH se enumeran en la tabla II y los pasos a seguir en el diagnóstico de los pacientes con hiponatremia pueden verse en la tabla III.

En el SSIADH se produce hiponatremia con orinas hipertónicas. Esto va a producir aumento de peso y debilidad, pudiendo llegar a causar edema cerebral que clínicamente se va a manifestar por obnubilación, confusión mental, letargo, alteraciones de los reflejos y, en casos graves, convulsiones y coma. Rara vez hay hipertensión. Los siguientes hallazgos de laboratorio apoyan el diagnóstico: sodio urinario mayor de 20mEq/L; niveles séricos bajos de BUN, creatinina, ácido úrico y albúmina; sodio sérico menor de 130 mEq/L; osmolalidad plasmática menor de 270 mOsm/L y orina hipertónica con relación al plasma.

Los pacientes con SSIADH son incapaces de excretar orina diluida, incluso después de la sobrecarga de agua. Con niveles séricos de sodio menores de 110 mEq/L pueden producirse edema cerebral y convulsiones. No obstante, hay que corregir lentamente la hiponatremia con soluciones salinas (no más de 0,5 mEq/L/hora) para evitar la aparición de mielinólisis central pontina.

Además de realizar tratamiento etiológico, si es posible, es imprescindible la restricción hídrica. En algunos casos se pueden utilizar en el tratamiento litio o demeclociclina.

Diabetes insípida

Puede ser de origen central, por disminución de la secreción de ADH por la neurohipófisis, o nefrogénica, por fracaso del túbulo renal. La central puede ser causada por traumatismo, cirugía, neoplasia y sarcoidosis. La nefrogénica puede aparecer en hipopotasemia, hipercalcemia, uropatía obstructiva, insuficiencia renal crónica, drepanocitosis y tratamiento con litio.

Estos enfermos padecen polidipsia, poliuria, orina poco concentrada y elevación de la osmolalidad sérica, por lo que es imprescindible monitorizar la diuresis así como el volumen y osmolalidad plasmáticos.

Para el diagnóstico de diabetes insípida se compara la osmolalidad urinaria después de deshidratación y tras la administración de vasopresina (prueba de la deshidratación)

En el tratamiento de la diabetes insípida total se utiliza DDAVP (desmopresina) por vía intranasal, o un bolo IV de 100 mU de ADH acuosa, seguidos de 100-200 mU/hora en perfusión, durante la intervención. Todos los líquidos IV intraoperatorios deben ser isotónicos para evitar depleción acuosa e hipernatremia. Hay que determinar la osmolalidad plasmática cada hora, y si supera los 290 mOsm/L es preciso administrar líquidos hipotónicos.

Los pacientes con déficit parcial de ADH sólo necesitan un control frecuente de la osmolalidad plasmática durante el perioperatorio, y sólo si se superan los 290 mOsm/L utilizaremos la ADH acuosa.

La dosis de ADH debe limitarse a la mínima necesaria para controlar la diuresis, en especial en pacientes embarazadas por su capacidad oxitócica, y en pacientes con enfermedad coronaria por su capacidad para producir vasoespasmo.

BIBLIOGRAFÍA

1. Amano A, Mitsuse T, Hashiguchi A, Masuda K, Jo Y, Akasaka T, Ogata S, Sato T. Anesthesia for cesarean section in a patient with transient diabetes insipidus. Masui 2003;52(2):158-61.
2. Schmitt H, Buchfelder M, Radespiel-Troger M, Fahlbusch R. Difficult intubation in acromegalic patients: incidence and predictability. Anesthesiology 2000;93(1):110-4.
3. Seidman PA, Kofke WA, Policare R, Young M. Anaesthetic complications of acromegaly. Br J Anaesth 2000;84(2):179-82.
4. Hakala P, Randell T, Valli H. Laryngoscopy and fibreoptic intubation in acromegalic patients. Br J Anaesth 1998;80(3):345-7.
5. Rocchiccioli C, Szekely B, Fischler M. Chirurgie de l'hypophyse. Encycl. Méd. Chir. Elsevier, Paris-France, Anesthésie-Réanimation, 36-614-A-10, 1997, 8 p.

Capítulo 2
Enfermedades del tiroides

J.M. Barrio, M. Barranco, F.J. Hortal

I. INTRODUCCIÓN

La enfermedad tiroidea es frecuente, llegando al 15-30% de la población adulta en áreas endémicas. La mayoría de los anestesiólogos se encontrarán frecuentemente con pacientes con alteración de la función tiroidea propuestos para cirugía tiroidea o para otras cirugías no relacionadas con la glándula tiroides.

Las implicaciones de la enfermedad tiroidea sobre la anestesia incluyen los efectos de las alteraciones funcionales del tiroides (hiper e hipotiroidismo) y las que conciernen a la propia tiroidectomía, como son los posibles problemas de la vía aérea.

Las hormonas tiroideas (HT), tiroxina (T4) y triyodotironina (T3), tienen un papel crucial en la regulación de múltiples funciones fisiológicas como la contractilidad cardíaca, el tono vascular, el balance hidroelectrolítico o el normal funcionamiento del sistema nervioso central. Además, son uno de los principales reguladores de la actividad metabólica celular, están implicadas en la velocidad de las reacciones biológicas, en el consumo de O_2 y en la producción de calor.

La glándula tiroides secreta fundamentalmente T4. T4 y T3 circulan inactivas en sangre unidas a las proteínas plasmáticas. Sólo la fracción libre (0,03% de T4 y 0,2% de T3) es activa. Un tercio de T4 se convierte en los tejidos periféricos en T3, que es de 3 a 10 veces más potente que T4 y responsable de la mayor parte de la actividad biológica. Algunas enfermedades sistémicas, el estrés (cirugía, traumatismos, ayuno, etc.) y ciertas drogas inducen cambios en varios aspectos de la economía de las HT (transporte, metabolismo periférico, etc.), que determinan cambios en las concentraciones de HT circulantes produciendo lo que se conoce como síndrome del eutiroideo enfermo.

Las HT actúan a través de su unión a uno o varios complejos receptores intracelulares que a su vez se unen a lugares reguladores específicos de los cromosomas modificando la expresión génica.

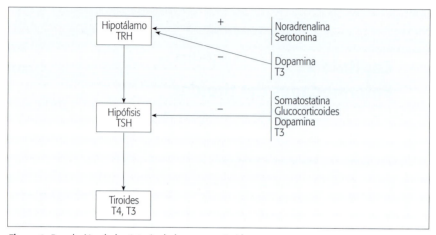

Figura 1. Regulación de la síntesis de hormonas tiroideas.

II. REGULACIÓN DE LA SÍNTESIS HORMONAL

El factor hipofisario que regula la síntesis de HT es la hormona tiroestimulante (TSH), cuya síntesis a su vez está regulada por el factor hipotalámico TRH. Otros factores que regulan la síntesis hormonal son la concentración intratiroidea de yodo y los niveles plasmáticos de HT libre, que establecen un mecanismo de retrocontrol negativo sobre la secreción de TSH, de modo que cambios pequeños en los niveles de HT, incluso dentro del intervalo de la normalidad, determinan cambios en sentido contrario en los niveles de TSH. Este es un mecanismo de gran sensibilidad pero de respuesta lenta, de manera que después del inicio del tratamiento de la disfunción tiroidea (4-6 semanas), podremos encontrar discordancia entre los niveles de HT en plasma y los de TSH. Las catecolaminas y algunas hormonas también influyen sobre la síntesis hormonal (Fig. 1).

III. DIAGNÓSTICO DE ENFERMEDADES TIROIDEAS

El diagnóstico de la patología del tiroides se basa en datos clínicos y en la medición de TSH y HT libres en plasma. Las pruebas funcionales no pueden interpretarse sin la información clínica. En la tabla I se reflejan los niveles normales de HT y de la TSH.

Hoy día se acepta que la medición de niveles de TSH por métodos sensibles (IRMA: capaces de detectar valores de TSH inferiores a 0,1 μU/mL), es el mejor marcador bioquímico de la función tiroidea siempre que el eje hipotálamo-hipófisis-tiroides esté intacto, como ocurre en prácticamente todas las disfunciones tiroideas.

La TSH está elevada en el hipotiroidismo primario y disminuida hasta valores inferiores a 0,1 mUI/ml en el hipertiroidismo. Por tanto, un nivel normal de TSH excluye tanto el hipertiroidismo como el hipotiroidismo primario.

Enfermedades del tiroides

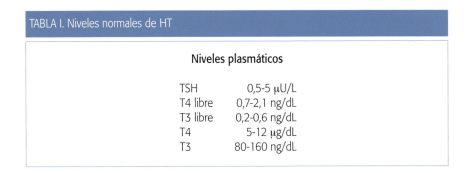

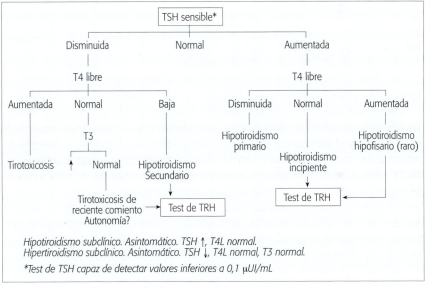

Figura 2. Algoritmo diagnóstico de disfunción tiroidea.

Los niveles anormales de TSH por sí solos, no son indicativos de enfermedad tiroidea clínicamente importante, sino que ésta debe confirmarse midiendo niveles de T4 (hoy día de T4 libre en la mayoría de los centros). T4 libre es el indicador más exacto del estado clínico del tiroides (en la figura 2 se describe un algoritmo diagnóstico de enfermedad tiroidea).

Otras pruebas como la captación de resina de T3, el índice T3/T4, o la medición de la proteína transportadora de hormona tiroidea van perdiendo importancia en la actualidad.

La prueba de estimulación con hormona liberadora de tirotropina (test de TRH), se emplea para valorar el estado funcional del mecanismo secretor de TSH y es útil en algunos casos. Cuando la función hipotálamo-hipofisaria es normal en caso de déficit de hormona tiroidea, hay una respuesta incrementada de TSH a TRH. En caso de tirotoxicosis hay un descenso o una abolición de la respuesta.

La captación de yodo radiactivo varía en relación inversa a la concentración plasmática de yoduro y en relación directa al estado funcional del tiroides.

La medición de anticuerpos antimicrosomales y antitiroglobulina son útiles para el diagnóstico de la tiroiditis de Hashimoto. Los anticuerpos antirreceptor de TSH están elevados en la enfermedad de Graves.

Evaluación morfológica: básicamente comprende la ecografía (útil para valorar tamaño y distinguir lesiones sólidas de quísticas) y la gammagrafía, que distingue tejido no funcionante (que puede ser benigno o maligno) del hiperfuncionante (que rara vez es maligno).

IV. HIPERFUNCIÓN TIROIDEA. TIROTOXICOSIS

Debemos diferenciar el hipertiroidismo: situación clínica provocada por la secreción excesiva de HT; de la tirotoxicosis: cualquier alteración clínica que cursa con HT circulantes elevadas.

Etiología. La causa más frecuente de hipertiroidismo es la enfermedad de Graves. Es una patología autoinmune provocada por la producción de TSI (inmunoglobulina estimulante del tiroides) y de LATS (estimulantes tiroideos de larga duración). Otras causas frecuentes de hipertiroidismo incluyen el bocio tóxico multinodular y el adenoma tiroideo tóxico (en la tabla I se reflejan las causas de tirotoxicosis).

Clínica. Las manifestaciones clínicas están dominadas por los signos de hiperreactividad simpática, el aumento de la actividad metabólica y del consumo energético, lo que se traduce clínicamente en intolerancia al calor, debilidad muscular, temblores, irritación del SNC, neuropatías, pérdida de peso y hasta cambios de personalidad, psicosis y caquexia.

Alteraciones cardiovasculares

Proporcionan los datos clínicos predominantes, sobre todo en los ancianos. Estos cambios (Tabla II), se explican por la acción directa de las HT sobre el corazón y el músculo liso vascular, ya que se unen a receptores específicos situados en el núcleo del miocito, promoviendo la síntesis de proteínas como la α-miosina, el SERCA (ATP-asa del retículo sarcoplásmico activado por calcio), etc., implicadas en mecanismos estructurales y reguladores de la función contráctil cardíaca. Además, las HT favorecen la expresión de otros genes como el de los receptores β-adrenérgicos y los de la ATP-asa Na$^+$/K$^+$. La acción sobre el músculo liso vascular implicaría la liberación de sustancias endoteliales como el óxido nítrico y otras, que favorecen la disminución de las resistencias vasculares sistémicas (RVS), lo que provoca una disminución de la presión de perfusión re-

TABLA II. Cambios hemodinámicos de la tirotoxicosis	
Parámetros	Cambios
RVS	↓ 40-60%
GC	↑ Circulación hiperdinámica
FC	↑ Taquicardia sinusal en reposo (90%), FA, flutter
Volumen sistólico	↑ Incremento de función cardíaca
Contractilidad	↑ Angina en sujetos susceptibles
Consumo de O_2	↑ Disnea de esfuerzo. Signos de IC. Angina
PAS	↑ Pulso amplio
PAD	↓ Disminuida
Volumen sanguíneo	↑ Reabsorción de Na+. Edemas

RVS: resistencias vasculares sistémicas. GC: gasto cardíaco. FC: frecuencia cardíaca. PAS: presión arterial sistólica. PAD: presión arterial diastólica.

nal, retención de sodio y expansión de volumen por estimulación del sistema renina-angiotensina-aldosterona.

Los cambios hemodinámicos son independientes de la causa que origine la tirotoxicosis:

1. Incremento de la frecuencia cardíaca; el 90% de los pacientes tiene taquicardia en reposo, además, el aumento de la FC con el ejercicio es exagerado. Un 10-15% tiene fibrilación auricular (FA) con respuesta ventricular rápida.

   Hasta un 13% de los pacientes con FA de reciente comienzo tienen evidencia bioquímica de hipertiroidismo. Se debe anticoagular a los pacientes con patología cardíaca previa o aquellos con FA crónica. La remisón de la FA se consigue en casi el 60% de los pacientes cuando consiguen el eutiroidismo. La cardioversión eléctrica o farmacológica sólo debe intentarse una vez que el paciente esté eutiroideo.

   El hipertiroidismo subclínico, TSH < 0,1 mU con T4 normal, en pacientes mayores de 60 años tienen el triple de posibilidad de desarrollar FA. Otros cambios electrocardiográficos son PR corto y cambios inespecíficos del segmento ST.

2. Los pacientes con hipertiroidismo tienen mayor incidencia de disnea de esfuerzo e intolerancia al ejercicio y otros signos de IC no sólo debido a las alteraciones cardiovasculares sino también a la debilidad muscular.

   La aparición o empeoramiento de una cardiopatía isquémica, ICC o FA puede ser la primera manifestación del hipertiroidismo, especialmente en ancianos.

   Los índices de función cardíaca tanto sistólicos como diastólicos están aumentados. Al parecer esto es más una consecuencia de la expresión de genes de proteínas como la miosina y otros ya comentados, que de un desplazamiento de la

curva dosis-respuesta a la acción de las catecolaminas, o a la disminución de su umbral de acción. Actualmente se piensa que la taquicardia persistente podría ser la causa del fallo cardíaco, al impedir al miocito ventricular regular el contenido citosólico de calcio. El hecho de que la función cardíaca retorne a la normalidad con el tratamiento de la tirotoxicosis y de la FA, confirma la importancia del control de la FC. El desarrollo de IC a pesar del aumento de los índices de función cardíaca plantea la duda de si existe o no una miocardiopatía hipertiroidea; el GC es alto, y la intolerancia al ejercicio se debe a la imposibilidad de aumentar más la FC o a disminuir más las resistencias vasculares. Los pacientes con hipertiroidismo de larga duración o con patología cardíaca previa tienen clínica de bajo gasto o signos de ICC.
3. Los pacientes con enfermedad de Graves tienen mayor prevalencia de prolapso de la válvula mitral, incluso en estado eutiroideo, lo que indica que esta patología se debe a alteraciones genéticas y no a alteraciones hemodinámicas. Se acepta que ante un paciente con tirotoxicosis y soplo cardíaco se realice un ecocardiograma con objeto de descartar prolapso mitral y hacer profilaxis de endocarditis bacteriana si éste es significativo.

El hipertiroidismo subclínico, frecuente en el bocio multinodular y la enfermedad tiroidea autoinmune, se asocia a distintos grados de alteraciones cardiovasculares. Debe sospecharse y medirse TSH y T4 en pacientes mayores que se presentan con HTA de predominio sistólico, con pulso amplio, angina de reciente comienzo, taquicardia de reposo FA, o empeoramiento de su cardiopatía subyacente.

Alteraciones respiratorias

A nivel respiratorio, se ha descrito taquipnea, disminución de la capacidad vital y de la capacidad de difusión, disminución de la complianza pulmonar y aumento de la respuesta ventilatoria a la hipoxia y la hipercapnia.

Otras manifestaciones

La retención hidrosalina, la diarrea y la pérdida de peso son otros signos clínicos frecuentes en la tirotoxicosis.

Diagnóstico. La prueba inicial es la detección de TSH sensible. Una TSH mayor de 0,1 μU/mL excluye el hipertiroidismo clínico. Si TSH menor de 0,1 μU/mL se mide la T4 libre; si T4 libre es normal, se mide T3. Los pacientes con hipertiroidismo clínico tienen valores de TSH habitualmente inferiores a 0,01 μU/mL, mientras que en enfermedades no tiroideas raramente disminuye hasta ese grado. La T4 libre elevada confirma el diagnóstico de hipertiroidismo (Fig. 2).

Tratamiento. Va encaminado a recuperar el estado eutiroideo. Debido a que la vida media de las HT (T4: 7 días, T3: 15 días) y sus efectos biológicos son prolongados, se requiere un tratamiento paliativo rápido.

Tratamiento inmediato

1. ***Beta-bloqueantes.*** Se emplean como tratamiento sintomático, limitando las manifestaciones periféricas de la tirotoxicosis. No interfieren con la liberación de HT, por lo que puede continuar el hipertiroidismo bioquímico aunque los síntomas hayan mejorado. El propranolol a dosis altas disminuye la conversión periférica de T4 en T3, revierte la taquicardia y el aumento del GC. Debido al incremento en su degradación y posiblemente al aumento del número de receptores β, se necesitan dosis relativamente altas (40-60 mg/6-8 h). Es el tratamiento de elección para controlar la respuesta ventricular en la FA por tirotoxicosis. Los betabloqueantes mejoran el componente de la disfunción ventricular mediado por la taquicardia, pero los efectos inotrópicos directos de la HT persistirán. En pacientes con IC, donde teóricamente estaría contraindicado, se recomienda la utilización de un β-bloqueante de acción corta como el esmolol con la monitorización adecuada, con objeto de valorar la respuesta hemodinámica. Si no, podría utilizarse digital o procainamida. Está contraindicado en el asma bronquial o EPOC severos. También son útiles otros β-bloqueantes como el atenolol 50-200 mg/día. Los betabloqueantes podrían enmascarar el hipertiroidismo en pacientes que los toman por otras razones. Existen dudas sobre si previenen la aparición de crisis agudas de tirotoxicosis postoperatoria. Tienen un efecto sobre la disminución de la vascularización y aumento de la consistencia del tiroides similar al yodo. En caso de contraindicación de los β-bloqueantes, podría utilizarse un bloqueante de los canales de calcio.

2. ***Yoduro metálico.*** Sigue siendo útil en determinadas circunstancias. Inhibe la liberación de HT, aunque la administración aguda también disminuye su síntesis. Su efecto comienza a notarse a las 24 horas, y es máximo a los 10 días de tratamiento, no debe administrarse sin tratamiento antitiroideo previo, ya que un tiroides hiperfuncionante puede utilizar el exceso de yodo para producir más hormona tiroidea. Aumenta la consistencia y disminuye la vascularización y la friabilidad del tejido tiroideo aunque esto no se ha comprobado prospectivamente, y actualmente se piensa que no añade beneficio en este aspecto si se ha controlado la hiperfunción tiroidea con otros fármacos, por lo que no está justificado demorar la cirugía para administrar yodo y disminuir la consistencia tiroidea. No es eficaz a largo plazo por lo que su uso está restringido a los pacientes que no pueden tolerar tionamidas, al tratamiento de la crisis aguda, la preparación rápida para la cirugía tiroidea y la cirugía urgente no tiroidea en el grupo de pacientes con cardiopatía (donde no pueden usarse los β-bloqueantes).

   El yoduro puede administrarse como solución saturada de IK: 2-3 gotas (50-100 mg) /3-4 veces día x 1-2 semanas, o solución de Lugol (8 μg por gota), también puede administrase IV; INa+: 0,5 mg en suero salino IV lento/12 horas. Los efectos secundarios incluyen intolerancia, erupciones cutáneas, xialoadenitis e incluso angioedema e hipotiroidismo transitorio en pacientes susceptibles.

TABLA III. Causas de tirotoxicosis

1. **Con hiperfunción tiroidea**
   A. Estimuladores tiroideos anómalos
   - Enfermedad de Graves
   - Tumor trofoblástico

   B. Autonomía tiroidea intrínseca
   - Adenoma hiperfuncionante
   - Bocio tóxico multinodular

   C. Producción excesiva de TSH (raro)

   D. Tirotoxicosis inducida por la administración de yodo
   - Amiodarona, expectorantes, contrastes

2. **Sin hiperfunción tiroidea**
   A. Alteraciones del almacenamiento hormonal
   - Tiroiditis subaguda
   - Tiroiditis crónica con tirotoxicosis transitoria

   B. Con hormona extratiroidea
   - Tejido tiroideo ectópico
     - Carcinoma folicular funcionante
     - Estruma ovárico
   - Tirotoxicosis factícia

3. ***Litio.*** Se utiliza en caso de intolerancia al yodo. Tiene un efecto transitorio y un margen terapéutico estrecho. Dosis: 900-1.200 mg/día. El objetivo es conseguir una litemia de 0,6 mEq/L. Contraindicado en ICC, HTA, insuficiencia renal y tratamiento diurético, ya que su reabsorción compite con la de sodio.
4. **Dexametasona.** Disminuye la secreción de HT y la conversión periférica de T4 en T3. Provoca una reducción rápida de los niveles de HT. Dosis de 2 mg/6 h.
5. **Ácido yopanoico.** Es un contraste biliar con potente efecto sobre la conversión de T4 en T3, que es capaz de liberar gran cantidad de yodo, por lo que se ha utilizado con éxito en la preparación para la cirugía y en las crisis tirotóxicas a dosis de 0,5-1 g/día con o sin β-bloqueantes y corticoides.

Tratamiento a largo plazo

1. **Antitiroideos.** Inhiben la síntesis de nuevas hormonas tiroideas, pero no su liberación, por lo que se precisa un tiempo de entre 4-6 semanas para conseguir el eutiroidismo hasta que se libera la hormona acumulada. Normalizan la función tiroidea en espera de la remisión espontánea de la enfermedad. Los fármacos utilizados son el propiltiouracilo (PTU) a dosis de 75-100 mg/8 h (a veces hasta 1.200 mg/día),

TABLA IV. Indicaciones de tiroidectomía en tirotoxicosis

Absolutas
    Fracaso de tratamiento médico
        Reacción adversa a antitiroideos
        Contraindicación de radioablación
    Sospecha de malignidad
Relativas
    Bocio sintomático, embarazo, oftalmopatía severa en enfermedades graves
    Adenoma tóxico
    Tiroiditis refractaria

y el metimazol a dosis de 5-10 mg/8 h (50 mg/día). La respuesta clínica tarda 2-3 semanas en aparecer. En la mayoría de los casos T3 y T4 se normalizan en 4-6 semanas. Dicha respuesta se valora midiendo la TSH. Los efectos secundarios incluyen leucopenia, erupción cutánea e hipotiroidismo. El más grave es la agranulocitosis. El PTU puede producir trombocitopenia e hipoprotrombinemia, lo que puede aumentar el sangrado quirúrgico. La duración del tratamiento es de aproximadamente 1 año. Produce remisión en un 30% de los casos. Una vez conseguido el estado eutiroideo, se disminuye la dosis o se administra una pequeña cantidad de T4. El tratamiento definitivo normaliza las alteraciones hemodinámicas incluyendo la FA, ICC y angina.

2. **Yodo radioactivo.** Se concentra en el tejido tiroideo limitando la liberación de HT y destruyendo el tejido tiroideo. En el 75% de los pacientes provoca hipotiroidismo tardío. Es muy eficaz y no tiene efectos carcinógenos. Se debe descartar embarazo. Para algunos autores es el tratamiento de elección en pacientes mayores de 30-40 años.

3. **Cirugía.** Hoy en día, la cirugía es casi el último recurso en la tirotoxicosis, y se reserva para cuando otros tratamientos han fracasado o no pueden usarse (las indicaciones de tiroidectomía en la tirotoxicosis se resumen en la tabla IV). La tiroidectomía subtotal es muy eficaz, la incidencia de recidiva es del 10%. Diversos estudios demuestran ventajas de la cirugía sobre el radioyodo en el tratamiento del hipertiroidismo.

Evaluación preanestésica, preparación para la cirugía

La cirugía en pacientes con tirotoxicosis mal controladas se asocia a un aumento de la mortalidad, aunque hoy en día sólo se comunican casos aislados en pacientes mal preparados preoperatoriamente. Lo deseable sería que los pacientes estuvieran clínica y bioquímicamente eutiroideos antes de la cirugía. Es frecuente que TSH permanezca

> **TABLA V. Causas de hipotiroidismo**
>
> **Hipotiroidismo primario (90% de los hipotiroidismos)**
> - Enfermedad de Hashimoto: destrucción autoinmune del tiroides por anticuerpos microsomales tiroideos.
> - Hipotiroidismo yatrógeno: tiroidectomía subtotal, tratamiento con I131.
> - Hipotiroidismo transitorio: puerperio, tiroiditis subaguda.
> - Déficit endémico de yodo.
> - Fármacos: yodo, litio, interferón α, ILK-2, amiodarona, difenilhidantoína, etc.
>
> **Hipotiroidismo secundario: poco frecuente**
> - Trastornos hipotálamo-hipofisarios, cirugía, radioterapia o tumores. Habitualmente se asocia a déficit de otras hormonas hipotálamo-hipofisarias.

suprimida durante un tiempo cuando T4 y T3 se han normalizado después del tratamiento antitiroideo, pero esto no debe considerarse una contraindicación para la cirugía.

La preparación para la cirugía se realiza con antitiroideos de síntesis hasta conseguir el eutiroidismo (lo que precisa de unas 4-6 semanas), y una vez alcanzado se disminuye progresivamente la dosis. La preparación se completa con β-bloqueantes, para controlar los efectos de la tirotoxicosis, yodo o litio. El propranolol es el fármaco de elección; se administra los 15 días previos a la cirugía y aunque disminuye los síntomas de hiperactividad adrenérgica y mejora los cambios hemodinámicos, probablemente no disminuya el riesgo cardiovascular.

La semana previa a la cirugía se administra yodo para aumentar la consistencia del tiroides, disminuir la vascularización y liberar las HT que quedan almacenadas en la glándula tiroidea.

En cirugía urgente, si es posible, se debe esperar 3 o 4 días hasta conseguir la impregnación con β-bloqueantes; si no es posible, se premedicará al paciente con propranolol (40-80 mg/6 h VO o IV hasta FC adecuada), esmolol, litio o dexametasona. Excepcionalmente puede realizarse plasmaféresis para depurar las HT del plasma.

Debe sospecharse tirotoxicosis y medirse TSH y T4 en pacientes mayores que se presentan con HTA de predominio sistólico, con pulso amplio, angina de reciente comienzo, FA o empeoramiento de su cardiopatía subyacente.

En pacientes tratados con fármacos antitiroideos sometidos a cirugía no tiroidea, estos deben reinstaurarse en cuanto sea posible. Los β-bloqueantes deben mantenerse incluso hasta después de la cirugía para contrarrestar los efectos de la hormona circulante que tiene una vida media de 7-8 días.

Crisis tirotóxica. Es un tipo de tirotoxicosis acompañada de descompensación sistémica por aumento brusco de la concentración de hormonas tiroideas en plasma. Suele haber un factor desencadenante como infección, cirugía, parto, traumatismos, cetoacidosis, accidente cerebrovascular o tromboembolismo pulmonar.

Existe un subgrupo de pacientes con hipertiroidismo no diagnosticado o no bien tratado en los que la administración preoperatoria de contraste iodado para pruebas diagnosticas podría desencadenar una crisis tirotóxica. Puede tener lugar intraoperatoriamente, aunque es más frecuente en el postoperatorio inmediato (6-8 horas). La severidad no siempre se correlaciona con los niveles de HT; la mortalidad se acerca al 20%. Los síntomas son parecidos a los de la hipertermia maligna, cursando con fiebre, temblor intenso, alteraciones del estado mental que varían desde la agitación al coma y alteraciones cardiovasculares severas.

Hipertiroidismo y embarazo. Los cambios hemodinámicos del embarazo se parecen a los de la tirotoxicosis y son potencialmente aditivos, lo que hace difícil el diagnóstico. Se puede utilizar PTU para lograr el eutiroidismo y luego ir disminuyendo paulatinamente las dosis antes del parto (puede provocar bocio e hipotiroidismo fetal). Para la taquicardia, la disnea de esfuerzo, etc., pueden utilizarse los β-bloqueantes, aunque pueden producir crecimiento retardado intrauterino, bradicardia fetal e hipoglucemia neonatal, por lo que deben administrarse con precaución. Muchas veces el hipertiroidismo es leve y transitorio y no requiere tratamiento.

V. HIPOFUNCIÓN TIROIDEA

Es la situación clínica provocada por la disminución de la concentración de HT en plasma. Es más frecuente en el sexo femenino y su prevalencia aumenta con la edad (5-6,8%).

Etiología. La causa más frecuente es la tiroiditis linfocítica crónica o enfermedad de Hashimoto. En la tabla III se reflejan las principales causas de hipotiroidismo.

Clínica. Los efectos del hipotiroidismo son opuestos a los vistos para el hipertiroidismo. La clínica es inespecífica y de instauración gradual, desde asintomático hasta el coma mixedematoso. Se debe al descenso de la actividad metabólica, con una disminución del metabolismo basal de hasta un 50%.

1. Las alteraciones cardiovasculares son las más precoces. En el hipotiroidismo están deprimidos todos los índices de función cardíaca, tanto sistólicos como diastólicos. Estudios ecocardiográficos demuestran que los índices de función sistólica están prolongados: período de pre-eyección, tiempo de contracción isovolumétrica y tiempo de eyección ventricular. Esta depresión miocárdica puede llevar a la insuficiencia cardíaca (IC) a enfermos sin patología orgánica subyacente y, además, puede ser refractaria a la administración de catecolaminas exógenas.

   Están disminuidos la frecuencia cardíaca, el volumen sistólico, la contractilidad y, por tanto, el gasto cardíaco. Las resistencias vasculares sistémicas y la presión arterial au-

mentan. El pulso es estrecho. En el ECG hay disminución del voltaje, prolongación del PR, aumento del QRS y del intervalo QT, lo que podría favorecer el desarrollo de arritmias tipo *«torsade de pointes»*. Sin embargo la función miocárdica mejora con la instauración del tratamiento hormonal sustitutivo. La IC no es frecuente porque el GC es adecuado para atender unas demandas metobólicas disminuidas.
2. Existe HTA, fundamentalmente diastólica, en el 55% de los pacientes. La disminución de las HT origina un incremento en las resistencias vasculares y un incremento de las catecolaminas circulantes.
3. A nivel del sistema nervioso central puede aparecer somnolencia, letargia, demencia, neuropatías periféricas, disminución de reflejos osteotendinosos y coma. Existe afectación muscular con mialgias, debilidad y afectación de la contracción y relajación.
4. La función pulmonar no está muy alterada en el hipotiroidismo crónico, aunque la hormona tiroidea es necesaria para la producción de surfactante, lo que podría tener transcendencia en pacientes con SDRA o sepsis, en los que se ha visto que una disminución de HT se asocia a peor función pulmonar. Se ha descrito también disminución de la ventilación alveolar con hipoxemia e hipercapnia, y síndrome de apnea del sueño.
5. En el hipotiroidismo se produce alteración de la excreción renal de agua, que provoca edemas e hiponatremia dilucional e incluso derame pericárdico. La función gastrointestinal está afectada, con disminución de la motilidad y el consecuente estreñimiento.
6. Hay alteración en la termorregulación, con intolerancia al frío, hipotermia y piel seca.
7. La anemia es frecuente ya sea por déficit de hierro o vitamina B12. También se detecta un aumento del colesterol y triglicéridos. Estos cambios conducen a aterosclerosis acelerada.

El coma mixedematoso es una situación de síntomas severos del hipotiroidismo, que cursa con disminución del nivel de conciencia, depresión respiratoria y shock cardiogénico, provocado por la disminución de HT. Habitualmente se desencadena por infecciones, traumatismos, fármacos, etc. El tratamiento consiste en maniobras de soporte vital y la administración de hormona tiroidea exógena (levotiroxina 200-400 μg IV seguida de 100 μg/día, o liotironina 10-25 μg/8 h IV). Se recomienda la administración concomitante de cortisona 100 mg/8 h. Se debe disminuir la dosis en pacientes con enfermedad coronaria conocida. La sustitución rápida sólo está indicada en enfermos críticos, ya que el tratamiento del hipotiroidismo modifica la supervivencia.

Diagnóstico. La aproximación diagnóstica inicial es la medición de la TSH, cuyos niveles aumentan antes que los de las HT disminuyan. Un valor de TSH normal excluye el hipotiroidismo primario, salvo en pacientes con patología hipofisaria tratados con altas dosis de corticoides o dopamina. Un valor de TSH mayor de 20 μU/ml confirma el diagnóstico. Si TSH menor de 20 µU/ml, se medirá T4 libre. En la mayoría de los centros se solicitan TSH y T4 libre simultáneamente (Fig. 2).

El hipotiroidismo primario puede asociarse a insuficiencia suprarrenal autoinmune o a déficit de ACTH en el caso del hipotiroidismo secundario. En este último caso se deben administrar corticoides antes de iniciar el tratamiento hormonal sustitutivo.

En enfermos con patología extratiroidea grave, existe una disminución de la conversión periférica de T4 a T3 (síndrome del eutiroideo enfermo), que cursa con T3 baja, T4 normal o baja y TSH normal.

En el hipotiroidismo subclínico el enfermo se halla asintomático. TSH aumentada, con T4 y T3 normales. Es muy frecuente (5% de la población y 13% en ancianos). Entre un 7-10% de las mujeres mayores desarrollan hipotiroidismo subclínico que se asocia a los mismos cambios cardiovasculares que el hipotiroidismo aunque en menor grado.

Tratamiento. El tratamiento consiste en la administración de la HT exógena: levotiroxina 100-125 µg/día VO. Se necesitan varias semanas para alcanzar niveles adecuados, que son aquellos que mantienen TSH en el rango normal. En ancianos sanos el tratamiento se inicia con dosis de 50 µg/día y se va incrementando cada 2-3 semanas.

En pacientes con enfermedad arterial coronaria que tienen un disbalance entre aporte y consumo de O_2, la administración de HT origina un aumento del inotropismo y cronotropismo, y un aumento en las demandas de O_2. Sin embargo, no existen estudios controlados que demuestren que la administración de HT exógena sea perjudicial, sino que incluso podría mejorar la sintomatología. Lo prudente es iniciar el tratamiento sustitutivo con dosis bajas, 25 µg, e ir aumentando progresivamente, incrementando a la vez las dosis de los fármacos antianginosos. Los pacientes en los que los síntomas de cardiopatía isquémica empeorasen claramente, serían susceptibles de revascularización antes de iniciar tratamiento con HT exógena. La insuficiencia suprarrenal puede desencadenarse después de iniciar una terapia de sustitución.

Los preparados de HT más utilizados son: 1) levotiroxina: es el de elección, por vida media más larga y conversión periférica continua de T4 a T3; 2) liotironina (T3), vida media más corta, util en la preparación a la cirugía urgente, es más difícil regular el tratamiento.

Evaluación preanestésica, preparación para la cirugía

La mayoría de los pacientes están recibiendo tratamiento hormonal sustitutivo y están eutiroideos en el momento de la cirugía. Estos pacientes no tienen mayor riesgo perioperatorio ni un aumento de morbilidad, y no requieren ningún tratamiento especial salvo continuar con la levotiroxina. Debido a la prolongada vida media del fármaco (7 días), es opcional administrarla en la mañana de la cirugía. Los pacientes que reciben T3 sí deben tomar la dosis habitual debido a su relativa corta vida media (1,5 días).

Los pacientes en situación clínica de coma mixedematoso presentan mayor riesgo de presentar complicaciones perioperatorias. Este riesgo está en relación con la depresión cardiovascular refractaria a la administración de catecolaminas exógenas, la hipotermia, las dificultades de la vía aérea debidas al edema generalizado, la aspiración debido al retraso del vaciamiento gástrico y la depresión del estado mental.

En pacientes con hipotiroidismo leve o subclínico, el tratamiento sustitutivo incrementa sus índices clínicos de función cardíaca, pero ningún estudio ha demostrado que posponer la cirugía para iniciar tratamiento sustitutivo mejore el resultado perioperatorio.

La cirugía electiva en el hipotiroidismo sintomático debe ser pospuesta hasta conseguir el estado eutiroideo, ya que estos pacientes presentan mayor número de complicaciones, que en general son leves. La frecuencia de complicaciones graves es pequeña.

Si la cirugía no puede demorarse debe realizarse el tratamiento del hipotiroidismo con hormona exógena IV.

VI. PROBLEMAS DE VÍA AÉREA

Se ha calculado que la incidencia de dificultad de intubación en cirugía tiroidea es del 6%. Es uno de los posibles problemas que pueden aparecer en los pacientes sometidos a tiroidectomía, sobre todo en aquellos pacientes con bocio.

Debe valorarse la presencia de dificultad respiratoria, que puede ser posicional, o la disfagia como signos de compresión de la vía aérea. Puede ser útil la valoración de la tráquea en la Rx lateral, sin embargo, no se ha podido relacionar la dificultad de intubación con las anomalías detectadas en los estudios de imagen. La TAC es útil en la valoración del bocio retroesternal.

La utilidad de pruebas de función respiratoria es dudosa. En un estudio reciente, las curvas de flujo-volumen demostraron obstrucción del tracto respiratorio superior en un 33% de 153 pacientes con bocio, sin embargo no se encontró correlación entre el tamaño del bocio y el grado de obstrucción.

En algunos casos de bocio retroesternal, se han descrito síndromes de vena cava superior.

VII. AMIODARONA Y FUNCIÓN TIROIDEA

Debemos reconocer la posible alteración funcional tiroidea en pacientes que toman crónicamente amiodarona. La amiodarona es un fármaco antiarrítmico rico en yodo, útil para el tratamiento de arritmias auriculares y ventriculares. Inhibe la conversión periférica de T4 en T3 y la síntesis y liberación de HT.

En 5-25 % de los pacientes desarrollan hipotiroidismo. La mayoría de ellos tienen tiroiditis autoinmune que impide el normal funcionamiento tiroideo después de la sobrecarga de yodo que supone el tratamiento con amiodarona. Estos pacientes deben tratarse con tiroxina y no debe reducirse la dosis de amiodarona.

Entre un 2-10% de los pacientes tratados con amiodarona desarrollan hipertiroidismo. Se trata de pacientes con patología tiroidea previa, bocio nodular endémico o tiroiditis inflamatoria.

En general se acepta que se deben medir TSH y T4 cada dos meses durante el primer año de tratamiento con amiodarona y en intervalos mayores posteriormente.

En pacientes programados para tiroidectomía por carcinoma medular, debe descartarse su asociación con el feocromocitoma.

BIBLIOGRAFÍA

1. Klein I, Ojamaa K. Thyroid hormone and the cardiovascular system. N Engl J Med 2001;344 (7).
2. Stathatos N, Wartofsky L. Perioperative management of patients with hypothyroidism. Endocrinology and Metabolism Clinics of North America 2003;32(2):503-518.
3. Langley R, Burch H. Perioperative Management of the thyrotoxic patient. hypothyroidism. Endocrinology and Metabolism Clinics of North America 2003;32(2):519-534.
4. Farling PA. Thyroid disease. British Journal of Anaesthesia 2000;85(1):15-28.
5. George G, Klee, Ian D Hay. Biochemical testing of thyroid function. Endocrinology and Metabolism Clinics of North America 1997;26(4).

Capítulo 3
Paratiroides y metabolismo del calcio

S. Gago, A. Lorenzo, M. Zaballos

I. INTRODUCCIÓN

Las glándulas paratiroides se sitúan en la parte posterior de la glándula tiroides. Generalmente son cuatro, pero pueden ser más. Las inferiores tienen localización más variable y a veces están en mediastino. Sintetizan parathormona (PTH), polipéptido formado por 84 aminoácidos cuyo papel fundamental es aumentar la concentración de calcio en plasma por tres mecanismos:
1. Incrementando la reabsorción de calcio a nivel del túbulo contorneado distal.
2. Favoreciendo la hidroxilación renal de la vitamina D en 1-25-colecalciferol, que a su vez favorece la absorción de calcio a nivel digestivo.
3. Estimulando la actividad osteoclástica.

Cambios en los niveles plasmáticos de PTH se traducen, 1-3 horas después, en cambios de la calcemia. El calcio es a su vez el principal contrarregulador de la secreción de PTH. La concentración normal de calcio en sangre es de 9-11 mg/dl aunque estas cifras pueden variar según el laboratorio.

II. HIPERPARATIROIDISMO E HIPERCALCEMIA

La causa más frecuente de hipercalcemia es el hiperparatiroidismo primario (80%) cuya etiología suele ser: adenoma solitario (75-85%), múltiple (5%), hiperplasia difusa (10%) o muy raramente carcinoma (1-2%). El hiperparatiroidismo secundario aparece en pacientes con insuficiencia renal crónica, y en estos casos la hiperplasia paratiroidea es consecuencia de una hipocalcemia crónica ligada a la insuficiencia renal. El trasplante suprime habitualmente este estímulo condicionando una involución de la glándula, aunque en ocasiones puede persistir la hipercalcemia con hipercalciuria más de 6 meses, en cuyo caso será necesario el tratamiento quirúrgico. Otras situaciones en las que puede aparecer hipercalcemia son: intoxicación por vitamina D, sarcoidosis, mieloma múltiple, insuficiencia suprarrenal, intoxicación por tiacidas, inmovilizaciones prolongadas, etc.

Clínica

En el hiperparatiroidismo, la hipercalcemia produce escasos síntomas y la enfermedad sigue un curso progresivo y benigno durante años, aunque a veces se manifiesta como una hipercalcemia brusca. En la hipercalcemia secundaria a procesos neoplásicos la sintomatología suele ser más precoz y de mayor gravedad. Los trastornos más frecuentes son:

1. **Renales.** Nefrolitiasis (es el síntoma más frecuente, pudiendo producir obstrucción e infecciones), poliuria, polidipsia, nicturia, tendencia a la deshidratación, y acidosis tubular renal proximal.
2. **Óseas.** Reabsorción ósea (más en el contorno de las falanges y subperióstica), fragilidad dental (por desaparición de la lámina dura de los dientes), osteopenia difusa y progresiva (similar a la osteoporosis), fracturas patológicas y dolores óseos.
3. **Neurológicas.** Letargia y desorientación, hipotonía, coma y calcificaciones cerebrales que pueden causar convulsiones.
4. **Musculares.** Debilidad proximal, fatiga, atrofia e hipotonía.
5. **Gastrointestinales.** Náuseas, vómitos, pancreatitis aguda y ulcus gastroduodenal.
6. **Aparato cardiovascular.** La HTA es el síntoma más frecuente en el hiperparatiroidismo primario aunque también aparece en las formas evolucionadas del hiperparatiroidismo secundario. Se puede asociar a hipertrofia ventricular izquierda concéntrica que afecta sobre todo al septo interventricular. En ocasiones, tanto la hipertensión como la hipertrofia pueden desaparecer o disminuir tras el tratamiento quirúrgico. Otras manifestaciones frecuentes son la insuficiencia cardíaca, arritmias y aquellas derivadas de la presencia de calcificaciones vasculares, miocárdicas y valvulares (afectación mitral y aórtica sobre todo) con síntomas de isquemia coronaria o estenosis valvular. La hipopotasemia y los digitálicos incrementan el riesgo de arritmias.

Habitualmente se determina el calcio total y gran parte de éste circula unido a proteínas plasmáticas (por cada reducción de 1 g/dl de albúmina, la cifra de calcio desciende en 0,8 mg/dl), por tanto es preciso determinar la tasa de proteínas para descartar pseudohipercalcemias debidas al incremento de éstas. En el hiperparatiroidismo además de hipercalcemia existe hipofosfatemia. Ante niveles de calcio superiores a 14 mg/dl debemos descartar metástasis óseas o un adenocarcinoma. El hiperparatiroidismo presenta cifras de PTH elevadas.

Cuando la cifra de calcio es de 11,5 mg/dl, aparecen síntomas gastrointestinales; si llega a 13 mg/dl, aparece afectación renal y calcificaciones ectópicas a nivel del riñón, piel, vasos, etc.; con cifras superiores a 15 mg/dl, la hipercalcemia es grave y de urgente tratamiento. Si la concentración sérica alcanza los 18 mg/dl, aparece coma y parada cardiorrespiratoria.

La gravedad y el pronóstico de una crisis hipercalcémica viene determinada por la clínica, la calcemia, la velocidad de su desarrollo, el estado previo del paciente y por la causa subyacente.

Valoración preoperatoria

Independientemente de las consideraciones anestésicas comunes a cualquier paciente, en la historia anestesiológica se reflejará el diagnóstico de la enfermedad y la patología asociada: insuficiencia renal, fracturas, dolores óseos, así como la presencia o no de las manifestaciones clínicas ya descritas, y la antigüedad de las mismas. En la exploración valoraremos la presencia de signos de deshidratación extracelular sobre todo si el paciente refiere náuseas, vómitos, poliuria o alteraciones del nivel de conciencia.

El hiperparatiroidismo puede asociarse a un cáncer de tiroides, tumor de páncreas o un feocromocitoma cuya valoración preoperatoria se detalla en otros capítulos.

En la analítica debemos prestar especial atención a los iones (la PTH favorece la eliminación renal de potasio y, por tanto, puede existir hipopotasemia y favorecer la aparición de arritmias). Es necesaria la determinación del calcio total, calcio iónico, fósforo, proteínas totales, urea y creatinina (por la posible afectación renal).

Se pueden plantear diferentes situaciones:
1. Hipercalcemia leve (11,5-12 mg/dl), sin afectación renal ni cardiovascular que no necesita ninguna preparación específica.
2. Hipercalcemia moderada (13 mg/dl) con síntomas como: afectación renal y calcificaciones ectópicas en riñón, piel etc. siendo necesaria terapia hipocalcemiante.
3. Hipercalcemia grave (superior a 15 mg/dl), se asocia a signos de deshidratación, trastornos de la conciencia, HTA y acortamiento del QT precisando tratamiento urgente.

En caso de pacientes con insuficiencia renal es necesario descartar patología asociada a la enfermedad. La anamnesis y la exploración son imprescindibles para descartar la presencia de HTA, cardiopatía isquémica o valvular.

Las alteraciones en el ECG están en relación con la hipercalcemia crónica. Se caracterizan por un aplanamiento de la onda T, acortamiento del segmento QT, signos de hipertrofia ventricular izquierda y arritmias ventriculares y supraventriculares.

El ecocardiograma será necesario en caso de signos y/o síntomas de insuficiencia cardíaca o valvular.

En caso de hiperparatiroidismo secundario es necesario dializar al enfermo de forma previa a la intervención.

Algunos autores recomiendan la realización de una laringoscopia indirecta para detectar posibles anomalías en la movilidad de las cuerdas vocales.

Es recomendable la realización de profilaxis de la broncoaspiración.

Manejo preoperatorio de la hipercalcemia grave

Debe aplazarse la cirugía hasta controlar los niveles de calcio. Sólo si la hipercalcemia es incontrolable se planteará el caso como una urgencia quirúrgica. Nuestro objetivo inmediato será bajar el calcio sérico a niveles de seguridad < 14 mg/dl.

1. **Hidratación.** Disminuye la calcemia corrigiendo la hemoconcentración, aumentando la filtración glomerular y disminuyendo la reabsorción tubular de calcio. El objetivo es mantener una diuresis entre 3-5/24 h, mediante la administración de suero salino isotónico (2,5-4 l/24 h). Puede ser necesaria en estos casos la monitorización de la presión venosa central.
2. **Diuréticos.** Se administrarán tras realizar una adecuada expansión de la volemia. Son de elección la furosemida y el ácido etacrínico (las tiacidas aumentan la calcemia). La diuresis superior a 100 ml/min permite una pérdida de calcio en orina de alrededor de 1 g/24 h. Este tratamiento puede ser válido en caso de insuficiencia renal con diuresis conservada pero su eficacia es más limitada. Es necesaria una vigilancia estrecha, reposición de las pérdidas hidroelectrolíticas y control de los niveles de potasio y magnesio.
3. **Hemodiálisis/hemofiltración.** En caso de insuficiencia renal oligoanúrica o insuficiencia cardíaca congestiva. La diálisis peritoneal es menos eficaz.
4. **Tirocalcitonina.** Disminuye la liberación de calcio óseo así como la reabsorción renal. Dosis: 4-8 UI/24 h. Disminuye levemente los niveles de calcio en pocas horas con buena tolerancia para el enfermo. Se deberá asociar a otros tratamientos hipocalcemiantes. El inconveniente más importante es la taquifilaxia.
5. **Bifosfonatos.** Inhiben la reabsorción ósea. El pamidronato disódico se administra en dosis única de 30-90 mg (según calcemia) en una perfusión de 500 ml de suero salino a pasar en 6 horas. Reduce en poco tiempo los niveles de calcio. De elección en hipercalcemias de origen neoplásico. Efectos secundarios: fiebre, hipomagnesemia, tromboflebitis y linfopenia.
6. **Fosfatos.** Por vía IV sólo tienen aplicación en casos de emergencia en la hipercalcemia grave de la insuficiencia renal o cardíaca. Vía oral se utilizan para tratamiento crónico: 3-4 g/24 h.
7. **Plicamicina o mitramicina.** Inhiben la reabsorción ósea. Su principal inconveniente es la toxicidad hepática o medular.
8. **Glucocorticoides.** Sólo son útiles en hipercalcemias secundarias a tumores malignos osteolíticos. Tardan días en hacer efecto.
9. **AINEs.** Eficaces en caso de que la hipercalcemia sea por aumento de la producción de prostaglandinas, como en el cáncer de mama, etc. Se utilizan sobre todo el AAS y la indometacina.

III. HIPOPARATIROIDISMO E HIPOCALCEMIA

El hipoparatiroidismo es la primera causa de hipocalcemia, siendo la etiología más frecuente la cirugía de tiroides y paratiroides. Otras causas de hipoparatiroidismo son:

niveles bajos de PTH por causa no quirúrgica (como la hipomagnesemia), PTH ineficaz (insuficiencia renal, falta de vitamina D, resistencia a la PTH), etc. Además, la hipocalcemia puede ser secundaria a sepsis, transfusiones masivas con sangre citrada, hipoalbuminemia (pseudohipocalcemia), alcalosis y fármacos como la heparina, protamina, etc.

Clínica

Viene determinada por la gravedad de la hipocalcemia (especialmente por el descenso del calcio iónico), siendo los síntomas más frecuentes las parestesias y la hiperexcitabilidad neuromuscular.

1. **Síntomas neuromusculares.** Espasmos musculares, siendo típico el espasmo carpopedal, gesticulación facial, signo de Trousseau (mano en comadrón al aplicar el manguito de presión), signo de Chvostek (espasmo facial al percutir el masetero), puede aparecer tetania, e incluso espasmo laríngeo con insuficiencia respiratoria aguda.
2. **Síntomas neurológicos.** Convulsiones, extrapiramidalismo, pseudotumor cerebral (hipertensión intracraneal y edema de papila).
3. **Síntomas cardiológicos.** Depresión miocárdica, resistencia a digital y arritmias ventriculares. Es importante recordar que la miocardiopatía secundaria al hipoparatiroidismo es refractaria al tratamiento convencional, y sólo responde a la restauración de la normocalcemia. En el ECG es frecuente encontrar alargamiento del intervalo QT, por retraso de la repolarización ventricular.

Valoración preoperatoria

La cifra de calcio iónico (o total) debe normalizarse antes de la intervención. La decisión de tratar o no una hipocalcemia está determinada por la sintomatología y por el riesgo de complicaciones.

1. Medir niveles de calcio iónico, fósforo y magnesio para calcular el déficit y controlar la evolución.
2. Medir el intervalo QT corregido en el ECG preoperatorio. Este valor se debe usar como «monitorización» de la calcemia al controlar uno de los trastornos más peligrosos asociados a la hipocalcemia. Puede aparecer un bloqueo cardíaco 2:1.
3. Recordar las manifestaciones más frecuentes de la hipocalcemia aguda: espasmos musculares con convulsiones e incluso tetania. El tratamiento anticonvulsivante es ineficaz y puede agravar el cuadro espasmódico.
4. La hipocalcemia sintomática se tratará con 200 mg de calcio elemental a pasar en 15 min (gluconato cálcico o cloruro cálcico). Este tratamiento inicial puede seguirse de 500-1.500 mg de calcio elemental por litro en perfusión continua a 100 ml/h, ajustándose según las sucesivas determinaciones de calcio iónico.

BIBLIOGRAFÍA

1. Alleriligen DA, Schoeber J, Houston RE, Mohl VK, Wldman KM. Hyperparathyroidism. Am Fam Physician 1998;57(8):1795-802, 1807-8.
2. Altunbas H, Kermal Balci M, Yazicioglu G, Semiz E, Özbilim G, Karayalçin U. Hypocalcemic cardiomyopathy due to untreated hypoparathyroidism. Horm Res 2003;59:201-204.
3. Ozier Y, Pras-Jude N, Chapnis Y. Anesthèsie-reanimation pour chirurgie des glandes parathyroides. Encycl Med Chir (Paris-France), Anesthésie-reanimation, 36-590-A-50, 1995.
4. Roland E. Anesthesia and postoperative recovery for parathyroid gland surgery. Ann Chir 1999; 53(2):150-61.
5. Sistac Ballarín JM, Guerrero de la Rotta LF, Martínez Salavera T. Anestesia en el paciente con patología de las glándulas paratiroides. En: Enfermedades endocrinas y anestesia endovenosa. Madrid, Ergón SA 2001. p. 121-129.
6. Velázquez D, Gamino R, Reza-Albarrán A, Herrera M. Características clínicas y evolución de la hipercalcemia grave por hiperparatiroidismo primario en pacientes intervenidos quirúrgicamente. Rev Invest Clin 2000;52(6):618-24.

Capítulo 4
Patología corticosuprarrenal. Corticoterapia perioperatoria

A. Yuste, I. Garutti, A. Lorenzo

I. INTRODUCCIÓN

El estrés agudo físico o psicológico *(cirugía,* quemados, trauma severo, hipoglucemia, fiebre, hipotensión, ejercicio, exposición al calor, etc.) produce la activación del eje hipotálamo-hipofiso-suprarrenal (HHS). El incremento de los niveles plasmáticos de ACTH, y secundariamente de cortisol, es el elemento central de los cambios endocrinometabólicos adaptativos que se producen en nuestro organismo, y en el caso del estrés quirúrgico su magnitud guarda relación directa con la extensión y duración de la cirugía.

La producción diaria de cortisol es de 15-20 mg y puede alcanzar los 75-150 mg en el primer día de postoperatorio, y tiende a normalizarse a las 48 horas. El incremento en la producción de cortisol permite una mayor supervivencia al trauma por aumento de la contractilidad cardíaca, gasto cardíaco, sensibilidad a catecolaminas, capacidad de trabajo del músculo esquelético y capacidad de movilizar fuentes de energía a través de la gluconeogénesis, proteólisis y lipólisis.

La insuficiencia suprarrenal aguda perioperatoria tiene afortunadamente una incidencia muy baja, de entre un 1 y 2% de los pacientes con supresión corticosuprarrenal, pero cuando aparece el riesgo de muerte es muy elevado por inestabilidad hemodinámica, fiebre y colapso cardiovascular refractario.

La insuficiencia suprarrenal puede deberse a dos tipos de causas:
I. Trastorno secundario a la toma de corticoides exógenos por diversos motivos y de manera prolongada.
II. Patología primaria del eje HHS: enfermedad con destrucción de la corteza suprarrenal y enfermedades hipotalámicas e hipofisarias.

La administración profiláctica de corticoides a pacientes con riesgo de disfunción del eje HHS es una práctica habitual desde los años 50, cuando se publicaron algunos casos de muerte atribuida a esta causa. Sin embargo, no hay estudios prospectivos y aleatorizados que aporten evidencia sobre su utilidad, ni un régimen óptimo comprobado, y tanto las indicaciones como las dosis son todavía hoy objeto de controversia.

II. INSUFICIENCIA SUPRARRENAL SECUNDARIA A LA TOMA EXÓGENA DE CORTICOIDES. CORTICOIDES PERIOPERATORIOS

Las indicaciones terapéuticas de los corticoides como antiinflamatorios o inmunosupresores son muy numerosas, tanto en procesos agudos como en enfermedades crónicas. Su administración exógena prolongada induce supresión y atrofia de la corteza suprarrenal por inhibición de la liberación de la hormona hipofisaria ACTH. La ACTH no sólo induce la síntesis y liberación de cortisol, sino que tiene efectos tróficos sobre la glándula y es imprescindible para su normal funcionamiento; por eso, en ausencia de esta hormona, la corteza suprarrenal no puede responder de forma adecuada a los diferentes estímulos fisiológicos que debieran ocasionar incrementos en los niveles de cortisol como respuesta fisiológica al estrés.

Valoración preoperatoria

Además de documentar correctamente la enfermedad de base que establece la indicación de la terapia corticoidea, debe explicarse la repercusión clínica de dicho tratamiento, que en los casos graves puede deparar un síndrome de Cushing yatrógeno.

Las causas de este síndrome son:
- Síndrome de Cushing exógeno o yatrógeno. Es la más frecuente en la práctica y a ella dedicaremos fundamentalmente nuestra atención.
- Síndrome de Cushing endógeno, que comprende tres trastornos patogénicos distintos: a) el síndrome de Cushing hipofisario o enfermedad de Cushing, b) el síndrome de Cushing suprarrenal (adenoma, carcinoma) y c) el producido por secreción ectópica de ACTH en diversos tumores (carcinoma microcítico de pulmón, tumores de los islotes pancreáticos, tumores carcinoides, carcinoma medular de tiroides y feocromocitoma).

No todos los pacientes en tratamiento esteroideo tienen disfunción del eje HHS, y no se ha podido establecer con claridad qué dosis o cuánto tiempo de tratamiento se requiere para ello. Tampoco se sabe cuánto tiempo tarda en recuperarse la función tras suspender el tratamiento corticoideo, estimándose que puede tardar 12 meses o más.

Las situaciones en las cuales se debe asumir que un paciente tiene una supresión de la función del eje HHS incluyen:
- Aquellos que han recibido más de 20 mg de prednisona diaria durante un período de tiempo superior a tres semanas en el año previo a la cirugía.
- Aquellos que presentan un síndrome de Cushing, con cualquier dosis de corticoides que hayan tomado.

Estos pacientes no necesitarían ningún test para evaluar la funcionalidad del eje HHS y deben ser tratados asumiendo que tienen la función suprarrenal suprimida.

Una categoría diferente intermedia incluye a pacientes que han tomado más de 5 mg/día de prednisona pero menos de 20 mg /día por más de 3 semanas en el año previo. En esta situación se podría realizar un test de respuesta de la glándula suprarrenal antes de la cirugía, si el tiempo lo permite, para determinar la necesidad de administrar dosis de estrés de esteroides en el perioperatorio en base a criterios objetivos, reduciendo los riesgos inherentes a la utilización innecesaria de corticoides a dosis altas. Para ello existen diversas pruebas de laboratorio:

a. Cortisol plamático basal y excreción urinaria de cortisol libre. Tiene escaso valor diagnóstico y nulo como predictor de la capacidad de respuesta.
b. Cortisol plasmático en situación de estrés agudo. Sólo tiene utilidad una vez iniciado el trauma quirúrgico. Valores superiores a 21 µg/dl permiten excluir el diagnóstico de disfunción suprarrenal perioperatoria.
c. Prueba de estimulación con polipéptido sintético similar a la ACTH. Es la más utilizada para valorar la función adrenocortical, por ser confortable para el paciente, segura y económica.
   Diferentes protocolos están disponibles, usando dosis de 250 µg o bien de 1 µg de ACTH sintético y midiendo la respuesta del cortisol plasmático tras la inyección. Tras inyección de 250 µg se consideran adecuados niveles de cortisol al menos 20 µg/dl. Los criterios que requieren un mínimo aumento en el cortisol plasmático son inválidos porque pacientes que tienen previamente niveles altos de cortisol basal por diversos motivos pueden ser incapaces de incrementar su secreción. Este test utilizando 250 µg tiene algunas limitaciones, pues se trata de un estímulo suprafisiológico pudiendo ocasionar falsas respuestas normales (falsos negativos); por ello, los expertos señalan la conveniencia de reemplazar el test de estimulación con 250 µg por el de 1 µg para el cribaje de supresión suprarrenal, considerándose normal una respuesta de al menos 18 µg/dl de cortisol plasmático.
d. Medición de niveles de cortisol plasmático durante hipoglucemia inducida por insulina. Es la prueba de mayor sensibilidad. La administración de 0,1-0,15 UI/kg de insulina a pacientes en ayunas induce neuroglucopenia y estimula el eje HHS, determinando los niveles plasmáticos de cortisol y de glucosa durante los primeros 90 minutos. Se considera que la respuesta del eje HHS es insuficiente cuando persiste la hipoglucemia sintomática y los niveles máximos de cortisol plasmático alcanzados son inferiores a 18 µg/dl. Es la prueba patrón para el diagnóstico de insuficiencia suprarrenal, pero puede resultar peligrosa y es más costosa, por lo que no se realiza en la práctica habitual.

En la actualidad todas ellas se utilizan como pruebas diagnósticas en endocrinología, y como método de investigación clínica en anestesia, pero no se ha incorporado a la práctica asistencial rutinaria para la valoración preoperatoria de estos pacientes por no satisfacer criterios de eficacia, seguridad, simplicidad y costo.

Se considera como un subgrupo especial, de menor riesgo, aquellos pacientes que reciben corticoides de forma tópica (inhalación, intranasal, transdérmico o por enemas), como por ejemplo en asma, EPOC y dermopatías. En estos casos, los efectos sistémicos son menores y es rara la insuficiencia suprarrenal aguda y el síndrome de Cushing (aunque están descritos y los endocrinólogos lo ven a veces en sus consultas).

Síndrome de Cushing

Diagnóstico clínico. Estos pacientes suelen tener un fenotipo característico presente hasta en el 97% de los casos. Presentan obesidad central por distribución de la grasa en el tronco y la cara (cara de luna llena), disminución de la masa y debilidad muscular, fragilidad cutánea que da lugar a equimosis y estrías rojo-vinosas, acné e hirsutismo. Además existe retención hidrosalina e HTA, inmunodeficiencia, osteopenia intensa, disminución de la tolerancia a la glucosa y alteraciones psíquicas.

Datos de laboratorio. Las alteraciones más relevantes son: neutrofilia, linfopenia, hiperglucemia y alcalosis metabólica hipopotasémica por el leve efecto mineralcorticoide de los glucocorticoides.

En la historia clínica deben reflejarse en todo caso: el motivo de la indicación de tratamiento corticoideo y la evolución de la enfermedad de base, la dosis diaria, la forma de administración, la duración del tratamiento y el tiempo transcurrido desde que éste se interrumpió. Las pruebas complementarias preoperatorias deben incluir: hemograma, recuento leucocitario diferencial, glucemia, pH e ionograma.

Actuaciones preoperatorias

1. La suspensión preoperatoria del tratamiento esteroideo para llevar a cabo la intervención quirúrgica no debe aconsejarse, y cuando el paciente ha terminado un tratamiento de este tipo se considera que el riesgo de insuficiencia suprarrenal aguda en el perioperatorio tras la suspensión se prolonga aproximadamente un año, a pesar de que el grado de supresión del eje HHS es impredecible.
2. Control de glucemia: en caso de diabetes manifiesta, se controlará la glucemia antes de la cirugía con antidiabéticos orales o con insulina.
3. Control de la HTA y de las alteraciones del equilibrio hidroelectrolítico, sobre todo la depleción de potasio que puede controlarse con espironolactona, diurético antagonista de la aldosterona y ahorrador de potasio, con lo que además tratamos la retención hidrosalina. Si con esto no se resuelve la pérdida de potasio, pueden administrarse suplementos directamente.
4. Considerar un mayor riesgo de sangrado por la fragilidad capilar (disponibilidad de sangre cruzada).
5. Considerar la osteopenia y el riesgo de fracturas patológicas y escaras durante la colocación del paciente en la mesa de quirófano.
6. Considerar la posibilidad de intubación difícil por la obesidad centrípeta y la posible dificultad de accesos venosos.

7. Necesidad de protección gástrica. Si el paciente sigue un tratamiento crónico con corticoides lo más probable es que tome un protector de la mucosa gástrica. Preoperatoriamente es aconsejable añadir al tratamiento un anti-H2 inhibidor de la secreción ácida (ranitidina 50-100 mg iv/6 h).
8. *Las pautas sustitutivas de glucocorticoides en pacientes considerados de riesgo son muy variadas.* Existen recientes estudios y revisiones bibliográficas que recomiendan pautas muy contradictorias: en cirugía mayor, administración de 100 mg de hidrocortisona en la inducción y después cada 8 horas durante 24 horas e ir reduciendo paulatinamente en 5 días, o bien adoptar la simple medida de mantener las dosis habituales que el paciente venga tomando hasta ese momento. No existe suficiente evidencia de que dosis suprafisiológicas de corticoides durante el perioperatorio aporten ventajas en relación al mantenimiento de las dosis habituales, sobre todo teniendo en cuenta los potenciales efectos secundarios (hiperglucemia, HTA, sangrado digestivo, mala cicatrización de las heridas, inmunosupresión, alteraciones hidroelectrolíticas, etc.). Es necesario resaltar que, de todas maneras, una dosis alta de corticoides en el perioperatorio no se ha podido relacionar con incremento de la incidencia de efectos adversos.

Por tanto, *las consideraciones generales más importantes en pacientes en tratamiento corticoideo actual o reciente por cualquier causa son:*
1. No dar una dosis inferior de corticoides a la que tomaba el paciente previamente.
2. Ante la posibilidad de una insuficiencia suprarrenal aguda perioperatoria, lo más seguro es tratar al paciente con dosis elevadas de hidrocortisona (Actocortina®); conviene tener en cuenta que si el tratamiento sustitutivo durante la cirugía fuera insuficiente el paciente podría morir, pero si se dan dosis muy elevadas de cortisol en tan escaso período de tiempo, el riesgo es mínimo.
3. El shock en pacientes con una insuficiencia suprarrenal puede ser un shock séptico o hipovolémico, por lo que ante este tipo de situaciones es importante un correcto diagnóstico diferencial.

En general, el uso de corticoides perioperatorios no se limita a los casos de insuficiencia suprarrenal, sino que tiene más indicaciones, como la demostrada reducción de la incidencia de náuseas y vómitos postoperatorios con 8-10 mg de dexametasona en la inducción, asociada o no con ondasertrón, pauta muy utilizada en cirugía ambulatoria. También existen estudios que sugieren el beneficio de estos fármacos en la disminución de la respuesta inflamatoria sistémica asociada al estrés quirúrgico (p. ej., administrando metilprednisolona 250-500 mg antes de la inducción) lo que mejoraría la evolución postoperatoria, pero no existe suficiente evidencia para este supuesto.

III. INSUFICIENCIA SUPRARRENAL POR PATOLOGÍA DE LA HIPÓFISIS, HIPOTÁLAMO O GLÁNDULA SUPRARRENAL

La insuficiencia suprarrenal puede dividirse en dos categorías:

TABLA I. Comparación de la potencia de los glucocorticoides					
Corticoide	Nombre comercial	Potencia relativa	Dosis equivalente (IV)	Potencia mineral-corticoide	Potencia gluco-corticoide
Cortisol (hidrocortisona)	Actocortina®	1	20 mg	1	1
Prednisona	Dacortín®	4	5 mg	0,8	4
Metilprednisolona	Urbasón® Solumoderin®	5	4 mg	0,5	5
Prednisolona		4	5 mg	0,8	4
Triamcinolona		5	4 mg	0	5
Dexametasona	Decadrán® Fortecortín®	30	0,75 mg	0	25
Betametasona	Celestone®	25	0,60 mg	0	25

1. Enfermedad que destruye el 90% de la suprarrenal de causa idiopática autoinmune (enfermedad de Addison), TBC, infección en paciente VIH, hemorragia, etc. En este caso iría asociado un hipoaldosteronismo porque también está limitada la secreción de aldosterona, mineralcorticoide encargado de la reabsorción de agua y sodio a nivel tubular renal, a la vez que excreta iones H^+ y K^+.
2. Insuficiencia relacionada con hiposecreción primaria de ACTH (tumores hipofisarios con hipopituitarismo, destrucción hipofisaria de cualquier etiología, craneofaringioma, etc.). No existiría en este caso un déficit mineralcorticoide.

Diagnóstico

Clínico. Las manifestaciones más frecuentes son astenia progresiva (99%), pérdida de peso (97%), alteraciones gastrointestinales como anorexia, náuseas, vómitos (90%) y dolor abdominal; hiperpigmentación cutáneo-mucosa en la enfermedad de Addison (98%). Hasta en un 87% de estos pacientes podemos encontrar cifras de TA sistólica por debajo de 110 mmHg (hipotensión arterial). Además puede aparecer hipovolemia e hiperpotasemia severas, e incluso shock hipovolémico; todo junto a una intolerancia al estrés, de modo que una infección o una cirugía pueden precipitar una crisis suprarrenal aguda que se manifiesta por hipotensión e inestabilidad hemodinámica.

Hallazgos analíticos. Hiponatremia, acidosis metabólica hiperpotasémica (por déficit de aldosterona) e hipoglucemia, anemia normocítica, linfocitosis y eosinofilia. A veces encontramos hipercalcemia.

Hallazgos electrocardiográficos. Alargamiento PR y QT.

Valoración preoperatoria

Es imprescindible el informe de endocrinología y asegurar la adecuada cumplimentación del tratamiento sustitutivo. Debe utilizarse la tabla de equivalencias en caso de que sea aconsejable modificar la vía de administración, o el corticoide utilizado.

Actuaciones preoperatorias

1. Ante la sospecha de insuficiencia suprarrenal no tratada: posponer la cirugía programada y efectuar una interconsulta a endocrinología.
2. Control de la hipovolemia, hiperpotasemia e hiponatremia y demás alteraciones hidroelectrolíticas.
3. En caso de pacientes diabéticos, tener en cuenta su hipersensibilidad a la insulina, de modo que suelen necesitar menos dosis para mantener glucemias adecuadas.
4. Administrar terapia sustitutiva. El corticoide más utilizado es la hidrocortisona por tener igual potencia mineralcorticoide y glucocorticoide, ambas similar a la del cortisol.

BIBLIOGRAFÍA

1. Tasch, Mark D. Corticosteroids and anesthesia. Current opinion in anaesthesiology. 2002;15:377-381.
2. Serge A. Jabbour, MD. Steroids and the surgical patient. Medical Clinics of North America. September 2001. p. 1311-1317.
3. Carl J Brown, MD, W. Donald buie. Perioperative stress dose steroids: Do they make a diference? . American college of surgeons. June, 2001. p. 678-686.
4. William Pender J, Lawrence V. Basso. Diseases of the Endocrine System. Katz J."Anaesthesia and uncommon diseases. 2ª ed. 1981.
5. Tasch M. Endocrine diseases. En: Stoelting RK, Dierdorf SF. Anaesthesia and Coexisting Diseases. 1983.
6. Breivik H. Perianesthetic management of patients with Endocrine Diseases. Acta Anaesthesiol Scand 1996;40:1004-15.
7. Nicholson G, Burrin JM, Hall GM. Peri-operative steroid supplementation. Anaesthesia 1998;53:1091-1104.
8. Mark S Cooper, MD, Paul M Stewart, M.D. Corticosteroid Insufficiency in Acutely Ill Patients. N Engl J Med 2003;348:727-34.
9. Coursin DB, Wood KE. Corticosteroid supplementation for adrenal insufficiency. JAMA 2002;287:236-40.
10. Henriques HF 3rd, Lebovic D. Defining and focusing perioperative steroid supplementation. Am Surg 1995;61:809-13.

Capítulo 5
Tumores neuroendocrinos

P. Cruz, A. Bardina, A. Ferrando

I. INTRODUCCIÓN

El sistema APUD *(amino-precursor-uptake-decarboxilation)* es un conjunto de células derivadas de la cresta neural que posteriormente emigran a distintas localizaciones. Contienen gránulos capaces de captar precursores de aminas: 5-hidroxitriptófano y dopa y proceder a su decarboxilación con la producción subsiguiente de aminas biógenas: adrenalina (AD), noradrenalina (NA), dopamina (DA) y serotonina (5HT). Estas células también sintetizan y secretan hormonas peptídicas mediante un mecanismo diferente. La proliferación neoplásica de las células APUD origina los APUDOMAS. Existen varios tipos (Tabla I): nos centraremos en el *feocromocitoma, el paraganglioma y el tumor carcinoide*, debido a las importantes consideraciones que implica su manejo perioperatorio relacionadas con la secreción neuroendocrina del tumor.

II. FEOCROMOCITOMA

El feocromocitoma es un apudoma que sintetiza, almacena y secreta catecolaminas (CA). Su incidencia es baja: 1-2/100.000 adultos/año y su prevalencia en la población hipertensa es del 0,1-0,5% de todos los hipertensos. Se presenta en ambos sexos entre la 3ª y la 5ª décadas de la vida. Se le puede considerar como el «tumor del 10%»:
- La incidencia en la infancia es del 10% (con mayor frecuencia extraadrenales y bilaterales: 75%, con predominio en los varones: 70%).
- El 10% son malignos.
- El 10% son familiares (formando parte de los MEN o asociado a otras patologías como esclerosis tuberosa, enfermedad de Von-Hipple-Lindau, etc.).
- El 10% son bilaterales.
- El 10% son extraadrenales.

TABLA I. Tumores del sistema APUD			
	Célula	Tumor	Secreción
Tiroides	Células «C»	Ca. medular de tiroides	Calcitonina
SNC	Glía y neuroblastos	Neuroblastoma Ganglioneuroblastoma *Paraganglioma* Quemodectoma	Catecolaminas, 5HT, cininas
Páncreas	C. de los islotes	Gastrinoma Insulinoma Vipoma Glucagonoma Somatostatinoma, otros	Gastrina Insulina VIP Glucagón Somatostatina
T. digestivo	C. de Kulchistsky	*T. carcinoide*	5HT
Piel	Melanocitos	Melanoma	
M. suprarrenal	C. neuroendocrinas	*Feocromocitoma*	AD, NA, DA
Pulmón	C. neuroendocrinas	T. carcinoide Ca de c. pequeñas	5HT ACTH y otros

*Secreción fundamental

En lo referente a la localización, el 85-90% de los feocromocitomas son solitarios localizados en las glándulas suprarrenales, generalmente en la derecha. Cuando estos tumores son extraadrenales se les denomina paragangliomas. En cuanto a la secreción:
- La mayoría (85%) secretan mayor cantidad de NA que de A y presentan importantes alteraciones en el tono vascular.
- El 15% secretan más A que NA y cursan con mayor incidencia de arritmias.
- Excepcionalmente secretan exclusiva o predominantemente dopamina.

Además de CA pueden segregar gran variedad de péptidos, como somatostatina, calcitonina, encefalinas, oxitocina, parathormona, péptido intestinal vasoactivo, etc.

Clínica y diagnóstico

Las manifestaciones clínicas del feocromocitoma son debidas principalmente a los efectos fisiológicos de la liberación de catecolaminas, entre ellos hay que citar:
1. **HTA** (90%). Es la manifestación clínica más frecuente.
2. **Crisis o paroxismos hipertensivos** (30%). Varían en cuanto a duración, frecuencia e intensidad. Se suelen acompañar de la tríada característica de cefalea, sudora-

TABLA II. Factores desencadenantes de crisis hipertensivas en el feocromocitoma	
Fármacos	Ejercicio
Antidepresivos tricíclicos	Cirugía
Antidopaminérgicos	Anestesia
Naloxona	Parto
Histamina	Presión abdominal
Tiramina	Micción, defecación
Guanetidina	Palpación del tumor
Glucagón	Movimientos violentos
ACTH	Elevación de pesas
Citostáticos	
Saralasina	
Fenotiazinas	

ción y taquicardia. Existen una serie de factores que las pueden desencadenar (Tabla II).
3. **Hipotensión arterial.** Generalmente hipotensión ortostática.
4. **Otras manifestaciones cardiovasculares.** Arritmias cardíacas, edema agudo de pulmón, cardiomiopatía: hipertrófica, isquémica o miocarditis catecolaminérgica.
5. **Manifestaciones cerebrales.** iInfarto, hemorragia, encefalopatía hipertensiva, etc.
6. **Alteraciones endocrino-metabólicas.** Intolerancia a los hidratos de carbono (hasta en un 50%) como consecuencia de la glucogenólisis y alteración de la liberación de insulina por las células pancreáticas, hipercalcemia, diarrea/estreñimiento, alcalosis hipopotasémica: por producción ectópica da ACTH, acidosis láctica.
7. **Otras.** Aumento del hematócrito, astenia, hematuria, dolor toracoabdominal, colelitiasis, hipertermia, manifestaciones clínicas de las enfermedades asociadas, etc.

Diagnóstico
La importancia del diagnóstico temprano del feocromocitoma se basa en que el tratamiento precoz del mismo mediante cirugía, cura la HTA en el 90% de los casos. El diagnóstico se establece en función de la *anamnesis y exploración física* del paciente y en *las determinaciones bioquímicas:* las CA en plasma y orina de 24 horas, sus metabolitos en orina de 24 horas y la *determinación de metanefrinas y normetanefrinas en sangre que actualmente se considera como el test bioquímico de mayor sensibilidad para el diagnóstico de feocromocitoma* (Tabla III). Las determinaciones hormonales deben realizarse en condiciones adecuadas: ayuno mínimo de 8 horas, reposo en decúbito supino durante 30 minutos, recoger orina de 24 horas con medición de creatinina sérica, y suprimiendo los fármacos y alimentos que modifican la concentración de catecolaminas.

| TABLA III. Valores normales de catecolaminas y sus metabolitos en orina ||||
Orina	NOR	FEOC
NA + A	<150 mg	>1,5-2 veces más
MET	< 1,3 mg	> 1,5-2 veces más
AVM	< 7-1 mg	> 1,5-2 veces más

Otras técnicas diagnósticas son las *pruebas farmacológicas* de estimulación (con glucagón) y de supresión (con clonidina) que hoy en día se utilizan menos debido a sus efectos secundarios. Entre las *pruebas de imagen* para su localización, la primera que se realiza es el TAC (con una sensibilidad del 90% para localización adrenal) y como 2º escalón, la gammagrafía con metaiodobencilguanidina (MIBG) con una especificidad del 95%.

Preparación preoperatoria

En los últimos años, el avance en las técnicas de diagnóstico y en el manejo médico y anestésico ha producido una disminución de la morbimortalidad quirúrgica de los pacientes con feocromocitoma. Antes de proceder a la extirpación quirúrgica del tumor se debe establecer un tratamiento médico preoperatorio adecuado para evitar complicaciones en el curso de la intervención y en el postoperatorio. Aunque ningún estudio randomizado ha demostrado el valor de la preparación preoperatoria, se ha considerado como la principal causa de la disminución de la morbimortalidad perioperatoria, de un 45% en los años 50 a un 0,3% en los 90. Recientemente, los avances en la técnica anestésica, en la monitorización y la disponibilidad de fármacos de rápida acción para corregir los repentinos cambios hemodinámicos ha puesto en discusión si el α-bloqueo es siempre necesario previo a la cirugía, obteniéndose resultados excelentes sin preparación específica.

El tratamiento médico preoperatorio pretende conseguir el bloqueo de los efectos adversos de las CA y así evitar las principales complicaciones, como son ICC, IAM, disritmias y hemorragia cerebral. Estas medidas preoperatorias deben realizarse de forma individualizada tanto previo a la cirugía como antes de toda exploración invasiva que se realice a estos pacientes. Desde la consulta preanestésica lo que se va a intentar es valorar la repercusión clínica en los diferentes órganos y aparatos de la secreción de CA para optimizar al paciente para la cirugía y administrar la medicación preoperatoria adecuada para preparar al paciente, mediante el control farmacológico de la TA y de la frecuencia cardíaca (FC).

A. Control de la tensión arterial

El objetivo es prevenir el efecto presor de las CA, las cuales disminuyen el volumen circulante y aumentan las resistencias vasculares. Entre los fármacos utilizados destacan:

TABLA IV. Diferencias entre fenoxibenzamina y prazosín		
	Fenoxibenzamina	**Prazosín**
Mecanismo de acción	Antagonista no competitivo alfa1 postsináptico y alfa2 presináptico	Antagonista competitivo alfa1
Duración	24 horas	2-4 horas
Dosis	Inicialmente 10 mg/12h hasta 60-120 mg/día	2-12 mg/día
Ventajas	Larga duración	Hipotensión postoperatoria de menor duración No taquicardia refleja
Desventajas	Hipotensión postural Taquicardia refleja Hipotensión p.o prolongada Somnolencia postoperatoria	Hipotensión arterial severa inicial Síncopes Debido a su corta vida media se debe administrar hasta la noche antes de la cirugía

a. **Alfa bloqueantes.** Indicados siempre y cuando la TA *sea superior a 200/130, con HTA paroxística frecuentes no controladas y hematocrito mayor del 50%*. Los más utilizados son la *fenoxibenzamina y el prazosín* (Tabla IV). Cuando se comparan estas dos drogas ambas son igual de eficaces en el control de la TA en pacientes con feocromocitoma. Más recientemente se ha demostrado la eficacia de otros dos α_1-bloqueantes: doxazosina de vida media larga (1-16 mg/día) y terazosín de vida media corta (1-20 mg por la noche).

Según Roizen (1983) los criterios de un adecuado tratamiento α-bloqueante son:
- PA < 160/90 mmHg en las 24 horas previas a la cirugía.
- Hipotensión ortostática con valores > 80/45 mmHg en bipedestación.
- No alteraciones en el ECG del segmento ST ni de la onda T durante al menos una semana antes.
- No más de un extrasístole ventricular cada 5 minutos.

La mayoría de los autores recomiendan empezar la terapia α-bloqueante al menos *10-14 días antes de la cirugía,* aunque actualmente también se ha demostrado su eficacia con sólo 4-7 días antes.

b. **Otros antihipertensivos.** Los *antagonistas del calcio* también han sido utilizados para el control de la TA preoperatoriamente; fundamentalmente, la nifedipina o nicardipina a dosis de 30-60 mg/día durante 10 días antes de la cirugía, o el diltiacem a 120-240 mg/día teniendo precaución en pacientes beta-bloqueados. La *alfa-metiltirosina,* un inhibidor de la tirosina-hidroxilasa queda reservado a pacientes con metástasis, en pacientes en los que está contraindicado la cirugía y requieren una terapia de largo

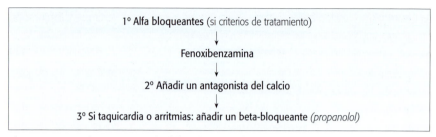

Figura 1. Preparación preoperatoria del paciente con feocromocitoma.

plazo. Los *IECAS o inhibidores de la angiotensina II* en general han demostrado poca eficacia y su capacidad para eliminar la hipertrofia de ventrículo izquierdo no es de mucho valor, ya que es la retirada del estímulo hipertensivo (NA) tras la cirugía lo que hace que el corazón recupere su función normal.

B. Control de la frecuencia cardíaca

El control preoperatorio de la FC se suele realizar con *beta-bloqueantes,* que se administrarán *después* de haber establecido el bloqueo alfa, y *no antes,* ya que podrían precipitar una crisis hipertensiva o fallo cardíaco. Están indicados en *pacientes con taquicardia persistente o con arritmias cardíacas que pueden exacerbarse con el bloqueo alfa o en caso de isquemia miocárdica.* Su uso debe ser muy cuidadoso en pacientes con historia previa de miocardiopatía catecolamínica ya que podría precipitar ICC refractaria al tratamiento, hipotensión y parada cardíaca por asistolia. Los fármacos más utilizados son:
- Propranolol: 30 mg/día VO aumentando la dosis hasta 80-120 mg/día.
- Atenolol (100 mg/día), bisoprolol (10-20 mg/día): son cardioselectivos y están más indicados en pacientes BNCO.
- Labetalol: alfa-beta-bloqueante; generalmente como medicación de 2ª línea; la dosis es de 100 mg/6 h hasta un máximo de 800-1.600 mg/día. Hay que utilizarlo con precaución ya que puede provocar crisis HTA con edema agudo de pulmón porque su efecto beta-bloqueante es superior al alfa-bloqueante.
- Carvedilol: alfa-beta-bloqueante, se ha utilizado a dosis de 12,5-50 mg/día.

En la figura 1 se indica el tratamiento escalonado recomendado en pacientes con feocromocitoma.

Valoración preanestésica

1. Realizar una historia **clínica completa.** Se debe valorar la sintomatología descrita con anterioridad. Valoración cardiológica: el efecto más importante del feocromocitoma en el corazón es el desarrollo de una cardiomiopatía hipertrófica por lo que hay que valorar la clase funcional del paciente. Valoración de otras alteraciones en-

docrinas asociadas: hiperparatiroidismo, carcinoma medular de tiroides. Exploración física completa. Medicación que toma el paciente.
2. Informe sobre tipo de secreción tumoral: AD, NA, DA, otras.
3. Valorar la **TA** y la **FC** que presenta el enfermo en el ingreso y previo al mismo.
4. **ECG.** Es frecuente encontrar alteraciones como QRS ancho o prolongación del QT, arritmias como taquicardia, extrasístoles, síndrome de Wolff-Parkinson-White, bloqueos de rama; hipertrofia de ventrículo izquierdo; signos de isquemia miocárdica. Muchas de estas alteraciones se normalizan después de la cirugía.
5. **Bioquímica.** Valores de glucemia (descartar la existencia de hiperglucemia que requiera control farmacológico previo a la cirugía), calcio, parámetros de función renal, etc.
6. **Hemograma.** Hematocrito basal. Un hematocrito > 45% indica una reducción significativa del volumen circulante, su valor mejora con el bloqueo alfa de forma que las determinaciones seriadas nos informan de la eficacia del tratamiento. La mayoría de los autores son partidarios de dejar la reposición de la volemia para el momento de la inducción anestésica bajo monitorización hemodinámica.
7. Estudios realizados para el **diagnóstico del tumor:** pruebas de imagen, determinaciones bioquímicas, etc.

Premedicación

Los pacientes que presentan un feocromocitoma y que van a ser intervenidos deben continuar con la *medicación alfa y beta-bloqueante;* aunque en pacientes que están tratados con fenoxibenzamina, como se puede producir una hipotensión prolongada tras la extirpación del tumor, se puede disminuir la última dosis a la mitad o 2/3 partes de la dosis habitual, o administrar la última dosis 12 horas antes de la cirugía.

Entre la medicación preoperatoria que se puede administrar hay que citar:
1. **Benzodiacepinas:** *diacepam, midazolam* administrados tanto la noche antes de la cirugía como en las horas previas para prevenir la ansiedad.
2. **Anticolinérgicos:** la *atropina* no debe ser administrada porque tiene efecto estimulante central y potencia los efectos de las CA. Se prefiere la *escopolamina* ya que produce pocos efectos sobre la frecuencia cardíaca y, sin embargo, tiene un importante efecto sedante.
3. Si se va a realizar una adrenalectomía bilateral, los pacientes requieren **reposición de corticoides.** Existen muchas pautas aceptadas, una de ellas sería *metilprednisolona 40 mg/8h IV* el día de la cirugía, continuando con una pauta descendente en el postoperatorio.

III. TUMOR CARCINOIDE

Es un tumor derivado de las células neuroendocrinas caracterizado por la secreción a la circulación sistémica de 5HT; aunque también pueden liberar otras hormonas o péptidos como corticotropina, GH, histamina, sustancia P, dopamina, calicreínas,

TABLA V. Clínica del síndrome carcinoide según la sustancia secretada	
Serotonina	Cininas
Diarreas	Crisis de rubor
Fibrosis endocárdica	Hipotensión
Valvulopatías	
Insuficiencia tricuspídea	Palpitaciones
Síntomas carenciales	
Hipoproteinemia	Broncoespasmo
Pelagra	
Fibrosis retroperitoneal y mesentérica	Edemas maleolares
Obstrucción intestinal	
Sangrado	Alteraciones electrolíticas
Trastornos de la personalidad	
Taquicardia, hipertensión e hiperglucemia	Contracciones musculares

prostaglandinas, etc. Su incidencia es baja, 1-2 casos/100.000 habitantes/año. El 95% están localizados en el tubo digestivo sobre todo en el apéndice y recto, aunque pueden estar en cualquier tejido que derive de la cresta neural (timo, páncreas, gónadas, pulmón-bronquios, etc.). Un porcentaje muy bajo (3-5%) producen clínica de *síndrome carcinoide*.

Clínica y diagnóstico

La sintomatología de los tumores carcinoides depende de su localización, tamaño y actividad endocrina. La clínica debida a la secreción sistémica de aminas y neuropéptidos se denomina síndrome carcinoide, y la presentan los tumores de localización digestiva con metástasis hepática o aquellos localizados primitivamente en el pulmón.

1. Síndrome carcinoide. Por la secreción sistémica de diversas sustancias neuroendocrinas (Tabla V). La tríada clásica se caracteriza por:
- Diarrea: es el síntoma más frecuente aunque no siempre es por secreción endocrina, sino también por factores locales como la hipermotilidad gastrointestinal.
- Rubefacción: se produce con una frecuencia del 60-75%. Se localiza fundamentalmente en cara, cuello y parte superior del tórax.
- Valvulopatía: en el 45-60% de los pacientes con síndrome carcinoide se produce afectación valvular, sobre todo de la tricúspide en forma de insuficiencia tricuspídea, y con menos frecuencia a la pulmonar. Esto puede desencadenar IC derecha que se considera como la principal causa de muerte del síndrome carcinoide. También se ha descrito pericarditis constrictiva y metástasis carcinoides cardíacas.

2. Otras. Se puede producir crisis asmática, pelagra, hipotensión, HTA, arritmias, etc.

3. Por su localización. Gastritis, anemia perniciosa (carcinoide gástrico), obstrucción intestinal, angina intestinal (carcinoide intestinal), atelectasias, dolor torácico, neumonía recurrente (carcinoide pulmonar).

Para el diagnóstico de los tumores carcinoides se utiliza la endoscopia, ecografía, TAC, etc. En el caso de sospechar por la clínica que son tumores funcionantes, la prueba de mayor fiabilidad es la *cuantificación en orina del ácido 5-hidroxiindolacético (5-HIAA)*, metabolito de la serotonina, que tiene una especificidad cercana al 100%.

En los pacientes con aumento del 5-HIAA u otras sustancias neuroendocrinas el tratamiento de elección es el *octreótide*, un análogo de la somatostatina con una vida media más prolongada. El octreótide inhibe la secreción tumoral de sustancias y disminuye los síntomas como la hipotensión, el broncoespasmo y la rubefacción. La dosis utilizada suele ser de 100-200 µg/sc/8 h. Para las crisis de hipertensión se utiliza la *ketanserina*, que es un antagonista de los receptores de la 5HT y los alfa-1-adrenérgicos. Se ha utilizado también otro inhibidor de la serotonina, el *ondasentrón*, para aliviar los síntomas. La cuantificación en orina del 5-HIAA es útil para valorar la respuesta al tratamiento descrito y el grado de actividad secretora del tumor.

Valoración y preparación preoperatoria

En los pacientes que van a ser intervenidos de un tumor carcinoide lo más importante es realizar un tratamiento preventivo para evitar que durante la cirugía se desarrolle una crisis carcinoide.

1. Anamnesis y exploración. Investigar si tiene sintomatología endocrina y tipo de secreción que presenta. Historia de HTA, hipotensión, rubefacción, diarreas, descartar la existencia o no de broncoespasmo, frecuencia de aparición y factores desencadenantes, descartar clínica de afectación valvular (auscultación, clínica de IC derecha, clase funcional).

2. Corregir las alteraciones hidroelectrolíticas y nutricionales. En caso de diarrea valorar especialmente grado de hidratación e ionograma (Na, K, Cl). Como tratamiento se ha utilizado loperamida (casos leves) o antagonistas de la serotonina como ketanserina o metisergida.

3. Valoración cardiopulmonar:
- ECG: es inespecífico, pueden aparecer trastornos de la repolarización, bajo voltaje y en pacientes en tratamiento con ketanserina alargamiento del QT con riesgo de «torsade de pointes».
- Ecocardiograma: en todos los pacientes para descartar la afectación valvular incluso en ausencia de síntomas cardíacos.
- RX de tórax.
- PFR: en pacientes con historia de broncoespasmo.

La valoración de la función pulmonar en casos de carcinoide pulmonar debe ser la misma que la que se realiza para cualquier otro tipo de neoplasia pulmonar.

4. Pruebas de coagulación para valorar la función hepática sobretodo si existen metástasis hepáticas.

5. Glucemia. Hacer controles frecuentes si tratamiento con octeótride ya que produce disminución de la absorción de glucosa y de la secreción de insulina.

6. Determinación de 5-HIAA en orina para valorar la actividad secretora del tumor y la respuesta al tratamiento médico: niveles >200 µg/orina de 24 h indica mayor riesgo de crisis carcinoide. Los niveles elevados se han correlacionado con la presencia de afectación cardíaca, y en el caso del carcinoide pulmonar puede indicar la presencia de metástasis lo cual podría modificar el tratamiento quirúrgico.

Como durante la inducción anestésica, así como durante la cirugía, se puede producir una crisis carcinoide se recomienda la siguiente preparación de los pacientes:

- Mantener buen estado de hidratación previo a la cirugía corrigiendo las alteraciones en los niveles de Na, K y Cl.
- Continuar con el tratamiento que tenga el paciente hasta el día de la cirugía.
- Premedicación con ansiolíticos para evitar el desencadenamiento de una crisis carcinoide por estrés.
- Tratamiento profiláctico con antihistamínicos: el día anterior a la cirugía por la noche una cucharada de polaramine y 300 mg de ranitidina VO y una hora antes de la cirugía una ampolla IV de polaramine y 50 mg de ranitidina.
- Octeótride (Sandostatin): administrar 100-150 µg SC/8 h 24 h antes de la cirugía o 300-500 µg SC 1 hora antes si no lo está tomando.
- Si tratamiento previo con corticoides, administrar un suplemento previo a la inducción anestésica.
- Si antecedentes de crisis de broncoespasmo se administrarán metilxantinas y corticoides evitando los β-adrenérgicos que podrían producir exacerbación de la enfermedad.

IV. PARAGANGLIOMAS

Son tumores que derivan de las células de la cresta neural y que migran en asociación con las células del sistema autonómico siendo su localización muy variable, desde la región pélvica hasta el cuello: hilio hepático, mesenterio, vejiga, oído, fosa yugular, bifurcación carotídea, trayecto del nervio vago y mediastino. Son más frecuentes en mujeres (2/1) y generalmente son únicos y benignos, aunque se han descrito tumores bilaterales y malignos.

Clínica y diagnóstico

Las manifestaciones clínicas que producen dependen de su localización y afectación de estructuras vecinas y de la secreción de sustancias. Por su localización pueden afectar al oído (alteración de la audición, dolor pulsátil), lesión de pares craneales (disfagia, disfonía), síndromes compresivos a nivel del cuello y mediastino, etc. Con poca frecuencia son secretores de sustancias: pueden producir CA (1-5% de estos tumores), comportándose clínicamente como un feocromocitoma (más frecuentemente los localizados en relación con la cadena simpática aórtica: tumores glómicos), o secretar 5HT y cininas dando el denominado «síndrome carcinoide-like». Para el diagnóstico de la localización y el tamaño del tumor se utilizan el TAC y la RM. Con frecuencia se realiza una arteriografía, para conocer el grado de vascularización y la posibilidad de embolización prequirúrgica que facilita su extirpación.

Valoración y preparación preoperatoria

1. Descartar que el tumor sea productor de CA o 5HT, tanto para la cirugía como para la embolización. Para descartar la producción de CA se mide en orina el ácido vanilmandélico y para la serotonina el 5HIAA.
2. Si el tumor es productor de alguna de las sustancias se debe realizar una preparación preoperatoria, como se describió al hablar del feocromocitoma y del tumor carcinoide.
3. En los paragangliomas que afectan a cabeza y cuello se realizará una exploración de los pares craneales por si estuvieran alterados.

BIBLIOGRAFÍA

1. Hull CJ. Phaechromocytoma: diagnosis, preoperative preparation and anaesthetic management. Br J Anaesth 1986;58:1453-1468.
2. Mora A, Cortés C, Pérez D, Ballvé M, Miranda A, Coll I y Cabarrocas E. Feocromocitoma: revisión del tratamiento preoperatorio y técnica anestésica en 14 pacientes. Rev Esp Anestesiol Reanim 1990;37:23-27.
3. Kulke MH, Mayer RJ. Medical Progress: Carcinoid Tumors. NEJM 1999;34:858-868.
4. Ferrando A, Rodríguez Fraile JR, Bermejo L, De Miguel A, Aristegui M, Hervías M, Quiros P. Tumor glómico yugular: manejo perioperatorio. Rev Esp Anestesiol Reanim 1996;43:371-374.
5. Kinney MA, Narr BJ, Warner MA. Perioperative management of pheochromocytoma. J Cardiothorac and Vasc Anesth 2002;16(3):359-369.
6. Prys-Roberts C. Pheochromicytoma: recent progress in its management. Br J Anaesth 2000;85(1):44-57.
7. Kulke MH, Mayer RJ. Carcinoid tumors. NEJM 1999;340(11):858-868.
8. Tavernier B, Lecler J. Anesthésie-réanimation dans la chirurgie des surrénales. En Encycl Méd Chir, Anesthésie-Réanimation 2003;36-590-A-70.
9. Dierdorf FS. Carcinoid tumor and carcinoid syndrome. C Opin in Anaesthesiol 2003;16:343-347.
10. Zaballos M, Gago S, Jiménez de la Fuente C. Anestesia en el síndrome carcinoide. En: JM Sistac Ballarin (ed). Enfermedades endocrinas y anestesia endovenosa. Madrid 2001. p. 169-179.

Capítulo 6
Diabetes mellitus

M. Barranco, J. Hortal, J.M. Barrio

La diabetes mellitus (DM) es la patología endocrinológica más frecuente en los pacientes que van a ser intervenidos quirúrgicamente. Se calcula que uno de cada dos pacientes diabéticos va a requerir cirugía, y que, en el estudio preoperatorio, en uno de cada cuatro se descubrirá que es diabético. La presencia de las complicaciones diabéticas a largo plazo (retinopatía, neuropatía periférica, nefropatía y cardiopatía) supone un notable incremento en la morbimortalidad perioperatoria.

En la reunión de la «Asociación Americana de Diabetes» celebrada en 1997, el comité de expertos modificó los criterios diagnósticos de diabetes. Según dichos criterios para el *diagnóstico de diabetes* se precisa al menos una de las siguientes condiciones:

1. Glucemia basal plasmática en ayunas mayor o igual a 126 mg/dl, en al menos dos ocasiones. No debe ingerirse aporte calórico en un mínimo de 8 horas previas a la extracción de la analítica.
2. Presentar una glucemia al azar mayor o igual a 200 mg/dl en al menos dos ocasiones, o en una ocasión cuando se acompañe de síntomas cardinales de diabetes (polidipsia, polifagia, poliuria, pérdida de peso).
3. Glucemia a las dos horas de una sobrecarga oral con 75 g de glucosa mayor o igual a 200 mg/dl.

El primer criterio es el preferido para el diagnóstico y el de mayor interés para el despistage de esta patología en las consultas preoperatorias (cirugía o anestesia).

El déficit de insulina y la resistencia a la misma son los defectos metabólicos básicos de la DM. La insulina tiene un potente efecto anabolizante, estimulando la glucogénesis, lipogénesis y la síntesis proteica, así como efectos anticatabólicos, inhibiendo la glucogenólisis, gluconeogénesis, lipólisis y proteólisis; por otro lado, la cirugía y la anestesia estimulan la secreción de catecolaminas (principalmente epinefrina), ACTH, cor-

tisol, GH y glucagón (hormonas contrarreguladoras con efectos catabólicos). En pacientes no diabéticos, el incremento de estas hormonas tiene dos consecuencias:
1. Se estimula la gluconeogénesis hepática y renal aumentando los precursores de la producción de glucosa como son el lactato, piruvato, alanina y glutamina en estos órganos.
2. La resistencia a la insulina desarrollada en el músculo y tejido adiposo resulta en una disminución de las demandas de glucosa.

Por estos motivos existe una tendencia al desarrollo de hiperglucemia no compensada por la secreción de insulina. Por otro lado, lipólisis y cetogénesis son mucho más sensibles a los efectos inhibitorios de los niveles elevados de insulina que el transporte y la producción endógena de glucosa.

En los pacientes diabéticos se produce una hiperglucemia más marcada, debido a la resistencia y falta de secreción de insulina. Este estado insulinopénico favorece la lipogénesis y formación de cuerpos cetónicos, ácidos grasos libres y glicerol, pudiendo desarrollarse situaciones de cetoacidosis, que durante la anestesia y en ausencia de elementos de valoración de la conciencia pueden llegar a ocasionar daño cerebral irreversible.

Aunque existe controversia en la literatura sobre si la DM aumenta por sí sola la morbimortalidad perioperatoria, lo que sí es cierto es que estos pacientes asocian en su gran mayoría patología orgánica de magnitud variable derivada de su endocrinopatía, lo que predispone al desarrollo de complicaciones metabólicas, cardiovasculares, renales e infecciosas fundamentalmente.

I. EVALUACIÓN PREOPERATORIA

Anamnesis

Para el manejo perioperatorio del paciente diabético a la hora de tomar una decisión a cerca del plan anestésico y el régimen para el control de la glicemia a seguir, debemos historiar al paciente con el fin de conocer:
- Tipo de DM; régimen terapéutico (insulina: tipo, dosis y pauta de administración *vs* hipoglucemiantes orales: tipo, dosis), así como antecedentes de complicaciones agudas: cetoacidosis, coma hiperosmolar e hipoglicemias.
- Control metabólico preoperatorio: evaluado por la concentración de hemoglobina glicosilada, la cual predice el control de las glucemias promedio en los últimos tres meses; ideal entre 5 y 7%. Una concentración plasmática persistentemente elevada se correlacciona con el desarrollo de microangiopatía.
- Tipo de cirugía: electiva o emergente; diagnóstico quirúrgico; duración estimada: menor(< 30 min), intermedia (30-120 min), larga (>120 min).
- Las *complicaciones sistémicas* de la DM pueden manifestarse como macroangiopatía (enf. arterial coronaria, enf. cerebrovascular, enf. vascular periférica), microan-

TABLA I. Complicaciones a largo plazo. Manifestaciones clínicas de la diabetes mellitus	
A. Afectación macroangiopática	
1. Enfermedad arterial coronaria	Infarto de miocardio
	Angina
	Insuficiencia cardíaca
2. Enfermedad cerebrovascular	Accidentes isquémicos cerebrales
3. Enfermedad vascular periférica	Lesiones tróficas en extremidades
	Gangrena
	Claudicación intermitente
	Impotencia orgánica
B. Afectación microangiopática	
1. Retinopatía	Disminución de agudeza visual
	Hemorragias vítreas
	Desprendimiento de retina
	Ceguera súbita
2. Nefropatía	Microalbuminuria
	Macroalbuminuria
	Insuficiencia renal
C. Afectación del sistema nervioso	
1. Neuropatía autonómica	Hipotensión ortostática
	Taquicardia basal
	Saciedad temprana
	Ausencia de sudoración
	Impotencia
	Diarrea
	Muerte súbita
2. Neuropatía sensitiva	Acorchamiento
	Parestesias
	Hiperestesias
	Dolor (pseudotabes)

giopatía (retinopatía, nefropatía) y trastornos del sistema nervioso (neuropatía autonómica, neuropatía periférica). Las complicaciones microvasculares predominan en la DMID, mientras que las complicaciones macrovasculares son más comunes en la DMNID (Tabla I).

Manifestaciones cardiovasculares

Debe prestarse especial atención a la presencia de HTA, cardiopatía isquémica o daño cerebral. Una exploración básica del sistema cardiovascular y del sistema vascular periférico es necesaria para el diagnóstico de enfermedad macrovascular. El grado en que el corazón está afectado por una DM de larga evolución puede ser dificil de determinar clínicamente, y más cuando los síntomas de insuficiencia cadíaca o angina pueden estar ocultos bajo una disminución de la actividad por la enfermedad de base o ser clínicamente silentes por afectación neuropática concomitante. Es importante, por tanto, la realización de una historia clínica detallada que nos dé idea de la reserva funcional del paciente y nos oriente ante la necesidad de solicitar pruebas diagnósticas más específicas, como un ecocardiograma o una coronariografía. La incidencia de HTA (29-54%) entre los diabéticos puede estar relaccionada con la afectación del gasto cardíaco por la neuropatía autonómica, arterioesclerosis de la vasculatura periférica o un anormal manejo del sodio en este tipo de pacientes.

Manifestaciones neurovegetativas

La neuropatía autonómica (NA) está presente en un 20-40%, lo que tiene como consecuencia una mayor labilidad hemodinámica y empeoramiento de los barorreflejos; puede manifestarse como hipotensión ortostática, taquicardia en reposo, ausencia de variación en la frecuencia cardíaca con las respiraciones profundas, gastroparesia (vómitos, diarrea, distensión abdominal), atonía vesical, impotencia, arritmias cardíacas, alteraciones en la regulación de la respiración (lo que hace a estos pacientes más sensibles a los efectos depresores respiratorios de los anestésicos), hipoglucemia asintomática y muerte súbita. El control de la TA y FC es deficiente en el paciente diabético con neuropatía autonómica, se intenta mediante el uso de test no invasivos identificar a los pacientes con riesgo lo cual es lioso y prolonga el estudio preoperatorio, ya que no existe ningún test que nos cuantifique el grado de NA. Esta disautonomía también nos produce un retraso en el vaciamiento gástrico, la gastroparesia afecta hasta un 20-30% de los pacientes diabéticos, por lo que serían recomendables períodos de ayuno más prolongados y el uso de gastrocinéticos. Una vez que la NA se instaura el pronóstico de estos pacientes es malo con una mortalidad que supera el 50% a los 5 años.

Es frecuente la presencia de neuropatía sensitiva.

Nefropatía diabética

Muchos anestésicos y sus metabolitos son excretados por los riñones, lo cual nos obliga a investigar la presencia de nefropatía diabética y cuantificar la disfunción renal. La medida de la creatinina sérica nos da idea del filtrado glomerular. La microalbuminuria es un signo precoz de desarrollo de nefropatía diabética.

Manifestaciones osteoarticulares

Aproximadamente un 30-40% de los pacientes con DMID muestran una movilidad articular limitada, que se manifiesta inicialmente en las pequeñas articulaciones de los dedos y las manos; una imposibilidad de aproximar las superficies palmares de las articulaciones interfalángicas (signo del predicador o test palmar) se correlacciona con la presencia del sindrome de rigidez articular. La articulación atlanto-occipital puede verse afectada lo que dificulta la laringoscopia para la IOT. Parece que la glicosilación de las proteínas tisulares como consecuencia de hiperglucemias mantenidas es la responsable de este síndrome.

Pruebas complementarias

La mayoría de los exámenes de laboratorio nos sirven para confirmar alteraciones que ya se han puesto de manifiesto a través de la anamnesis y la exploración física.

1. En todos los pacientes se determina: hemograma, ECG, radiografía de tórax, bioquímica y determinación de electrólitos y pruebas de coagulación.
2. Además, en estos pacientes es conveniente realizar:
   - Determinaciones de hemoglobina glicosilada (Hb A1c). Nos da idea del control glucémico del paciente en los últimos tres meses, control aconsejable en los casos de cirugía menor y obligado en cirugía mayor. Los valores normales oscilan entre el 5-7%, si supera el 9% el paciente debería ser visto por su endocrino para optimizar su control metabólico.
   - BM-Test en la consulta así como en el momento de ir a quirófano, atención a variaciones de nivel dependientes del método de muestreo, recordar que la glucosa en sangre total presenta valores 10-15% menores que en plasma.
   - Análisis de orina para la detección de proteinuria y eventualmente microalbuminuria, así como sedimento de orina ya que las infecciones del tracto urinario pueden verse exacerbadas en estos pacientes.
3. Dependiendo de la historia clínica del paciente:
   - Ecocardiograma, coronariografía, ventriculografía, test de esfuerzo, etc., ante la sospecha de IC o cardiopatía isquémica. Es importante recordar que la arteriopatía coronaria puede manifestarse en gente joven o de forma atípica en este tipo de pacientes; por tanto se aconseja que a todo paciente diabético, aún asintomático que lleve una vida sedentaria, sobre todo si asocia otros factores de riesgo cardiovascular como hipertensión arterial, hiperlipemia, tabaco o historia familiar de cardipatía isquémica se le debería realizar una prueba de estrés. Es más, en todo paciente con DM de larga evolución debería considerarse el uso de β-bloqueantes perioperatoriamente, dados sus efectos cardioprotectores (ver Parte VI, capítulo 10).
   - Pruebas más específicas de función renal.
   - Test para la detección de neuropatía autonómica (Ver Parte II, capítulo 6). En pacientes con hallazgos clínicos sugerentes de disfunción autonómica se deberían realizar las siguientes pruebas diagnósticas:
     A. Sistema nervioso parasimpático:
       – Arritmia sinusal respiratoria en reposo y tras respiración forzada*.

TABLA II. Pautas de control de la glucemia en función de las características de la diabetes y de los tipos de cirugía

		Intervención	
		Cirugía corta y/o menor	Cirugía larga y/o mayor
DMNID	Buen control	Mantener ADO excepto biguanidas	Pasar a insulinoterapia IV en perfusión continua
	Mal control	Pasar a insulinoterapia IV en perfusión continua Aporte de glucosa IV al 5%	
DMID	Buen control	Mantener insulinoterapia subcutánea Aporte de glucosa al 5% IV	Aporte de glucosa al 5% IV
	Mal control	Pasar a insulinoterapia IV en perfusión continua Aporte de glucosa al 5% IV	

- Valsalva indice* y ratio*.

B. Sistema nervioso simpático:
- Test de estrés postural*.
- Test presor de frío.
- Valsalva fase III y IV.
- Realizar presión con la mano.

Con la aplicación de estos test* como técnica de *screening* para determinar aquellos pacientes con mayor probabilidad de hacer hipotensiones intraoperatorias tenemos una sensibilidad del 100% (no falsos negativos) y una especificidad del 54% (46% de falsos positivos) cuando existen de 2 a 4 respuestas deficientes en los test señalados.

II. MANEJO PREOPERATORIO DE PACIENTES DIABÉTICOS EN CIRUGÍA PROGRAMADA (Tabla II)

Los objetivos en el manejo del paciente diabético son principalmente:
- Mantener cifras de glucemia entre 100-180 mg/dl, con un estricto control en intervenciones como *bypass* aortocoronario, cirujías en las que se interrumpa el flujo sanguíneo cerebral y en obstetricia.
- Evitar las hipoglucemias.
- Evitar el catabolismo proteico y la cetosis, aportando una carga de glucosa de al menos 150 g/día.

Como norma general estos pacientes deberán ser intervenidos a primera hora de la mañana.

Diabetes mellitus

DMNID

Pacientes con un buen control de su glucemia (glucemia en ayunas < 140 mg/dl)

Cirugía menor
- Si el paciente está tratado sólo con dieta, el manejo será el mismo que para pacientes no diabéticos.
- Si está tomando antidiabéticos orales, las biguanidas (metformina) deben ser suspendidas 48-72 horas antes de la intervención, mientras que las sulfonilureas se suspenden la misma mañana de la cirugía si son de acción corta, la noche antes si son de acción intermedia y 24-48 horas antes si son de larga duración. Desde el comienzo del período de ayuno se aconseja la administración de soluciones de glucosa al 5% a 125 ml/h (aporte de 150 g de hidratos de carbono en 3 litros para 24 h); si la carga hídrica está limitada por la patología del paciente se administra glucosa al 10% (60 ml/h = 150 g hidratos en 1,5 l para 24 h). Esta perfusión se mantendrá hasta el inicio de la tolerancia oral. En caso de necesitar perfusiones accesorias no utilizar soluciones glucosadas ni conteniendo lactato, sólo suero fisiológico. Se debe realizar una glucemia capilar antes de la cirugía.

Cirugía mayor
Se tratan igual que los pacientes mal controlados.

Pacientes mal controlados (glucemia en ayunas > 140 mg/dl a pesar del tratamiento)

Deben ser ingresados el día anterior a la cirugía. Se suspenden los antidiabéticos orales y se instaura una perfusión de insulina IV (0,8-1 UI/h) adaptando el ritmo de infusión en función de las glucemias; podemos comenzar con bolos iniciales de 5 UI, no se aconseja superar las 10 UI en bolo, para mantener glucemias en torno a 120 mg/dl.

Del mismo modo, el aporte glucosado debe instaurarse desde el inicio del período de ayuno hasta que comience la tolerancia oral y el resto de los aportes de líquido se harán con suero fisiológico.

Las infusiones de insulina y de glucosa pueden provocar hipopotasemia. Si no existe compromiso de la función renal, se añadirán 20-40 mEq de ClK en cada litro de solución glucosada.

DMID
A. En el caso de pacientes bien controlados y programados para una intervención quirúrgica menor podemos mantener su pauta de insulina subcutánea habitual y proceder al aporte de glucosa en el ayuno.

TABLA III. ADO de uso habitual		
	Duración efecto hipoglucémico	Metabolismo
Sulfonilureas:		
1ª Generación:		
Tolbutamida	6-10 h	Hepático
Acetohexamida (DIAMOX, EDEMOX)	12-18 h	Hepático y renal
Tolazamida	16-24 h	Hepático
Clorpropamida (DIABINESE)	24-72 h	Renal
2ª Generación:		
Glyburide	18-24 h	Hepático y renal
Glipicide (GLIBENESE, MINODIAB)	16-24 h	Hepático y renal
Glibenclamida (DAONIL, EUGLUCON, NORGLICEN)	>24 h	Hepático y renal
Gliclacida (DIAMICRON)	>24h	Hepático y renal
Biguanidas		
Metformina		

B. En el caso de paciente mal controlado, incluso para cirugía menor, o si se trata de una cirugía mayor o prolongada, suspender la insulinoterapia la tarde anterior:
- Si la inyección habitual de insulina retard es por la noche, suspenderla e iniciar perfusión de insulina IV 1 UI/h.
- Si es de insulina rápida, administrarla y reemplazar la inyección matinal de insulina retard por insulina IV 1,25 UI/h.
- En todos los casos se administra en Y suero glucosado al 5% según la pauta descrita anteriormente.

III. MONITORIZACIÓN DE LA GLUCEMIA

La glucemia plasmática debe ser medida cada 2-4 horas la noche previa a la cirugía y después de forma horaria o c/2 horas hasta el procedimiento quirúrgico. La perfusión continua de insulina debe iniciarse como mínimo 2 h antes de la cirugía para permitir la estabilización de las glucemias antes de entrar a quirófano.

Durante el intraoperatorio y postoperatorio inmediato deben hacerse glucemias horarias o incluso cada 30 min en procedimientos cardiovasculares. Después son suficientes mediciones c/2-4 h hasta volver a la pauta de tratamiento previa del paciente.

Estaría indicada la medición de cuerpos cetónicos en orina en pacientes diabéticos tipo I con hiperglucemias persistentes por encima de 250 mg/dl.

IV. MANEJO EN SITUACIONES ESPECIALES

Cirugía urgente

Afortunadamente en pocas ocasiones se requiere cirugía emergente. En la mayoría de los casos la ciugía puede esperar el tiempo suficiente para hidratar al paciente, corregir las alteraciones electrolíticas e iniciar una perfusión continua de insulina IV. Si el paciente presenta una hiperglucemia significativa (> 250 mg/dl) debemos excluir el diagnóstico de cetoacidosis diabética a través del cálculo del anión gap, gasometría arterial y detección de cuerpos cetónicos en sangre y orina. De confirmarse dicho diagnóstico hidrataremos al paciente con suero salino e iniciaremos insulinoterapia (bolo 0,1 mg/kg + 0,1 mg/kg/h en perfusión continua). Debemos corregir los niveles plasmáticos de potasio, magnesio y fosfato c/2 horas. Tras corregir la acidosis y cuando la glucemia sea < 250 mg/dl, iniciaremos la perfusión habitual de glucosa y procederemos a la intervención quirúrgica.

Cirugía ambulatoria

Puede realizarse en pacientes diabéticos insulino o no insulinodependientes para intervenciones de cirugía menor siempre que el paciente esté bien controlado. La inyección de insulina o la toma de una sulfonilurea hipoglucemiante se hará por la mañana, preferentemente en el lugar de la intervención, siguiendo el horario habitual. El desayuno será reemplazado por el aporte glicídico IV de sustistución hasta la tolerancia oral.

La cirugía debe ser programada a primera hora de la mañana.

La presencia de hiperglucemia importante (> 250 mg/dl) o vómitos contraindica el alta hospitalaria.

Si el paciente tomaba biguanidas se suspenden 48 h antes de la cirugía y se reinician al día siguiente de la misma.

En el caso de extracciones dentarias no es preciso tomar ninguna de estas medidas.

BIBLIOGRAFÍA

1. Glister BC. Endocrinol Metab Clin N Am 2003;32:411-436.
2. Carnevali P. Manejo perioperatorio de la Diabetes Mellitus. Anestesiólogo net 2001;06:c100-105.
3. Brogard JM. Diabéte et anesthésie: prise du diabétique en période opératorie. Ann Fr Anesth Réanim 1995;14:523-531.
4. Burgos LG. Increased intraoperative cardiovascular mobidity in diabetics with autonomic neuropathy. Anesthesiology 1989;70: 591-97.
5. McConaghy P. Perioperative management of diabetes melitus. Br J Anaesth 1994;73(6):866-7.
6. Jorgensen BG. Anaesthetic implications of long term diabetic complications. Acta Anesthesiol Scand 1995;39:560-62.

Capítulo 7
Evaluación preoperatoria del paciente obeso mórbido y superobeso programado para cirugía bariátrica

M. Avellanal, R. de Diego

La obesidad mórbida constituye un problema médico de primer orden: disminuye de forma clara la esperanza de vida y multiplica la morbilidad con el consiguiente coste sociosanitario. Si bien en los países mediterráneos la incidencia de obesidad mórbida suele oscilar entre el 6-8% de la población, en países como Estados Unidos la incidencia alcanza en algunos estudios el 25-30% de la población adulta. Lo más preocupante estriba en el aumento progresivo de la obesidad en los últimos años. Así, en Estados Unidos, durante la década de los 90, la cifra de obesos mórbidos entre la población menor de 30 años pasó del 12 al 19%.

DEFINICIÓN

Los criterios para definir los grados de obesidad son múltiples, pero el más empleado en la actualidad es el índice de masa corporal (IMC) *(Body Mass Index = IMC)* expresado como peso (kg)/altura (m²). Los límites se establecen por consenso y pueden encontrarse pequeñas variaciones según autores y matizaciones en función del sexo. Las cifras más aceptadas actualmente aparecen en la tabla I.

CIRUGÍA BARIÁTRICA

La indicación de cirugía del aparato digestivo para tratamiento de la obesidad se limita a pacientes con obesidad mórbida (IMC $>$ 35 kg/m²) que han fracasado previamente en su intento de adelgazar con regímenes hipocalóricos médicamente controlados. En nuestro medio son propuestos por un especialista en Endocrinología y Nutrición, previo estudio hormonal y valoración psicológica. Algunos autores limitan la indicación a pacientes con IMC $>$ 40 kg/m².

Las técnicas quirúrgicas son muy variadas, pudiendo clasificarse en malabsortivas, restrictivas y mixtas, pudiendo realizarse éstas, a su vez, con abordaje abierto o, más re-

TABLA I. Grados de obesidad en función del índice de masa corporal (IMC)

Obesidad	IMC > 28 kg/m²
Obesidad mórbida	IMC > 35 kg/m²
Superobesidad	IMC > 55 kg/m²
Megaobesidad	IMC > 70 kg/m²

TABLA II. Trastornos asociados a la obesidad

Enfermedad coronaria
HTA
Hipertensión pulmonar
Insuficiencia cardíaca
Diabetes mellitus
Dislipemia
Trastornos vesiculares
Artrosis
Apnea del sueño
Insuficiencia respiratoria
Trastornos psicológicos

cientemente, laparoscópico: gastroplastia vertical, *banding* gástrico, *by-pass* gástrico, derivación biliopancreática, Scopinaro modificado, etc. En la actualidad las más empleadas en nuestro medio son las técnicas mixtas de reducción gástrica y *by-pass* intestinal. La indicación de extirpación simultánea de la vesícula biliar sigue siendo tema de controversia.

VALORACIÓN PREOPERATORIA

Cuanto mayor sean el grado de obesidad (IMC) del paciente y la edad, mayor será el riesgo de presentar patología asociada (Tabla II) y de que ésta sea más grave. La mortalidad anestésico-quirúrgica hasta el primer mes varía de unas series a otras, pudiendo oscilar entre 0,3-0,5% en grupos con cierta experiencia, si bien puede ser significativamente mayor en grandes obesidades. Es decir, *a mayor IMC mayor riesgo anestésico-quirúrgico.*

Junto a estos trastornos que siempre se deben estudiar preoperatoriamente, existen problemas específicamente anestésicos a tener en cuenta:

Intubación difícil. El 13% de los pacientes con obesidad mórbida presentan intubación difícil. En estos casos los índices de valoración habituales: Mallampati, distancia tiromentoniana, apertura bucal, movilidad cervical, etc., no tienen gran valor predictivo. Si a ello se une la dificultad práctica para la ventilación manual con mascarilla facial y el riesgo de aspiración, la situación puede ser francamente comprometida. Debe considerarse siempre como una intubación difícil, especialmente en los casos con limitada apertura bucal, y advertir al paciente de la posibilidad de requerir intubación despierto con fibrobroncoscopio. Es aconsejable igualmente disponer de laringoscopios especiales (McCoy y de mango corto) ante posibles dificultades para la inserción y movilización de la pala.

Contenido ácido gástrico. Es sobradamente conocido que la obesidad se asocia a un especial enlentecimiento del vaciado gástrico, con secreción ácida aumentada. De forma que es normal encontrar contenidos gástricos de 25 a 75 cc y pH muy ácido pese a ayunos de 8 h. Algunos autores recomiendan prolongar el ayuno preoperatorio al menos a 12 h. Se debe pautar profilaxis con ranitidina 50 mg IV y metoclopramida 10 mg IV una hora antes de la cirugía, y realizar secuencia de intubación rápida con inspiraciones máximas de oxígeno al 100% para incrementar la capacidad residual funcional y la tolerancia a la apnea.

Tromboembolismo pulmonar. Se consideran pacientes con alto riesgo de trombosis venosa profunda y enfermedad tromboembólica. Valorar los signos de insuficiencia venosa, recomendar medias elásticas y pautar profilaxis con heparina de bajo peso molecular. El momento de iniciarla y la dosis siguen siendo motivo de controversia, aunque la mayoría de los autores recomiendan iniciarla 1-2 horas antes de la cirugía o al menos coincidiendo con el inicio de la misma, lo que puede interferir con la realización de una técnica epidural combinada, con dosis de 30-40 mg de enoxaparina o equivalente cada 12 horas.

Canalización venosa. Los accesos vasculares suelen ser difíciles y, en ocasiones, muy limitados. Una valoración previa puede servir para no inutilizarlos dejando su canalización en manos inexpertas o empleándolos para simples analíticas.

Pruebas complementarias

Además de los aspectos reseñados, que deben observarse en la anamnesis y exploración física, la evaluación preoperatoria del paciente con obesidad mórbida o superobesidad debe incluir las siguientes pruebas complementarias:
- Estudio del sueño: valorar la existencia de un síndrome de apnea obstructiva del sueño y su gravedad, necesidad de CPAP nocturna, etc.
- Pruebas funcionales respiratorias y gasometría arterial: las pruebas funcionales respiratorias suelen ser normales, salvo en casos de grandes obesidades que cursan con el típico patrón mixto de predominio restrictivo. Algunos autores recomiendan la realización de las mismas en diversos grados de decúbito supino. En la práctica, la mayoría presentan simplemente cierto grado de hipoxemia relativa comparados con la población de su misma edad.

- Analítica sistemática: atención a los signos indirectos de hipercoagulabilidad, como la poliglobulia, diabetes ignoradas, disfunción hepática, etc.
- ECG.
- Rx de tórax.
- Ecocardiograma: indicado en pacientes obesos mórbidos mayores que asocien cualquiera de las siguientes circunstancias: mayores de 40 años, HTA, apnea del sueño, signos electrocardiográficos de hipertrofia ventricular izquierda o cardiomegalia valorada por Rx de tórax.

ASPECTOS CONCRETOS

Insistir en la necesidad absoluta de dejar de fumar al menos 3 semanas antes de la cirugía. En un paciente obeso mórbido fumador importante, el no abandono del hábito tabáquico puede suponer un incremento del riesgo anestésico-quirúrgico muy importante: mayor incidencia de catarros de vías altas, hiperreactividad bronquial con dificultad de ventilación durante la cirugía, aumento de atelectasias y neumonías postquirúrgicas, y riesgo de evisceración en cirugía abierta por esfuerzos tusígenos. El mantenimiento del hábito de fumar puede obligar a suspender la intervención en el último momento, y esto se debe comunicar al paciente ofreciéndole todo el soporte que requiera para abandonar el tabaco: ansiolíticos, sustitutos de nicotina, etc.

Síndrome de Pickwick (hipercarbia, hipoxemia, hipersomnolencia, policitemia e hipertensión pulmonar). Extremar la valoración preoperatoria ante la sospecha de este cuadro, ya que presentan una alta incidencia de fallo biventricular asociado y se han descrito muertes súbitas por fibrilación ventricular durante la inducción anestésica.

Alergia primaveral. En pacientes con alergia primaveral, aunque leve y sin componente asmático asociado conocido, intentar programarlos, si es posible, fuera del período primaveral.

FÁRMACOS ANTIOBESIDAD

Los más empleados actualmente son el orlistat *(Xenical)* y la sibutramina *(Reductil)*. Apenas existen estudios sobre sus interacciones con fármacos anestésicos, pero conviene conocer al menos sus efectos secundarios y contraindicaciones.

El orlistat *(Xenical)* limita la digestión y absorción de grasas en el tubo digestivo bloqueando las lipasas. Los pacientes suelen referir aumento del meteorismo y otros pequeños trastornos gastrointestinales. Puede disminuir los niveles séricos de vitaminas liposolubles (A, D, E y K) y potenciar el efecto de los anticoagulantes orales.

La sibutramina *(Reductil)* es un inhibidor de la recaptación de noradrenalina, serotonina y dopamina, causando simultáneamente anorexia y aumento de la sensación de saciedad una vez que se empieza a comer. Produce sequedad de boca, insomnio, anorexia y estreñimiento. También induce aumentos de la tensión sistólica y diastólica, así como de la frecuencia cardíaca dosis dependiente. Está contraindicado en pacientes con cardiopatía isquémica, hipertiroidismo e hipertensión arterial mal controlada. En cualquier caso, requiere controles periódicos de tensión arterial y frecuencia cardíaca.

BIBLIOGRAFÍA

1. Ogunnaike BO, Jones SB, Jones DB, Provost D, Whitten CW. Anesthetic considerations for bariatric surgery. Anesth Analg 2002;95:1793-1805.
2. Fisher BL, Schauer P. Medical and surgical options in the treatment of severe obesity. Am J Surg 2002;184:9S-16S.
3. Adams JP, Murphy PG. Obesity in anaesthesia and intensive care. Br J Anaesth 2000;85:91-108.

Capítulo 8
Porfirias

A. Bardina, C. Fernández, M. Ruiz

I. INTRODUCCIÓN

Las porfirias son trastornos hereditarios o adquiridos de enzimas específicas que intervienen en la biosíntesis del grupo hem de la hemoglobina.

Estos trastornos se clasifican como hepáticos o eritropoyéticos en función del lugar primario de sobreproducción y acumulación de la porfirina y de sus precursores. Son trastornos que afectan a todas las razas, con una prevalencia de 1/200.000 individuos. Si hablamos de frecuencia genética:1/20.000 individuos presentarán alteraciones en sus genes compatibles con uno de estos tipos de porfiria sin ninguna manifestación clínica.

Aproximadamente el 85% del hem se sintetiza en los eritrocitos para proporcionar dicho grupo a la hemoglobina, el 15% restante se sintetiza en el hígado y se utiliza para la síntesis de las enzimas del citocromo P450.

El escalón límite en la síntesis del hem es la condensación de succinil-coenzima A y glicina para formar ácido aminolevulínico (ALA), catalizado por la enzima mitocondrial ALA sintetasa.

El hem libre regula la síntesis y translocación mitocondrial de la ALA sintetasa, limita la síntesis del RNA mensajero de la enzima e interfiere en su transporte desde el citoplasma a la mitocondria.

El déficit enzimático de cada tipo de porfiria trae como consecuencia un bloqueo parcial o total en la vía de síntesis del hem, disminuyendo los niveles intramitocondriales del mismo; al disminuir el *feed-back* negativo del hem sobre el ALA sintetasa aumenta la actividad basal de ésta lo cual es característico de las porfirias. Como consecuencia de ello se incrementa la cantidad de porfirinas en los tejidos aumentando la concentración de precursores del hem.

Las porfirias de mayor interés para el anestesiólogo son las hepáticas, y dentro de éstas, las que cursan con crisis agudas, y a ellas haremos referencia en este capítulo.

TABLA I. Clasificación de las porfirias

Tipos de porfiria	Herencia	Enzima deficitaria	Excreción de porfinas Orina	Heces
Porfirias hepáticas				
Porfiria aguda intermitente	AD	HMB deshidratasa	ALA, PBG	–
Déficit de ALA deshidratasa	AR	ALA deshidratasa COPROIII	ALA	–
Coproporfiria hereditaria	AD	COPRO oxidasa	ALA, PBG, COPRO III	COPRO III
Porfiria variegata	AD	PROTO oxidasa	ALA, PBG, COPRO III, UROI	COPRO III PROTOIX
Porfiria cutánea tarda	AD	URO descarboxilasa	ISOCOPRO Porfirina	
Porfirias eritropoyéticas				
Anemia sideroblástica Ligada al X	RLX	ALA sintetasa	–	–
Porfiria eritropoyética Congénita	AR	URO sintetasa	UROI	COPROI
Protoprofiria eritropoyética	ADA	Ferroquelatasa	–	PROTOIX

II. CLASIFICACIÓN

Las porfirias se dividen en dos grandes grupos: hepáticas y eritropoyéticas (Tabla I).

III. CLÍNICA

Desde el punto de vista preoperatorio, son las porfirias hepáticas agudas las de mayor interés en cuanto al diagnóstico, tratamiento y posibles complicaciones perioperatorias. Dentro de las porfirias hepáticas, la porfíria cutánea tarda (PCT) es la más frecuente, aunque interfiere en menor medida con la cirugía.

Porfiria cutánea tarda

A diferencia de las otras porfirias hepáticas, la PCT no cursa con alteraciones neurológicas. Su síntoma principal es la fotosensibilidad con lesiones ampollosas en las zonas cutáneas expuestas al sol. Los pacientes con PCT presentan de forma característica hepatopatía de leve a grave y se encuentran en situación de riesgo de carcinoma hepatocelular.

Existen factores como el alcohol, estrógenos, hierro y algunos productos químicos que contribuyen a la aparición de los síntomas.

TABLA II. Síntomas más frecuentes en las crisis agudas de porfirias			
Gastrointestinales	Alteraciones electrolíticas	Alteraciones del SNC	Alteraciones cardiorrespiratorias
Dolor abdominal	Deshidratación	Ansiedad	Taquicardia
Náuseas-vómitos	Hiponatremia	Agitación	Hipertensión
Estreñimiento	Hipokalemia	Hipoestesias	Depresión respiratoria
Íleo paralítico		Paresias proximales	
Hepatopatía		Paranoia y depresión	

El diagnóstico se basa en la determinación de porfirinas, que estarán aumentadas en plasma, heces y orina. El tratamiento consiste en flebotomías repetidas para reducir el hierro hepático.

Porfirias hepáticas agudas

La clínica en pacientes con porfiria aguda se manifiesta en forma de episodios o crisis agudas, estando el resto del tiempo asintomáticos o con alguna secuela residual.

Las crisis son cinco veces más frecuentes en mujeres que en hombres, más frecuentes entre la segunda y cuarta década de la vida, siendo raras antes de la pubertad.

Clínicamente, los tres tipos, porfiria aguda intermitente (PAI), porfiria variegata (PV) y coproporfiria hereditaria(CPH), son indistinguibles entre sí por lo que hablaremos de ellas conjuntamente.

Factores precipitantes de las crisis agudas

- Drogas: el factor más frecuente. Es imposible predecir cuáles pueden provocar una crisis en un individuo en particular, sin embargo existen algunas en las que se ha demostrado su capacidad para desencadenarlas (Tabla III).
- Menstruación.
- Alcohol.
- Obesidad.
- Estrés físico y psíquico.
- Sepsis.
- Dietas hipocalóricas.

Clínica de episodios agudos (Tabla II)

- Dolor abdominal: el síntoma más frecuente, es continuo, localizado e intenso, siendo frecuente la defensa voluntaria aunque no es un verdadero peritonismo. Se suele acompañar de íleo paralítico y distensión abdominal. La fiebre y la leucocitosis suelen estar ausentes ya que el cuadro es más neurológico que inflamatorio.

TABLA III.

Fármacos contraindicados en pacientes con porfiria

Alprazolam	Ciclofosfamida	Enfluorano	Maprotilina?
Amidopirina	Cicloserina	Eritromicina?	Mepivacaína
Aminofilina	Cimetidina	Etanol	Pipemídico ácido
Aminoglutetimida	Ciclosporina	Etomidato	Pirazolonas
Aminopirina	Clonacepam	Fenitoina	Piroxicam
Amiodarona	Clonidina	Fenobarbital	Prilocaína
Amitriptilina?	Cloranfenicol	Fenoxibenzamina	Progesterona
Andrógenos?	Clordiacepóxido	Flunarizina	Rifampicina
Anfetaminas?	Cloroformo	Furosemida?	Succinimidas
Anticonceptivos orales	Clorpropamida	Glutetimida	Sulfamidas
Astemizol	Cotrimoxazol	Lidocaína	Sulfasalazina
Barbitúricos	Danazol	Metildopa	Sulfonilureas
Benciltiouracilo	Dextropropoxifeno	Metisergida	Teofilinas
Benoxaprofeno	Diacepam?	Metotrexato	Tamoxifeno
Bromocriptina	Ciclofenaco	Metronidazol	Tetrazepam?
Busulfan	Difenhidramina?	Miconazolminoxidil	Tiopental
Captopril	Dihidroergotamina	Nifedipino	Tolbutamida
Carbamacepina	Diltiazen	Nitrofurantoina?	Valproato sódico
Cefalosporinas	Doxiciclina	Oxacepam	Verapamil

Fármacos seguros en pacientes con porfirias

Acetilcolina	Buprenorfina	Heparina	Pancuronio
Acetilsalicílico	Carbimazol	Hidrocortisona	Paracetamol
ACTH	Clorpromacina	Ibuprofeno	Penicilinas
Adrenalina	Cloxacilina	Indometacina	Petidina
Amilorida	Codeína	Insulina	Procainamida
Aminocaproico	Dexametasona	Isofluorane?	Prostigmina
Aminoglucosidos	Digitálicos	Ketamina?	Propofol
Amoxicilina	Droperidol	Labetalol	Ranitidina
Ampicilina	Estreptomicina	Metoprolol	Rocuronio
Atenolol	Etambutol	Midazolam	Salbutamol
Atracurio y cis-atracurio	Famotidina	Morfina	Sevofluorane?
Atropina	Fentanil	Naproxeno	Succinilcolina
Biguanidas	Gentamicina	Neostigmina	Suxametonio
Beta bloqueantes	Guanetidina	Oxido nitroso	Timolol
Bupivacaína	Halopedirol	Oxitocina	Tiouracilos

¿?:Algunos estudios experimentales demuestran la posibilidad de que los anestésicos inhalatorios no sean totalmente seguros en estos pacientes, aunque no existen estudios sobre humanos que lo demuestren.

- Náuseas, vómitos y estreñimiento.
- Trastornos electrolíticos: hiponatremia ya sea por vómitos o por SIADH. Si la hiponatremia es importante puede dar lugar a convulsiones.
- Alteraciones autonómicas: taquicardia e hipertensión, indican mala evolución de la crisis.
- Neuropatía periférica: existen dos hipótesis para explicarla:
  - Disfunción neuronal por la toxicidad directa de la ALA.
  - Descenso de la concentración neuronal de los niveles de hem.

Afecta sobre todo a las neuronas motoras de músculos proximales. Se observa en ataques severos recordando en cierto modo a un síndrome de Guillén Barré. Si se retrasa el diagnóstico o el tratamiento, puede producirse debilidad muscular progresiva, con parada de la musculatura respiratoria, bulbar y muerte.

En algunos casos, la aparición de neuropatía puede ir precedida de la desaparición del dolor abdominal, lo cual puede considerarse como un signo equívoco de que el paciente se está recuperando.

- Alteraciones sensitivas: son menos frecuentes y consisten en parestesias e hipoestesias.
- Alteraciones mentales: confusión, agitación, ansiedad, paranoia. Pueden aparecer como consecuencia de efectos neurológicos directos o debido a la hiponatremia.

Los síntomas suelen desaparecer tras la crisis aguda, pero una paresia residual puede persistir durante años en ausencia de las crisis.

La recuperación de las funciones mentales es más lenta que la recuperación física y algunos pacientes presentan ansiedad, inestabilidad mental u otros trastornos funcionales de forma indefinida.

IV. DIAGNÓSTICO

- Clínico: una alta sospecha clínica es importante para evitar errores diagnósticos que lleven a utilizar drogas que empeoren el pronóstico (las crisis de porfiria aguda se deben tener en cuenta en el diagnóstico diferencial de una hipertermia maligna).

  Debemos pensar en una crisis de porfiria aguda ante todo paciente con dolor abdominal sin causa que lo justifique, que se acompañe con alteraciones mentales, neuropatía motora y coloración oscura de la orina; más aún si tiene antecedentes familiares de porfiria.

- Laboratorio: durante las crisis se observa un aumento de las porfirinas y porfirinógeno en orina, las cuales suelen estar normales en los períodos intercrisis. La excreción de aminolevulato en orina puede estar aumentada aunque en menor número de casos.

  La determinación de porfirinas en plasma y en heces nos dirá el tipo de porfiria (Tabla II).

  La presencia de una concentración normal de porfirias en orina durante las crisis excluye una porfiria como causa de los síntomas.

V. TRATAMIENTO

Tratamiento general
- Tratamiento de la enfermedad de base si es posible (infecciones, alcoholismo).
- Control y mantenimiento de la vía aérea si fuera preciso.
- Analgésicos opiáceos para el dolor abdominal.
- Metoclopramida para control de náuseas y vómitos.
- Sedación: la clorpromacina es útil con mucha frecuencia.
- Determinaciones electrolíticas frecuentes y tratamiento de la hiponatremia si fuera preciso.
- Propranolol: útil para tratamiento de la taquicardia y la hipertensión. Además, es el único beta-bloqueante que disminuye la actividad de la ALA sintetasa, y que es capaz de aumentar los niveles de hem *in vitro* ningún otro beta-bloqueante tiene este efecto.
- Adecuado mantenimiento calórico: una dieta hipocalórica o situaciones de alto desgaste pueden desencadenar una crisis, por ello es fundamental una dieta adecuada; en caso que no fuera posible una nutrición enteral u oral, estaría más aconsejado una pauta completa de nutrición parenteral que la administración de gucosa IV La mayoría de los autores aconseja utilizar una pauta rica en hidratos de carbono (400 g/día de glucosa).

Tratamiento específico
Administración de hem IV 3-4 mg/kg/día preferiblemente por una vía central. El hem se puede administrar en forma de hematina, hem arginato o hem albúmina.
1. Hematina (Panhematin de laboratorios Abbot) es la preparación que se usa con mayor frecuencia. Produce una rápida remisión de los síntomas con descenso marcado de los niveles de ácido levulínico y porfirinógeno en orina aproximadamente 2-3 días después de iniciado el tratamiento. Los efectos secundarios asociados con el uso de la hematina incluyen: fallo renal, tromboflebitis y alteraciones de la coagulación. Estos efectos son debidos a la inestabilidad del compuesto en infusión.
2. Hem arginato: más estable químicamente en solución y no produce los efectos indeseables de la hematina, además según algunos estudios su uso acorta la hospitalización del enfermo. El tratamiento debe comenzarse lo antes posible ya que la respuesta al hem es menor si se retrasa la terapia.

La mortalidad de las crisis de porfiria es aproximadamente de 10%.

Factores predictivos de mortalidad
- Crisis desencadenadas por procesos infecciosos.
- Crisis con fallo respiratorio.
- Presencia de disritmias cardíacas.

VI. VALORACIÓN PREOPERATORIA

Estudio previo a la cirugía de todo paciente con sospecha de porfiria, bien porque haya tenido crisis previas o bien por historia familiar de la misma. Es importante la detección precoz de pacientes asintomáticos con porfiria para evitar fármacos que pudieran desencadenar una crisis; en aquellos pacientes con alta sospecha de alteraciones genéticas por sus antecedentes familiares la determinación enzimática puede ser útil para confirmar el diagnóstico:
- Determinación del déficit de hidroximetilbilino-sintetasa en eritrocitos jóvenes en la PAI.
- En la CPH se determina la coproporfiria oxidasa en celulas distintas a los eritrocitos.
- En la PV se determina la prtoptoporfirias-oxidasa en cultivo de fibroblastos o linfocitos.

En las mujeres con porfiria es frecuente que las crisis se produzcan de forma cíclica con la menstruación. La regulación del ciclo con esteroides sexuales puede exacerbar las crisis. Algunas mujeres responden bien con análogos de la hormona liberadora de hormona luteinizante, teniendo el inconveniente de provocar un estado de menopausia funcional con los síntomas típicos de la deprivación estrogénica. Esto puede minimizarse con la administración de pequeñas dosis de estrógenos sin la administración de progestágenos, ya que éstos pueden inducir de forma inmediata una crisis.

La premedicación previa a la cirugía es importante para evitar el estrés psicológico que en estos enfermos puede desencadenar una crisis. Se debe premedicar al enfermo con benzodiacepinas, aunque también se acepta el uso de sedantes no narcóticos como la prometacina, droperidol, difenhidramina.

La presencia de paresias residuales en pacientes que hayan sufrido crisis previas no es contraindicación *per se* para el uso de relajantes musculares ni para la realización de anestesia regional.

Se debe tener en cuenta ante pacientes con crisis de porfirias recurrentes la posibilidad de que, como consecuencia de las mismas, presente cierto grado de insuficiencia renal, hipertensión arterial o hepatopatía importante (las crisis recurrentes incrementan el riesgo de hepatocarcinoma).

Una situación de especial importancia para el anestesiólogo es aquella en la que una crisis de porfiria es desencadenada por una situación aguda que requiera cirugía de urgencia. En este caso es importante evaluar la posibilidad de disfunción cerebral y sintomatología bulbar que pueda predecir un fallo respiratorio.

En la tabla III se enumeran los fármacos que pueden utilizarse con seguridad en pacientes con porfirias y aquellos cuyo uso está contraindicado.

BIBLIOGRAFÍA

1. Ashley MC. Anaesthesia for porphyria. British Journal of Hospital Medicine 1996;56:37-42.

2. Desnick JR. Porfirias. Principios de medicina interna, Harrison; 13 ed, vol II:2388-95.
3. Elder HG, Hift JR, Meissner PN. The acute porphyrias. Lancet 1997;349:1613-17.
4. Harrison GG, Meissner PN, Hift RJ. Anaesthesia for the porphyric patient. Anaesthesia 1993;80:417-21.
5. Jensen NF, Fiddler SD, Volver S. Anesthesic considerations in porphyrias. Anest Analg 1995;80:591-99.
6. Mc Nelly MJ, Bennet A. Use of a regional anaesthesia in a patient with acute porphyria. British Journal of Anaesthesia 1990;64:371-73.
7. Buzaleh M, García-Bravo M et al. Volatile anaesthesics induce biochemical alterations in the heme pathway in a B limphocyte cell line established from hepatoerythropoietic porphyria patients (LBHEP) and in mice inoculated with LBHEP cells. Internacional Journal of Biochemistry and Cell Bioloy 2003;36(2):216-22.

PARTE IV

Alergología e inmunología

Capítulo 1
Alergia y anestesia

G. Forés, S. Gago, A. Ferrando

I. INTRODUCCIÓN

Las reacciones alérgicas (RA) dentro del campo de la anestesiología, suponen una preocupación creciente para los anestesiólogos, tanto por las secuelas que potencialmente pueden ocasionar a los pacientes, como por las posibles implicaciones legales.

Además, el hecho de ser situaciones agudas e imprevistas exige la elaboración de protocolos, en colaboración con los servicios de alergia, para la detección de pacientes susceptibles de presentar una reacción alérgica, y de guías de actuación que sistematicen el tratamiento ante este tipo de reacciones en el seno de un acto anestésico.

La frecuencia de aparición de reacciones alérgicas durante el período perioperatorio es muy variable, oscilando entre 1/4.000 y 1/13.000 anestesias, siendo más frecuente en los casos de anestesia general, por los multiples fármacos administrados.

El período de mayor riesgo es la inducción anestésica, aproximadamente el 68% de las manifestaciones clínicas aparecen en los primeros 15 min tras la administración de los fármacos.

Estas reacciones se asocian a una no despreciable tasa de mortalidad (3-9%); la morbilidad, expresada como una afectación neurológica secundaria a episodios de anoxia cerebral, no está bien cuantificada, aunque algunas series la cifran entorno al 40%.

Las sustancias más frecuentemente implicadas en la aparición de estas reacciones alérgicas son los bloqueantes neuromusculares (BNM), 69,2%, y el látex, 12,1%, aunque la incidencia de reacciones alérgicas a este último producto está disminuyendo, como consecuencia de la mejor identificación de los pacientes sensibilizados y la normalización de medidas de prevención. El resto de los fármacos, habitualmente utilizados en el contexto perioperatorio, se asocian a una incidencia muy inferior de reacciones alergicas: antibióticos 8%, hipnóticos 3,7%, sustitutos del plasma 2,7% (siendo las gelatinas, con una incidencia de un 93%, las que más reacciones alérgicas producen). Los mórficos (1,4%) y los anestésicos locales son excepcionalmente responsables de la aparición de este tipo de reacciones.

El 60% de estas reacciones perianestésicas son de origen inmunológico, ligadas a la presencia de anticuerpos IgE, y el 25% son debidas a mecanismos de histaminoliberación inespecífica.

La aparición de una reacción alérgica en el período perioperatorio es difícil de valorar ya que las manifestaciones clínicas abarcan una amplia gama de posibilidades, desde una simple reacción cutánea hasta un grave problema cardiorrespiratorio con compromiso vital, siendo muchas de estas reacciones encuadrables dentro de una reacción adversa a un medicamentos (RAM)* y difícil de distinguir de una reacción alérgica (RA)**. Por otro lado, la gran cantidad de sustancias que pueden estar implicadas, al ser administradas simultáneamente, dificultan la identificación del agente causal, fundamental en la prevención de futuros episodios.

II. CLASIFICACIÓN DE LAS REACCIONES ALÉRGICAS

Las reacciones alérgicas pueden clasificarse según la severidad de la reacción o según el mecanismo de producción.

Según la severidad clínica

En función de los órganos diana afectados:
- Grado I: Afectación cutánea. Histamina en plasma 0-1ng/ml.
- Grado II: Cutánea, pulmonar y cardiovascular leve. Histamina en plasma 1-10 ng/ml.
- Grado III: Cutánea, pulmonar grave y cardiovascular con hipotensión y shock. Histamina en plasma 10-100 ng/ml.
- Grado IV: Cutánea, fallo cardiorrespiratorio. Histamina en plasma >100 ng/ml.

Según el mecanismo de producción
- Anafilaxia mediada por anticuerpos IgE (hipersensibilidad inmediata tipo I): en este tipo de reacciones es necesaria la existencia de un contacto sensibilizante previo. Esto explica la mayor incidencia de reacciones alérgicas a los relajantes musculares en las mujeres, ya que el alérgeno, un ion amonio cuaternario, es común en la estructura de los cosméticos y los relajantes.

---

*RAM: Reacción adversa a medicamento. Son predecibles, consecuencia de la acción farmacológica del medicamento y generalmente dependientes de la dosis.
**RA: Reacción alérgica. Son imprevisibles, no relacionables con las reacciones farmacológicas del medicamento y generalmente con desenlace fatal.

TABLA I. Principales sustancias con capacidad alergizante en anestesia	
Relajantes musculares	50-70%
Látex	12-1-16,7%
Barbitúricos	3,5-9,5%
Analgésicos narcóticos	1,7%
Neurolépticos	0,9%

- Reacciones anafilactoides, producidas por la activación del sistema del complemento: tanto por la vía clásica como por la vía alternativa, da lugar a la formación de anafilotoxinas que inducen la liberación de histamina. Este mecanismo puede desencadenarse por sustancias de bajo peso molecular, sustitutos del plasma, contrastes radiológicos, etc. No precisa sensibilización previa, pudiendo ocurrir la reacción alérgica tras la primera exposición.
- Activación de mediadores por acción directa del fármaco. La osmolaridad del fármaco, la velocidad de inyección, la vía de administración, exposiciones repetidas, así como historia de atópia crónica, son factores que se han relacionado con la liberación de histamina por los basófilos y mastocitos.

III. FÁRMACOS IMPLICADOS EN REACCIONES ALÉRGICAS

Estudios *in vitro* utilizando basófilos y mastocitos aislados del parénquima pulmonar, tejido cardíaco y tejido cutáneo han demostrado cómo distintas concentraciones farmacológicas de anestésicos inducen tanto la liberación de mediadores vasoactivos y proinflamatorios preformados (histamina, triptasa), como de mediadores sintetizados de novo, prostaglandina D2 y leucotrienos C4, (PGD2, LTC4). Asimismo, la capacidad liberadora de histamina es diferente según el lugar de donde provienen los mastocitos. A la vista de estas observaciones es difícil generalizar, por lo que describiremos las particularidades de los fármacos y sustancias más frecuentemente implicados en las RA y de uso en el contexto perioperatorio (Tabla I).

Relajantes musculares

La administración de relajantes musculares en el acto anestésico duplica el riesgo de aparición de reacciones alérgicas.

Estos fármacos son los responsables del 50-70% de las RA. Los más frecuentemente implicados son el suxametonio, el rocuronio y el atracurio.

En términos de riesgo alérgico, se pueden clasificar los curares en tres grupos: riesgo elevado (suxametonio, rocuronio), riesgo intermedio (vecuronio, pancuronio), riesgo bajo (atracurio, cisatracurio).

El ion amonio cuaternario ha sido la molécula identificada como responsable de las reacciones alérgicas secundarias al uso de relajantes musculares. Esta molécula, presente también en la mayoría de los productos cosméticos, tintes y algunos productos alimentarios, contribuye a la alta incidencia (8/1) de reacciones cruzadas por sensibilizaciones previas, así como a la frecuente aparición de las reacciones de hipersensibilidad cruzada entre distintos relajantes musculares (50-70% de los pacientes). Fármacos como la neostigmina y la morfina también contienen ion amonio, lo que puede explicar la existencia de reacciones cruzadas entre estos fármacos y los relajantes musculares.

La mayoría son reacciones alérgicas mediadas por IgE específicas, aunque también se han visto implicados mecanismos de histaminoliberación no específicos, por activación directa de los mastocitos; en este caso se trataría de una reacción anafilactoide, que no precisa de exposición previa al alergeno para ocasionar síntomas clínicos. Este tipo de reacciones es más común en los compuestos bencilisoquinolínicos como el atracurio y mivacurio, que en los compuestos aminoesteroides como pancuronio, vecuronio, rocuronio y pipecuronio. Sin embargo, cisatracurio y succinilcolina, compuestos bencilisoquinolínicos, poseen una muy baja potencia de estimulación directa de mastocitos. En un 20% de los casos no se identifica el mecanismo de producción.

Los hábitos anestésicos (tipo de relajante utilizado, velocidad de administración de los fármacos) pueden modificar la frecuencia de aparición de reacciones alérgicas justificando en parte la amplia variabilidad de presentación de estas reacciones en los distintos grupos de trabajo.

Látex

La alergia al látex es una reacción típica de hipersensibilidad tipo I, evidenciándose una correlación entre niveles altos de IgE específica y severidad de los síntomas. En el suero de algunos pacientes sensibilizados se detectan anticuerpos IgG4, posiblemente como resultado de una prolongada exposición a antígenos del látex, así como una mayor incidencia de presentación en pacientes con historia de atopia previa. Las vías de sensibilización son tanto la cutánea como las mucosas, incluyendo el tracto respiratorio.

Actualmente es la segunda sustancia responsable de las reacciones alérgicas perioperatorias (12,1%). En 1979, Nutter publicó el primer caso de hipersensibilidad inmediata al látex, y desde entonces se está registrando un dramático aumento de los casos. La alta incidencia en el personal sanitario se justifica por el incremento en el uso de guantes de látex como protección de contacto (SIDA, hepatitis), aunque no es un problema exclusivo de este colectivo. Toda la población está expuesta diariamente a productos manufacturados con caucho.

Pacientes con espina bífida (mielomeningocele) sometidos por lo general a numerosas intervenciones quirúrgicas presentan un mayor número de reacciones alérgicas intraoperatorias (47%).

TABLA II. Población de riesgo para alergia al látex

1. Intolerancia a productos con látex demostrada al contacto con pelotas, globos, guantes, preservativos.
2. Historia de atopia que, asociada a exposiciones repetidas al látex, aumenta el índice de sensibilización hasta en un 36,4%.
3. Contacto crónico con materiales que contienen látex:
   - Estancias prolongadas en UVI
   - Cirugía de repetición:
     – Malformaciones genitourinarias
     – Espina bífida
     – Dilataciones esofágicas
4. Prurito oral tras la ingestión de plátanos, kiwi y aguacates
5. Trabajadores del caucho
6. Cirujanos, anestesiólogos y enfermeras que habitualmente utilizan guantes de látex
7. Historia de reacción anafiláctica intraoperatoria no filiada

Se ha establecido una reactividad cruzada entre el látex y algunas frutas como el plátano (34%), el aguacate (25%), el kiwi (20%) y, con menos frecuencia, con el albaricoque, la castaña, la uva y la piña. Todos estos datos pueden ayudar con un interrogatorio bien dirigido a definir una población de alto riesgo para desarrollar una reacción alérgica, lo que justificaría un estudio más amplio con pruebas cutáneas. Éstas presentan una excelente especificidad y una sensibilidad cercana al 100% (Tabla II).

Barbitúricos

Las reacciones adversas al tiopental son mucho menos frecuentes (3,5-9,5%, de las RA) que las secundarias al uso de relajantes musculares; sin embargo, cuando ocurren, son de características y severidad semejantes.

Suelen aparecer en sujetos con exposición previa al fármaco y en pacientes con hipersensibilidad reconocida a otras drogas, historia de asma, fiebre del heno o eczema; sin embargo, esta mayor frecuencia no es significativa, no teniendo valor predictivo.

Las reacciones alérgicas al tiopental son producidas por mecanismos de hipersensibilidad tipo I, pudiéndose además activar la vía del complemento.

Mórficos

Las reacciones anafilácticas provocadas por estos fármacos, de amplio uso en el contexto perioperatorio, son raras (1,7%), aunque no se debe olvidar que ocurren. De éstas el 70% se atribuye al fentanilo.

Son liberadores inespecíficos de histamina (morfina, meperidina), aunque en algunos casos se ha descrito una reacción mediada por IgE (fentanilo).

Neurolépticos

El droperidol es el responsable de, aproximadamente, el 0,9% de las reacciones anafilactoides ocurridas en el período intraoperatorio. Aunque no demostrado totalmente, el hecho de haber objetivado pruebas intradérmicas positivas sugiere un mecanismo mediado por IgE.

Ketamina

Sólo hay descrito un caso bien documentado (Karayan) con síntomas cutáneos y laringoespasmo. Lo que implica una extraordinaria rareza en la presentación de un episodio de alergia a la ketamina.

Etomidato

Se le han atribuido reacciones anafilactoides menores con síntomas cutáneos (urticaria) y digestivos leves durante el período de recuperación. Las reacciones alérgicas a éste fármaco son excepcionalmente raras. Quizá sea uno de los fármacos inmunológicamente más seguro.

Benzodiazepinas

Presentan una escasa incidencia de reacciones alérgicas, aunque hay algún caso publicado de anafilaxia mediada por IgE.

El Cremophor EL es, en la mayoría de las ocasiones, el responsable de las reacciones alergicas a estos fármacos.

Propofol

Las reacciones por propofol pueden producirse por cualquiera de los mecanismos de liberación de mediadores (IgE, inmunocomplejos, activación de complemento). Y su incidencia es baja, 1 de cada 60.000 administraciones del fármaco, aunque diferentes estudios responsabilizan al propofol del 2% de los casos de anafilaxia intraoperatoria.

Las manifestaciones clínicas son fundamentalmente eritema y broncoespasmo.

Protamina

Se han descrito últimamente, coincidiendo con su mayor utilización, varios casos de reacciones adversas secundarias a la administración de protamina: éstas consisten en rash, urticaria, broncoespasmo, elevación de la tensión arterial pulmonar, hipotensión e incluso muerte.

Hay varios grupos con un riesgo aumentado de sufrir una reacción alérgica tras la administración de protamina. Pacientes diabéticos que utilizan de forma habitual insulina con protamina (retarda la absorción de la insulina), alérgicos a pescado (la protamina es una proteína unida al material nuclear de la cabeza de los espermatozoides de los peces), hombres vasectomizados que desarrollan anticuerpos contra proteínas del esperma similares a la protamina, sensibilización por administraciones previas del fármaco.

El mecanismo por el cual la protamina induce reacciones adversas es actualmente desconocido.

Anestésicos locales

Los anestésicos locales (AL) se dividen en dos familias en función del tipo de enlace existente entre la parte lipófila de la molécula y la parte hidrófila:
- AL grupo éster: poseen un enlace –COO–. Son rápidamente hidrolizados por la pseudocolinesterasa plasmática.
- AL grupo amida: su enlace característico es -NH-CO-. Son metabolizados en el hígado.

Han sido descritos fenómenos tóxicos en las dos familias de AL, si bien su frecuencia de aparición es muy reducida, teniendo en cuenta su extendida utilización.

La lidocaína, AL tipo amida, desarrolla de forma excepcional reacciones alérgicas siendo un fármaco seguro para utilizar en pacientes sensibilizados a los anestésicos de este grupo, al no haber aparentemente alergia cruzada entre los AL tipo amida.

Debe considerarse en este apartado las reacciones relacionadas con las sustancias que se asocian a los AL como vasoconstrictores, generalmente debido a una anormal susceptibilidad adrenérgica, y conservantes, entre los que destacan los metabisulfitos.

Se puede sospechar en la anamnesis una intolerancia a estos últimos si encontramos la tríada: rinitis, asma tras ingesta de alcohol e intolerancia a la aspirina; se denomina síndrome de Fernand-Widal y en un 20% de los casos se asocia con intolerancia a los metabisulfitos.

Sustitutos del plasma
- Gelatinas: proceden del colágeno del tejido conjuntivo animal, con Pm 30.000 a 35.000 daltons. Su vida media intravascular es de 2-3 horas. Desencadenan mecanismos de histaminoliberación inespecíficos. No se ha probado una profilaxis realmente eficaz. Algunos autores recomiendan la administración previa de anti-H1 para minimizar la virulencia de la reacción. También es aconsejable estar presente durante la administración de los primeros 50 ml a fin de diagnosticar precozmente una reacción alérgica a estos productos y suspender la infusión.
- Dextranos: polisacáridos derivados de azúcares, con Pm entre 40.000 y 70.000 y con vida media variable de 2 a 6 horas. El origen de las reacciones alérgicas a los dextranos es la existencia de anticuerpos (AK) antidextranos, que corresponden a las clases IgG, IgA, IgM e IgD. La aparición de estos AK se explica por un mecanismo de sensibilización al propio dextrano existente en la placa dental, azúcar de consumo doméstico, pastas dentífricas y algunos medicamentos; también los polisacáridos de la cápsula de algunas bacterias y la flora intestinal pueden producir dextranos

induciendo una sensibilización. La IgG antidextrano atraviesa la barrera placentaria pudiendo sensibilizar al feto de una madre portadora de este AK. Para reducir la frecuencia de reacciones alérgicas graves a los dextranos, se recomienda la utilización de la inhibición hapténica: administrar de forma intravenosa 20 ml de Promit (Dextrano 1 en solución al 15%), cinco minutos antes de la infusión del dextrano 40 o 60. Así, el hapteno monovalente se fija en las zonas de unión del AK impidiendo la formación de inmunocomplejos.

- Almidón: origen vegetal, con Pm variable entre 200.000 y 400.000 daltons. Dudosa capacidad alergizante.
- Albúmina: presenta una baja incidencia de reacciones alérgicas.

La incidencia de reacciones anafilactoides desencadenadas por éstos sustitutos plasmáticos es muy variada según la composición del producto. Las gelatinas con puentes de urea son las que presentan un mayor riesgo (93%), seguida por los dextranos 60-70 y por las gelatinas fluidas modificadas. En general son las gelatinas más que los dextranos las responsables de la mayoría de las reacciones alérgicas, aunque las producidas por estos últimos revisten mayor gravedad.

La sintomatología cubre un amplio abanico de gravedad, desde manifestaciones cutáneas (urticaria, eritema), edema facial, pasando por alteraciones pulmonares y cardiovasculares, hasta la muerte del paciente.

IV. FACTORES QUE PREDISPONEN A LA APARICIÓN DE UNA REACCIÓN ALÉRGICA DURANTE LA ANESTESIA

Una reacción alérgica puede aparecer de forma impredecible en cualquier paciente. Sin embargo, se ha observado una mayor incidencia en:

- Pacientes diagnosticados previamente de alergia a alguno de los fármacos o productos habitualmente utilizados en una técnica anestésica.
- Pacientes que han presentado signos clínicos sugerentes de reacción alérgica, en alguna anestesia previa.
- Pacientes con antecedentes de alergia al látex.
- Niños con antecedentes de múltiples cirugías. Especialmente niños con espina bífida.
- Pacientes con manifestaciones clínicas de alergia a determinadas frutas: plátano, aguacate, kiwi, albaricoque, castaña, uva, piña.

Todos estos factores de riesgo deben ser investigados de forma sistemática antes de cualquier procedimiento anestésico.

V. PREVENCIÓN DE UNA REACCIÓN ALÉRGICA

El objetivo de la profilaxis es prevenir la aparición de una reacción alérgica en un individuo predispuesto. Para poder prevenir hay que considerar varios puntos:

1. Prevención primaria:
   - Diagnosticar el alérgeno.

- Evitar contacto con el alergeno.
- Reducir la sensibilización de la población: profesionales y pacientes, evitando el uso de productos con látex y restringiendo el uso de relajantes musculares (aunque una reacción alérgica a estos productos puede aparecer sin exposición previa).
2. Prevención secundaria:
    - Realizar una profilaxis farmacológica.
    - Considerar una técnica anestésica con baja capacidad histaminoliberadora.
    - Restringir la polifarmacia.
    - Administrar de forma lenta y diluida los fármacos.
    - Administrar la profilaxis antibiótica en el quirófano, 5 o 10 min antes de la inducción anestésica.

Diagnosticar el alergeno

A través de una exhaustiva historia clínica se puede identificar la población de riesgo, a la que sí estaría justificado realizar pruebas de laboratorio. Habitualmente se utilizan los test cutáneos, el prik y la intradermorreacción, cuya especificidad depende de la capacidad liberadora de histamina de la droga. La sensibilidad de estos test cutáneos para los relajantes musculares se estima en un 97%, con una reproductibilidad (obtención del mismo resultado en el mismo individuo en momentos diferentes) de un 88% incluso después de varios años. Para el látex, la sensibilidad y especificidad de estas pruebas es del 100%.

Otras pruebas diagnósticas, como la determinación de IgE específica mediante RAST, test de liberación de histamina leucocitaria, medición de triptasa plasmática, forman parte del *screening* diagnóstico tras la presentación de una reacción alérgica. La determinación de metilhistamina en orina es una prueba menos sensible.

Evitar el contacto con el alergeno

Es la medida más eficaz, aunque dependiendo de la causa de la alergia puede resultar realmente complicado.

Alergia al látex
- Evitar contacto con productos que contengan látex.
- Identificar al paciente alérgico al látex dentro del medio hospitalario, ya que es un producto ampliamente difundido en todas las áreas del hospital. Mediante brazaletes, pegatinas en la historia clínica y en la cama del paciente.
- Acondicionar un quirófano libre de látex (Tabla III).

Alergia a los relajantes musculares
- No utilizar relajantes musculares. Muchas intervenciones quirúrgicas pueden ser realizadas obviando el uso de estos fármacos, pero si su uso es imprescindible para el desarrollo de la cirugía, se recomienda asociarlos a un hapteno monovalente,

TABLA III. Quirófano libre de látex
• Circuitos de respirador de plástico • Mascarillas de silicona • Guedell de plástico • Sistemas de infusión intravenosa en Y sin conexiones de goma • Guantes de nitilo o vinilo (hipoalergénicos) • Jeringas de plástico sin émbolo de goma • Medicación en ampollas de vidrio • Administración de la medicación a través de llaves de tres pasos • Sonda nasogástrica transparente • Sonda vesical de silicona • Intervención del paciente de riesgo, en la primera hora de la mañana, tras mantener el quirófano ventilado toda la noche

como la citidilcolina® o el etamsilato® que han demostrado su eficacia con el pancuronio y vecuronio.

Reducir la sensibilización de la población

Evitando la utilización masiva de guantes de látex y ajustando la utilización de relajantes musculares a las guidelines (*Sfar consensus conference 1999: Indications for curarization during anaesthesia*).

Profilaxis farmacológica

Hay múltiples protocolos de profilaxis farmacológica preoperatoria para pacientes con riesgo de sufrir una reacción alérgica. Aunque su eficacia no está claramente comprobada, el objetivo es contrarrestar los factores que agravan o facilitan la aparición de una reacción de histaminoliberación, generalmente se inicia 24-36 horas antes de la cirugía y se mantiene durante 72 horas en el postoperatorio inmediato.

- Ansiolíticos: los estados de ansiedad favorecen las reacciones de histaminoliberación. Los más utilizados son las benzodiazepinas.
- Agonistas de los receptores H1 de la histamina: actúan bloqueando los receptores de la histamina (difenilhidramina, hidroxicina). A su efecto antihistamínico unen un efecto sedante y ansiolítico. Su uso se ha extendido en pacientes atópicos, ansiosos, con antecedentes de reacción anafilactoide de origen no inmunológico e incluso algunos autores los recomiendan en pacientes de alto riesgo y en cirugías con alta capacidad histaminoliberadora (trasplantes, circulación extracorpórea, prótesis cementadas).
- Haptenos monovalentes: bloquean los receptores de los anticuerpos evitando una correcta unión anticuerpo específico-antígeno, lo que disminuye la severidad de la

reacción. Existen haptenos monovalentes para relajantes musculares (citidilcolina, etamsilato) y dextranos (Promit).
- Anti-antileucotrienos: cuando se sospecha que este tipo de mediadores están implicados en la reacción. Son el cromoglicato disódico, teofilina y ketotifeno.
- Inhibidores de la actividad del complemento: sólo recomendado en pacientes con alergia a contrastes yodados ya que la ruta de la reacción es por activación de la vía alternativa del complemento. Son el ácido épsilon aminocaproico y el ácido tranexámico (2 g en 15 min antes de la intervención).
- Danazol: se utiliza como premedicación oral en pacientes con edema angioneurótico hereditario (ausencia de inhibidor C1 esterasa), 600 mg/día durante 10 días VO.
- Antagonistas de los receptores H2 y H3 de la histamina y corticoides: aunque figuran en muchos de los protocolos no han demostrado ningún beneficio objetivable. Su administración no garantiza la ausencia de una reacción alérgica.

Utilizar técnica anestésica con baja capacidad histaminoliberadora

Preferiblemente una técnica locorregional, si hay evidencia de alergia a algún anestésico general, anestesia general sin relajantes musculares en pacientes diagnosticados mediante pruebas alérgicas a estos fármacos o si es preciso una anestesia general con relajación, optar por los fármacos con menor riesgo de liberación de histamina.

Restringir la polifarmacia

Es importante para prevenir episodios futuros identificar el agente causal de una reacción alérgica, tarea que se verá facilitada cuando el número de fármacos utilizado sea reducido, y con ello el de fármacos a estudiar.

Administración lenta y diluida de fármacos

En los fármacos liberadores de histamina, la administración lenta y diluida minimiza la aparición de reacciones adversas o alérgicas relacionadas con las altas concentraciones pico.

VI. ALGORITMO DE ACTUACIÓN PREOPERATORIO

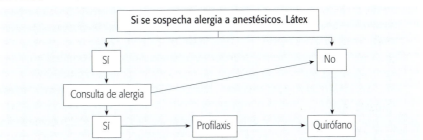

Implicaciones legales

El gran aumento registrado en los últimos años en la aparición de reacciones alérgicas, así como el de denuncias presentadas tras su aparición, ha suscitado una importante polémica en cuanto a la necesidad e incluso obligatoriedad de realizar pruebas de alergia a todos los pacientes antes de cualquier procedimiento anestésico.

El valor predictivo positivo de las pruebas alérgicas depende de múltiples factores, como la prevalencia en la población, especificidad del test para un determinado fármaco, etc.

El alto costo de un *screening* generalizado, unido al bajo rendimiento en población de mínimo riesgo, el perjuicio psicológico para el paciente falso positivo y el retraso que supondría en las listas de espera, desaconseja formalmente el examen alergológico indiscriminado.

Tras el análisis serio y objetivo por parte de las Sociedades de Anestesiología-Reanimación y Alergología, junto con el Instituto Nacional de Salud y en base a las observaciones científicas, se llegó a las siguientes conclusiones:
1. Los estudios alergológicos no deben realizarse de forma indiscriminada a todos los pacientes, si no solamente a aquellos con antecedentes de reacciones anafilácticas o anafilactoides a fármacos utilizados en la anestesia, siempre que el procedimiento no sea urgente, en cuyo caso se obviaran dichas pruebas.
2. Los estudios serán realizados por un Servicio de Alergia.
3. El paciente será informado por escrito de los resultados, así como del riesgo de reacción alérgica que supone un acto anestésico.

Por otro lado, una buena valoración preoperatoria, con un interrogatorio dirigido a descubrir los pacientes de riesgo para una reacción alérgica, es actualmente la práctica más recomendable, que unido a una estrecha colaboración con el Servicio de Alergia proporcionará cobertura eficaz a la mayoría de nuestros pacientes.

En nuestro hospital hemos elaborado un protocolo, de acuerdo con el Servicio de Alergia, para identificar a los pacientes con riesgo de sufrir una reacción alérgica, mediante interrogatorio dirigido:
- Látex: ¿es alérgico a frutas, objetos de caucho, gomas, globos, elásticos de la ropa interior, chicles, preservativos, etc.?, ¿qué tipo de manifestaciones clínicas refiere?, ¿ha sufrido intervenciones quirúrgicas repetidas?
- Propofol: ¿refiere historia de alergia a aceite de soja o lecitina de huevo?, ¿qué manifestaciones clínicas refiere?
- Relajantes musculares: ¿refiere reacciones cutáneas a cosméticos, tintes?
- ¿Recuerda algún otro tipo de reacción alérgica a algún fármaco o producto?

Así como un protocolo para etiquetar el origen de una reacción alérgica en el transcurso de una anestesia, donde queda especificada la secuencia de extracciones sanguíneas para evaluar los niveles de triptasa e histamina leucocitaria. Y el medio de derivación del paciente a la consulta de alergia en un segundo tiempo.

BIBLIOGRAFÍA

1. Fisher MM, Baldo BA. The incidence and clinical features of anaphy-lactic reactions during anaesthesia in Australia. Ann Fr Anesth Réanim 1993;12:97-104.
2. Laxenaire MC. Ëpidémiologie des réactions anaphylactoïdes peranest-hésiques. Quatrième enquête multicentrique (1994-1996). Ann FrAnesth Réanim 1999;18:796-809.
3. Laxenaire MC, Mertes PM. Anaphylaxis during anaesthesia. Results of a two year survey in France. Br J Anaestheh 2001; 87:549-558.
4. Hepner DL, Castell MC. Anaphylaxis During the Perioperative Period. Anesth Analg 2003;97:1381-95.
5. Reducing the risk of anaphylaxis during anaesthesia. Guidelines. Ann Fr Anesth Réanim 2002;21 (Suppl 1):7-23.
6. Laxenaire MC. Quelle est la realité du risque allergique en anesthésie? Incidence. Aspest cliniques. Morbidité-mortalité. Substances responsables. Ann Fr Anesth Reanim 2002; 21(Suppl 1):38-54.
7. Mertes PM, Laxenaire MC, Alla F, Groupe d'Etudes des Reactions Anaphylactoides Peranesthesiques. Anaphylactic and anaphylactoid reactions occurring during anesthesia in France in 1999-2000. Anesthesiology 2003;99(3):536-45.
8. Dewachter P. La prévention du risque allergique peut-elle être assurée par une médication préanesthésique? Ann Fr Anesth Réanim 2002;21(Suppl 1):151-67.

Capítulo 2
Enfermedades autoinmunes

B. Quintana, E. de la Puerta

Las enfermedades autoinmunes se caracterizan por la formación de anticuerpos que reaccionan con los tejidos del huésped o de células T efectoras de la reacción inmunitaria que son autorreactivas. En el hombre, las reacciones de las células B requieren generalmente la acción de la células T inductoras, por lo tanto, una reacción de autoanticuerpos de células B supone directamente la existencia de un trastorno en el control inmunorregulador de las células T.

Diversas teorías tratan de explicar el origen de la autoinmunidad: liberación de antígenos secuestrados, disminución de las células T supresoras, aumento de la actividad de las células T cooperadoras, defectos del timo, presencia de clones anormales y defectos en la inducción de tolerancia, activación policlonal de las células B, no respuesta de las células B a los mensajes supresores, defectos en los macrófagos, defectos en la células Stem, defectos en la red idiotipo-antiidiotipo, factores genéticos (complejo HLA-DR4 en la artritis reumatoide, HLA-B27 en la espondilitis anquilopoyética, HLA-B8 en el síndrome de Sjögren, etc.), factores ambientales (exposición ocupacional y terapéutica en la esclerodermia, etc.) y factores hormonales (hormonas sexuales en el lupus eritematoso sistémico, etc.).

Las enfermedades autoinmunes se distribuyen en dos grupos: por un lado, las enfermedades organoespecíficas, en las que los anticuerpos y la lesión destructiva invasiva se dirigen contra un solo órgano del cuerpo, siendo el antígeno del órgano, diana para el ataque inmunológico, y, por otro lado, las enfermedades no organoespecíficas, en las que los anticuerpos se dirigen contra los antígenos diseminados por todo el organismo, estando las lesiones características de la enfermedad ampliamente distribuidas. En el primer grupo, los órganos diana afectados incluyen a menudo la glándula tiroides y la adrenal, el estómago y el páncreas; en el segundo grupo se incluyen las enfermedades reumatológicas afectándose la piel, el riñón, las articulaciones y los músculos. Es frecuente encontrar una superposición de estas enfermedades dentro de un mismo grupo, por ejemplo, el cuadro clínico del lupus eritematoso sistémico presenta con frecuencia rasgos de la artritis reumatoide.

Los ejemplos de enfermedad autoinmune son múltiples (Tabla I); no obstante, en este capítulo se tratarán las enfermedades reumatológicas, principalmente: la artritis reumatoide, clínica articular y extraarticular, alteraciones radiológicas y efectos adversos de su tratamiento; la esclerosis sistémica, clínica especialmente gastrointestinal y pulmonar, y, por último, el lupus eritematoso sistémico y sus alteraciones hematológicas.

I. ARTRITIS REUMATOIDE

La artritis reumatoide (AR) es una enfermedad inflamatoria crónica, de carácter autoinmune, que se caracteriza por presentar inicialmente una poliartropatía simétrica y posteriormente desarrollar efectos sistémicos. Factores genéticos (complejo HLA-DR4), inmunológicos (factores reumatoideos, anticuerpos que reaccionan contra la porción Fc de la IgG) e inflamatorios se incluyen en la patogénesis de esta enfermedad; sin embargo, la causa es desconocida.

En el estudio preoperatorio es importante valorar las alteraciones articulares y sistémicas, y las posibles interacciones entre el tratamiento de la AR y los fármacos anestésicos.

Manifestaciones clínicas (Tabla II)

Articulares

La AR se caracteriza por una sinovitis en las articulaciones diartrodiales, afectándose principalmente las pequeñas articulaciones de manos y pies, tobillos, rodillas, muñecas, codos, hombros, articulación temporomandibular y columna vertebral (cervical). La enfermedad evoluciona con deformidad, inestabilidad y destrucción de dichas articulaciones. Problemas anestésicos:
1. La presencia de deformidades puede dificultar la canalización de vías venosas y arteriales, así como la realización de técnicas locorregionales.
2. Algunas partes del cuerpo pueden requerir un soporte especial durante la cirugía.
3. Dificultad en el control de la vía aérea debido a la anquilosis de la columna cervical e hipoplasia mandibular en la AR juvenil, a las múltiples deformidades, anquilosis e inestabilidad de la columna cervical, así como la desviación de la laringe en la AR del adulto.

Cualquier articulación puede estar afectada; sin embargo, las de mayor interés anestésico son la columna cervical, la articulación temporomandibular y la articulación cricoaritenoidea:
   a. Columna cervical (C1-C2): los pacientes con afectación de la columna cervical pueden presentar cefalea occipital, disfagia, disfonía, diplopía, dolor persistente cervi-

TABLA I. Clasificación de las enfermedades autoinmunes

Especialidad	Enfermedad
Reumáticas	Artritis reumatoide
	Espondilitis anquilopoyética
	Esclerosis sistémica
	Lupus eritematoso sistémico
	Síndrome de Sjögren
	Polimiositis
	Dermatomiositis
No reumáticas	Diabetes mellitus insulinodependiente
	Miastenia gravis
	Tiroiditis de Hashimoto
	Hipoparatiroidismo idiopático
	Enfermedad de Graves-Basedow
	Enfermedad de Addison
	Anemia perniciosa
	Cirrosis biliar primaria
	Hepatitis crónica activa
	Enfermedad de Crohn
	Colitis ulcerosa
	Anemia hemolítica autoinmune
	Síndrome de Goodpasture
	Déficit de inmunoglobulina A
	Déficit hereditario de complemento
	Psoriasis
	Vasculitis
	Sarcoidosis
	Gastritis atrófica autoinmune
	Pénfigo vulgar
	Penfigoide
	Enfermedad de Kawasaki
	Enfermedad de Lyme
	Síndrome hipereosinofílico
	Púrpura trombocitopénica idiopática
	Oftalmía simpática
	Uveítis facógena
	Leucopenia idiopática

TABLA II. Manifestaciones clínicas de la artritis reumatoide

A. Articulares
Pequeñas articulaciones: Artritis interfalángica, metacarpofalángica, metatarsofalángica, muñeca, etc.
Columna cervical: Subluxación atloidoaxoidea anterior
                                           posterior
                                           vertical
                                           lateral-rotatoria
                    Subluxación subaxoidea
Otras: Artritis temporomandibular
         Artritis cricoaritenoidea
B. Extracelulares
Cardíacas: Pericarditis, miocarditis, arteritis coronaria, amiloidosis, granulomas (alteraciones de la conducción cardíaca) y aortitis (insuficiencia aórtica)
Respiratorias: Derrame pleural, nódulos, fibrosis pulmonar intersticial difusa y afectación condrocostal
Hematológicas: anemia (por hemodilución, eritropoyesis ineficaz y toxicidad farmacológica), trombocitosis y neutrofilia
Renales: fibrosis intersticial, amiloidosis y glomerulonefritis
Hepáticas: Hepatitis
Neuromuscular: Neuropatía periférica, mielopatía y mononeuritis múltiple
Vascular: Vasculitis (infarto cerebral, cardíaco y gastrointestinal)
Óseas: Osteoporosis difusa (fracturas, especialmente vertebrales)
Oculares: Queratoconjuntivitis seca, escleritis, episcleritis, cataratas (por esteroides) y retinopatía (por cloroquina)

cal y de brazos, movimientos involuntarios de las extremidades, vértigo y parestesias en los miembros superiores. Cuando la distancia entre el arco posterior del atlas y la apófisis odontoides es mayor de 3 mm habrá inestabilidad cervical. Se recomienda la realización de un estudio radiológico de la columna cervical previo a la cirugía (Skues, 1993; Kwek, 1998) en todos los pacientes con AR por dos motivos: la afectación de la columna cervical puede estar presente en ausencia de signos y síntomas, y, por otro lado, el manejo anestésico será diferente dependiendo del tipo de inestabilidad cervical, disminuyendo el riesgo de complicaciones neurológicas y vasculares. Un adecuado estudio radiológico de la columna cervical incluiría la radiografía lateral en flexión y en extensión, junto a la radiografía frontal cervical. Otros autores (Campbell, 1995) no consideran necesario este estudio radiológico en los pacientes asintomáticos. Estudios recientes (Neva, 2003) han mostrado que la importancia de las erosiones de las articulaciones periféricas puede alertar de la existencia de la subluxación atloidoaxoidea; este autor recomienda la realización del estudio radiológico de la columna cervical en los pacientes con afectación agresiva y de larga evolución de las articulaciones periféricas. Si el paciente presentara inestabilidad severa, déficit neurológico, o ambos, la cirugía se retrasaría hasta la previa estabilización quirúrgica de la columna cervical.

Tipos de inestabilidad cervical:
- Subluxación atloidoaxoidea anterior: es la más frecuente. La flexión de C1-C2 puede causar compresión medular por la apófisis odontoides. Durante la inducción anestésica, el acto quirúrgico y el transporte del paciente evitar la flexión de C1-C2; se tolera bien la laringoscopia directa con C1-C2 en extensión.
- Subluxación atloidoaxoidea posterior: la extensión de C1-C2 puede causar compresión medular por el atlas. Evitar la extensión de C1-C2; no realizar laringoscopia directa.
- Subluxación atloidoaxoidea vertical: la odontoides protruye a través del foramen magnum, la flexión y la extensión cervical pueden causar compresión medular. Se recomienda la posición neutral cervical y de la cabeza; no realizar laringoscopia directa.
- Subluxación atloidoaxoidea lateral-rotatoria: el movimiento lateral o rotación de C1 con respecto a C2 puede causar compresión del nervio periférico, de la arteria vertebral y de la médula espinal. Evitar ambos movimientos durante el período perioperatorio; la laringoscopia directa puede ser difícil de realizar.
- Subluxación subaxoidea: los movimientos de flexión y extensión exagerados pueden causar compresión medular. La laringoscopia directa con el cuello en posición neutral puede realizarse; sin embargo, si es necesaria la extensión para su realización, deberá evitarse.

b. Articulación temporomandibular: produce limitación de la apertura de la boca (en los pacientes sin AR la distancia entre los incisivos superiores e inferiores es de 40 mm aproximadamente). Ésta es más frecuente en la AR juvenil, asociada a menudo a una hipoplasia mandibular (laringe anterior o alta).

c. Articulación cricoaritenoidea: la artritis cricoaritenoidea aparece en el 75% de los pacientes con AR; sin embargo, la clínica en pocos casos es importante. La anquilosis o la inflamación de esta articulación laríngea produce estenosis de la glotis y reduce la movilidad de las cuerdas vocales manteniéndolas en aducción, lo que puede dificultar la intubación. Estos pacientes pueden presentar dolor irradiado a los oídos, ronquera, dolor de garganta, disfagia, odinofagia, disnea y estridor. La afectación laríngea también puede observarse en las pruebas de función ventilatoria, con una disminución de la velocidad del flujo espiratorio. En los pacientes sintomáticos se recomienda un estudio exhaustivo para valorar el grado de la lesión mediante la realización de una laringoscopia directa fibróptica, laringoscopia indirecta (revelará tumefacción sobre las apófisis aritenoides, abombamiento de las cuerdas vocales durante la inspiración o inmovilidad de las apófisis aritenoides) o de la tomografía computarizada de alta resolución. Si el grado de la lesión es importante, la traqueotomía reglada puede ser más segura que la intubación traumática, ya que puede aumentar el edema cricoaritenoideo y producir obstrucción postoperatoria.

La valoración preoperatoria de la vía aérea del paciente con AR puede indicar la necesidad de un fibrobroncoscopio para la realización de la intubación, así como la necesidad de un soporte ventilatorio postoperatorio.

B. Manifestaciones sistémicas

1. *Sistema cardiovascular:* la manifestación cardiovascular más frecuente es la pericarditis, generalmente sin compromiso hemodinámico. Otras: miocarditis, arteritis coronaria y amiloidosis con la producción de infarto de miocardio, granulomas cardíacos que producen alteraciones de la conducción cardíaca, fibrosis valvular y aortitis con insuficiencia aórtica.
2. *Sistema respiratorio:* la afectación más común es el derrame pleural, con frecuencia asintomático; los nódulos pulmonares tampoco producen problemas perioperatorios. La fibrosis pulmonar intersticial difusa y la afectación condrocostal pueden causar un patrón restrictivo con disminución de la capacidad vital forzada y del volumen espiratorio forzado en 1 segundo (FEV1); la alteración en la ventilación-perfusión puede dar hipoxemia. Se recomienda además de la radiografía de tórax, en casos selectivos la realización de espirometría, gasometría y estudio de la capacidad de difusión pulmonar preoperatorios. Dependiendo de los resultados se indicará la necesidad de un soporte ventilatorio postoperatorio.
3. *Sistema hematopoyético:* anemia por hemodilución (la más común), por eritropoyesis ineficaz y por toxicidad famacológica. Trombocitosis y neutrofilia pueden aparecer en la AR; sin embargo, el síndrome de Felty se acompaña de trombocitopenia, neutropenia, anemia, esplenomegalia y hepatomegalia.
4. *Manifestaciones renales y hepáticas:* fibrosis intersticial, amiloidosis, glomerulonefritis y hepatitis. Se recomienda en todos los pacientes con AR un estudio preoperatorio de electrólitos séricos, nitrógeno de urea sérico, creatinina, transaminasas, bilirrubina y albúmina.

La hipoalbuminemia produce una respuesta aumentada de los fármacos que se unen de forma importante a esta proteína, como el diazepam.

El aumento de la glicoproteina ácida a1 produce en los fármacos con gran afinidad por ésta, como el verapamilo, la metoclopramida y el propranolol, una reducción de su acción terapéutica. Lo mismo ocurre con la bupivacaína y la lidocaína.

La valoración de la coagulación se realizará midiendo el tiempo de protrombina, el tiempo de tromboplastina parcial activado y realizando un recuento de plaquetas.
5. *Afectación neuromuscular:* neuropatías periféricas por compresión nerviosa, mielopatía compresiva por afectación de la columna cervical y mononeuritis múltiple por vasculitis.
6. *Vasculitis:* infarto cerebral, cardíaco y gastrointestinal.
7. En todo paciente con AR también se recomienda la realización de un análisis de orina debido a la frecuencia de bacteriuria y piuria, así como el estudio de la velocidad de sedimentación para valorar la actividad de la enfermedad.

Tratamiento farmacológico: efectos adversos e interacción con los fármacos anestésicos

El tratamiento farmacológico que recibe el paciente con AR (Tabla III) puede influir en el período perioperatorio.

No hay un único criterio en el manejo preoperatorio de los antiinflamatorios no esteroideos (AINEs); se recomienda (Lyssy, 1996) suspenderlos antes de la cirugía, en horas, 5 veces la vida media del AINE (Tabla IV). En los AINEs de vida media larga se recomienda ampliar el período de suspensión o bien sustituirlos por los de vida media corta. En la cirugía que requiere función plaquetaria normal (neurocirugía, oftalmología), se suspenden los de vida media larga y los salicilatos de 7-10 días antes de la cirugía (estos últimos cuando se utilizan como analgésicos y antiinflamatorios).

El aporte preoperatorio de corticoides puede seguir diversas pautas, dependiendo del tipo de cirugía. Haynie (1996), recomienda la siguiente:
- Cirugía de mayor estrés (triple artrodesis): 100 mg de hidrocortisona im previos a la cirugía, posteriormente 100 mg/6 h im o iv durante 72 h.
- Cirugía de estrés moderado (resección de la cabeza de varios metatarsianos): 100 mg de hidrocortisona im previos a la cirugía, posteriormente 50 mg/6 h im o iv durante 1 día.
- Cirugía de mínimo estrés (artroplastia digital): 100 mg im de hidrocortisona en el momento de la cirugía.

El tratamiento farmacológico de la artritis reumatoide ha sido limitado por su toxicidad y/o disminución de su eficacia. Nuevos agentes han aparecido para superar estas limitaciones (Tabla III):
- Inhibidores selectivos de la ciclooxigenasa-2 (Anti-Cox-2): Celecoxib (el más utilizado), Rofecoxib y Valdecoxib. A dosis terapéuticas no producen inhibición de la agregación plaquetaria (por lo que no es necesario suspenderlos previa cirugía), y están asociados con una disminución de la toxicidad gastrointestinal (a diferencia de los AINES convencionales). Diversos autores proponen que los anti-Cox-2 podrían aumentar la actividad protrombótica, aumentando por lo tanto el riesgo cardiovascular (esto no está demostrado). Los anti-Cox-2 están contraindicados en pacientes alérgicos a sulfamidas.

TABLA III. Tratamiento de la artritis reumatoide y consideraciones anestésicas

Fármacos	Efectos secundarios	Preoperatorios e intraoperatorios
Antiinflamatorios no rsteroideos (AINEs)	Intolerancia gastrointestinal (GI) Disfunción renal y hepática Trombocitopenia	Aspirina: suspender 5-7 días previos a la cirugía No criterios unificados con respecto a los demás AINEs
Inhibidores Cox-2	Menor intolerancia GI Disfunción renal y hepática Actividad protrombótica?	No necesario suspenderlos previa cirugía
Glucocorticoides	Intolerancia GI Depresión inmunitaria Insuficiencia suprarrenal Intolerancia leve a la glucosa Miopatía	Ante sospecha de supresión eje hipotálamo-pituitario-adrenal (tratamiento con altas dosis o durante largos períodos de tiempo) estudio de ACTH
Antimalarios	Miopatía Retinopatía	No necesario suspenderlos previa cirugía
Sales de oro	Proteinuria/síndrome nefrótico Trombocitopenia Granulopenia Anemia aplásica Hepatitis, Neumonitis	No necesario suspenderlos previa cirugía
Sulfasalazina	Intolerancia GI Neutropenia, leucopenia Trombocitopenia, anemia aplásica Neumonitis	No necesario suspenderlos previa cirugía
D-Penicilamina	Proteinuria/Sd. nefrótico, trombocitopenia, leucopenia, enfermedad autoinmune, síntomas GI	No necesario suspenderlos previa cirugía Monitorización de la curarización (la prolongan)
Azatioprina	Intolerancia GI, Leucopenia, trombocitopenia, anemia, hepatitis, neoplasia, pancreatitis	
Metotrexato	Intolerancia GI, cirrosis, neumonitis, citopenias Mecanismo de acción (inhibición de dihidrofolato reductasa) potenciado por el óxido nitroso	
Ciclosporina	Nefro y neurotoxicidad, hipertensión	
Ciclofosfamida	Intolerancia GI, leucopenia, cistitis hemorrágica, neoplasia	
Leflunomida	Rash, diarrea, leucopenia, aumento enzimas hepáticas Infecciones, hipertensión	
Etanercept	Infecciones	Suspender previa cirugía?
Infliximab	Disnea, urticaria, cefalea, diarrea Infecciones respiratorias	Suspender previa cirugía?

TABLA IV. Vida media de los antiinflamatorios no esteroideos (AINES)

AINES (suspender el día de la cirugía)	Vida media (horas)	AINES (suspender antes del día de la intervención)	Vida media (horas)
Tolmetina	1-2	Aspirina	Suspender 5-7 días
Ibuprofeno	2	Indometacina (Inacid)	5
Diclofenaco sódico (Voltarén)	2	Etodolaco	7,3 (+/-4)
Ketoprofeno (Orudis)	2 (+/-1)	Sulindac	7
Fenoprofeno cálcico	3	Diflunisal	8-12
		Naproxeno	14
		Sulindac (metabolito activo)	18
		Piroxicam (Feldene)	45
		Fenilbutazona	50-65
		Fenbufeno	11

- Inmunosupresores: leflunomida (Arava) y anti-TNFa (anticuerpos contra el factor de necrosis tumoral): infliximab (Remicade) y etanercept (Enbrel). Los reumatólogos recomiendan la suspensión de los anti-TNFα antes de la cirugía debido a la alta incidencia de infecciones, sin embargo, hasta el momento actual no se han publicado trabajos al respecto.

II. ESCLEROSIS SISTÉMICA

La esclerosis sitémica (ES) es un trastorno generalizado que se caracteriza por fibrosis (depósito de colágeno anormal) y lesión microvascular, afectándose prácticamente todos los órganos y sistemas, principalmente la piel, el sistema cardiovascular, los pulmones, el sistema gastrointestinal y los riñones.

Dada su escasa incidencia, son pocos los estudios sobre su patogenia y tratamiento.

La patogenia de la esclerosis sistémica es desconocida, sin embargo es probable que el fenómeno inicial (genético o ambiental) desencadene la alteración del sistema inmunitario y ocasione la activación de las células endoteliales, linfocitos T, macrófagos y fibroblastos. La afectación de órganos y sistemas posiblemente sea consecuencia de una interacción entre mediadores inflamatorios y fibrógenos.

Manifestaciones clínicas (Tabla V)
1. *Sistema vascular:* se produce proliferación y fibrosis de las capas media e íntima de los vasos, con angostamiento de las pequeñas arterias y a veces microtrombos en su interior. A esto se une el fenómeno de Raynaud, vasoespasmo arterial que pue-

TABLA V. Manifestaciones clínicas de la esclerosis sistémica	
Vascular	Fenómeno de Raynaud (90%).
Piel	Hiperpigmentación, reblandecimiento y atrofia. Telangiectasias en manos y cara, depósitos cutáneos y subcutáneos de calcio en cara extensora de los brazos, glúteos y yemas de los dedos (Sd. de CREST). Piel tensa peribucal (dificultad para la intubación orotraqueal). Úlceras en yemas de los dedos, codos, maléolos y superficie extensora de las articulaciones interfalángicas proximales de las manos
Musculoesquelético	Artralgias, artritis (temporomandibular con dificultad para la intubación orotraqueal) y miopatía inflamatoria; fibrosis de los tendones (contracturas en flexión)
Gastrointestinal	Disfagia, reflujo gastroesofágico; gastroparesia, pseudoobstrucción intestinal y malabsorción. Anemia por déficit de vitamina B_{12} y /o ácido fólico
Respiratorias	Alveolitis fibrosa, hipertensión pulmonar, neumopatía intersticial, telangiectasias, neumonitis por aspiración, enfermedad pleural y cáncer
Renales	Insuficiencia renal crónica. Hipertensión arterial, anemia hemolítica microangiopática y trombocitopenia
Cardiovascular	Pericarditis, insuficiencia cardíaca y diferentes grados de bloqueo cardíaco o arritmias. Miocardiopatía. Angina de pecho. Insuficiencia ventricular izquierda e hipertensión pulmonar con cor pulmonale
Hepática	Cirrosis biliar primaria

de prevenirse con la utilización de líquidos calientes durante el acto anestésico y manteniendo una temperatura de 21° C en el quirófano.

Debido a la afectación difusa de los pequeños vasos y a los fenómenos vasoespásticos, durante la inducción anestésica puede producirse una hipotensión importante, por lo que una expansión volémica previa podría disminuir esta hipotensión.

La existencia de telangiectasias orales y nasales puede dar lugar a hemorragias al traumatizar la mucosa durante la intubación orotraqueal o nasotraqueal.

2. *Piel y sistema musculoesquelético.* La afectación de la piel es el signo característico de la esclerodermia y presenta tres fases: edema, induración y atrofia. Las alteraciones en el sistema musculoesquelético se traducen en artralgias, artritis y miopatía inflamatoria (probablemente por daño microvascular, similar a la polimiositis, con debilidad de los músculos proximales, alteraciones en el electromiograma y aumento de la creatina fosfocinasa y la aldolasa séricas). Esto puede producir:

- Contracturas en flexión que dificultan la canalización del acceso venoso y arterial.
- Dificultad para la intubación orotraqueal debido a la disminución de la capacidad para abrir la boca a causa de la afectación de la articulación temporomandibular y a la presencia de la piel tensa peribucal.
3. *Manifestaciones gastrointestinales:* la patología gastrointestinal supone un riesgo elevado de neumonitis por aspiración, por lo que se recomienda la realización preoperatoria de profilaxis de la broncoaspiración:
    - La insuficiencia del esfínter esofágico inferior y la disfunción o dismotilidad del músculo liso esofágico dan lugar a disfagia, reflujo gastroesofágico y, posteriormente, estenosis esofágica.
    - Se produce gastroparesia, pseudoobstrucción intestinal y malabsorción debido a la función discontinua del músculo liso, con atrofia y fibrosis, y a la excesiva proliferación bacteriana. La atonía del intestino delgado dará lugar al sobrecrecimiento bacteriano y éste a la anemia por déficit de vitamina B_{12} y/o ácido fólico.

    En los pacientes con signos de malnutrición o malabsorción se incluirá en el estudio preoperatorio un recuento sanguíneo completo, el tiempo de protrombina, el tiempo parcial de tromboplastina y niveles de albúmina.

    La hemorragia gastrointestinal por telangiectasias es rara, siendo más frecuente la anemia secundaria a la inflamación crónica.
4. *Manifestaciones pulmonares:* alveolitis fibrosa, hipertensión pulmonar aislada o como consecuencia de la neumopatía intersticial, telangiectasias en las vías respiratorias, neumonitis por aspiración, enfermedad pleural y cáncer.

    En el paciente con ES las pruebas de función pulmonar suelen presentar un patrón restrictivo, con disminución de la capacidad vital (CV) y de la distensibilidad pulmonar. La alteración en el intercambio gaseoso se refleja en la disminución en la capacidad de difusión del monóxido de carbono (DLCO) y de la presión arterial de oxígeno tras el ejercicio. Estas alteraciones pueden coincidir con radiografías de tórax normales. La radiografía de tórax puede mostrar un patrón de densidades lineales, moteado y en panal de abeja con afectación más llamativa de los dos tercios inferiores del pulmón.

    Intraoperatoriamente, el paciente puede requerir un aumento de la presión positiva en la vía aérea para conseguir una adecuada ventilación pulmonar.

    Como el 66% de los pacientes con esclerosis sistémica presenta anomalías de la función pulmonar, la gasometría arterial, las pruebas de función pulmonar y las mediciones de DLCO en el estudio preoperatorio son razonables incluso en los pacientes asintomáticos.

    En los pacientes con afectación pulmonar severa puede ser necesario un soporte ventilatorio durante el postoperatorio.

    La esclerodermia pulmonar es la causa más frecuente de morbimortalidad en estos pacientes.

5. *Afectación renal:* el estado hiperreninémico produce un rápido deterioro de la función renal, hipertensión arterial acelerada, anemia hemolítica microangiopática y trombocitopenia. Se produce una disminución del aclaramiento renal de los fármacos. Evoluciona a insuficiencia renal crónica y hemodiálisis. Aunque los inhibidores de la enzima convertidora de angiotensina son útiles en el tratamiento de la hipertensión arterial y de las crisis renales, se requiere vigilancia perioperatoria de la tensión arterial y del volumen sanguíneo.
6. *Sistema cardiovascular:* pericarditis con o sin derrame, insuficiencia cardíaca congestiva y diferentes grados de bloqueo cardíaco o arritmias. La pericarditis con derrame es muy frecuente, y la miocarditis puede producir disfunción ventricular derecha. Se produce miocardiopatía por fibrosis miocárdica. La reserva vascular coronaria está disminuida. La hipertensión arterial sistémica producirá insuficiencia ventricular izquierda. La fibrosis de la íntima de la arteria pulmonar puede dar lugar a hipertensión pulmonar que progresa a cor pulmonale; la hipertensión pulmonar es frecuente en pacientes con esclerosis sistémica y puede aparecer en pacientes asintomáticos. La evaluación cardíaca, incluyendo la auscultación y el electrocardiograma, puede hacernos sospechar hipertensión pulmonar.
7. *Afectación hepática:* cirrosis biliar primaria.

Otros aspectos a tener en cuenta
1. En los pacientes con afectación muscular se produce un aumento de la sensibilidad a los relajantes musculares.
2. La respuesta a los anestésicos inhalados puede ser exagerada.
3. El empleo de anestésicos locales se realizará sin adrenalina, ya que su efecto en estos pacientes es extremadamente prolongado debido a una disminución de su catabolismo.
4. La utilización de simpaticomiméticos (IMAOS) se realizará con cautela por la misma razón.
5. El bloqueo simpático puede ser eficaz en el tratamiento del vasoespasmo secundario al síndrome de Raynaud.
6. El tratamiento de los pacientes con ES incluye D-penicilamina, corticoides, interferón y los inmunosupresores (ciclofosfamida y ciclosporina) (Tabla III).

III. LUPUS ERITEMATOSO SISTÉMICO

El lupus eritematoso sistémico (LES) es una enfermedad autoinmune multisistémica caracterizada por la producción de múltiples autoanticuerpos, principalmente anticuerpos antinucleares.

Puede ser inducido por fármacos como hidralacina, procainamida, D-penicilamina, β-bloqueantes, α-bloqueantes, etc., y puede exacerbarse con el estrés, la infección, el embarazo y la cirugía.

TABLA VI. Manifestaciones clínicas del lupus eritematoso sistémico	
Piel	Rash eritematoso nasal y malar, úlceras en mucosa oral y nasal, edema angioneurótico, alopecia, fenómeno de Raynaud
Musculoesquelético	Artritis simétrica, miopatía
Respiratorias	Afectación laríngea con úlceras en mucosa, artritis cricoaritenoidea y parálisis del nervio laríngeo recurrente Afectación pulmonar con pleuritis, derrame pleural, neumonitis, fibrosis intersticial, hemorragia pulmonar, hipertensión pulmonar, disfunción diafragmática y embolismo pulmonar
Renales	Glomerulonefritis (proteinuria, hipoalbuminemia, hematuria, hipertensión e insuficiencia renal)
Cardíacas	Pericarditis (con derrame en el 60%), miocarditis, endocarditis de LibmanSacks (válvula aórtica y mitral), insuficiencia cardíaca congestiva, miocardiopatía (secundaria a afectación muscular, hipertensión arterial, anemia, uremia, afectación arterial coronaria)
Hepáticas	Hepatitis (hiperglobulinemia)
Neurológicas	Neuropatía periférica, convulsiones, psicosis
Hematológicas	Anemia (enfermedad inflamatoria crónica y anemia hemolítica), leucopenia, linfadenopatía y trombocitopenia. Déficit de factores II, VIII, IX, XI, XII, XIII. Síndrome antifosfolípido

Manifestaciones clínicas

Las manifestaciones del LES varían dependiendo del sistema afectado (Tabla VI): piel, musculoesquelético, respiratorio, renal, cardíaco, gastrointestinal, neurológico y hematológico. La afectación cardiovascular es la principal causa de morbimortalidad en los pacientes con LES.

Problemas anestésicos en el paciente con LES:
1. Dificultad en el manejo de la vía aérea por artritis temporomandibular, artritis cricoaritenoidea, obesidad facial inducida por la corticoterapia y lesiones lúpicas en las vías respiratorias altas.
2. Atención particular a los órganos afectados, principalmente el riñón, pulmón y corazón, así como a la medicación del paciente con LES: antiinflamatorios, aspirina, glucocorticoides, inmunosupresores y fármacos antimalarios.
3. Estudiar la integridad de los mecanismos de la coagulación debido a la existencia de:
    - Síndrome antifosfolípido (anticoagulante lúpico, anticuerpos anticardiolipina).
    - Anticuerpos que interfieren con los factores de la coagulación: II, VIII, IX, XI, XII y

XIII. Existe un riesgo hemorrágico importante que se tratará durante el preoperatorio: perfusiones de factores VIII y IX, o de plasma fresco (factores II, XI, XII y XIII).

Síndrome antifosfolípido

El síndrome antifosfolípido es una enfermedad sistémica que se caracteriza por la presencia de anticuerpos antifosfolípidos (IgG, IgM, de especificidad antiprotrombinasa), manifestándose clínicamente con trombosis arterial y venosa, abortos de repetición, trombocitopenia, valvulopatía, hipertensión pulmonar, insuficiencia suprarrenal y enfermedad neurológica.

Estudios recientes (Galli, 2003) han mostrado que el anticoagulante lúpico se relaciona con mayor riesgo de trombosis que el anticuerpo anticardiolipina.

Un 50% de los pacientes con este síndrome tienen LES, siendo su prevalencia de un 5-55%; también puede aparecer en otras conectivopatías como en la esclerodermia.

Ante la sospecha de un síndrome antifosfolípido, hay dos pruebas que confirman el diagnóstico:
- El bloqueo de la actividad de Xa-Va-Ca, complejo fosfolipídico necesario para convertir la protrombina en trombina. El tiempo de tromboplastina parcial activado está prolongado, mientras que el tiempo de protrombina y el de trombina suelen ser normales.
- El test más específico y sensible para detectar la presencia de anticuerpos anticardiolipina es un inmunoensayo enzimático (ELISA).

Manejo anestésico de estos pacientes

1. Valoración preoperatoria minuciosa y determinación de anticuerpos anticardiolipina ante un posible síndrome no diagnosticado.
   La historia clínica y un estudio de la coagulación: tiempo de tromboplastina parcial activado, tiempo de protrombina, tiempo de sangría y recuento de plaquetas serán necesarios.
   Es importante distinguir entre el déficit de factores de la coagulación en el paciente con LES y la presencia de un síndrome antifosfolípido en un paciente con LES. En el segundo caso, aunque se produzca una prolongación aislada del tiempo de tromboplastina parcial activado, sin trombocitopenia ni diátesis hemorrágica, la anestesia regional no estaría contraindicada (Madan, 1997).
2. Actuación preoperatoria conjunta con el servicio de hematología.
3. Profilaxis perioperatoria de los fenómenos trombóticos (servicio de hematología).
   Durante el intraoperatorio se recomienda utilizar medias elásticas, una adecuada hidratación, prevenir la hipotermia, utilizar los líquidos intravenosos calientes, profilaxis antibiótica, evitar los fármacos que puedan desencadenar trombosis y evitar transfusiones innecesarias.
4. Vigilancia postoperatoria.

La administración de plaquetas, inmunoglobulinas, inmunosupresores, altas dosis de corticoides y plasmaféresis preoperatoria pueden ser de gran utilidad en estos pacientes.

BIBLIOGRAFÍA

1. Cervera R, Asherson RA. Clinical and epidemiological aspects in the antiphospholipid syndrome. Immunobiology 2003;207(1):5-11.
2. Cuadrado MJ, Hughes GRV. Hughes (antiphospholipid) syndrome. Clinical features. Rheum Dis Clin North Am 2001;27(3):507-524.
3. Dedhia HV, DiBartolomeo A. Rheumatoid arthritis. Crit Care Clin 2002;18:841-854.
4. Kwek TK, Lew TWK, Thoo FL. The role of preoperative cervical spine x-rays in rheumatoid arthritis. Anaesth Intensive Care 1998;26(6):636-641.
5. Luong BT, Chong BS, Lowder DM. Treatment options for rheumatoid arthritis: Celecoxib, Leflunomide, Etanercept, and Infliximab. Ann Pharmacother 2000;34:743-760.
6. Matteson EL. Cervical spine disease in rheumatoid arthritis: How common a finding? How uncommon a problem? Arthritis Rheumatism 2003;48(7):1775-1778.
7. Roberts JG, Sabar R, Gianoli JA, Kaye AD. Progressive systemic sclerosis, clinical manifestations and anesthetic considerations. J Clin Anesth 2002;14(6):474-477.

Capítulo 3
Alteraciones del complemento: Angioedema por déficit de C1-inhibidor

T. del Castillo, S. Díaz Ruano, A. Anaut

El sistema del complemento está formado por más de 30 proteínas plasmáticas que interactúan de forma específica para generar elementos de respuesta inflamatoria (Fig. 1). Su activación tiene lugar por complejos inmunes, iniciándose una cascada secuencial por activación del C1-inhibidor, regulando a su vez la progresión de la cascada del complemento. Un déficit de esta proteína conlleva una acumulación incontrolada de factores del complemento, con la consiguiente liberación de sustancias vasoactivas de las células cebadas, aumentando así la permeabilidad capilar.

El déficit puede ser hereditario o adquirido. La forma hereditaria es el defecto genético más frecuente del sistema de complemento. La ausencia o disfunción del C1-inhibidor se traduce en la presencia de ataques de angioedema (AE).

Angioedema hereditario. El angioedema hereditario (AEH) se transmite de forma autosómica dominante (cromosoma 11). El déficit de C1-inhibidor conduce a la activación del complemento, con la formación de moléculas vasoactivas causantes del angioedema. Tradicionalmente se han descrito dos tipos de AEH: Tipo I (80-85%) que se caracteriza por niveles bajos de C1-inhibidor en plasma y el Tipo II (15-20%) que presenta niveles normales o incluso altos de C1-inhibidor y es debido a la síntesis de una proteína disfuncional (idéntica antigénicamente al C1-inhibidor pero funcionalmente defectuosa). Recientemente se ha descrito un tercer tipo de AEH, que aparece sólo en mujeres, en el que los niveles y la función del C1-inhibidor son normales, pero se une a la albúmina formando un complejo inactivo.

Angioedema adquirido. Se caracteriza por concentraciones bajas de C1-inhibidor, C1, C1q, C2 y C4 con valores normales de los componentes terminales C3-C9, ausencia de evidencia de herencia e instauración de los síntomas en la edad media. Sintetizan C1-inhibidor normal. En el tipo I lo catabolizan de forma acelerada. Pueden existir anticuerpos antiidiotipo. En el tipo II los autoanticuerpos se dirigen al centro del C1-inhibidor bloqueando su acción.

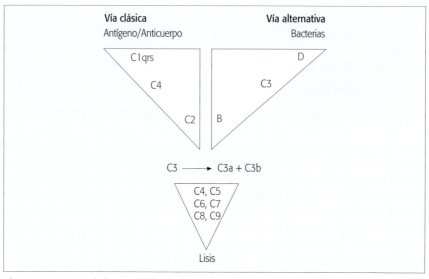

Figura 1. Esquema de las vías clásica y alternativa del complemento.

I. CLÍNICA

Todos los tipos de AE tienen síntomas similares, caracterizados por la aparición de episodios de edema subcutáneo de la submucosa del tracto digestivo y/o de la vía aérea superior. En el AEH habitualmente comienzan en la infancia (50% antes de los 10 años), aunque el diagnóstico suele ser posterior. En la forma adquirida los síntomas aparecen a partir de la 4ª década de la vida. Los episodios de edema subcutáneo pueden afectar a cualquier parte del cuerpo, especialmente a áreas de tejido laxo y típicamente no se acompañan de prurito. Si la localización es digestiva se pueden presentar cuadros de algia abdominal, generalmente severos, que pueden simular un abdomen agudo. La afectación del tracto respiratorio superior se inicia con alteraciones de la voz por edema laríngeo, pudiendo llegar a un total compromiso de la vía aérea e incluso muerte por asfixia, siendo responsable del 16-33% de la mortalidad.

Distintas causas pueden estar relacionadas con la precipitación del ataque agudo de AE: manipulaciones dentales, enfermedades concomitantes, tonsilectomía, endoscopias, traumas accidentales, microtraumatismos, trastornos emocionales, fármacos (estrógenos, IECAS). Sin embargo, cierto número de ataques no guardan relación con ningún desencadenante identificado.

La gravedad y frecuencia de la clínica no se correlaciona con los niveles de C1-inhibidor.

Aunque el AE es una enfermedad poco frecuente, su diagnóstico precoz es de gran trascendencia, puesto que la instauración de un tratamiento específico puede evitar consecuencias potencialmente fatales.

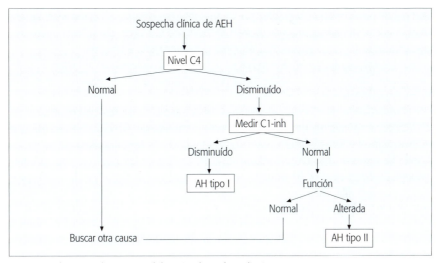

Figura 2. Algoritmo diagnóstico del angioedema hereditario.

II. DIAGNÓSTICO

El diagnóstico se puede sospechar ante una clínica característica, una historia familiar positiva de AEH, antecedentes de ataques de edemas subcutáneos precipitados por traumatismos (generalmente en ausencia de prurito y urticaria) o de edemas con afectación visceral. Como prueba de despistaje se recomienda la determinación de C4. Para confirmar el diagnóstico recurrimos a la cuantificación del C1-inhibidor. Niveles bajos de C4 y C1-inhibidor se detectan en el 85% de los casos (Tipo I), sin embargo en algunos casos los niveles de C1-inhibidor son normales o incluso altos (Tipo II) y el diagnóstico de esta variedad se podría confirmar realizando un C1-inhibidor funcional (observando la movilidad anómala electroforética de la proteína disfuncional). En la forma adquirida del AE las determinaciones de C1q en sangre suelen estar bajas, lo que la diferencia con la forma hereditaria en la que el C1q es normal.

Es importante recordar que una determinación de C4 normal, realizado mediante técnicas sencillas, descarta la posibilidad de esta patología evitando estudios más costosos. En la figura 2 se refleja un algoritmo diagnóstico del angioedema.

III. TRATAMIENTO

Tratamiento de los episodios agudos

La decisión de tratar o no un episodio agudo debe basarse en la localización y severidad de los mismos. Los edemas de extremidades son generalmente no dolorosos y autolimitados y, por lo tanto, no requieren tratamiento. Sin embargo, el edema laríngeo puede producir asfixia y muerte, por lo que debe ser tratado. Los corticoides, los antihistamínicos y la adrenalina no resultan eficaces; no obstante, esta última puede representar nuestra única arma hasta disponer del tratamiento adecuado.

En los ataques agudos abdominales se debe aliviar el dolor en primer lugar. Se pueden producir fenómenos de tercer espacio por la extravasación de líquidos que puede llevar a una hipotensión.

El tratamiento de elección en las crisis es la terapia sustitutiva con purificado de C1-inhibidor a dosis de 1.000-1.500 UI. En un período de 30-120 min después de la inyección el edema comienza a resolverse, junto con la sintomatología acompañante. La remisión completa suele producirse dentro de las 24 horas tras el tratamiento. En casos severos se requerirá repetir la dosis, ya que tiene una duración aproximada de 3-5 días, dependiendo de los niveles plasmáticos y de la dosis. Debido a que la vida media del liofilizado excede 1 año de duración cuando se conserva a 4°C, debería disponerse de este tratamiento en todos los hospitales. En los pacientes con AEA y autoanticuerpos antiC1-inhibidor, la respuesta a la infusión de C1-inhibidor es variable.

Cuando no se disponga de C1-inhibidor puede considerarse la administración de plasma fresco congelado (PFC) que contiene C1 inhibidor, sin embargo su uso está discutido porque se puede observar una exacerbación paradójica por exceso de C4 y C2.

Tratamiento de mantenimiento

Está indicado cuando el paciente presenta más de un ataque mensual o un único episodio de edema de glotis. Se usan fundamentalmente dos tipos de fármacos: antifibrinolíticos y andrógenos atenuados.

- *Andrógenos atenuados*. Actúan aumentando la síntesis hepática de C1-inhibidor. Se utilizan estanazolol (1-4 mg/día) y danazol (50-300 mg/día). Tardan unos 5 días en actuar. Son el tratamiento de elección en pacientes con la forma hereditaria, salvo que exista contraindicación (niños y embarazadas).
Se han descrito diferentes efectos secundarios debidos a una actividad hormonal residual e incluso algún caso de adenoma hepático.
- *Antifibrinolíticos*. Ácido épsilon aminocaproico (8-10 mg/día) y ácido tranexámico son los más conocidos. Su uso se reserva para los niños en los cuales los andrógenos atenuados están contraindicados. Se produce un riesgo aumentado de trombosis, por lo que debe suspenderse previo a las intervenciones. Pueden aparecer otros efectos secundarios menores (mialgias, mareo, hipotensión postural, náuseas) y se han descrito algunos casos de necrosis muscular extensa.
- *C1-inhibidor*. El tratamiento a largo plazo con concentrado purificado de C1-inhibidor es un tratamiento seguro y beneficioso, pero sólo es utilizado en la actualidad en grupos muy seleccionados de pacientes (embarazadas y niños), debido a su alto coste.

Profilaxis preoperatoria

El edema de la vía aérea en estos enfermos es frecuentemente precipitado por episodios de traumatismos de la zona, crisis emocionales o de ansiedad. Estas situaciones pueden ocurrir durante un procedimiento quirúrgico-anestésico. La clave para el manejo seguro de estos pacientes parece encontrarse en una profilaxis adecuada.

Se debe realizar profilaxis en cualquier procedimiento médico o quirúrgico que conlleve anestesia local o general, así como en otros procedimientos diagnósticos, como la endoscopia, que podrían implicar la manipulación de la vía aérea. En las intervenciones quirúrgicas es preferible, siempre que sea posible, utilizar técnicas anestésicas regionales. Antes de cualquier intervención, el paciente debe ser evaluado para asegurarse que la actividad del angioedema está bajo control. Si está en tratamiento con andrógenos atenuados o antifibrinolíticos, debe continuarse.

- En la actualidad el tratamiento profiláctico de elección previo a las intervenciones quirúrgicas es la terapia sustitutiva con purificado de C1-inhibidor (1.500 IU 6-12 horas antes de la intervención). Tras su administración, los niveles funcionales de C4 se elevan hasta rangos dentro de la normalidad.
- Los andrógenos atenuados se recomiendan unos días antes del procedimiento quirúrgico. Las pautas más utilizadas son danazol 100-600 mg/día durante 5 días antes de la cirugía y 2 días después; incluso puede ser necesario 8-10 días de tratamiento en pacientes que no recibían tratamiento previo de mantenimiento o estanazolol 2-6 mg al día, durante 5-7 días antes de la cirugía, también ha sido utilizado con éxito.
- Si no se dispone de C1-inhibidor puede administrarse plasma fresco congelado 2 unidades el día anterior a la cirugía y 2 unidades justo antes del procedimiento. Se debe de evitar los IECAS y los estrógenos.

Situaciones especiales

Infancia

En los niños el tratamiento de elección en las crisis agudas es la terapia sustitutiva con purificado de C1-inhibidor 500 UI. A los 30-120 min de su administración se inicia una remisión de los síntomas, que suele ser completa a las 24 horas, durando su efecto de 3-5 días. Las crisis severas o con compromiso vital son poco frecuentes en la infancia, y en general es mejor no utilizar ningún tratamiento de mantenimiento. Sólo estaría indicado en el caso de 1 o más episodios al mes de edema laríngeo o abdominal. En este caso es preferible usar antifibrinolíticos (ácido tranexámico 6-12 mg/día en niños menores y mayores de 11 años, respectivamente).

Embarazo

El embarazo en pacientes con AE puede ser complicado. El parto vaginal puede ser impedido por el edema vaginal y el dolor abdominal puede desenmascarar desórdenes obstétricos. Los andrógenos están contraindicados. El tratamiento de elección de los ataques agudos es el concentrado purificado de C1-inhibidor. También es el tratamiento profiláctico de elección previo al parto. Si la severidad de la clínica lo requiere pueden utilizarse antifibrinolíticos como profilaxis a largo plazo. Algunos autores recomiendan la analgesia epidural para el control del dolor en estas pacientes.

Las dosis de C1-inhibidor requeridas por estas pacientes durante procedimientos obstétricos invasivos deben ser reconsideradas en función de las pérdidas sanguíneas y el tipo de cirugía, así como de la severidad del angioedema.

En definitiva, los procedimientos anestésicos, en pacientes con AE que requieren manipulación de la vía aérea, son relativamente seguros cuando se realiza tratamiento profiláctico, pero es importante la observación de los pacientes una vez se haya concluido el procedimiento quirúrgico, incluso si se ha administrado tratamiento profiláctico.

BIBLIOGRAFÍA

1. Fay A, Abinum M. Current management of hereditary angi-oedema (C1 inhibitor deficiency). J Clin Pathol 2002;55:266-70.
2. Bork K, Barnsted SE, Koch P, Traupe H. Hereditary angioedema with normal C1-inhibitor activity in women. Lancet 2000;356:213-7.
3. Caballero T, López MC. Angioedema por défifit de C1-inhibidor. Alergol Inmunol Clin 2000;15:148-159.
4. Anaut A. Angioedema hereditario por disfunción del C1-inhibidor: presentación de un caso. Rev. Esp Alergol Inmunol Clín, agosto 1992;7:141-143.
5. Cox M. Hereditary angioneurotic edema: current management in pregnancy. Anaesthesia,1995;50:547-549.
6. Jensen MD. C1 Esterase inhibitor deficiency, airway compromise, and anaesthesia. Anesth Analg 1998;87:480-488.

PARTE V

Hematología

Capítulo 1
Serie roja

S. Díaz Ruano, T. del Castillo, A. Rodríguez Huertas

El análisis hematológico preoperatorio habitual comprende la cifra de hemoglobina y el recuento de células sanguíneas. Estos análisis básicos se realizan en los pacientes quirúrgicos para conocer su capacidad de oxigenación. Con menos frecuencia es necesario conocer el fenotipo de la hemoglobina, o los valores de las enzimas eritrocíticas. En la tabla I se reflejan los valores normales de la serie roja y las cifras según edad y sexo.

I. ANEMIAS

La anemia es el resultado de una anomalía en la producción de glóbulos rojos o de la excesiva pérdida de estas células. Puede ser aguda o crónica, congénita o adquirida, primaria o secundaria a otra enfermedad. En muchos casos no representa un diagnóstico *per se,* sino un síntoma que refleja la presencia de una enfermedad general subyacente.

El diagnóstico de anemia requiere la determinación exacta de los valores de hemoglobina y hematócrito, y su comparación con los de referencia de la población general. Pero la definición exacta de la anemia exige la valoración clínica y hematológica del paciente. Por otra parte, la historia clínica nos puede orientar respecto a su etiología (profesión, régimen dietético, exposición a agentes químicos y antecedentes de hemopatías en la familia).

Los principales síntomas que presentan los pacientes con anemia son: astenia, cefalea, disminución de la capacidad de concentración, cansancio, vértigo, acúfenos, disnea de esfuerzo, trastornos de la frecuencia cardíaca y, eventualmente, angina de pecho, trastornos de la menstruación y de la líbido.

En la exploración física de estos pacientes encontraremos palidez mucocutánea y determinadas formas de ictericia; puede existir taquicardia, soplo sistólico precordial.

TABLA I. Valores normales eritrocitarios

	Hb (g/L)	Hcto (L/L)	VCM (fL)	HCM (pg)	CCMH (g/L)
Varones	160 ± 20	0,47 ± 0,06	90 ± 7	29 ± 2	340 ± 25
Mujeres	140 ± 20	0,42 ± 0,05	90 ± 7	29 ± 2	340 ± 25
1-12 años	130 ± 10	0,4 ± 0,04	85 ± 8	27 ± 3	330 ± 25
<1 año	120 ± 10	0,40 ± 0,04	78 ± 8	26 ± 4	330 ± 25
< 3 meses	110 ± 20	0,38 ± 0,06	92 ± 6	30 ± 4	330 ± 30
1ª semana	160 ± 30	0,54 ± 0,1	107 ± 5	34 ± 5	330 ± 25

TABLA II. Anemias: clasificación morfológica

A. Microcíticas (VCM < 80)	A. Normocíticas (VCM normal)	A. Macrocíticas (VCM > 80)
Alterac. de la síntesis de Hb	Alterac. división celular	
A. Ferropénica	A. Reticulocitos N o bajos	A. MO Megaloblástica
A. Trastornos crónicos	1. Secundarios	Déficit de vit. B_{12}
A. Sideroblásticas	IRC	Déficit ác. fólico
Síndromes talasémicos	Trastornos crónicos	Alterac. metabolismo purinas
HPN	2. Primarios o centrales	B. MO Normoblástica
Esferocitosis	Síndromes mielodisplásicos	Alcoholismo crónico
	Mielofibrosis	Hepatopatías crónicas
	Leucemias	Hipotiroidismo
	Infiltración médula ósea	Síndromes mielodisplásicos
	B. Reticulocitos altos (policromatofilia)	A. Sideroblástica
	1. Hemolítica aguda	A. Aplásica
	2. Posthemorrágica aguda	

Aparte de estos signos y síntomas, la esplenomegalia o signos de diátesis hemorrágica no son típicos de la anemia, pero nos pueden orientar hacia la enfermedad de base.

La determinación de hemoglobina (Hb), recuento de hematíes, hemoglobina corpuscular media (HCM), volumen corpuscular medio (VCM), reticulocitos, leucocitos, plaquetas, LDH, bilirrubina, creatinina, y extensión de sangre, nos permite clasificar la anemia dentro de un grupo morfológico y en algunos casos, lograr identificar el tipo de anemias (Tabla II).

II. CONSIDERACIOMES PREANESTÉSICAS DE LAS ANEMIAS MÁS RELEVANTES

Anemia ferropénica

El déficit de hierro es la causa más frecuente de anemia. El tratamiento de este tipo de anemia incluye el diagnóstico y tratamiento de la causa del déficit de hierro de la hemoglobina circulante y de reserva. Generalmente, la anemia ferropénica crónica se corrige mediante ferroterapia (hierro oral o parenteral), tratamiento que debe concluir, si es posible, antes de realizar una cirugía, y en su defecto, tras como mínimo una semana de tratamiento.

Anemia megaloblástica

Esta modalidad de anemia se debe, generalmente, al déficit de vitamina B_{12} (anemia perniciosa, gastrectomía, etc.), o de ácido fólico.

Se deben tener en cuenta una serie de consideraciones preanestésicas importantes:
1. La asociación entre el déficit de vitamina B_{12} y alteraciones de sistema nervioso (debilidad muscular, neuropatía periférica bilateral, degeneración de cordones posteriores de la médula, etc.), lo que puede condicionar la técnica anestésica que realicemos.
2. Hay que tener en cuenta la posible asociación de la anemia perniciosa con mixedema.
3. Asociación de la deficiencia de folato con terapia anticonvulsiva (fenitoína y otros fármacos anticomiciales, incluso algunos barbitúricos).
4. La administración de hidroxicobalamina intramuscular y ácido fólico son las posibilidades terapéuticas para el tratamiento de este tipo de anemia. Se han registrado casos de hipopotasemia grave durante las primeras semanas de tratamiento, por lo que en caso de ser sometido el paciente a cirugía durante esta fase del tratamiento, debemos prestar atención a este aspecto y administrar potasio por vía oral o intravenosa, si fuera necesario previo a la cirugía.

Anemias hemolíticas

Se caracterizan por una disminución de la hemoglobina y una elevación de los valores de bilirrubina en sangre. La vida media del eritrocito se encuentra disminuida, mientras que el recuento de reticulocitos en sangre periférica está muy aumentado. Las causas de la hemólisis son muy variadas: anormalidades en la membrana eritrocitaria, defectos enzimáticos, alteraciones estructurales de la hemoglobina, etc.

Del extenso grupo de anemias hemolíticas (Tabla III), merecen especial mención, desde el punto de vista preanestésico, tres de ellas: la anemia de células falciformes, la hemoglobinuria paroxística nocturna (HPN) y el déficit de glucosa-6-fosfato-deshidrogenasa (DG6PD).

> **TABLA III.** Clasificación de las anemias hemolíticas
>
> **Corpusculares (generalmente hereditarias)**
> 1. Alteraciones membrana hematíe:
>   - Esferocitosis hereditaria
>   - Eliptocitosis hereditaria
>   - HPN (adquirida)
> 2. Alteraciones hemoglobina:
>   - Hemoglobinopatías estructurales (anemia de células falciformes)
>   - Síndromes talasémicos
> 3. Alteraciones enzimas hematíe:
>   - Déficit G6FD
>   - Piruvato kinasa
>
> **Extracorpusculares (generalmente adquiridas)**
> 1. Inmunológicas: • Autoinmunes, ISO/Aloinmunes, drogas, etc.
> 2. No inmunológicas: • Angiopática, química, infecciosa, hiperesplenismo, etc.

A. Anemia de células falciformes

Es un trastorno hemolítico debido a una anomalía en la estructura o síntesis de la hemoglobina. Los hematíes falciformes poseen hemoglobina anormal (HbS), que se caracteriza por tener tendencia a formar «cristales» tactoides cuando está sometida a una baja tensión de oxígeno, lo que ocasiona una alteración de los hematíes en forma de hoz (drepanocitos), produciendo un aumento en la viscosidad de la sangre, pudiéndose aglutinar las células y causar una oclusión vascular.

Existen varias formas de presentación de este tipo de anemia; destacaremos dos tipos fundamentales:

1. Sujetos heterocigotos para la enfermedad (carácter de hematíes falciformes o HbAS): a estos sujetos, en general, sólo se les considera portadores de la enfermedad. Aún así, se han registrado casos de falciformación bajo anestesia general para una cirugía simple. El paciente con células falciformes (portador) deberá mantenerse bien hidratado, en ambiente templado y libre de infección intercurrente cuando se realice una anestesia general.
2. Sujetos homocigóticos para la enfermedad (anemia de hematíes falciformes o drepanocitemia, Hb SS): estos pacientes tienen un riesgo incrementado de complicaciones perioperatorias (síndrome torácico agudo y episodios de oclusión vascular), en particular aquellos con antecedentes de patología pulmonar, edad avanzada, ingresos hospitalarios y múltiples transfusiones previas. Este riesgo se incrementa cuando el paciente es sometido a cirugías cardiotorácicas, técnicas asociadas con hipotensión, hipotermia, hiperventilación y cirugía vascular periférica. Por ello requieren una preparación cuidadosa antes de la cirugía:

- Deben ingresar 24 horas antes de la misma para instaurar un régimen adecuado de hidratación con fluidoterapia intravenosa y control de diuresis.
- Estudio de función respiratoria con test de respuesta a broncodilatadores en pacientes con antecedentes de patología pulmonar. Todos los pacientes deben realizar fisioterapia respiratoria con inspirador incentivador.
- Se ha demostrado que en los pacientes que van a ser sometidos a anestesia general, la transfusión preoperatoria hasta niveles de hematócrito superiores al 30%, disminuye el número de complicaciones postoperatorias. Esta práctica no está indicada en pacientes gestantes.
- Prevención de la hipotermia en el período perioperatorio.
- La cirugía urgente o en pacientes no preparados debe realizarse en centros que dispongan de unidades de cuidados postoperatorios, con capacidad para observación del paciente en las 24-48 horas siguientes a la cirugía.
- La colecistectomía es, quizá, el procedimiento quirúrgico más común en pacientes con anemia drepanocítica. Las últimas publicaciones recomiendan técnicas laparoscópicas en estos pacientes, ya que el número de eventos drepanocíticos disminuye si se le compara con la técnica quirúrgica abierta.

B. Hemoglobinuria paroxística nocturna

Anemia hemolítica debida a un defecto adquirido de la membrana eritrocitaria, que se vuelve anormalmente sensible a la lisis por la acción del complemento. No existe tratamiento específico para esta enfermedad. El tratamiento de esta patología se basa en transfusión en caso de anemia severa antes de la cirugía, antibioterapia y profilaxis antitrombótica. En la actualidad se emplean los corticoides (0,3-0,5 mg/kg/día, a días alternos). Durante una crisis hemolítica se puede aumentar la dosis a 1 mg/kg/día hasta remisión del brote. Si después de un mes de tratamiento corticoideo, no se produce un ascenso de la hemoglobina, debe suspenderse el mismo. El 60% de los pacientes con hemólisis responden a este tratamiento. En algunos pacientes es útil el tratamiento con andrógenos (Danazol, 400 mg/día). Prednisona y danazol pueden utilizarse simultáneamente.

Existe un alto riesgo de trombosis venosa y embolismo pulmonar, por lo que debe valorarse el riesgo/beneficio de las cirugías. Los pacientes sometidos a cirugía cardíaca tiene un riesgo teórico elevado de empeoramiento de la hemólisis intravascular secundaria a la circulación extracorpórea, lesión tisular y el uso de protamina. La granulocitopenia, plaquetopenia e infección intercurrente en el período preoperatorio, se asocia a un incremento de las complicaciones postoperatorias.

C. Deficiencia de glucosa-6-fosfato deshidrogenasa

La presencia de este déficit enzimático no aumenta en grado significativo el riesgo perioperatorio. No obstante, el reconocimiento de una deficiencia de G6PD es impor-

TABLA IV. Agentes causantes de anemia hemolítica en los pacientes con deficiencia de G6PD	
Analgésicos 　Fenacetina 　Paracetamol **Agentes antibacterianos** 　Nitrofuranos 　Penicilina 　Cloranfenicol 　Estrectomicina 　Isoniacida 　Ácido nadilícsico **Antimaláricos** 　Primaquina 　Pamaquina 　Quinacrina 　Quinina 　Cloroquina 　Pirimetamina	**Sulfamidas y sulfonas** 　Sulfanilamida 　Sulfapiridina 　Sulfadimidina 　Salazopirina 　Sulfametoxazol (combinado con trimetroprim) 　Dapsona 　Glucosulfona **Varios** 　Estobifén 　Probenicida 　Naftalina 　Vitamina K 　Quinidina 　Azul de metileno 　Arsina 　Fenilhidracina 　*Vicia faba* y otros vegetales

tante en el candidato a una cirugía, porque las infecciones y ciertos fármacos usados en el período perioperatorio predisponen al paciente con este trastorno, a la hemólisis aguda con disminución del nivel de hemoglobina y hematócrito. Deben evitarse todos los fármacos que pueden inducir hemólisis (Tabla IV).

D. Talasemias

Se denomina así a un grupo de trastornos congénitos en los cuales la producción de una o más de las subunidades de la globina de la hemoglobina es defectuosa. El diagnóstico puede ser sugerido por la historia del paciente y por el recuento periférico, que revela una anemia microcítica. El diagnóstico se confirma mediante estudios normales de hierro y cuantificación de Hb A_2 y Hb F. La que vemos con más frecuencia es la talasemia beta heterocigota (minor).

Las cadenas de hemoglobina están en cantidad reducida, pero son normales en su estructura y su capacidad de transporte de oxígeno, por lo que el manejo perioperatorio de un paciente con talasemia es básicamente igual al de cualquier otro sujeto anémico.

- Mantener al paciente con niveles preoperatorios de Hb de 10 g/dL o más.

- Deben administrarse al paciente suplementos de ácido fólico, ya que los pacientes talasémicos tienen mayores necesidades.
- Tratamiento inmediato de cualquier infección concomitante.

III. POLICITEMIAS

El término policitemia o eritrocitosis implica un aumento de los glóbulos rojos que cursa con un aumento de la cifra de hemoglobina, que excede de 18 g/dl, y hematócrito que excede al 55%. Son múltiples las causas de policitemia, y varias las consecuencias adversas que lleva implícita (hiperviscosidad de la sangre, mayor riesgo de trombosis y de hemorragias, etc.). Pero la que más nos interesa desde el punto de vista preoperatorio es la policitemia vera.

Policitemia vera

Es un aumento del volumen de hematíes debido a una mieloproliferación endógena. La cirugía en los pacientes con policitemia vera no controlada lleva consigo una incidencia del 75% de hemorragias importantes o trombosis y un índice de mortalidad que se aproxima al 30%. Sin embargo, los pacientes que se hallan bien controlados antes de empezar la cirugía acusan una baja incidencia de complicaciones.

Cuando está indicada una cirugía mayor electiva, los pacientes deben ser tratados preoperatoriamente con sangrías, acompañados si lo precisan de fármacos mielosupresores (la hidroxiurea es el de elección en el preoperatorio), hasta que se haya conseguido y se pueda mantener una hemoglobina-hematócrito adecuado (mujer < 45%/hombre < 47%), preferentemente 6 semanas antes de la cirugía. Además, el paciente debe ser hidratado de forma adecuada, evitará fumar y se suprimirán los fármacos que puedan disminuir el volumen plasmático.

En caso de cirugía urgente, se debe realizar hemodilución mediante flebotomía e infusión intravenosa de cantidades equivalentes de solución electrolítica o dextrano de bajo peso molecular; hay que evitar las pérdidas calóricas y el éxtasis circulatorio; es posible que el tiempo de circulación esté considerablemente aumentado en los enfermos policitémicos, factor que se debe tener en cuenta durante la inducción anestésica.

IV. TRANSFUSIÓN PREOPERATORIA

La indicación primaria para transfundir células rojas es mantener o restablecer la capacidad de transporte de oxígeno. La idea de que una concentración de Hb = 10 g/dl era óptima para asegurar un correcto aporte de oxígeno es cada vez más discutible ya que si coexiste con una situación de volumen sanguíneo disminuido y/o gasto cardíaco inapropiado, no asegura un adecuado aporte con respecto a las demandas celulares. El antes dogmático «10/30» por el que la transfusión es necesaria en pacientes con Hb < 10 y /o Hcto < 30% no debe utilizarse. No es apropiado basar la decisión de transfundir hemoderivados sólo en el valor de la concentración de Hb.

La decisión de transfusión preoperatoria es a menudo difícil, requiriendo un exhaustivo examen clínico. En términos generales, siempre que sea posible es preferible que el paciente llegue a la cirugía con valores de Hb próximos a la normalidad (Tabla I). La transfusión se recomienda sólo en individuos con signos o síntomas de anemia con alcance clínico. En realidad, numerosos factores deberían ser considerados a la hora de decidir una transfusión sanguínea, como son:
1. *Tipo y duración de la anemia:* aguda, subaguda y crónica.
2. *Valoración preoperatoria de la pérdida hemática que se prevé durante la cirugía:* esta consideración depende a su vez del tipo de cirugía, de la habilidad del cirujano, presión arterial, estado de la coagulación, etc.
3. *Presencia de hemorragia activa:* si el paciente está sangrando activamente, será importante anticiparse a la caída masiva del valor de Hb.
4. *Presencia de enfermedad cardíaca, pulmonar o arterioesclerótica:* los pacientes que experimentan coronariopatía requerirán probablemente concentraciones más altas de Hb para evitar la isquemia, y son menos capaces de compensar la anemia mediante incrementos del gasto cardíaco. Los que padecen hipoxia importante pueden ser menos capaces de compensar la anemia. Los que sufren otras formas de enfermedad arterioesclerótica (enfermedad vascular periférica o enfermedad vascular cerebral) pueden tener una arteriopatía coronaria asintomática.
5. *Empleo de fármacos:* los enfermos que reciben β-bloqueantes tienen menor capacidad de compensar la anemia mediante incrementos de volumen a través de aumentar su contracción y frecuencia cardíaca.
6. *Edad:* los jóvenes sin enfermedades pueden tolerar concentraciones muy bajas de Hb. Los ancianos, incluso aquellos asintomáticos, pueden plantear problemas con mayor frecuencia.

Las recomendaciones para la transfusión preoperatoria serían, teniendo en cuenta lo anteriormente expuesto:
1. No estaría indicada la transfusión preoperatoria de sujetos con Hb > 10 g/dl a menos que nos encontremos con algún factor o situación de riesgo sobreañadido.
2. Se debería transfundir en situaciones de valores de Hb < 7-8 g/dl.
3. La decisión de transfundir a sujetos con valores de Hb = 8-10 g/dl vendría determinada por la existencia de factores de riesgo sobreañadidos, especialmente si el paciente presenta disfunción orgánica, inestabilidad hemodinámica o se prevé una pérdida hemática > 400 ml.

V. ACTITUD ANTE REACCIONES TRANSFUSIONALES PREVIAS

Cuando nos encontremos con individuos que tienen historia previa de reacción transfusional, hemos de tener en cuenta una serie de consideraciones: lo más importante es averiguar qué tipo de reacción han sufrido. Existen dos grandes grupos de reacciones a la transfusión:

Reacciones inmediatas a la transfusión

Comienzan minutos a horas después de haber iniciado la transfusión:
1. La reacción postransfusional más frecuente es la reacción febril, que ocurre en un 1% de las transfusiones. En estos sujetos es infrecuente que desarrollen un segundo episodio febril en otra transfusión y no hemos de tomar ninguna medida especial; si han desarrollado un segundo cuadro febril después de una transfusión se recomienda el empleo de filtros desleucocitadores si hemos de transfundirles en una tercera ocasión. Los antihistamínicos no impiden las reacciones febriles.
2. En aquellos individuos que han manifestado una reacción alérgica postransfusional, lo más frecuente es que hayan sufrido un cuadro urticariforme (eritema difuso en piel, prurito y urticaria) por sensibilización frente a las proteínas del plasma. En pacientes con episodios previos y ante una nueva transfusión, se debe premedicar con antihistamínicos (Polaramine, 5 mg IV), acompañados o no de corticoides.
3. *Las reacciones hemolíticas agudas* son las más infrecuentes pero las más graves. En estas circunstancias hemos de asegurarnos de la realización de las pruebas cruzadas, así como de la compatibilidad ABO, ya que se deben fundamentalmente a errores de laboratorio en la determinación de grupo.
4. *Reacción anafiláctica a la transfusión.* Este tipo de reacción se observa con más frecuencia en un paciente con déficit de IgA expuesto a IgA del producto transfundido. No es imprescindible una historia previa de transfusión o embarazo. En estos pacientes es necesario administrar hemoderivados libres de IgA o planificar la autotransfusión.

Reacciones tardías

Son las que se producen de días a semanas después de la transfusión (hemólisis tardías, enfermedades infecciosas, sensibilización a antígenos celulares, etc.). El manejo involucra la determinación del antígeno agresor por medios serológicos, para evitar reacciones similares en transfusiones futuras.

En cualquier caso, aconsejamos valoración por el servicio de hematología ante un sujeto con historia de reacción postransfusional que no se ajuste a las mencionadas previamente o que susciten en nosotros alguna duda.

VI. VALORACIÓN PREANESTÉSICA DE PACIENTES «TESTIGOS DE JEHOVÁ»

Es indudable el incremento progresivo de la comunidad religiosa de los «Testigos de Jehová». Esta confesión rechaza la transfusión sanguínea desde el año 1945, prohibiéndose tajantemente, ya que para sus miembros se acompaña de la pérdida de la vida eterna. Esta prohibición se basa en varias referencias bíblicas, en las que se hace mención a la prohibición de la ingesta de sangre o sus productos, así como su mal uso. Al ser el rechazo de la transfusión total y absoluta, estos pacientes pueden generar problemas al anestesiólogo, tanto de índole profesional como ético-moral y legal. Esta comunidad religiosa pretende que se puedan superar situaciones complicadas de urgencia sin que se transfunda sangre propia o ajena, ya que para ellos la cirugía de urgencia no es una excusa para permitir la administración de productos sanguíneos.

En la actualidad, a diferencia de lo que ocurre en otros países, en los que la ley es clara en defensa de la voluntad de los pacientes hasta las últimas consecuencias, en nuestro país, las leyes son más complejas, difíciles y ambiguas. En lo que al Derecho Penal se refiere, si no se transfunde, se puede entrar en delito por Omisión, artículo 489 bis del Código Penal; pero si se transfunde en contra de la voluntad del paciente, se puede incurrir en delito de Coacción, artículo 496 del Código Penal. Carecemos de una casuística jurídica amplia que nos permita obtener una normativa con base legal suficiente. En principio se debe intentar respetar la voluntad del paciente.

Pero, ¿cómo hacerlo?, ¿se puede preparar al paciente para afrontar la cirugía de forma más satisfactoria?, ¿debemos respetar la voluntad del paciente hasta sus últimas consecuencias?, etc. Son varias las cuestiones que debemos matizar para poder responder a estas preguntas.

Alternativas al uso de hemoderivados

Es importante que el anestesiólogo conozca las posibilidades de manejo de estos pacientes y alternativas al uso de hemoderivados. Los Testigos de Jehová no ponen ningún tipo de objeción al uso de:

- *Cristaloides:* solución de Ringer-Lactato, solución salina normal y salina hipertónica.
- *Coloides:* aceptan el uso de dextrano, gelatinas e hidroxietil-almidón. El uso de *albúmina* es algo más complicado. Aunque es un derivado de la sangre total, no está tajantemente prohibida, y la decisión de permitir su uso es totalmente individual.
- *Eritropoyetina.*
- *Hemodilución:* aunque el uso de sangre autóloga no está permitido, sí lo está la hemodilución hipervolémica preoperatoria.
- *Fármacos hemostásicos:* ácido epsilón-amino-caproico, desmopresina, etc.
- *Sustancias sustitutivas de la sangre con capacidad para transportar oxígeno:* como soluciones modificadas de hemoglobina y emulsiones de perfluorocarbonados que están siendo estudiadas en la actualidad.

En cambio, la aceptación de la utilización de derivación cardiopulmonar, diálisis, plasmaféresis, inmunoglobulinas, vacunas, preparaciones hemofílicas, trasplantes y recuperadores celulares, varía de unos testigos a otros.

Estrategias o medidas preoperatorias básicas

1. Las extracciones sanguíneas diagnósticas deben ser lo menos frecuentes posibles, incluso utilizando los tubos de análisis empleados en los niños.

2. En pacientes con anemia severa se ha demostrado que el tratamiento con *eritropoyetina* (200 UI/kg por vía subcutánea, o mejor 10.000 UI/día, tres días por semana) y *hierro* intravenoso, es eficaz si se inicia en el preoperatorio. Los pacientes tratados con eritropoyetina mejoran en la primera semana, aumentando la hemoglobina una media de 1,2 g/dl. Su administración acelera al paso de formas celulares inmaduras a eritrocitos maduros. Esta capacidad de la eritropoyetina depende de la preexistencia de unos depósitos adecuados de hierro. Además, para que sea eficaz el paciente debe ser alimentado adecuadamente y puede ser necesaria la alimentación parenteral. Es necesario que el tratamiento comience por lo menos 5 días antes de la cirugía, para que se obtengan resultados en cuanto a aumento de los glóbulos rojos.
3. Tener varias entrevistas con el paciente y sus familiares, para intentar hacerles comprender la situación. En nuestro hospital, en concreto, tanto en cirugía programada como de urgencia se presenta al paciente una autorización que debe firmar, autorizando al médico al uso de hemoderivados en caso de «emergencia vital».
4. Poner en conocimiento del cirujano la situación, para que también dialogue con el paciente y considere la aplicación de diferentes técnicas que permitan minimizar el sangrado durante la cirugía.

Tipo de cirugía y nivel de Hb/Hct del que se parte

En función del tipo de cirugía a la que se va a someter al paciente (urgente o programada), del potencial sangrado que se puede producir en la misma, así como del nivel de Hb/Hct del que partamos, la valoración preoperatoria del paciente variará.

Los límites de Hb crítica (cHb) son de 5 g/dl para condiciones de normoxia. La anemia severa puede ser compensada hemodinámicamente, siempre y cuando el miocardio esté intacto, la reserva coronaria sea la fisiológica y el paciente se encuentre en condiciones de hiperoxia y normovolémico. Se puede sobrevivir a la pérdida masiva de sangre, con disminuciones importantes de los valores de Hb y Hct, siempre que se disponga de una reserva cardiocirculatoria y respiratoria. Por esta causa es fundamental la valoración preoperatoria desde el punto de vista cardiorrespiratorio en los pacientes que partan de niveles de Hb/Hct disminuidos, o se vayan a someter a un procedimiento en el que se espere una importante pérdida hemática.

Deberemos solicitar la ayuda del juez en casos dudosos o por indicación vital, si el paciente sigue sin permitir el uso de hemoderivados. En menores de edad, que pueden requerir hemotransfusión, siempre es mandatoria la intervención del juez, y en caso de que no se reciba una respuesta lo suficientemente rápida, el médico debe cumplir con su obligación de sanar, incluso en contra de la voluntad de los padres.

En definitiva, lo más prudente es conocer el tema e intentar comprender la situación y las circunstancias de los Testigos de Jehová. Intentar el diálogo con el paciente, manteniendo varias entrevistas con él y sus familiares. En ocasiones se puede incluso valorar el solicitar la ayuda de los Comités de Enlace Hospitalarios, que suelen ser bastante colaboradores.

BIBLIOGRAFÍA

1. American Society of Anesthesiologist. Task force on blood component therapy: practice guidelines for blood componant therapy. Anesthesiology 1996;84:732-47.
2. Steinberg MH. Management of sickle cell disease. N Engl J Med 1999;340:1021-1030.
3. Guarionex P, Garg A, Coté S. Cardiac surgery and paroxysmal nocturnal haemoglobinuria. Haematologica 2003;88:(06) ELT19.
4. Spahn D, Cassutt M. Eliminating blood transfusions. Anesthesiology 2000;93:242-245.
5. Cothren C, Macre E, Offner P, Haener J, Johson J. Blood substitute and erythropoietin therapy in a severely injured Jehovah's witness. N Engl J Med 2002;346(14):1097.
6. Dunne J, Malone D, Tracy K, Gannon C, Napolitano L. Perioperative anemia: an independent risk factor for infection, mortality, and resource utilitation in surgery. Journal of Surgical Research 2002;102: 237-244.

Capítulo 2
Alteraciones leucocitarias

E. Pita, A. Etxaniz, A. Pensado

I. INTRODUCCIÓN

La utilidad clínica del recuento diferencial leucocitario (fórmula leucocitaria) en el preoperatorio sigue siendo, hoy en día, objeto de controversia. En la actualidad los autoanalizadores hematológicos consiguen gran precisión a la hora de ofrecernos las alteraciones leucocitarias cuantitativas, si bien otros aspectos cualitativos precisan de estudios más concretos por parte del hematólogo.

Habitualmente, en el momento de valorar los leucocitos en un hemograma, nos interesan las cifras absolutas más que el porcentaje de cada serie, como veremos a lo largo del capítulo.

Los cinco tipos de células incluidas en el conjunto de leucocitos se clasifican en dos grupos:
1. *Granulocitos:* incluye a los neutrófilos, eosinófilos y basófilos, que se diferencian según las características de sus gránulos.
2. *Mononucleares o no granulocitos:* son los monocitos y los linfocitos.

Veremos, de forma resumida, las alteraciones de cada grupo y sus consecuencias clínicas.

II. NEUTRÓFILOS

Los granulocitos neutrófilos son las células fundamentales para la defensa frente a bacterias y hongos. A través del mecanismo de fagocitosis eliminan estos microorganismos. La cifra de neutrófilos puede experimentar variaciones en torno al 10% a lo largo del día, e incluso hasta del 25% en recuentos día a día. El humo, el estrés provocado por la extracción de sangre y el llanto violento pueden provocar elevaciones de los leucocitos de hasta el 50% e incluso aumentar el número de cayados (precursor inmaduro del neutrófilo segmentado).

TABLA I. Causas de neutrofila

- *Estímulos físicos:* Frío, calor, luz solar, dolor, traumatismo, cirugía, anestesia
- *Actividades estresantes:* Ejercicio físico, tensión emocional, convulsiones, vómitos, ovulación, menstruación, embarazo, parto
- *Medicamentos y hormonas:* catecolaminas, serotonina, histamina, corticoides, heparina, digital
- *Tóxicos:* Plomo, mercurio, monóxido de carbono
- *Tumores:* Linfomas, carcinomas
- *Infecciones:* Bacterias, micobacterias, hongos, parásitos y virus
- *Alteraciones metabólicas:* Gota, tiroxicosis, Cushing
- *Necrosis tisular:* Necrosis hepática aguda, infarto de miocardio, gangrena gaseosa
- *Inflamaciones:* Artritis reumatoide y otras colagenosis

Neutrofilia (Tabla I)

La neutrofilia se caracteriza por el aumento del número de neutrófilos en la sangre periférica por encima de 10×10^9/L, puede ir o no acompañado de aumento de cayados, e incluso de células más inmaduras como metamielocitos y mielocitos, hablándose en ese caso de «desviación a la izquierda» (> 6% de formas inmaduras).

La propia descarga adrenérgica ante una situación de estrés puede producir una neutrofilia inmediata debido a la salida a la sangre periférica de la reserva de granulocitos que se suelen encontrar marginados en las paredes capilares. En estos casos no se suele observar un aumento de células inmaduras.

Existen cuadros infecciosos (habitualmente graves) capaces de provocar una respuesta medular desproporcionada, con salida a la sangre periférica de abundantes células inmaduras (cayados, metamielocitos) y cifras de neutrófilos mayores de 50×10^9/L. Esto es lo que se denomina reacción leucemoide. Habitualmente se asocia a procesos infecciosos, pero con menor frecuencia se debe a enfermedades medulares malignas primarias, como la leucemia mieloide crónica o secundarias a infiltraciones metastásicas de la médula ósea. En estos casos generalmente se acompañan de la presencia de células inmaduras de la serie roja en sangre periférica (reacción leucoeritroblástica) y para su diferenciación es esencial la realización de un frotis de sangre periférica y la consulta con el especialista en hematología.

Neutropenia (Tabla II)

Se considera neutropenia una cifra de neutrófilos en sangre inferior a $1,5 \times 10^9$/L (< 1×10^9/L en lactantes), neutropenia severa cuando descienden por debajo de 0,5

> TABLA II. Causas de neutropenia
>
> 1. *Medicamentosa* (causa más frecuente):
>   - Analgésicos y antiinflamatorios
>   - Antibióticos: Cefalosporinas, clindamicina
>   - Anticonvulsivantes: Carbamacepina, fenitoína, fenobarbital
>   - Anti-H_2: Cimetidina, ranitidina
>   - Antitiroideos: Carbimazol, metimazol, propiltiouracilo
>   - Cardiovasculares: Captopril, procainamida, propanolol, quinidina
>   - Diuréticos: Clorotiazida, acetazolamida
>   - Hipoglucemiantes: Clorpropamida
>   - Otros: Benzodiazepinas, alopurinol, antipalúdicos, fenotiacinas
> 2. *Congénita:* Graves como la agranulocitosis de Kostmann y otras leves como la neutropenia crónica benigna
> 3. *Infecciosa:* Virus, bacterias, sepsis, malaria
> 4. *Autoinmune:* Idiopática, artritis reumatoide
> 5. *Carencia medular:* Leucemias, mielofibrosis, aplasias, agranulocitosis, anemias megaloblásticas, metástasis, quimioterapia, radioterapia, etc.
> 6. *Esplenomegalia:* Hiperesplenismo secundario a cirrosis hepática

x 10^9/L y agranulocitosis cuando es inferior a 0,1 x 10^9/L. La neutropenia implica una mayor vulnerabilidad a infecciones bacterianas y fúngicas, sobre todo en el caso de la neutropenia severa en la cual pueden producirse cuadros infecciosos graves.

Independientemente de la causa y la severidad de la neutropenia hay un factor fundamental y es la transitoriedad o no del cuadro, ya que está demostrado que en una neutropenia mantenida la incidencia de infecciones es altísima (sobre todo a partir de la primera semana).

Una neutropenia severa sin filiar es causa suficiente para la cancelación de una cirugía programada, teniendo en cuenta los riesgos elevados de infección en el postoperatorio.

III. EOSINÓFILOS

Son leucocitos con gránulos, que en este caso se llaman eosinófilos por sus apetencias tintoriales por colorantes ácidos (eosina). Tienen un tiempo necesario para su multiplicación y liberación a la sangre periférica desde la médula ósea, bastante más largo que los neutrófilos.

Los eosinófilos poseen sustancias antagónicas a las encontradas en los basófilos que, como veremos después, son fundamentales en las reacciones alérgicas. Parece ser

TABLA III. Causas de eosinofilia
1. *Parasitosis:* Helmintos, nematodos, trematodos y cestodos
2. *Infecciones:* Hongos *(Aspergillus, Candida),* bacterias (lepra, escarlatina, tuberculosis, etc.)
3. *Enfermedades inmunológicas:* Alergia (asma, rinitis alérgica, dermatitis atópica). Sensibilización (leche, proteína extraña, enfermedad injerto contra huésped). Inmunes (enfermedades del colágeno)
4. *Medicamentos:* Reacciones de hipersensibilidad (penicilina, sulfamidas, cefalosporinas, fenotiacinas)
5. *Enfermedades de la piel:* Pénfigo, herpes y enfermedades exantemáticas
6. *Tumores:* Carcinomas, enfermedad de Hodgkin, sindromes mieloproliferativos, leucemia eosinófila, mastocitosis
7. *Idiopáticas:* Eosinofilia hereditaria, síndrome de Loefler, sarcoidosis, síndrome hipereosinofílico

que su producción podría ser consecuencia de la liberación de sustancias por los basófilos. Se encuentran cantidades importantes de eosinófilos en el tejido conectivo subepitelial de la piel, vías respiratorias, tubo digestivo, vagina y útero. Su valor normal es aproximadamente $0,35 \times 10^9$/L.

Eosinofilia (Tabla III)
Supone unas cifras por encima de $0,50 \times 10^9$/L. En los niños, el nivel de eosinófilos es superior. Habitualmente su elevación se suele asociar con medicaciones, infecciones parasitarias y reacciones alérgicas. También patologías de tejidos ricos en eosinófilos como los nombrados previamente.

Eosinopenia
La eosinopenia se suele observar en situaciones de estrés, por la toma de corticoides y beta-adrenérgicos y generalmente acompañando a los procesos infecciosos agudos.

IV. BASÓFILOS
Este tipo de granulocitos, que se denominan así por la apetencia tintorial basófila de sus gránulos, son fundamentales en los procesos alérgicos. Poseen en su interior sustancias vasoactivas como la histamina que son liberadas tras la unión a su membrana celular de un fragmento Fc de la IgE. Las cifras normales son aproximadamente de $0,075 \times 10^9$/L.

Aunque no sea una célula sanguínea propiamente dicha conviene recordar a los mastocitos tisulares o células cebadas, relacionados íntimamente con los basófilos, que poseen también receptores para los IgE y que son actores principales en las reacciones alérgicas.

Basofilia

Pueden considerarse elevados valores superiores a $0,15 \times 10^9$/L. La basofilia se manifiesta en estados alérgicos, sobre todo en la fase inicial, y sólo transitoriamente. Además, en los procesos mieloproliferativos como en la leucosis mieloide crónica o la policitemia vera y en la leucemia basófila. También en el mixedema, colitis ulcerosa, en el déficit de hierro, en la enfermedad de Hodgkin, en el cáncer de pulmón, con la toma de estrógenos y drogas antitiroideas, en la insuficiencia renal crónica, en enfermos esplenectomizados, en anemias hemolíticas y en la varicela.

Basopenia

Al igual que la eosinopenia puede aparecer en las situaciones de estrés y con la toma de corticoides, además de en los procesos infecciosos agudos.

V. LINFOCITOS

Estas células no granulocíticas emigran a las áreas de inflamación tanto en la fase aguda como en la tardía; constituyen la respuesta inmunológica celular a través de los linfocitos T y son la fuente de las inmunoglobulinas séricas a través de los linfocitos B.

Linfocitosis

Se considera linfocitosis absoluta cuando el número de linfocitos es superior a 4×10^9/L. En niños son cifras normales hasta 7×10^9/L y en lactantes hasta 10×10^9/L. La linfocitosis se produce generalmente como respuesta a infecciones víricas y mucho menos frecuentemente a bacterianas. En este último caso generalmente son bacterias de crecimiento intracelular (tuberculosis, brucellosis, rickettsiosis, tos ferina). Entre las infecciones víricas, éstas pueden ser de todo tipo (virus Epstein-Barr, citomegalovirus, varicela, todas las que afectan al aparato respiratorio superior, etc.).

Otras causas menos frecuentes son las enfermedades inflamatorias intestinales, la hipersensibilidad a medicamentos, el hipoadrenalismo, el hipotiroidismo y la leucemia linfoide crónica.

Linfocitopenia (Tabla IV)

Se habla de linfocitopenia con cifras inferiores a 1×10^9/L en el adulto y menores de $2,5 \times 10^9$/L en el niño. Algunas infecciones bacterianas agudas pueden causar lin-

TABLA IV. Causas de linfocitopenia
• Quimioterapia, radioterapia, inmunosupresores • Tratamiento con esteroides • Aplasia medular • Enfermedad de Hodking y otros linfomas • Inmunodeficiencias hereditarias • Obstrucción del drenaje linfático • SIDA • Tuberculosis • Insuficiencia cardíaca, renal y otras enfermedades debilitantes

fopenias leves que se resuelven tras el episodio. Sin embargo, una linfopenia mantenida tiene consecuencias importantes debido a un aumento marcado de la susceptibilidad a infecciones.

Tras la aparición del SIDA se generalizó el estudio inmunológico por medio del citómetro de flujo para calcular el número de linfocitos T4, que son los afectados por el virus VIH. Se ha demostrado una relación muy estrecha entre el número de linfocitos T4 y la susceptibilidad a infecciones en estos enfermos.

VI. MONOCITOS

Son células pertenecientes al sistema mononuclear fagocítico de origen medular, se denominan monocitos en sangre periférica y al afincarse en los tejidos toman el nombre de histiocitos y macrófagos. Son pues fundamentales en su acción fagocítica de cuerpos extraños y microorganismos. Tienen además una función importante en la modulación inmunológica.

Monocitosis

Se considera monocitosis si existen cifras superiores a $0,9 \times 10^9$/L, aunque en las dos primeras semanas de vida son normales cifras superiores a 1×10^9/L.

Se observa en casos de infecciones del tipo de la tuberculosis, brucelosis, sífilis, rickettsiosis, paludismo, Kala-Azar y endocarditis subagudas. También hay monocitosis en casos de síndromes mieloproliferativos, leucemias y procesos malignos en general, y en los pacientes sometidos a tratamiento quimioterápico durante el período de recuperación medular. Asimismo, podemos encontrar cierto grado de monocitosis en la sarcoidosis y otras colagenosis vasculares.

Monocitopenia

Se observa en tratamientos con corticoides y en infecciones bacterianas con producción de endotoxinas.

BIBLIOGRAFÍA

1. Sans-Sabrafen J. Hematología Clínica. Barcelona: Doyma; 1994.
2. López Borrasca A. Enciclopedia Iberoamericana de Hematología. Salamanca: Ediciones Universidad de Salamanca; 1992.
3. Hoffman et al. Hematology. Basic Principles and Practice. New York: Churchill Livingstone; 1991.
5. Richard L et al. Wintrobe's Clinical Hematology. Baltimore : Williams and Wilkins; 1999.
6. Harrison. Principios de Medicina Interna. New York : Interamericana.McGraw Hill; 1994. p 386-396.

Capítulo 3
Trastornos de la hemostasia

A. Rodríguez Huertas, C. Pascual

El sistema hemostático es un sistema de defensa del organismo cuyo fin es mantener la integridad del árbol vascular, evitando la salida de sangre del interior de los vasos, deteniendo la hemorragia cuando se produce una rotura vascular, y corrigiendo alteraciones u obstrucciones en los segmentos vasculares. El sistema hemostático incluye: las células del endotelio vascular; las plaquetas que formarán el trombo o agregado plaquetario; las proteínas de la coagulación sanguínea para la formación del coágulo de fibrina; las proteínas inhibidoras de la coagulación sanguínea, que van a regular las reacciones de la coagulación, y las proteínas del sistema fibrinolítico encargadas de la degradación enzimática del coágulo de fibrina (Tabla I).

DESÓRDENES HEMORRÁGICOS

Cuando se rompe el equilibrio hemostático favoreciendo la predisposición al sangrado se produce la *diátesis hemorrágica*. Las alteraciones pueden ser hereditarias o adquiridas, la incidencia es muy variable, siendo *en general más frecuentes los trastornos adquiridos.*

Clasificamos los desórdenes hemorrágicos según la alteración en las diferentes fases de la hemostasia (Tabla II).

Es *fundamental una historia clínica* personal de sangrado, edad de aparición, intensidad y localización de las manifestaciones hemorrágicas; si son espontáneas o en relación con traumatismos, cirugías, extracciones dentales, parto. Interrogar sobre patologías asociadas (hepatopatía, insuficiencia renal, etc.), y la ingesta de medicamentos que puede interferir con el sistema hemostático. Los antecedentes familiares orientarán a la naturaleza hereditaria del desorden hemorrágico.

En la *exploración física,* la presencia de púrpura o petequias suele traducir un defecto vascular o plaquetario. Los hemartros y hematomas intramusculares son caracte-

TABLA I. Sistema hemostático

Etapa	Mecanismo	Resultado
Hemostasia primaria	Interacción plaquetas, pared vascular y proteínas plasmáticas (como el factor Von Willebrand)	Tapón hemostático plaquetar o agregado plaquetario
Hemostasia secundaria (Coagulación sanguínea)	Reacciones enzimáticas amplificadas en cadena (cascada de la coagulación) que producen una generación intravascular de trombina	Formación del coágulo de fibrina
Inhibidores de la coagulación (Antitrombina, proteínas: C, proteína S)	Inhiben o neutralizan las enzimas de la coagulación	Limitan la formación de fibrina al lugar del daño vascular
Fibrinolisis	El plasminógeno se convierte en plasmina que digiere la fibrina	Se forman productos solubles de degradación. Repermeabilización vascular

TABLA II. Clasificación de los desórdenes hemorrágicos

Hemostasia primaria	I.	Púrpuras vasculares o angiopáticas congénitas y adquiridas
	II.	Trombopenias constitucionales y adquiridas
	III.	Trombopatías congénitas y adquiridas
Hemostasia secundaria	IV.	Enfermedad de Von Willebrand
	V.	Defectos congénitos de la coagulación plasmática
	VI.	Inhibidores adquiridos de la coagulación plasmática
	VII.	Otros desordenes hemorrágicos adquiridos
Fibrinolisis	VIII.	Hiperfibrinólisis primaria
	IX.	Déficit de inhibidores de la fibrinólisis (alfa2-antiplasmina)

rísticos de coagulopatía tipo hemofilia, y las otras hemorragias de tejidos blandos son indicativas de coagulopatía.

Las *pruebas del laboratorio* (Tabla III) deben valorarse junto con la historia clínica. Los parámetros preoperatorios básicos incluyen: hemograma con recuento de plaquetas, tiempo de protrombina (TP), tiempo parcial de tromboplastina activada (APTT) y fibrinógeno. En ocasiones, los resultados pueden ser patológicos (déficit de factor XII, precalicreína, etc.) sin que haya diátesis hemorrágica, y viceversa, un estudio basal normal

TABLA III. Pruebas básicas para estudio de una diátesis hemorrágica y defectos asociados

Test del labotatorio	Rango normal	Alteración de la hemostasia
Hemostasia primaria		
R. de Plaquetas	150.000-350.000	Trombopenias
Tiempo de hemorragia	< 8,5 min	Trombopenia < 80.000/mm^3
(Simplate IIR)		Trombopatías congénitas y adquiridas
		Enfermedad de Von Willebrand
		Afibrinogenemia
		Algunos trastornos vasculares
PFA100	COL-EPI: 85-165″	Trombopatías congénitas y adquiridas
	COL-ADP: 66-120″	Enfermedad de Von Willebrand
		No se realiza con trombopenia
Coagulación		
Tiempo de protrombina	10″-14″	Déficit factores vía extrínseca y común: VII, X, V, II, I. Hepatopatía. Déficit de vitamina K. Tt° anticoagulante oral. CID. Disfibrinogenemia
Tiempo parcial de tromboplastina activada	30″-40″	Déficit factores vía intrínseca y común: XII, XI, IX, VIII, X, V, II, I. Heparina. ác. lúpico. Inhibidores específicos de la coagulación: anti-VIII, anti-IX Hepatopatía. CID. Déficit de vitamina K
Tiempo de trombina	12″-16″	Inhibidores de la trombina (heparina exógena, etc.) Déficit de fibrinógeno y disfibrinogenemia PDF
Fibrinógeno	200-400 mg/dl	Hipofibrinogenemia congénita y adquirida (CID y hepatopatía)
Test de solubilidad del coágulo	Negativo	Déficit de factor XIII

puede encontrarse en la enfermedad de Von Willebrand, así como en las trombopatías. En la tabla III están representadas las pruebas de cribado o básicas de una diátesis hemorrágica. Para un diagnóstico definitivo son necesarias pruebas más específicas: agregación plaquetaria, glicoproteínas de membrana, cuantificación de factores, multímeros del factor Von Willebrand, estudio de inhibidores específicos, detección de anticoagulante circulante, proteínas de la fibrinólisis, dímero D, etc. y estudio molecular.

El *tratamiento* de las complicaciones hemorrágicas y/o preparación para intervenciones quirúrgicas depende del diagnóstico, la severidad del defecto y del mínimo nivel

TABLA IV. Tratamiento de los trastornos hemorrágicos de la hemostasia	
Hemoderivados	*Procedentes del banco de sangre:* PFC*, plaquetas, crioprecipitados. *Concentrados comerciales de factores derivados del plasma:* Factor VIII, Factor VIII+Von Willebrand, IX, Fibrinógeno, VII, XI, XIII, y concentrados del complejo protrombínico (CCP: factores II + VII + IX + X) *Concentrados comerciales recombinantes:* Factor r VIII, Factor r IX, y rFactor VIIa
Fármacos hemostáticos	Acetato de desmopresina (DDAVP) Antifibrinolíticos: ácido tranexámico, ácido épsilon-aminocaproico. Aprotinina. Estrógenos conjugados. Vitamina K_1. Protamina
Hemostáticos locales	Sellados de fibrina (Fibrinogeno+trombina+aprotinina) (Tisseel, Inmuno AG Viena. Austria) Celulosa oxidada regenerada (Surgicel, Johnson d Jonson Medical Inc.)

PFC*: plasma fresco congelado.

hemostático necesario para cada situación clínica. En la tabla IV están representados los tratamientos disponibles.

Hemoderivados

Hay un amplio rango de componentes sanguíneos y fracciones plasmáticas con propiedades hemostáticas y toxicidades relacionadas con el proceso de preparación, fundamentalmente la transmisión de infecciones víricas. Los productos útiles incluyen:

1. *Procedentes del Banco de Sangre:* concentrados de hematíes, concentrados de plaquetas, plasma fresco congelado (PFC), crioprecipitados. Estos componentes se obtienen de donante único.
2. *Concentrados comerciales de factor/es derivados del plasma:* estos se obtienen de múltiples donantes, con diferente grado de purificación, y poseen un bajo riesgo de transmisión de enfermedades virales. Aunque son actualmente seguros, debe mantenerse la vigilancia ante la posibilidad de que surjan nuevos agentes infecciosos resistentes a los métodos de inactivación viral.
3. *Concentrados comerciales recombinantes:* la aplicación de técnicas de ingeniería genética ha contribuido al desarrollo de concentrados de factores recombinantes,

que son de alta pureza y eliminan el riesgo de transmisión viral. El elevado coste de estos productos y la producción limitada obliga a un uso racional de los mismos.

Las distintas indicaciones terapéuticas y nombres comerciales de estos hemoderivados plasmáticos están incluidos en la tabla VII.

Fármacos hemostáticos

Son agentes farmacológicos que ocasionalmente reemplazan a los hemoderivados, pero comúnmente son usados como terapia adyuvante en la prevención y tratamiento de las complicaciones hemorrágicas de los desórdenes de la hemostasia.

1. *Acetato de desmopresina (DDAVP):* es un análogo sintético de la hormona antidiurética que produce un aumento de los niveles circulantes del Factor VIII y factor Von Willebrand (FVW). También ocasiona un aumento transitorio de la actividad fibrinolítica, por lo que en algunos casos es beneficioso asociar antifibrinolíticos. Aunque libera el FVW almacenado en el endotelio vascular, el mecanismo de acción de la desmopresina no es totalmente conocido, y posiblemente module directa o indirectamente el mecanismo de la hemostasia primaria, independientemente del aumento de los factores de la coagulación. Están indicados en la profilaxis y tratamiento de episodios hemorrágicos de la enfermedad de Von Willebrand (tipo I y algunas variantes tipo II) y de la hemofilia A leve. También es eficaz en algunas trombopatías congénitas y trombopatías adquiridas (uremia, cirrosis hepática).

2. *Antifibrinolíticos:* El ácido tranexámico y el ácido épsilon-aminocaproico (EACA) se emplean en la profilaxis y tratamiento de complicaciones hemorrágicas de mucosas, solos o asociados a tratamientos sustitutivos. Indicados en la exodoncia de pacientes con alteraciones de la hemostasia, evitando, en ocasiones, el uso de derivados plasmáticos. Su uso está contraindicado en las hemorragias urológicas y desórdenes trombóticos.

   La aprotininina es un potente antifibrinolítico cuyo principal uso es en cirugía cardíaca para disminuir la hemorragia y el requerimiento transfusional.

3. *Los estrógenos conjugados* ejercen una buena acción hemostática en mujeres con enfermedad de Von Willebrand que presentan metrorragias severas refractarias a otras medidas farmacológicas hemostáticas.

4. *Vitamina K1* (Konakion): es el único preparado comercial para la administración oral y parenteral, y se presenta en ampollas de 2 mg y de 10 mg de Vitamina K1. La vía de administración depende de la urgencia para corregir la hemorragia, no empleándose la vía oral en síndrome de malabsorción. La dosis del adulto es de 5-10 mg/día durante 3 días. La vitamina K1 es más a menudo usada para revertir el efecto anticoagulante de los dicumarínicos y, aunque hay diversas pautas, todas ellas recomiendan dosis bajas en ausencia de sangrado significativo y dependiendo del INR. En hemorragias mayores y en cirugías de urgencia que requieren revertir más rápidamente el efecto anticoagulante, está indicada la transfusión de derivados plas-

máticos (PFC, CCP). Dado que el efecto de estos productos es transitorio, o el volumen de plasma a infundir es alto, se administrarán 10 mg de vitamina K1 IV.
5. *Sulfato de protamina (SP):* es una proteína básica con alta afinidad por la heparina, empleado para neutralizar su efecto anticoagulante. Su efecto neutralizante es completo e inmediato sobre la heparina no fraccionada (HNF), y sólo parcial sobre la heparina de bajo peso molecular (HBPM). La dosis de sulfato de protamina debe ser calculada estimando la concentración de heparina circulante: 1 mg de SP neutraliza aproximadamente 100 UI de HNF administrada, o la mitad de la dosis si la heparina está en perfusión continua o hace más de 30 min de su administración por vía IV, disuelto en suero salino fisiológico, a pasar lentamente por el riesgo de reacciones anafilácticas. La vida media del SP es menor que el de la heparina por lo que a veces es necesario varias dosis de SP para neutralizar el efecto de la misma. La dosis de SP para neutralizar parcialmente el efecto de la HBPM es de 1 mg por cada 100 UI de HBPM administradas en las 3-4 horas previas. La significación clínica de esta incompleta neutralización no está clara.

Hemostáticos locales

Son útiles para prevenir o interrumpir una hemorragia localizada persistente, a pesar de normalizar el mecanismo hemostático.

I. TRASTORNOS DE LA PARED VASCULAR O PÚRPURAS ANGIOPÁTICAS

La alteración de la pared vascular puede causar hemorragias, fundamentalmente cutáneas y mucosas, tanto espontáneas como por traumatismos. Este sangrado se debe tanto a debilidad de la pared vascular como a la alteración de los mecanismos hemostáticos vasculares, en especial la vasoconstricción. Pueden ser congénitas o adquiridas.

Púrpuras vasculares congénitas. La más representativa es la enfermedad de Rendu-Osler o telagiectasia hemorrágica hereditaria, es autosómica dominante y se caracteriza por la neoformación desde la infancia de telangiectasias en cara, manos y mucosas, que se rompen con facilidad y ocasionan frecuentes hemorragias cutaneomucosas. El tratamiento de todas ellas consiste en medidas locales.

Púrpuras vasculares adquiridas. La más frecuente, de etiología inmune, es la enfermedad de Schönlein-Henoch, caracterizada por la aparición brusca en piernas y nalgas de elementos urticariformes con lesiones purpúricas en su centro, desencadenada por infecciones, alimentos o fármacos. Es una vasculitis leucocitoclástica, que puede también tener manifestaciones digestivas, renales y articulares. Evoluciona por brotes, con cura espontánea, aunque pueden precisar corticoides. Pronóstico benigno, excepto si evoluciona a insuficiencia renal crónica (14% de los casos). Algunos pacientes requieren cirugía por síntomas y signos de abdomen agudo, aunque los síntomas gastrointestinales normalmente se resuelven espontáneamente en 72 horas. No precisan ningún tratamiento específico para cirugías.

TABLA V. Clasificación de trombopenias adquiridas periféricas		
Inmunes	Autoinmunes	Púrpura trombocitopénica autoinmune idiopática (PTI)
		PTI asociada a virus, síndromes linfoproliferativos crónicos
		Trombocitopenia inducida por fármacos
	Aloinmune	Trombocitopenia neonatal aloinmune
		Trombocitopenia postransfusional
		Refractariedad a la transfusión de plaquetas
No inmunes	Por consumo	Coagulación intravascular diseminada (CID)
		Microangiopatía trombótica (PTT y SHU)
	Por destrucción	Circuitos extracorpóreos, sepsis e infecciones
	Por pérdida	Hemorragias, hemodiálisis
	Por anormal distribución	Hiperesplenismo, hepatopatía
		Hipotermia

II. TROMBOPENIAS

Disminución del recuento de plaquetas, considerándose clínicamente relevante si es inferior a 100×10^9/L. El riesgo hemorrágico, caracterizado por la aparición espontánea de petequias y hemorragia de mucosas, raramente ocurre por encima de 20×10^9/L, si no hay coexistencia con otro defecto hemostático. Para la hemostasia quirúrgica, en ausencia de otra coagulopatía asociada, se recomiendan recuentos plaquetarios superiores a 50×10^9/L, y en las cirugías del SNC y en el órgano de la vista recuentos superiores a 80×10^9/L.

Las trombocitopenias pueden ser constitucionales o adquiridas.

Trombocitopenia constitucional

Son raras, con recuentos plaquetarios variables y clínica hemorrágica en relación con los mismos. Transfusión de plaquetas en los episodios hemorrágicos y en cirugías. En algunos casos asociar antifibrinolíticos como coadyuvantes.

Trombocitopenia adquirida

Pueden ser:
a. Centrales (afectación de la hematopoyesis): aplasia medular, hemopatías malignas, etc.
b. Periféricas: de etiología inmune y no inmune (Tabla V).

La púrpura trombocitopénica autoinmune (PTI) es una enfermedad mediada por autoanticuerpos (IgG y/o IgM) antiplaquetarios que se unen a las plaquetas y acortan su supervivencia por destrucción principalmente esplénica. El tratamiento inicial son los corticoides, y en situaciones urgentes asociar las IgIV a altas dosis. No está indicado la transfusión de plaquetas, excepto en hemorragias severas que amenacen la vida.

En intervenciones quirúrgicas, incluida la esplenectomía, no se recomienda tratamiento preoperatorio si el recuento de plaquetas es $>$ 50.000/mm^3. En cirugía electiva, se administrarán corticoides orales (prednisona 1-2 mg/kg/día), empleándose Ig IV a altas dosis (dosis total: 2 g/kg administrados en 2-5 días) en situaciones urgentes y preparación para la esplenectomia en pacientes resistentes o intolerantes a corticoides. En hemorragias graves y en cirugía de urgencia con trombopenia (plaquetas $<$ 30.000-50.000/mm^3) administrar corticoides IV a altas dosis (metilprednisolona 30 mg/kg/día; máximo 1 g/día x 2-3 días) junto con Ig IV (1 g/kg/día x 2 días) y transfusión de plaquetas si recuento de plaquetas $<$ 20.000-30.000/mm^3.

Trombocitopenia inducida por fármacos

De aparición brusca y en relación con quinina, tiazidas, sulfonamidas, etc. La trombopenia inducida por heparina (TIH) severa o inmune (tipo II) se presenta con un descenso inexplicable del recuento plaquetario $>$ 50%, entre 5 y 14 días de iniciado el tratamiento con heparina; la hemorragia es infrecuente, siendo la mayor complicación las trombosis arteriales y venosas con una mortalidad del 20%. Aparece en el 1% de los pacientes, y hay que suspender la heparina. El tratamiento de elección es la lepidurina (Refludin), a la siguiente dosis:
- Profilaxis: 0,1 mg/kg/hora IV en perfusión continua con control por APTT (1,5-2).
- Tratamiento: bolo de 0,4 mg/kg IV seguido de 0,15 mg/kg/hora en perfusión continua con control por APTT (1,5-2). Se recomienda no utilizar el bolo inicial excepto en casos de trombosis extensas y graves.

La excreción y el metabolismo de la lepidurina son casi exclusivamente renales, por lo que reducir la dosis en bolo y la velocidad de perfusión en pacientes con insuficiencia renal. El refludin puede causar reacciones adversas alérgicas, incluidas anafilácticas, fundamentalmente en reexposiciones.

Purpura trombocitopénica trombótica (PTT) y síndrome hemolítico-urémico (SHU), son microangiopatías trombóticas caracterizadas por el depósito de agregados plaquetarios que obstruyen la microcirculación. Son criterios diagnósticos primarios la presencia de trombocitopenia y anemia hemolítica microangiopática en ausencia de otra causa que justifique estos hallazgos. Otros criterios diagnósticos: fiebre, alteraciones neurológicas, insuficiencia renal (afectación fundamental en el SHU) y síntomas abdominales. Pueden presentar petequias y equimosis y, ocasionalmente, hemorragias mucosas. La base del tratamiento es la plasmaféresis, con plasma fresco congelado o criosobrenadante como solución de reposición. Han de iniciarse de inmediato y diariamente hasta alcanzar la remisión. No se ha demostrado la eficacia de otras medidas terapéuticas. No está indicada la transfusión de plaquetas.

III. TROMBOCITOPATÍAS

Representan la alteración del funcionalismo plaquetario. La clínica hemorrágica está en relación con la intensidad y gravedad del mecanismo funcional afectado. Las trombocitopatías pueden ser:
- Congénitas (síndrome de Bernard-Soulier, enfermedad de Glanzmann, etc.), son infrecuentes, de herencia autosómica recesiva y sintomatología hemorrágica grave. El tratamiento consiste en transfusión de plaquetas.
- Adquiridas: las inducidas por fármacos, como la aspirina y los antiinflamatorios no esteroideos, que inactivan en distinto grado la ciclóxigenasa plaquetaria. Otros antiagregantes: ticlopidina, clopidogrel, penicilina, heparina, dextrano, etc. Otras trombopatías: en la insuficiencia renal, hepatopatía crónica avanzada, síndromes mieloproloferativos, síndromes mielodisplásicos, disproteinemias, etc.

Las normas terapéuticas en las trombocitopatías congénitas y adquiridas son similares, aunque en estas últimas es posible efectuar un tratamiento etiológico cuando se conoce el agente causal y es susceptible de ser suprimido, como en las secundarias a fármacos. En pequeñas intervenciones, los antifibrinolíticos pueden ser suficientes en la profilaxis de sangrado. En hemorragias leves o accesibles, utilizar hemostáticos locales conjuntamente con la administración de antifibrinolíticos orales. En hemorragias moderadas o cuando se requieran maniobras terapéuticas levemente invasivas, puede considerarse la administración de desmopresina (DDAVP a dosis de 0,3 ug/kg). En hemorragias mayores y en cirugías de moderado-alto riesgo hemorrágico está indicada la transfusión de concentrado de plaquetas.

IV. ENFERMEDAD DE VON WILLEBRAND (EVW)

El factor de Von Willebrand (FvW) es una proteína que actúa como transportador del Factor VIII y necesaria para la adhesión de las plaquetas al colágeno del subendotelio vascular.

La enfermedad de Von Willebrand es una diátesis hemorrágica congénita causada por una anomalía cuali y/o cuantitativa del factor von Willebrand (F vW), que se transmite con carácter autosómico dominante o, menos frecuentemente, recesivo. Es el desorden hemorrágico hereditario más frecuente, con una prevalencia de 1-3%.

Hay tres tipos fundamentales y varios subtipos, dependiendo del tipo de deficiencia del factor Von Willebrand (Tabla VI).

La severidad de la hemorragia es muy variable debido a la gran diversidad fenotípica, pero las hemorragias mucosas y las hemorragias después de cirugías son la más frecuentes. La hemorragia de los tejidos profundos y la hemorragia intraarticular son excepcionales.

Las formas leves no producen alteraciones clínicas ni analíticas. En el estudio de coagulación básico, el APTT está alargado en los casos moderados y severos, y el diagnóstico definitivo se realizará mediante la determinación de los siguientes parámetros:

TABLA VI. Clasificación de la enfermedad de von Willebrand			
Tipo	Definición	Frecuencia	Respuesta al DDAVP*
Tipo 1	Deficiencia parcial cuantitativa del FvW	70-80%	Excelente en el 80%
Tipo 2	Deficiencia cualitativa del FvW	≈ 20%	
2 A	↓ de la función del FvW plaquetar dependiente, con ausencia de los multímeros de mayor tamaño	10-15%	Pobre/Ausente
2 B	↑ de la afinidad del FvW por la glicoproteína Ib plaquetar	< 5%	Controvertido. Aparición de trombopenia
2 M	↓ de la función del FvW plaquetar dependiente, con presencia de multímeros de mayor tamaño	Rara	Pobre/Ausente
2 N	↓ de la afinidad del FvW por el VIII	Rara	Pobre/Ausente
Tipo 3	Deficiencia completa del FvW	1-5/106	Nula

*DDAVP (0, 3 microgr/kg IV diluidos en 100 cc de suero fisiológico).

tiempo de hemorragia, PFA-100, Factor vW Ag, Factor vW función, Factor VIII-C, RIPA, determinación de multímeros.

El tratamiento (Tabla VI y VII) se basa en la administración de antifibrinolíticos, acetato de desmopresina y concentrados de factor VIII-VW, dependiendo de la severidad y la clínica.

V. DEFECTOS CONGÉNITOS DE LA COAGULACIÓN PLASMÁTICA

Son desórdenes hemorrágicos hereditarios debido a deficiencias congénitas de proteínas implicadas en la hemostasia.

Hemofilia

La hemofilia A (déficit de factor VIII) y hemofilia B (déficit de factor IX) se heredan ligados al cromosoma X. La severidad de la hemorragia depende del nivel de factor existente; en la hemofilia severa con nivel de factor < 1% es frecuente la hemorragia espontánea, las formas moderadas tienen entre el 1-5% y las leves, niveles de factor >5%.

Todos los pacientes con hemofilia pueden presentar hemorragia importante después de cirugía, y es característico que la hemorragia ocurra horas después, ya que la hemostasia primaria está intacta. En el estudio básico de la coagulación, el APTT se encontrará prolongado, siendo el resto de los parámetros normales. La determinación

TABLA VII. Trastornos congénitos de la coagulación

Defecto	Nivel hemostático para cirugía	Vida media	Pauta de tratamiento
Enfermedad Von Willebrand	Cx menor: 30-50% Cx mayor: 50-100%		*Tipo I:* DDAVP (Minurin®). Algunos casos Haemate-P® *Tipo II:* Concentrados F.VIII-F.VW (Haemate-P®). Algunos casos DDAVP *Tipo III:* Concentrados F.VIII-F.VW (Haemate-P®).
Hemofilia A (Déficit F. VIII)	Cx menor: 30-50% Cx mayor: 80-100%	8-16 horas	*Leve:* DDAVP (Minurin®). Algunos casos Factor VIII *Moderada-Severa:* Concentrados de factor VIII
Hemofilia B (Déficit F. IX)	Cx menor: 30-50% Cx mayor: 80-100%	12-24 horas	Concentrados Factor IX
Déficit F. XI	30-45% (Discordancia entre nivel de factor y clínica, en algunos)	50 ± 22 horas	Plasma fresco congelado: 10-20 ml/kg C. de Factor XI (Hemoleven®) solicitud restringida En algunos casos, respuesta al desmopresin Antifibrinolíticos (solos o asociados)
Déficit F. II	20-30%	70 horas	Plasma fresco congelado: 10-20 ml/kg CCP (Prothromplex®) Riesgo de complicaciones trombóticas Antifibrinolíticos (solos o asociados)
Déficit F. VII	15-25%	3-6 horas	Plasma fresco congelado: 10-20 ml/kg Concentrado de Factor VII plasmático (Factor VII) Factor VIIa recombinante (Novoseven®) Antifibrinolíticos (solos o asociados)
Déficit F. X	20-40%	20-40 horas	Plasma fresco congelado: 10-20 ml/kg CCP (Prothromplex®). Riesgo de complicaciones trombóticas
Déficit F. V	25-30%	35-40 horas	Plasma fresco congelado: 10-20 ml/kg Concentrado de plaquetas (Fuente de factor V), algunos casos
Déficit fibrinogeno	50-100 mg/dl	72-90 horas	Crioprecipitados: 1 Unidad/10 kg peso. En desuso C. de fibrinógeno plasmático (Haemocomplettan-P®)
Déficit F. XIII	5-10%	7-10 días	Plasma fresco congelado (valorar en profilaxis) Crioprecipitados Concentrados de factor XIII (Fibrogammin-P®)

CCP: Concentrados del complejo protrombínico.

cuantitativa del factor nos dará el diagnóstico definitivo. El tratamiento se basa en alcanzar los niveles hemostáticos de factor adecuados para cada tipo de cirugía y/o lugar de hemorragia (Tabla VII).

Existen otros déficit hereditarios de factores de la coagulación menos frecuentes (XI, II, VII, X, V; fibrinógeno, XIII), cuya manifestación clínica más frecuente es la hemorragia, cuya severidad dependerá de la actividad funcional de factor existente. El tratamiento se basa en la reposición del factor deficitario hasta niveles hemostáticos (Tabla VII).

VI. INHIBIDORES ADQUIRIDOS DE LA COAGULACIÓN PLASMÁTICA

Son infrecuentes, graves y de naturaleza autoinmune. Se caracterizan por la aparición espontánea de autoanticuerpos que inhiben los factores de la coagulación. Son idiopáticos (más frecuente en mayores de 65 años) o asociados a otros procesos. Los inhibidores frente al factor VIII:C se presentan con las hemorragias más severas, como en la hemofilia, pero son excepcionales las hemartros. EL factor rVIIa es el tratamiento de elección para controlar el sangrado.

Los demás inhibidores, frecuentemente son asintomáticos.

VII. OTROS DESÓRDENES HEMORRÁGICOS ADQUIRIDOS

Se caracterizan por alteraciones múltiples de la hemostasia: déficit de vitamina K, hepatopatías, que comprende un amplio espectro de anormalidades hemostáticas, que se extiende desde déficit de factores vitamino-K dependientes (colestasis intrahepática), déficit de síntesis de factores, trombopenia, trombopatia, coagulación intravascular con fibrinólisis incrementada; enfermedad renal, la hemorragia de los pacientes con IRC son debidas a las alteraciones en la hemostasia primaria: anormalidad vascular, trombopatía y anormal interacción pared vascular-plaqueta, mejoran con la corrección de la anemia, pero el DDAVP debe ser considerado para el tratamiento de la hemorragia aguda y en la prevención hemorrágica en intervenciones quirúrgicas o procedimientos invasivos. Coagulación intravascular diseminada (CID), coagulopatía asociada a drogas: anticoagulantes orales, heparina, fibrinolíticos.

Estados de hipercoagulabilidad

Se producen cuando la capacidad procoagulante del plasma excede a la anticoagulante y aumenta la facilidad para la generación de trombina y la formación de trombos intravascualres. Pueden ser hereditarios y adquiridos.

Hereditarios

Se deben al defecto específico o disfunción de los sistemas anticoagulantes fisiológicos: antitrombina, proteína C, proteína S y la resistencia a la proteína C activada por mutación del factor V (factor V Leiden), la mutación del factor II 20210 A, hiperhomocisteinemia. Se han descrito trastornos congénitos más raros asociados a trombofilia, disfibrinogenemia, trastornos del plasminógeno. La clínica se caracteriza fundamentalmente por episodios trombóticos venosos. Hasta el 50% de los afectados presentarán episodios recurrentes de trombosis, que pueden aparecer de forma espontánea o asociados a factores de riesgo, como toma de anticonceptivos, embarazo, inmovilización prolongada, cirugía y traumatismos. En los individuos heterocigotos asintomáticos se debe realizar profilaxis con HBPM a dosis profilácticas de alto riesgo (enoxaparina 40 mg/d, dalteparina 5.000 UI/d, bemiparina 3.500 UI/d, nadroparina 7.500 UIC/d) en las situaciones de riesgo trombótico mencionadas. En los pacientes con trombofilia que sigan tratamiento anticoagulante oral y precisen cirugía, se suspenderá dicho tratamiento y se sustituirá por HBPM/HNF.

Ante déficit de antitrombina III, en pacientes con clínica trombótica o riesgo de trombosis, se pueden emplear preparados comerciales de ésta (Kybernin P®).

Adquiridos

El efecto de hipercoagulabilidad adquirido más importante es el *Síndrome antifosfolípido (SAP)*, que es una enfermedad autoinmune caracterizada por la presencia de clínica trombótica venosa/arterial y morbilidad fetal junto con la presencia de anticuerpos antifosfolípidos (anticuerpos anticardiolipinas, anticoagulante lúpico).

Pueden existir anticuerpos antifosfolípido en pacientes asintomáticos (1-2% de la población general), y su presencia se asocia a un riesgo 5 veces mayor de padecer trombosis. Se realizará profilaxis con HBPM (dosis de alto riesgo), a todos los pacientes asintomáticos portadores de Ac antifosfolípido, y a los pacientes con SAF que no sigan tratamiento anticoagulante indefinido, en situaciones de riesgo trombótico. En los pacientes con SAP que sigan tratamiento anticoagulante oral y precisen cirugía, se suspenderá dicho tratamiento y se sustituirá por HBPM/HNF.

BIBLIOGRAFÍA

1. Kitchens CS, Alving BM, Kessler CM (eds). En: Consultative Hemostasis and Thrombosis. 1a edición. Philadelphia: W.B. Saunders Company; 2002.

2. Colman RW, Hirsh J, Marder VJ, Clowes AW, George JN (eds). En: Hemostasis and Thrombosis. Basic principles and Clinical Practice. 4ª edición. Lippincott Philadelphia: Williams &Wilkins; 2001.

3. Von Willebrand Factor and Von Willebrand Disease. Baillières's Clinical Haematology. Michiels J.J. 2001;14(2).

4. Hoffman R, Benz EJ, Shattil SJ, Furie B, Cohen HJ, Silberstein LE (eds). En: Haematology. Basic principles and Practice. 2a edición. New York: Churchill Livingstone; 1995.

5. Levine JS, Dware B, Rauch J. The antiphosphoslipid Syndrome. N England J Med 2002;346:752-763.

6. Robetorye R, Rodgers GM. Update on selected inherited venous thrombotic disorders. Am J Hematol 2001;68:256-268.

7. Cines D.B. and Blanchette V.S. Immune Thrombocytopenic Purpura. N Engl J Med 2002;346:995-1008.

Capítulo 4
Manejo preoperatorio de la anticoagulación y antiagregación en el paciente quirúrgico

P. Piñeiro, I. Garutti, A. Rodríguez Huertas

I. INTRODUCCIÓN

Cada día es más frecuente que los pacientes que van a ser intervenidos quirúrgicamente estén en tratamiento con fármacos que alteran la hemostasia, que es un proceso cuya integridad tendría que ser esencial para iniciar cualquier acto anestésico-quirúrgico.

A este grupo pertenecen los anticoagulantes orales y antiagregantes, cuyo empleo se encuadra tanto en el arsenal terapéutico habitual que está recibiendo un determinado paciente, como dentro de los métodos de tromboprofilaxis.

Para establecer unas recomendaciones sobre el manejo preoperatorio de este tipo de medicación, éstas deben estar basadas en el conocimiento de las características farmacocinéticas y farmacodinámicas de cada fármaco, de las indicaciones terapéuticas de los mismos, y del tipo de procedimiento quirúrgico y anestésico que se va a realizar.

El diagnóstico y la valoración preoperatoria de cualquier desorden hemostático, congénito o adquirido, debe realizarse conjuntamente con el Servicio de Hematología.

II. ANTICOAGULANTES

Anticoagulantes orales

La anticoagulación oral (ACO) está indicada tanto en la prevención como en el tratamiento de la trombosis venosa y arterial. La fibrilación auricular es la cardiopatía que implica un mayor número de pacientes anticoagulados, seguido de prótesis valvulares cardíacas y enfermedad tromboembólica.

Estos fármacos actúan mediante la inhibición de la síntesis funcional de los factores de la coagulación vitamina K dependientes, tanto de los procoagulantes (factor II, VII, IX y X) como de los anticoagulantes (proteína C y S).

TABLA I. Farmacocinética y efectos biológicos de los ACO					
Fármaco	Pico plasmático	Vida media	Inicio de efectos	Efecto total	Normalización tras supresión
Acenocumarol	3-4 h	8-11 h	24-48 h	72-96 h	3 días
Warfarina	1-9 h	31-48 h	24-48 h	72-96 h	4-5 días

Los ACO comercializados en nuestro medio son el acenocumarol *(Sintrom)* y la warfarina *(Aldocumar)*. Su absorción tras la administración oral se produce rápidamente, pero el efecto anticoagulante no se detecta hasta las 24-48 horas, y no es total hasta las 72-96 horas (Tabla I).

La monitorización de la terapia anticoagulante se realiza mediante el tiempo de protrombina (TP), expresando el resultado a través del INR, cuyos valores dependerán de la patología de base del paciente y debe ser establecida individualmente. Se precisa de un control analítico cuidadoso, ya que la dosis-respuesta está influenciada por múltiples factores y existe una gran variabilidad individual.

Cuando se suspende la ACO crónica, el TP y el INR tienden a normalizarse tan pronto como se recuperen las concentraciones plasmáticas del factor VII, que es el que presenta la vida media más corta, incluso aunque las concentraciones del factor II y factor X estén aún disminuidas (36-48 h y 72-96 h de vida media respectivamente). La mayoría de los autores concluyen que no se alcanza un estado hemostático seguro hasta un mínimo de 3-4 días tras la interrupción de los ACO. Por tanto, si la ACO fue suspendida 4 días antes de la cirugía y se instala inmediatamente después de ella, los niveles serán subterapéuticos por aproximadamente 2 días antes y después de la misma. El objetivo a alcanzar frente a una cirugía sin riesgo hemorrágico sería un valor de INR prequirúrgico <1,4 con un TP de menos de 5 seg de prolongación con respecto al control (rangos de nuestro laboratorio: TP 10,5-12,5 seg INR < 1,2).

Los ACO interaccionan con multitud de fármacos que pueden ser potenciadores o inhibidores de su efecto. Entre los de mayor relevancia clínica que pueden provocar una prolongación del INR o aumentar el riesgo de sangrado son: AINEs, tienoperidinas, amiodarona, corticoides a dosis altas, antidiabéticos orales, etc.

El manejo preoperatorio de la terapia anticoagulante debe tener como finalidad el mantener un estado hemostático que minimice los riesgos trombóticos y hemorrágicos de la cirugía, sobre todo en pacientes de alto riesgo con algún episodio previo de tromboembolia o cardioembolia.

La importancia de suprimir el tratamiento con anticoagulantes orales ante una intervención quirúrgica reside en el riesgo de complicaciones hemorrágicas graves que podrían aparecer si se mantiene dicho tratamiento. Sin embargo, es necesario continuar

TABLA II. Protocolo de sustitución de ACO por heparina IV en pacientes de muy alto riesgo trombótico para cirugía programada	
Muy alto riesgo	• Prótesis valvulares metálicas embolígenas • Episodio tromboembólico espontáneo de extrema gravedad con menos de 2 meses de evolución: TEP masivo, TV mesentérica, TV cerebral, etc. • ETEV o trombosis arterial reciente (con menos de un mes de evolución)
Recomendamos	• Heparina sódica IV con ingreso hospitalario
Manejo hospitalario	• Ingreso hospitalario 3-4 días antes de la intervención • Suspender perfusión IV 4-6 horas antes de la cirugía • Control: APTT

con una terapia alternativa que mantenga la anticoagulación y proteja del efecto protrombótico de la cirugía, que sea de fácil regulación y manejo y que reduzca el riesgo de sangrado quirúrgico. Para ello se utilizan las HBPM: enoxaparina (*Clexane*) y dalteparina (*Fragmin*).

El Servicio de Hematología del Hospital Gregorio Marañón (Madrid) ha elaborado un protocolo para el manejo preoperatorio de pacientes anticoagulados que van a ser intervenidos quirúrgicamente de forma programada. Según este protocolo se considera a los pacientes en tratamiento anticoagulante oral en tres categorías de riesgo trombótico: Muy alto riesgo, Alto riesgo y Moderado riesgo.

La sustitución perioperatoria por heparina a dosis terapéuticas o a dosis profilácticas, así como su administración previo ingreso hospitalario o de forma ambulatoria, dependerá del riesgo tromboembólico de cada paciente (Tablas II, III y IV).

Este protocolo no es aplicable a los pacientes con insuficiencia renal (aclaramiento de creatinina <30 ml/min). A estos pacientes se les suspenderá la ACO, y se pautará anticoagulación perioperatoria con heparina sódica intravenosa, por lo que precisan de ingreso hospitalario.

Heparina no fraccionada intravenosa

La monitorización se realiza a través de APTT. El límite de seguridad para una cirugía sin riesgo hemorrágico es < 5 seg de prolongación respecto al control (25-37 seg). En caso de llevar más de una semana de perfusión continua se debe solicitar un estudio completo de coagulación a las 2-4 horas de haber retirado la perfusión, en caso contrario y sin que existan otras patologías que puedan interactuar, se podría realizar la cirugía sin solicitar estudio de coagulación previo. La administración de heparina intravenosa requiere de ingreso hospitalario, 3 días antes de la intervención para pacientes con Sintrom, y de 4 a 5 días antes para los que tomen Aldocumar. El control de la

TABLA III. Protocolo de sustitución de ACO por HBPM en pacientes de alto riesgo trombótico para cirugía programada	
Alto riesgo	• Prótesis válvula cardíaca metálica • Cardiopatía/valvulopatía con embolismo sistémico en paciente anticoagulado • ETEV de repetición en paciente anticoagulado • Síndrome ác. antifosfolipídico y antecedente tromboembólico
Recomendamos	HBPM SC a dosis altas: *Clexane* 40 mg/12 h o *Fragmin* 5.000 UI/12 h

Manejo hospitalario	*Día* *Actuación*
	-3 Suspender Sintrom
	       Comenzar a las 20 h
	-2/-1 HBPM /12 h
	Cirugía Estudio de coagulación y hemograma previo
	       HBPM 12 h antes y después de la cirugía
	+1 HBPM/24 h
	+2/+4 HBPM/24 h e Iniciar ACO
	       Suspender HBPM cuando INR esté en rango de anticoagulación

heparinización lo realiza el Servicio de Hematología. Todo ello deberá quedar reflejado en la hoja preanestésica y en la Orden de ingreso.

HBPM

No existe un método rutinario de monitorización, por lo que la actuación perioperatoria dependerá del conocimiento farmacológico. Se debe aconsejar desde la consulta de Anestesia la administración de la última dosis 12 horas antes de la cirugía.

Recomendamos la administración de HBPM de forma ambulatoria, adjuntando al médico de cabecera las recomendaciones sobre la dosis, pauta e inicio de la terapia. Igualmente deberá quedar reflejado en la hoja preanestésica y Orden de ingreso.

Conducta anestésica frente al bloqueo neuroaxial

No se debe realizar una anestesia regional ni se debe colocar un catéter en un paciente anticoagulado de forma correcta con ACO; en ese caso se procederá a la retirada del fármaco y sustitución del mismo por otra terapia anticoagulante. Se deberá medir el tiempo de protrombina y el INR antes de realizar el bloqueo neuroaxial (Tabla V).

III. ANTIAGREGANTES

Se utilizan terapéuticamente para la prevención de fenómenos isquémicos a distintos niveles: coronario, cerebral y periférico (angina inestable, AIT, claudicación inter-

TABLA IV. Protocolo de sustitución de ACO por HBPM en pacientes de moderado riesgo trombótico para cirugía programada

Moderado riesgo	• Cardiopatía/valvulopatía en paciente sin historia de embolismo sistémico • Cardiopatía/valvulopatía embolígena en paciente previamente no anticoagulado • ETEV de repetición sin estar anticoagulado • Episodio de enfermedad tromboembólica con más de 1 mes de evolución • Otras indicaciones del tratamiento ACO
Recomendamos	HBPM a dosis profilácticas: *Clexane* 40 mg/24 h o *Fragmin* 5.000 UI/24 h

Manejo hospitalario	*Día* *Actuación*
	-3 Suspender Sintrom
	      Comenzar a las 20 h con HBPM
	-2/-1 HBPM/24 h
	Cirugía Estudio de coagulación y hemograma
	      Por la mañana: HBPM a las 20 h
	      Por la tarde: HBPM a las 8 h
	+1 HBPM /24 h
	+2/+4 HBPM 24/h e iniciar ACO
	      Suspender HBPM cuando INR esté en rango de anticoagulación

TABLA V. Valores hemostáticos para la realización de un bloqueo neuroaxial

Monitorización	Límites de seguridad	Valoración individual
T. protrombina	> 50% (INR <1,5)	40-50% (INR1,5-1,75)
APTT	Límite superior	4 seg > límite superior
Plaquetas	> 80.000	50.000-80.000
T. hemorragia	< 8 min	8-10 min

mitente, etc.). La medicación antiplaquetaria incluye a los AINEs, derivados tienopiridínicos (ticlopidina y clopidogrel) e inhibidores de la glicoproteína IIb/IIIa. Estos fármacos presentan en común su capacidad de inhibir el proceso de agregación plaquetaria, si bien realizan este efecto por mecanismos diferentes, lo que hace imposible extrapolar los resultados de un grupo a los restantes. Los estudios habituales de la coagulación (in-

TABLA VI. Efecto antiagregante de los antiinflamatorios no esteroideos

Principio genérico	Nombre comercial	Mecanismo de acción	Efecto antiagregante	Tiempo de seguridad
AAS	Adiro, Aspirina, Tromalyt	Bloqueo irreversible COX-1	Importante	7 días
Oxicam (piroxicam, tenoxicam)	Feldene, Improntal, Vitaxicam	Bloqueo reversible de la COX-1	Importante	7 días
Indometacina	Inacid		Importante	3 días
Ketorolaco	Droal, Toradol		Importante	2 días
Naproxeno	Naprosyn		Moderado	2 días
Ibuprofeno	Ibuporfen		Moderado	24 h
Ketoprofeno	Orudis		Moderado	24 h
Paracetamol			Débil	12 h
Pirazolonas	Nolotil, Tonopan		Débil	12 h
Anti COX-2	Celebrex, Viox	Bloq. COX-2	Débil-nulo	–

TABLA VII. Fármacos antiagregantes

Principio genérico	Nombre comercial	Mecanismo de acción	Tiempo de seguridad
Ticlopidina	Tiklid	Bloqueo receptor ADP y GP IIb/IIIa	10-14 días
Clopidogrel	Iscover		7 días
Abciximab	Reopro		48 h
Eptifibatida	Integrelín		24 h
Dipiridamol	Persantin	Inhibición de la fosfodiesterasa	24 h

cluido el test de hemorragia) no son útiles para la valoración clínica ni como guía de la terapia antiplaquetaria. Es más importante una cuidadosa valoración preoperatoria basada en una anamnesis dirigida (test de Rappaport).

En caso de cirugía electiva, se debe suspender la medicación antiagregante con la suficiente antelación (Tabla VI, VII), valorando previamente el riesgo-beneficio de dicha retirada. En aquellos pacientes que requieran terapia antiinflamatoria en presencia de terapia antitrombótica debe considerarse la utilización de los inhibidores de la COX-2, ya que ejercen un mínimo efecto sobre la función plaquetaria, o bien AINEs con un efecto antiagregante moderado o débil.

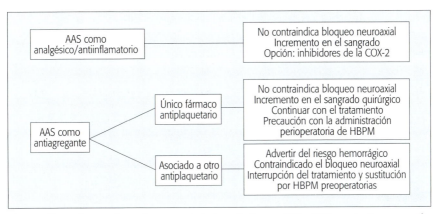

Figura 1. Protocolo para el manejo preoperatorio de pacientes con AAS o AINEs en cirugía programada.

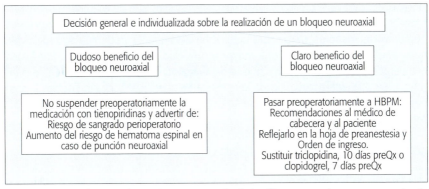

Figura 2. Protocolo para el manejo preoperatorio de los fármacos antiagregantes en cirugía programada.

Si se interrumpe la terapia antiagregante, debe ofrecerse al paciente cobertura frente a los fenómenos trombóticos perioperatorios desde el primer día de la suspensión, sustituyendo estos fármacos por HBPM con la siguiente pauta: *Clexane* 40 mg SC/24 h o *Fragmin* 5.000 UI SC/24 h, con administración de la última dosis 12 horas antes de la intervención quirúrgica.

Se debe recordar al paciente la suspensión del fármaco y adjuntar al médico de cabecera las recomendaciones sobre la administración de HBPM (nombre comercial y dosis). Todo ello quedará reflejado en la hoja de preanestesia y en la Orden de ingreso.

Para el manejo preoperatorio de los pacientes antiagregados que van a someterse a una cirugía programada, nuestro servicio, junto con Hematología, hemos elaborado un protocolo de actuación desde la Consulta de Anestesia. Este protocolo incluye a los pacientes que se encuentran bajo tratamiento antiagregante con tienopiridinas, AAS o AINEs (Figs. 1 y 2).

Efecto antiagregante de los AINE

El AAS es el antiagregante más potente y de primera elección. Actúa inhibiendo irreversiblemente la ciclooxigenasa (COX-1) y su efecto permanece durante toda la vida de la plaqueta (7-10 días). Una vez suspendida se puede estimar el número de plaquetas no afectadas mediante la siguiente fórmula:

Nº de días que lleva suspendida la aspirina x el 10% del Nº de plaquetas.

En ausencia de historia hemorrágica, ni antecedentes familiares, ni coagulopatía, se recomiendan recuentos plaquetarios normofuncionantes superiores a 50.000/mm^3 para que no exista riesgo hemorrágico en cirugía general, y superiores a 80.000/mm^3 en neurocirugía y cirugía ocular. El efecto antiagregante máximo del AAS se consigue a dosis muy inferiores a las habituales como analgésico. La asociación con anticoagulantes orales potencia su efecto. Existen algunos estudios que demuestran que el mantener la AAS preoperatoriamente puede conllevar un mayor riesgo de complicaciones hemorrágicas menores; pero sobre todo se ha visto que los pacientes de cirugía vascular periférica presentaban una mayor mortalidad si se había retirado la AAS en comparación con aquellos en los que se había mantenido hasta el mismo día de la intervención. Por este motivo, desde la consulta de anestesia nunca indicamos la suspensión de la AAS, independientemente de que se vaya a realizar o no bloqueo neuroaxial.

Los AINEs actúan por un mecanismo similar, pero mediante un bloqueo reversible de la COX-1, por lo que una vez eliminado el fármaco se restituye la función plaquetaria. Existe una gran diferencia en la potencia antiagregante de los diferentes AINEs, que se basa en las características farmacológicas de los principales representantes de cada grupo, y debido a la ausencia de datos clínicos y experimentales, se han hecho extensivas al resto de los componentes del grupo terapéutico (Tabla VI).

Ticlopidina, clopidogrel

Las tienopiridinas (ticlopidina, clopidogrel) actúan bloqueando la activación del receptor plaquetario para el ADP e interaccionando con la GP IIb/IIIa, con lo que inhibe la unión del fibrinógeno e impide la agregación plaquetaria y la retracción del coágulo. Debido a su larga vida media, el pico de máxima actividad tarda varios días en aparecer (3-5 días) y en desaparecer (7-10 días), produciendo un prolongado efecto antiagregante (Tabla VII). Su efecto antitrombótico aumenta al asociar otro antiagregante (AAS) o anticoagulantes orales. La ticlopidina presenta un efecto acumulativo con dosis repetidas, por lo que el tiempo de seguridad en la suspensión del fármaco es mayor que para el clopidogrel. Abciximab y eptifibatida se utilizan en el ámbito hospitalario de uso exclusivamente intravenoso. Son notablemente más potentes, pero con un efecto antiagregante de menor duración (24 h-48 h).

BIBLIOGRAFÍA

1. Madi A, Plavec H, Nawaz D, Katz L. Peri-operative aspirin can prevent post-operative ischemia and thrombosis. Medical Hypotheses 2000;55:164-167.
2. Murphy WG. The haemostatic response to surgery and trauma. Br J Anaesth 1993;70:205-213.
3. Horlocker T, Heit J. Low molecular weight heparin: biochemistry, Pharmacology, perioperative prophylaxis regimens, and guidelines for regional anesthetic management. Anesth Analg 1997;85:874-885.
4. Tryba M. European practice guidelines: thromboembolism prophylaxis and regional anesthesia. Reg Anesth Pain Med 1998;23:178-182.
5. Liu S, Mulroy M. Neuraxial anesthesia and analgesia in the presence of standard heparin. Reg Anesth Pain Med 1998;23:157-163.

PARTE VI

Cardiología

Capítulo 1
Antihipertensivos y anestesia: Problemas específicos

D. Dulanto, A. Manzano, F. Pérez Llerandi

I. INTRODUCCIÓN

El manejo anestésico del paciente hipertenso tiene una serie de problemas específicos, relacionados con la repercusión que tiene la hipertensión sobre el sistema cardiovascular.

El número de antihipertensivos comercializados en nuestro país es muy elevado y sus indicaciones y contraindicaciones han ido cambiando con el conocimiento más exacto de la fisiopatología de la hipertensión. El anestesiólogo debe conocer las pautas actuales del tratamiento antihipertensivo, las interacciones de los mismos con los fármacos anestésicos y las recomendaciones de mantenimiento o suspensión del tratamiento antihipertensivo antes de una intervención.

II. LA ENFERMEDAD HIPERTENSIVA

Se define hipertensión (HTA) por una elevación de la presión arterial (PA) sistólica (PAS) superior o igual a 140 mmHg y/o diastólica (PAD) superior o igual a 90 mmHg. La HTA se clasifica en tres grados, en función del nivel de PA (Tabla I)[1].

Factores de riesgo:
  1. Edad > 55 años (hombre), > 65 años (mujer); tabaquismo.
  2. Hipercolesterolemia (> 6,5 mmol/L); diabetes.
  3. Historia familiar de accidentes cardiovasculares.

Alteraciones de órganos diana:
  1. Hipertrofia ventricular izquierda.
  2. Proteinuria o elevación moderada de la creatinina.
  3. Ateroma arterial (carótida, aorta, arterias ilíacas o femorales).
  4. Alteración de arterias retinianas.

Enfermedades cardiovasculares:
  1. ACV (isquémico, hemorrágico, transitorio).

TABLA I. Estratificación del riesgo de complicaciones cardiovasculares en función de la severidad de la HTA, la asociación de uno o más factores de riesgo cardiovascular, lesiones de órganos diana y antecedentes de accidentes cardiovasculares

Factores de riesgo cardiovascular	HTA de grado II PAS 140-159 mmHg y/o PAD 90-99 mmHg	HTA de grado II PAS 160-179 mmHg y/o PAS 100-109 mmHg	HTA de grado III PAS ≥ 180 mmHg y/o PAD ≥ 110 mmHg
Ausencia de factores	Riesgo débil	Riesgo medio	Riesgo elevado
1 a 2 factores (salvo diabetes)	Riesgo medio	Riesgo medio	Riesgo elevado
3 factores o diabetes o alteraciones de órganos diana	Riesgo elevado	Riesgo elevado	Riesgo elevado
Cardiovascular	Riesgo muy elevado	Riesgo muy elevado	Riesgo muy elevado

2. Complicaciones cardíacas (IAM, ángor, revascularización coronaria, insuficiencia cardíaca congestiva).
3. Nefropatía diabética o insuficiencia renal.
4. Lesiones vasculares (aneurismas disecantes, arteriopatía sintomática).
5. Retinopatía hipertensiva grave.

III. ETIOLOGÍA Y DIAGNÓSTICO

La hipertensión primaria, llamada también esencial, representa el 90% de los hipertensos. Aproximadamente entre un 25% a un 30% de los población de más de 80 años la padece. Entre sus causas encontramos factores genéticos y hábitos de vida inadecuados (regímenes alimentarios, sodio, estrés, etc.).

La HTA secundaria representa sólo un 5% del total de los casos (Tabla II), pero esta posibilidad debe ser investigada siempre, especialmente en pacientes jóvenes y en los casos severos y resistentes al tratamiento habitual.

La ecocardiografía, debido a sus características no invasivas y a su bajo costo, es un instrumento eficaz para diagnosticar y evaluar a los pacientes cardiópatas.

Indicaciones de la ecocardiografía en el paciente hipertenso

Los algoritmos decisionales para en cirugía no cardíaca realizar una ecocardiografía preoperatoria, siguen las recomendaciones de la *American College of Cardiology* y de la *American Heart Association*, actualizadas en el año 2002. Habrá que tener en cuenta por un lado el riesgo individual, y por otro lado el tipo de cirugía a la cual va a ser

TABLA II.	
Patologías	HTA de origen farmacológico
Patología renal	Cafeína
Nefropatía parenquimatosa	Clorpromacina
HTA renovascular	Cocaína
Endocrinopatías	Etanol
Feocromocitoma	Ciclosporina
Cushing	IMAO
Hiperaldosteronismo	Tabaco
Hipertiroidismo	AINEs
Acromegalia	Anticonceptivos
Síndrome adreno-genital	Simpaticomiméticos
Hipercalcemia	Descongestionantes nasales
Coartación aórtica	Anorexígenos
Síndrome de apnea del sueño	
Tumores secretores de renina	
Disautonomía familiar	

TABLA III. Riesgo individual evaluado en función de la presencia de ángor, antecedentes de IAM, anomalías ECG, arritmias, insuficiencia cardíaca (IC), diabetes, insuficiencia renal

Mayor	Intermedio	Menor
Ángor inestable	Ángor estable (estadio I o II)	Edad avanzada (>70 años)
IAM reciente (7 días-1 mes)	IAM antiguo	Anomalías ECG ACFA
IC descompensada (estadio III-IV)	IC equilibrada (estadio I o II)	ACV HTA
Valvulopatía severa Arritmia severa	Diabetes Insuficiencia renal	Capacidad funcional ↓

sometido el paciente. Respecto al riesgo individual, podemos distinguir tres tipos de pacientes (Tabla III).

El problema es paradójico, pues así como para el primer grupo (mayor) la indicación está clara, para los dos siguientes (intermedio y menor) es más complicado. El riesgo menor se caracteriza por enfermos de edad avanzada, alteraciones inespecíficas del ECG, antecedentes de ACV o HTA no controlada. La HTA no controlada no aparece como un riesgo mayor, pero una HTA no equilibrada puede favorecer la aparición de is-

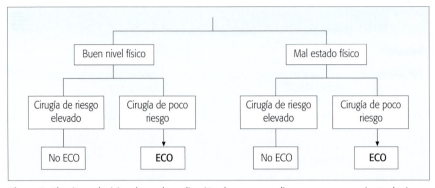

Figura 1. Algoritmo decisional para la realización de un ecocardiograma en un paciente de riesgo intermedio.

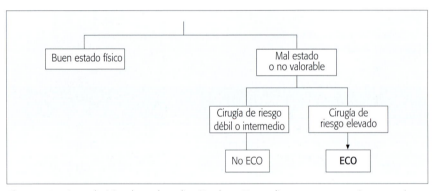

Figura 2. Agoritmo decisional para la realización de un Ecocardiograma en un paciente con riesgo bajo.

quemias miocárdicas. En el riesgo intermedio, la aparición de complicaciones aumenta con la complejidad del acto quirúrgico a efectuar. El riesgo parece ser débil en la cirugía oftalmológica y, sin embargo, es elevado en cirugías complicadas (Figs. 1 y 2).

Riesgo cardiovascular perioperatorio

Cuantificar «el riesgo» es importante, no todas las intervenciones presentan el mismo nivel de riesgo anestésico. Así, en el paciente coronario, las recomendaciones de la *American Heart Association* y de la *American College of Cardiology*[4], han permitido estratificar el riesgo de aparición de una isquemia perioperatoria en función de la edad del paciente, su capacidad de esfuerzo y, lo que es más importante, el tipo de cirugía a la cual va a ser sometido (Tabla IV).

TABLA IV. Factores de riesgo cardiovascular en el paciente coronario

Riesgo	Patologías	Cirugía
Menor	Edad avanzada	Catarata
	Anomalías ECG	Superficial
	Ritmo «no sinusal»	Endoscopia
	Antecedentes de ACV	Cirugía mamaria
	HTA no controlada	
	↓ Capacidad funcional	
	Riesgo < 5%	Riesgo < 1%
Intermedio	Ángor moderado	Cirugía torácica
	IAM > 1 mes	Cirugía intraabdominal
	Insuficiencia cardíaca compensada	Endarterectomía carotídea
	Diabetes	Cirugía cabeza-cuello
	Creatinina > 2 mg/dL	Cirugía ortopédica
		Cirugía prostática
	Riesgo 5-15%	Riesgo 1-5%
Mayor	IAM (< 7 días)	Cirugía mayor de urgencia
	IAM reciente (7 días-1 mes)	Cirugía aórtica
	Ángor inestable	Cirugía vascular periférica
	Isquemia importante	Cirugía de larga duración +
	Cardiopatía descompensada	Modificaciones hidroelectrolíticas
	Arritmia severa	y/o pérdidas sanguíneas
	Valvulopatía severa	
	Riesgo > 15%	Riesgo > 5%

El papel de la HTA como factor de riesgo preoperatorio no está demasiado bien documentado. Aunque las alteraciones hemodinámicas son más frecuentes en los hipertensos, sobre todo en los pacientes que no están tratados o no siguen bien el tratamiento, la HTA evaluada de forma aislada no aparece como un factor de riesgo de aumento de mortalidad en grandes series de pacientes sometidos a cirugía general o vascular. En concreto, la escala de evaluación publicada por Lee et al.[(2)], que permite valorar el riesgo de complicación cardíaca peroperatoria, en pacientes que van a ser intervenidos de cirugía mayor, no tiene en cuenta la HTA.

En los pacientes coronarios, sin embargo, la HTA se considera como un factor independiente de aumento de mortalidad perioperatoria. Como conclusión se puede decir que la HTA, si es severa y no está bien controlada, se considera un factor de riesgo menor según las recomendaciones del ACC/AHA[4].

La cuantificación del riesgo permite que podamos informar al paciente y a los médicos que van a atenderlo. Con ello podemos definir una estrategia para intentar reducir el riesgo; el cardiólogo tiene un papel muy importante en esta fase, pues es él quien va a orientar mediante pruebas complementarias el riesgo cardiovascular.

IV. TRATAMIENTO DE LA HIPERTENSIÓN ARTERIAL

El objetivo del tratamiento es normalizar las cifras tensionales; PA < 140/90 mmHg en los pacientes jóvenes, y PAS ≤ 160 mmHg en los ancianos.

Como medidas generales se recomienda en las hipertensiones leves, medidas dietéticas (evitar sobrepeso, alcohol, tabaco, sodio (< 5 g/día). Si estas medidas son insuficientes, el tratamiento con antihipertensivos estará indicado[3].

Los antihipertensivos más utilizados se pueden clasificar, de forma general, en seis familias:
1. Diuréticos (D).
2. Calcioantagonistas o inhibidores cálcicos (IC).
3. Beta-bloqueantes (β-b).
4. Inhibidores de la enzima de conversión de la angiotensina (IECA).
5. Antagonistas de los receptores AT_1 a la angiotensina (ARA II).
6. Vasodilatadores (Vd).

V. INDICACIONES DE TRATAMIENTO ANTIHIPERTENSIVO

Las indicaciones de los antihipertensivos están definidas en función del tipo de hipertensión y las patologías asociadas (Tabla V)[4].

VI. ESTRATEGIA PREOPERATORIA DEL PACIENTE HIPERTENSO

Es importante tener en cuenta tres cuestiones:

1. ¿La HTA es permanente?

Es frecuente observar HTA en los pacientes durante la visita preoperatoria. Ésta, puede ser una HTA permanente no diagnosticada, o bien ser una HTA «de bata blanca», pues muchos pacientes presentan un grado de estrés importante durante la entrevista. No es difícil diferenciar una de otra, pues la segunda cede con el reposo y por ello no requiere tratamiento antihipertensivo alguno.

2. ¿El paciente toma regularmente su medicación?

La mayoría de los pacientes hipertensos no están demasiado bien controlados. La pregunta que suscita esta cuestión es la de: ¿qué antihipertensivo se debe administrar o reforzar antes de una anestesia?

Realizar esto con las debidas garantías se ha demostrado complicado, pues hasta hace poco había discrepancias en cuanto al mantenimiento o suspensión de ciertos fármacos antihipertensivos.

Varios trabajos recientes han añadido luz a esta cuestión[5]. Las recomendaciones actuales insisten en comenzar el tratamiento antihipertensivo siguiendo las guías pu-

TABLA V. Indicaciones y contraindicaciones de los antihipertensivos en función del tipo de HTA y patologías asociadas

Fármaco	Indicaciones preferentes	Indicaciones posibles	Contraindicaciones absolutas	Contraindicaciones relativas
Diuréticos (D)	HTA sistólica HTA del anciano Insuf. cardíaca	Diabetes	Hiperuricemia Insuf. renal	Dislipemia Obesidad
β-bloqueantes (β-b)	Insuficiencia coronaria Dislipemia Arritmias	Insuf. cardíaca leve Diabetes Insuf. cardíaca severa	Bloqueo A-V de 2° y 3er grado	Asma Deportistas
Inhibidores cálcicos (IC)	HTA sistólica HTA del anciano Insuf. coronaria		Bloqueo A-V de 2° grado	Insuf. cardíaca congestiva
Alfa$_1$-bloqueantes (α1-b)	Hipertrofia prostática	Dislipemia Intolerancia a la glucosa	Hipotensión ortostática	
IECA	Insuf. cardíaca IAM Nefropatía diabética	Embarazo	Hiperpotasemia Estenosis de las arterias renales	
ARA II	Tos con los IECA	Insuf. cardíaca IAM	Embarazo Hiperpotasemia Estenosis de las arterias renales	

blicadas (Tabla I). El control efectivo se puede hacer de forma segura utilizando β-bloqueantes, diuréticos tiazídicos o inhibidores cálcicos.

El papel de la HTA como factor de riesgo preoperatorio no está demasiado bien documentado. Aunque las alteraciones hemodinámicas son más frecuentes en los hipertensos, sobre todo en los pacientes que no están tratados o no siguen bien el tratamiento, la HTA evaluada de forma aislada no aparece como un factor de riesgo de aumento de mortalidad en grandes series de pacientes sometidos a cirugía general o vascular. En concreto, la escala de evaluación publicada por Lee et al.[6], que permite valorar el riesgo de complicación cardíaca peroperatoria en pacientes que van a ser intervenidos de cirugía mayor, no tiene en cuenta la HTA.

TABLA VI. Recomendaciones de suspensión-fármacos antihipertensivos antes de una anestesia	
Fármacos	Días de suspensión
( )	
D	(0)
IC	(0)
β-b	(0)
IECA	(2)
ARA -II	(2)
Vd	(0)
Reserpina	(8)

En los pacientes coronarios, sin embargo, la HTA se considera como un factor independiente de aumento de mortalidad perioperatoria.

Como conclusión se puede decir que la HTA, si es severa y no está bien controlada, se considera un factor de riesgo menor según las recomendaciones del ACC/AHA[4].

3. Tratamiento con fármacos antihipertensivos en el preoperatorio (Tabla VI)

La mayoría de los estudios hechos hoy en día recomiendan que los pacientes hipertensos que vayan a ser intervenidos, no interrumpan la medicación que están tomando. Pero hay ciertos aspectos que conviene aclarar.

Las recomendaciones actuales de mantenimiento o suspensión de fármacos antihipertensivos han evolucionado con los progresos en la comprensión de la fisiopatología de la HTA[7].

VII FÁRMACOS ANTIHIPERTENSIVOS (RECOMENDACIONES)

1. Diuréticos (D)

La acción hipotensora de los diuréticos se produce porque disminuyen el volumen intravascular.

Los diuréticos más utilizados para el tratamiento de la hipertensión son los diuréticos tiazídicos.

En el estudio ALLHAT[2], uno de los ensayos más importantes de terapia antihipertensiva que se han realizado, financiado por el *National Hearth, Lung and Blood Institute* (organismo sanitario público estadounidense), concluyen que los diuréticos tiazídicos constituyen el tratamiento de elección para la gran mayoría de los pacientes hipertensos, siendo superiores para prevenir una o más formas de enfermedad cardiovascular.

Incluso en el mismo estudio resulta demostrativo que no hay evidencias sobre si los ARA-II ofrecen ventajas sobre los diuréticos tiazídicos.

Todos los diuréticos deben ser mantenidos antes de una intervención. La precaución que hay que tener es que provocan depleción sódica y/o potásica que debe ser investigada y corregida para evitar la aparición de arritmias.

2. Calcioantagonistas o inhibidores cálcicos (IC)

Los calcioantagonistas son inhibidores selectivos de la entrada de calcio desde el espacio extracelular al interior del músculo liso vascular y cardíaco.

Dentro de los inhibidores cálcicos hay un grupo, las dihidropiridinas (*nifedipino, nicardipino, nitrendipino, lercanidipino, etc.*) que no producen bradicardia ni alteraciones en la velocidad de conducción auriculoventricular por su selectividad sobre los vasos.

Se recomienda mantener el tratamiento preoperatorio con todos los calcioantagonistas en el preoperatorio, puesto que su utilización, ni presenta interacciones con los fármacos anestésicos, ni se ha asociado a un aumento de la mortalidad. Según los resultados de un metaanálisis reciente parece que disminuyen la mortalidad postoperatoria[8].

La toma regular (oral) de calcioantagonistas puede ser ineficaz para prevenir las elevaciones tensionales en la inducción anestésica. La nicardipina intravenosa puede servir para controlar la hipertensión durante la inducción anestésica y se considera de primera elección en el tratamiento de la HTA durante la eclampsia. Aunque la vía intranasal puede utilizarse para administrar antihipertensivos, la absorción puede ser irregular por diferentes motivos; por ello, sólo debe utilizarse en casos seleccionados.

3. β-bloqueantes (β-b)

Se ha demostrado de forma clara que los β-bloqueantes tienen un efecto preventivo sobre la aparición de complicaciones isquémicas. Su tolerancia, además, es excelente.

Si interrumpimos bruscamente el tratamiento puede aparecer un síndrome de abstinencia (nerviosismo, cefalea, taquicardia, náuseas, arritmias, isquemia miocárdica...).

El esmolol administrado durante la inducción anestésica permite evitar la interrupción terapéutica en intervenciones largas.

Los β-bloqueantes atenúan las respuestas reflejas a la hipovolemia y la hipercapnia; pueden agravar la sintomatología del shock anafiláctico (efecto bronconstrictor); agravan los efectos tóxicos de ciertos medicamentos (bupivacaína) y exponen a bradicardias, a veces importantes, cuando se administran junto con morfínicos.

A pesar de estos datos, se recomienda no interrumpir el tratamiento.

4. Inhibidores de la enzima de conversión de la angiotensina (IECA)

La contribución del SRAA (sistema renina-angiotensina-aldosterona) para el mantenimiento de la PA durante la anestesia es importante, y puede alterarse por ciertos fármacos anestésicos. El bloqueo de la acción de la angiotensina II por los IECA y los ARA II puede provocar hipotensiones severas que responden mal a las catecolaminas, sobre todo durante anestesia locorregional y en presencia de hipovolemia. El bloqueo del SRAA antes de una anestesia no representa ninguna ventaja y en el caso que se haya suspendido 48 horas el tratamiento, que es lo que se recomienda hoy en día, no hay ningún síndrome de deprivación de antihipertensivos[9]. Cuando no se ha realizado la interrupción, o bien no se puede, la aparición de hipotensión arterial durante la inducción o durante la anestesia es frecuente. La efedrina en caso de hipotensión puede ser útil, pero en caso de ineficacia del tratamiento hay que ensayar otros α-agonistas como (*fenilefrina*, 75-150 μg iv o *adrenalina*, 0,1-0,2 mg iv). La *terlipresina* (no comercializada en España), pro-fármaco que se metaboliza en vasopresina, se ha propuesto para tratar las hipotensiones debidas al tratamiento por IECA (bolus de 1 mg iv), repitiendo tres veces si es necesario.

Hay que aclarar que la vasopresina puede exponer a los pacientes coronarios a riesgos de isquemia coronaria.

5. Vasodilatadores (Vd)

Dentro de este grupo podemos incluir:
- Vasodilatadores de acción directa: *hidralazina, minoxidil, nitroprusiato sódico*, poco utilizados.
- Agonistas α_2-adrenérgicos: *clonidina, alfa-metil-dopa, guanfacina* poco utilizados en tratamientos crónicos; sólo la alfa-metildopa se utiliza en la hipertensión del embarazo.
- Antagonistas α_1-receptores (*prazosin, doxazosina, afluzosina, etc.*).

Producen vasodilatación mixta, arterial y venosa. El efecto terapéutico se limita al bloqueo de los α_1-receptores vasculares. Muy útiles en los pacientes hipertensos con enfermedad coronaria.

Se recomienda mantener el tratamiento preoperatorio con todos ellos. En el caso de la clonidina, el cese brusco predispone a un síndrome de abstinencia por antihipertensivos, con hipertensión, taquicardia, isquemia miocárdica, etc.

6. Otros antihipertensivos

Los derivados de la *rauwolfia* reserpina, aunque están retirados del mercado en otros países, todavía existen comercializados en nuestro país, generalmente en combinación con diuréticos y otros fármacos.

Las recomendaciones actuales imponen suspender el tratamiento de estos fármacos 8 días previos a la intervención. El mecanismo de acción de la reserpina produce una depleción de catecolaminas que puede provocar durante la inducción anestésica hipotensiones muy severas.

VIII. CONCLUSIÓN

Las recomendaciones actuales de mantenimiento y/o suspensión del tratamiento antihipertensivo están bien fundamentadas por estudios clínicos con un grado de evidencia amplio. Por ello seguir las guías terapéuticas establecidas puede evitar accidentes imprevistos a la hora de anestesiar a estos pacientes (Tabla VI).

BIBLIOGRAFÍA
1. Wordl Hearth Organization. International Society of Hypertension guidelines for the menagement of hypertension. J Hypertens 1999;17:151-183.
2. Lee TH, Marcantonio ER, Mangione CM, Thomas EJ, Polanzyk CA, Cook EF et al. Derivation and prospective validation of a simple index for prediction of cardiac risk of major noncardiac surgery. Circulation 1999;100:1043-1049.
3. The ALLHAT Officiers and Coordinators for the ALLHAT Collaborative Reseach Group Outcomes in High-Risk Hypertensive Patients Randomized to Angiotensin-Coverting Enzyme Inhibitor or Calcium Channel Blocker vs Diuretic The Antihypertensive and Lipid-Lowering Treatment to prevent Hearth Attack Trial (ALLHAT). JAMA 2002;288:2981-2997.
4. Cutler J. Wich drug for treatment hypertension. Lancet 1999;353:604-605.
5. Eagle KA, Berger PB, Calkins H, Chaitman BR, Ewy GA, Fleischmann KE, et al. ACC/AHA guideline update for perioperative cardiovascular evaluation for noncardiac surgery executive summary a report of the American College of Cardiology/ American Hearth Association Task Force on practice guidelines (Committee to update the 1996 guidelines on perioperative cardiovascular evaluation for non cardiac surgery). Circulation 2002;105:1257-1267.
6. Lee TH, Marcantonio ER, Mangione CM, Thomas EJ, Polanzyk CA, Cook EF et al. Derivation and prospective validation of a simple index for prediction of cardiac risk of major noncardiac surgery. Circulation 1999;100:1043-1049.
7. Dulanto Zabala D, Ortega Sánchez M. Recomendaciones de interrupción de fármacos antihipertensivos antes de una anestesia. Altana Pharma S.A. Ed. Madrid 2003.
8. Duminda et al. Calcium Channel Blockers for reducing cardiac morbidity after non cardiac surgery: a meta-analysis. Anesth Analg 2003;97:634- 641.
9. Coriat P, Richer C, Douraki T, Gomez C, Hendricks K, Giudicelli JF, et al. Influence of chronic angiotensin-conveting enzyme inhibition on anesthesic induction. Anesthesiology 1994;81:299-307.

Capítulo 2
Valvulopatías. Miocardiopatías. Profilaxis de la endocarditis infecciosa

P. Cabrerizo, I. Canal, A. Almazán, D. Manzano

Las enfermedades valvulares son frecuentes, y los pacientes que las padecen pueden requerir cirugía no cardíaca. Es nuestro objetivo especificar el camino a seguir, para cada tipo de valvulopatía (una vez diagnosticada), hasta llegar a la realización de dicha cirugía no cardíaca.

I. PREDICTORES DE MORBIMORTALIDAD

La estenosis aórtica es un factor de riesgo independiente para la aparición de complicaciones cardíacas: arritmias supraventriculares perioperatorias, insuficiencia cardíaca e infarto de miocardio. Aumenta la mortalidad, por un mecanismo de origen isquémico, que se eleva asociado a coronariopatía.

Las cuatro lesiones valvulares (estenosis e insuficiencia mitral y aórtica) se relacionan con mayor riesgo de insuficiencia cardíaca congestiva en el postoperatorio.

Los pacientes con miocardiopatía hipertrófica, con o sin obstrucción al tracto de salida del ventrículo izquierdo, tienen mayor morbilidad: episodios de insuficiencia cardíaca congestiva, isquemia miocárdica, hipotensión perioperatoria y alteraciones del ritmo.

II. EVALUACIÓN PREOPERATORIA

Historia clínica

La disnea es el síntoma más frecuente, que hace sospechar la existencia de una enfermedad valvular. Debemos concretar el grado de disnea: de esfuerzo, de reposo, ortopnea, o disnea paroxística nocturna, y también cuánto limita la actividad física habitual (Tabla II, página 191, clasificación NYHA). Otros síntomas que pueden aparecer son: angor, palpitaciones, síncope, etc. Podemos decir, en general, que los pacientes con clase

TABLA I. Valoración ecocardiográfica de la severidad de las valvulopatías			
	Ligera	Moderada	Grave
Estenosis aórtica Gradiente transaórtico máximo (mmHg)	< 40	40-70	> 70
Insuficiencia aórtica Fracción de regurgitación	< 30%	30-55%	> 55%
Estenosis mitral Área (cm$_2$)	1,6-1,2	1,1-1,5	< 1,0
Insuficiencia mitral Fracción de regurgitación	< 30%	30-55%	> 55%

funcional I y II se consideran asintomáticos, toleran bien las cirugías y requieren cuidados perioperatorios básicos. Por el contrario, los pacientes en clase III y IV son sintomáticos, tienen mayor riesgo de complicaciones y requieren un mayor control perioperatorio.

Exploración física

La auscultación cardíaca de un soplo nos alerta de la existencia de una enfermedad valvular. Las características del soplo nos orientan al diagnóstico. No olvidaremos la existencia de los soplos funcionales: sistólicos, suaves y no se irradian. Aparecen en el corazón sin alteración anatómica y se deben al aumento de la velocidad de flujo sanguíneo. Los soplos diastólicos casi siempre representan una situación patológica. Hay que ser experto para diferenciar las características del soplo.

También debemos explorar signos de insuficiencia cardíaca: ingurgitación yugular, edemas, hepatomegalia, crepitantes pulmonares, o ritmo de galope.

Tratamiento habitual

Recogeremos información, en los pacientes ya diagnosticados de valvulopatía, del tratamiento que siguen: diuréticos, vasodilatadores, digoxina, etc. Los niveles de digoxina se medirán si hay cambios en la función renal, síntomas de toxicidad o cambios recientes en la dosis. La digoxina se utiliza para control de la respuesta ventricular a la fibrilación auricular o como tratamiento de la insuficiencia cardíaca. Se considera una respuesta ventricular controlada, si es menor de 80 lpm y si aumenta por lo menos 15 lpm ante el ejercicio. Los signos de toxicidad digitálica (náuseas, vómitos, PR largo y arritmias) se elevan cuando existe un tratamiento diurético asociado que elimina potasio. La medicación es preciso mantenerla hasta el momento de la cirugía, y continuarla en el período postoperatorio.

Estos pacientes, con frecuencia están anticoagulados, sobre todo si la valvulopatía se asocia a fibrilación auricular o si hay prótesis valvular. Tendremos que conocer qué tipo de anticoagulación siguen, y revertirla con tiempo antes de la cirugía (ver tema correspondiente).

Datos de laboratorio

Realizamos hemograma, perfil bioquímico, ionograma y pruebas de coagulación. Se atiende especialmente a los niveles de potasio, perfil hepático y la posible alteración de la coagulación. Puede aparecer anemia crónica hemolítica en pacientes con prótesis valvulares: hiperbilirrubinemia, reticulocitosis.

Electrocardiograma

Nos sirve para detectar arritmias, alteraciones de la conducción, alteración en el tamaño de las aurículas, etc. También detectará los procesos isquémicos anteriores o actuales, si hay cambios intra o postoperatorios. Un electrocardiograma normal no descarta enfermedad valvular.

RX tórax

Nos informa del tamaño del corazón, alteraciones pulmonares con signos de insuficiencia cardíaca y si hay calcificaciones valvulares. Una radiografía normal no excluye enfermedad valvular. En nuestra práctica clínica, cuando existe cardiomegalia no conocida con anterioridad, solicitamos la realización de ecocardiograma.

Ecocardiograma

Valora el grado de severidad de la afectación valvular, el crecimiento de las cavidades cardíacas, la contractilidad y, por tanto, la función ventricular. La fracción de eyección obtenida por ecocardiografía se correlaciona bien con la que se obtiene por cateterismo. También permite diagnosticar trombos intracavitarios, derrames pericárdicos y zonas aneurismáticas.

Cateterismo

Proporciona información fidedigna sobre la severidad de la valvulopatía, los cortocircuitos intracardíacos y la función ventricular. No es necesario en la mayoría de los pacientes que tienen un soplo y una ecocardiografía normal o diagnóstica, pero da más información en aquellos pacientes donde hay discrepancia entre los hallazgos clínicos y los ecocardiográficos. Descarta enfermedad coronaria (ver tema específico).

Profilaxis antibiótica

Se debe realizar para prevenir la endocarditis infecciosa. Se realizará en las patologías valvulares que predispongan a sufrir endocarditis bacteriana (Tabla II), cuando en estos pacientes se realicen cirugías susceptibles de padecer bacteriemias intraoperatorias (Tabla III). Los regímenes antibióticos se especifican en las tablas IV y V.

TABLA II. Indicaciones de profilaxis de endocarditis
Profilaxis recomendada
Riesgo alto Válvulas cardíacas protésicas (mecánicas y biológicas). Endocarditis bacteriana previa (incluso en ausencia de enfermedad cardíaca). Enfermedad cardíaca congénita cianótica compleja (p. ej., ventrículo único, transposición de los grandes vasos, Fallot). Construcción quirúrgica de shunts sistémicos-pulmonares.
Riesgo moderado Valvulopatías adquiridas reumáticas y de otras etiologías (incluso tras cirugía valvular). Miocardiopatía hipertrófica.(*) Prolapso de la válvula mitral con insuficiencia y/o valvas engrosadas. Enfermedades cardíacas congénitas no incluidas en los otros apartados.
Profilaxis no recomendada
Prolapso de la válvula mitral sin regurgitación. Soplos fisiológicos, funcionales o inocentes. Fiebre reumática previa sin disfunción valvular. Comunicación interauricular del tipo *ostium secundum*. Reparación quirúrgica de CIA, CIV, ductus arterioso (sin flujo pasados 6 meses). *By-pass* coronario previo. Enfermedad de Kawasaki previa sin disfunción valvular. Portador de marcapasos o desfibriladores.
(*) El comité de la AHA recomienda profilaxis sólo cuando hay obstrucción latente o en reposo.

III. PROTOCOLO DE VALORACIÓN PREOPERATORIA

Paciente con *valvulopatía no diagnosticada* y sospechada por primera vez en la valoración preoperatoria:
- Paciente con disnea y soplo, con o sin alteraciones en el ECG y Rx tórax:
  a. Si cirugía demorable: se le realiza un ecocardiograma, y según su resultado, si hay valvulopatía se envía a la consulta del cardiólogo para su tratamiento.
  b. Si la cirugía es poco demorable, tras el ecocardiograma se considera su ingreso para valoración más urgente por cardiología.
- Paciente asintomático y soplo:
  a. Si la cirugía es de riesgo intermedio o alto, se actúa como en el punto anterior.

TABLA III. Indicaciones de profilaxis de endocarditis según el proceso invasivo a realizar

Profilaxis recomendada

Procedimientos dentales que producen sangrado de la mucosa.
Inyecciones de anestésico local intraligamentario.
Amigdalectomía y/o adenectomía.
Cirugía que abarca la mucosa intestinal o respiratoria.
Broncoscopia con broncoscopio rígido.
Escleroterapia de varices esofágicas. Dilatación esofágica.
Cirugía tracto biliar. Colangiografía endoscópica retrógrada con obstrucción biliar.
Cirugía que incluya la mucosa intestinal.
Cistoscopia. Dilatación uretral. Sondaje uretral si existe infección del tracto urinario*.
Cirugía prostática.
Incisión y drenaje de tejidos infectados*.
Cirugía vaginal en presencia de infección*.

Profilaxis no recomendada*

Procedimientos dentales que no producen sangrado.
Desprendimiento de dentición primaria.
Inyección de anestésico local intraoral.
Inserción de tubos de timpanotomía ***Intubación endotraqueal.
Broncoscopia con broncoscopio flexible*** (con o sin biopsia).
Cateterización cardíaca. Angioplastia percutánea transcutánea.
Ecocardiografía transesofágica***.
Colocación de marcapasos, desfibriladores, stent coronarios.
Endoscopia gastrointestinal*** (con o sin biopsia).
Histerectomía vaginal***. Cirugía vaginal. Cesárea.
Circuncisión.
En ausencia de infección: sondaje uretral, parto vaginal no complicado, aborto terapéutico, legrado uterino, esterilización, inserción o extracción de dispositivos intrauterinos.

*Además del régimen profiláctico para procesos genitourinarios, la terapia antibiótica debería ser la indicada para el germen productor.
**En pacientes con válvulas protésicas o historia previa de endocarditis, puede realizarse profilaxis siempre para procedimientos de bajo riesgo que abarquen las vías respiratorias inferiores, tracto genitourinario o intestinal.
***La profilaxis es opcional en los pacientes de alto riesgo.

b. Si la cirugía es de bajo riesgo y se puede realizar con anestesia local, retrobulbar o intraarticular, se opera y, de forma, independiente se envía al cardiólogo para su posterior valoración.

TABLA IV. Profilaxis de la endocarditis. Pautas antibióticas recomendadas. Procedimientos dentales, orales de vías respiratorias altas y esófago (S. viridans)

Vía	1ª elección		Alergia	
	Fármaco	Dosis	Fármaco	Dosis
Oral	Amoxicilina	2 g 1 h antes (niños 50 mg/kg)	Clindamicina	600 mg 1 h antes (niños 20 mg/kg)
			• Cefalexina	2 g 1 h antes (niños 50 mg/kg)
			• Cefadroxil	2 g 1 h antes (niños 50 mg/kg)
			• Azitromicina	500 mg 1 h antes (niños 15 mg/kg)
			o Claritromicina	500 mg 1 h antes (niños 15 mg/kg)
Parenteral	Ampicilina	2 g dentro de los 30 min tras el inicio de la cirugía (niños 50 mg/kg)	Cefazolina	1,0 g IM o IV dentro de los 30 min tras el inicio de la cirugía (niños 20 mg/kg)
			o Clindamicina	600 mg IV dentro de los 30 min tras el inicio de la cirugía (niños 20 mg/kg)

En el paciente con valvulopatía diagnosticada debemos:
- Conocer el tipo de valvulopatía, prótesis valvular o miocardiopatía.
- Especificar clase funcional: grado de disnea, clasificación NYHA ¿Está estable o ha empeorado en los últimos 6 o 12 meses? ¿Sigue un adecuado tratamiento?
- ¿Qué tratamiento sigue? Digoxina, diurético, etc.
- ¿Está anticoagulado?
- ¿Presenta alteraciones en la analítica? Recordar anemia crónica hemolítica en prótesis valvulares.
- Ver anormalidades de ECG y RX tórax.
- Determinar qué grado de gravedad tiene (leve, moderada, grave) (Tabla I) y conocer la función ventricular por ecocardiografía. Nosotros le damos una validez a la prueba de 12 meses. Excepto en la estenosis aórtica moderada que se requiere un ecocardiograma más reciente con menos de 3 meses.
- Fijar la necesidad de la profilaxis antibiótica.

TABLA V. Profilaxis de la endocarditis. Pautas antibióticas recomendadas. Procedimientos gastrointestinales y urogenitales (Enterococos)

Vía	1ª elección Fármaco	Dosis	Alergia Fármaco	Dosis
		Pacientes de riesgo alto		
IV O IM	Ampicilina	2 g dentro de los 30 min tras el inicio de la cirugía (niños 50 mg/kg) + 1 g 6 h después (niños 25 mg/kg) o Amoxicilina 1 g PO 6 h después (niños 25 mg/kg)	Vancomicina + Gentamicina	IV 1 g infundidos en 1-2 horas acabando la infusión dentro de los 30 min tras el inicio de la cirugía (niños 20 mg/kg) + 1,5 mg/kg (máx. 120 mg) dentro de los 30 min tras el inicio de la cirugía (igual en niños)
	+ Gentamicina	1,5 mg/Kg (má. 120 mg) dentro de los 30 min tras el inicio de la cirugía (igual en niños)		
		Pacientes con riesgo moderado		
P.O. IM/IV	Amoxicilina o Ampicilina	2 g PO 1 h antes de la cirugía (niños 50 mg/kg) 2 g dentro de los 30 min tras el inicio de la cirugía (niños 50 mg/kg)	Vancomicina	IV 1 g infundidos en 1-2 horas acabando la infusión dentro de los 30 min tras el inicio de la cirugía (niños 20 mg/kg)

IV. ESTENOSIS AÓRTICA (EA)

La causa de la EA es un proceso idiopático que produce degeneración y calcificación de la válvula, sobre todo en válvulas bicúspides, aunque también en válvulas normales; como factores de riesgo están la hipertensión y la hipercolesterolemia.

El hallazgo clínico en la auscultación cardíaca típica es un soplo sistólico eyectivo, irradiado a cuello, que se oye mejor en segundo espacio intercostal derecho. La intensidad del soplo no se relaciona con la gravedad de la estenosis.

Hay un largo período de evolución en la EA, en el cual el paciente está asintomático. La tríada clínica clásica es ángor, disnea de esfuerzo e historia de síncope, generalmente relacionado con el esfuerzo e insuficiencia cardíaca. Existe mayor riesgo de muerte súbita. El ángor puede aparecer en ausencia de enfermedad coronaria y refleja un desequilibrio entre la demanda de oxígeno por hipertrofia del miocardio y la disminución en el aporte del mismo por la compresión de los vasos endocárdicos. Una vez que se inician los síntomas, la supervivencia se reduce si no se reemplaza la válvula. Un 50% mueren en tres años, desde el inicio de los mismos. La aparición de síntomas tiene escasa correlación con la gravedad de la estenosis; se considera estenosis crítica cuando el área de la válvula es menor de 0,8 cm^2 y el gradiente medio excede de 50 mm de Hg; entonces, pueden, aparecer los síntomas. Pero hay excepciones en pacientes con áreas valvulares mayores y gradientes menores que también tienen síntomas debido a la EA.

En el ECG aparecen signos de hipertrofia del ventrículo izquierdo y puede existir depresión del segmento ST y onda T negativa. También puede haber un ECG normal.

El ecocardiograma determina el área de la válvula y el gradiente transaórtico máximo (Tabla I). También valora la hipertrofia del ventrículo izquierdo y la FEVI. El método ecocardiográfico de medida del gradiente a través de la válvula lleva a una buena correlación con los datos obtenidos en el cateterismo. Recordamos que dada la evolución natural de la enfermedad, para la EA moderada se requiere un ecocardiograma reciente, de menos de 3 meses.

Manejo preoperatorio en la EA
- El paciente con EA leve y asintomático puede ser intervenido de la cirugía no cardíaca. Si la EA es leve y presenta angina, hay que considerar la posibilidad de cardiopatía isquémica y necesitaría una valoración cardiológica.
- El paciente con EA moderada y asintomática podrá ser también intervenido, siempre que su clase funcional sea I y II, si existe alguna duda sobre si está o no asintomático lo enviaremos al cardiólogo.
- Al paciente con EA grave y asintomática, consideramos necesario enviarlo al cardiólogo para definir su capacidad funcional, incluso con alguna prueba específica como la ergometría. Y tras asegurarnos de su carácter asintomático, personalizaremos cada caso. Así, si la cirugía es de bajo riesgo, se inidicará cirugía no cardíaca directamente, pero si la cirugía es de riesgo intermedio o alto, se valorará el recambio valvular previo a la cirugía no cardíaca. En caso de cirugía de urgencia puede ser manejado con éxito tratado con medidas conservadoras.
- En el paciente con EA moderada-grave y sintomática, la cirugía no cardíaca será cancelada, si no es necesaria, o pospuesta si fuera necesaria. En este último caso, si es demorable o incluso poco demorable se procede al recambio valvular previo a la realización de la cirugía no cardíaca. Si la cirugía es urgente o muy poco demorable, podría considerarse la realización de una valvuloplastia, como paso previo al recambio valvular. Esta valvuloplastia tiene una incidencia alta de complicaciones, mayor del 10%, que incluye la muerte, ACVA, rotura de aorta y daño vascular, sobre todo en ancianos.

- A pesar de estos datos, Torcer y cols. han publicado un estudio retrospectivo en 19 pacientes sometidos a 28 cirugías (urgentes o electivas) con estenosis aórtica severa (área < 0,8 cm^2) en su mayoría sintomática y FEVI normal. En casi todos se realizó anestesia general, monitorizando de forma invasiva la tensión arterial y tratando precozmente los episodios de hipotensión. Únicamente, dos pacientes tuvieron complicaciones postoperatorias y murieron, el resto no tuvieron complicaciones. Ellos concluyeron que en pacientes con EA grave, que no son candidatos a recambio valvular por enfermedad coexistente (malignidad o daño neurológico permanente) o que la rechazan, puede realizarse la cirugía no cardíaca con un riesgo aceptable, cuando se realiza un manejo intra y postoperatorio adecuado. La mortalidad fue de menos del 10%.

V. ESTENOSIS MITRAL (EM)

Generalmente es debida a fiebre reumática. Los síntomas aparecen a los veinte años del primer episodio de fiebre reumática y son disnea de esfuerzo, ortopnea, fatiga, etc.

Exploración física: la auscultación cardíaca se caracteriza por un chasquido de apertura de la válvula mitral, siendo el intervalo entre el segundo ruido (cierre de la válvula aórtica) y la aparición del chasquido, más corto cuanto más severa es la obstrucción, le sigue un soplo diastólico que se oye mejor en el ápex.

ECG: onda p bifásica, o fibrilación auricular.

RX tórax: se aumenta el borde izquierdo de la silueta cardíaca, ampliando el ángulo de la carina traqueal.

Ecocardiografía: se aprecia aumento de la aurícula izquierda, fibrosis o calcificación de la válvula mitral y se medirá el gradiente a través de la válvula y el grado de estenosis (Tabla I). En la EM pura, la FEVI suele ser normal y puede ser baja si se asocia a otras valvulopatías, como insuficiencia mitral o aórtica.

Cuando la EM es sintomática, el tratamiento habitual se hace con digoxina si está en fibrilación auricular, diuréticos y anticoagulantes orales. Se debe asegurar el control de la frecuencia cardíaca en el período perioperatorio, ya que la reducción en el tiempo de llenado diastólico del ventrículo izquierdo que acompaña a la taquicardia nos puede conducir a una insuficiencia cardíaca. Por tanto, en la medicación preoperatoria contemplaremos la utilización de ansiolíticos además de su medicación habitual, tendremos en cuenta que estos pacientes son más susceptibles a la depresión respiratoria. Si se requiere un anticolinérgico, utilizaremos escopolamina o glicopirrolato para evitar la taquicardia.

Manejo preoperatorio en la EM
- Si el paciente ha sido diagnosticado de EM leve, moderada o severa y asintomática, se opera directamente.
- Si el paciente tiene una EM moderada y sintomática, se optimiza el tratamiento médico por el cardiólogo y, posteriormente, se opera de cirugía no cardíaca.

- En el último supuesto, que es la EM severa y sintomática, este paciente debe ser operado de su valvulopatía de forma independiente a la realización de la otra cirugía, para prolongar su supervivencia y prevenir complicaciones. Así, si la cirugía no cardíaca es demorable, se plantea recambio valvular previo, y si es poco demorable o urgente, debe considerarse la valvuloplastia mitral como un paso intermedio hasta la cirugía de recambio valvular; esto es recomendable, especialmente, en cirugía de alto riesgo.

VI. INSUFICIENCIAS VALVULARES: INSUFICIENCIA MITRAL (IM), INSUFICIENCIA AÓRTICA (IA)

Insuficiencia mitral (IM)

La IM tiene muchas causas, se presenta aisladamente de forma aguda por disfunción de los músculos papilares en la cardiopatía isquémica, por rotura de cuerdas tendinosas en la endocarditis, y asociada a prolapso de la válvula mitral. Puede tener un curso crónico asociada a EM por fiebre reumática.

La auscultación cardíaca en la IM es un soplo holosistólico en el foco mitral que se oye mejor en el ápex. Existe también un desdoblamiento del segundo tono y un tercer tono que se relaciona con la gravedad de la insuficiencia.

ECG. En la IM severa puede haber un aumento del tamaño de la aurícula izquierda e hipertrofia del ventrículo izquierdo.

La ecocardiografía nos sirve para valorar el grado y la etiología de la IM. La valoración de reflujo a través de la válvula mitral nos servirá para clasificar el grado de IM (Tabla I).

Para la valoración preoperatoria es importante que conozcamos si existe una disminución en la FEVI. Hay que tener en cuenta que, incluso, moderadas disminuciones en la FEVI pueden significar una reducción más importante de la verdadera reserva miocárdica. Como en otras valvulopatías debemos de considerar el tratamiento anticoagulante previo y la profilaxis de la endocarditis.

El **prolapso de la válvula mitral** se encuentra en un 5-10% de la población. Consiste en el prolapso de las valvas de la mitral dentro de la aurícula izquierda durante la sístole. Los pacientes con prolapso, sin IM, tienen una auscultación cardíaca con un click no eyectivo aislado. Con los cambios de volumen perioperatorios pueden desarrollar un soplo holosistólico de IM, por ello es conveniente la auscultación en diferentes posiciones, de pie, sentado, de cuclillas, de pie tras estar de cuclillas, para identificar la insuficiencia que se relaciona con el estrés, o con cambios en el volumen. De todas formas lo anterior reseñado puede ser muy variable y requiere una gran experiencia. El ECG puede ser normal o presentar una onda T aplanada o invertida, con o sin depresión del segmento ST.

Las causas del prolapso son múltiples: la más frecuente es de origen desconocido con incidencia familiar, otras son: cardiopatía isquémica, síndrome de Marfan, síndrome de Von Willebrand, etc. La mayoría tienen un curso asintomático, pero algunos enfermos sufren complicaciones serias. De ellas destacamos: IM, endocarditis, rotura de cuerdas tendinosas, episodios de isquemia cerebral transitoria, taquiarritmias supraventriculares, bloqueo auriculoventricular y muerte súbita.

Recordaremos el ajuste del tratamiento anticoagulante previo a la cirugía y la profilaxis de la endocarditis.

Insuficiencia aórtica (IA)

La IA puede ser aguda o crónica. La IA aguda es, a menudo, debida a endocarditis, trauma o disección de aneurisma de aorta torácica. El tratamiento consiste en el reemplazamiento urgente de la válvula.

La IA crónica se debe a fiebre reumática o hipertensión persistente. Tiene un comienzo gradual con aparición de disnea y se asocia con hipertrofia miocárdica, la cual incrementa los requerimientos de oxígeno, y junto a la disminución de flujo coronario, puede manifestarse como ángor en ausencia de cardiopatía isquémica.

En la exploración física oiremos un soplo diastólico, que se aprecia mejor en el segundo espacio intercostal derecho, palparemos un pulso saltón y observaremos la disminución de la presión diastólica en la tensión arterial periférica. En el ECG, signos de hipertrofia del ventrículo izquierdo y en la RX de tórax, aumento de la silueta de dicho ventrículo.

El ecocardiograma nos dará información sobre la válvula, el grado de insuficiencia y determinará la etiología y el nivel de disfunción del ventrículo izquierdo (Tabla I).

Manejo preoperatorio de las insuficiencias valvulares

- Paciente con IM o IA leve, moderada o severa y asintomático puede ir a la cirugía no cardíaca.
- Paciente con IM o IA moderada o severa y sintomática con FEVI normal:
  1. Si la cirugía es demorable se plantea el recambio valvular previo.
  2. Si la cirugía es poco demorable se estabilizará al paciente con tratamiento médico, incluso intensivo con ingreso en UCI, y se operará de cirugía no cardíaca. En un tiempo posterior se le recambiará la válvula.
- Por último, si la IM o IA es severa, sintomática, con disfunción del ventrículo izquierdo, FEVI menor del 35%:
  1. Si la cirugía es demorable se le recambiará la válvula previamente y, luego, se le dará un tiempo para que el paciente pueda aumentar la FEVI (de 6 a 12 meses).
  2. Si la cirugía es poco demorable, se operará con los cuidados y los riesgos de un paciente con FEVI baja.

VII. PRÓTESIS VALVULARES

Un paciente operado con una prótesis valvular, revisado anualmente por su cardiólogo y cuya historia clínica y exploración no ha sufrido cambios desde la cirugía cardíaca, si, además, tenemos un ecocardiograma anterior que nos informa de su FEVI, podemos aceptarlo para la cirugía.

La validez de la ecocardiografía, si existe revisión anual por el cardiólogo, puede ser de hasta 3 años desde la cirugía cardíaca. Pero si el paciente no se revisa anualmente, necesitaremos ecocardiograma reciente antes de la cirugía no cardíaca.

Por lo contrario, si el paciente presenta síntomas de aparición reciente, signos de insuficiencia cardíaca congestiva, a la auscultación se descubre un nuevo soplo o hay cambios en el sonido de la válvula protésica, debemos sospechar disfunción mecánica de la prótesis y lo enviaremos al cardiólogo.

La presencia de signos de anemia hemolítica crónica con aumento de la bilirrubina, reticulocitosis, o, incluso, colelitiasis hacen sospechar, también, disfunción mecánica.

En todos los casos tendremos en cuenta la profilaxis de la endocarditis.

Las últimas recomendaciones sobre anticoagulación en estos pacientes se describen en otro capítulo de este libro.

VIII. MIOCARDIOPATÍAS

Son enfermedades del músculo cardíaco que resultan de la debilidad y/o rigidez del miocardio, con dilatación del corazón y cambios en la pared del ventrículo izquierdo. La miocardiopatía dilatada e hipertrófica se asocia con un aumento en la incidencia de insuficiencia cardíaca perioperatoria.

En la valoración inicial debemos intentar conocer la etiología de la enfermedad miocárdica primaria. Por ejemplo, la amiloidosis produce alteraciones de la función sistólica y diastólica del corazón.

La realización de un ecocardiograma nos informa de la FEVI y de si existen alteraciones diastólicas o sistólicas que nos orienten al manejo intra y postoperatorio. Consideramos que debe ser reciente, con una validez de menos de 3 meses.

Se debe optimizar el tratamiento médico previamente a la cirugía no cardíaca, remitiendo el paciente al cardiólogo, y debemos pensar en la necesidad de cuidados postoperatorios intensivos.

Miocardiopatía dilatada

Se caracteriza por disminución de la contractilidad miocárdica, puede implicar a ambos ventrículos, y se manifiesta con una disminución del gasto cardíaco y un aumento de presiones de llenado de los ventrículos. Se asocia con IM e IT.

La causa más frecuente es la enfermedad coronaria y le sigue el alcoholismo. Otras causas son: origen viral asociada a un cuadro febril, enfermedades del colágeno, o en el postparto.

La mayoría permanecen asintomáticos, hasta llegar a la insuficiencia cardíaca congestiva, también tienen ángor y riesgo de muerte súbita.

El ECG puede mostrar hipertrofia del ventrículo izquierdo, anormalidades del segmento ST y onda T, bloqueo AV de 1° grado y BCRDcha, BCRIzda. Es frecuente la fibrilación auricular y las extrasístoles ventriculares.

RX tórax: cardiomegalia y signos de edema pulmonar.

Ecocardiograma: dilatación e hipoquinesia del ventrículo izquierdo y una disminución de FEVI menor del 40%. Es posible encontrar trombos murales.

Se aconseja tratarlos aunque estén asintomáticos: abstinencia del alcohol, betabloqueantes, IECAS, ARA2, diuréticos, digoxina, tratamiento de las arritmias ventriculares y taquiarritmias, inmunosupresores para las enfermedades del colágeno. Si se asocian a cardiopatía isquémica, la revascularización coronaria puede mejorar la FEVI. Si la insuficiencia cardíaca congestiva es avanzada, se considerará el trasplante cardíaco.

Miocardiopatía hipertrófica obstructiva

La mayoría de los pacientes están asintomáticos hasta llegar a la cirugía no cardíaca. Los que presentan síntomas tienen ángor, síncope, taquiarritmias e insuficiencia cardíaca congestiva. Son enfermos con mayor incidencia de cardiopatía isquémica asociada.

Toleran mal la pérdida de ritmo sinusal o la taquicardia. Tienen mayor riesgo de muerte súbita, sobre todo los jóvenes, incluso aunque estén asintomáticos.

A la auscultación cardíaca se oye un soplo sistólico que refleja la obstrucción a la salida del ventrículo izquierdo, o una insuficiencia mitral. Este soplo aumenta con maniobras de Valsalva, el decúbito supino, etc.

El ECG puede ser normal o aparecer un aumento de voltaje del complejo QRS, alteraciones del segmento ST y de la onda T, cambio del eje del QRS, y ondas Q anchas y profundas.

La ecocardiografía permite el diagnóstico de estos pacientes: demuestra una hipertrofia característica del ventrículo izquierdo, con el grosor del tabique interventricular de 1,3 o más veces en comparación con la porción posterior de la pared libre del ventrículo izquierdo, movimiento anterior de la válvula mitral, y pobre movilidad del septo ventricular. Estima el gradiente de presión a través del tracto de salida del ventrículo izquierdo y mide el gradiente máximo y en reposo.

El tratamiento de estos pacientes puede ser con betabloqueantes, cardioversión para mantener el ritmo sinusal, control de las taquicardias ventriculares con amiodarona y, si están en insuficiencia cardíaca, su manejo es difícil. También habrá que considerar la profilaxis de la endocarditis y la anticoagulación.

Como factor de riesgo independiente para un pronóstico peor, se incluye la cirugía de alto riesgo y la larga duración de la misma. Por el contrario, los hallazgos ecocardiográficos, incluyendo la obstrucción en reposo del tracto de salida del ventrículo izquierdo, no se asocia a complicaciones cardiológicas.

El manejo preoperatorio debe orientarse a disminuir la ansiedad y la activación del sistema nervioso simpático. Como anticolinérgico, se aconseja la escopolamina, asociada a un ansiolítico tipo benzodiacepina. La expansión de volumen intravascular durante el período preoperatorio es importante.

BIBLIOGRAFÍA
1. Bonow RO, et al. ACC/AHA. Guidelines for the management of patients with valvular heart disease. JACC 1998;32(5):1486-588.
2. Eagle KA, et al. ACC/AHA. Guideline update on perioperative cardiovascular evaluation for noncardiac surgery. ACC/AHA Practice Guidelines Full Text, 2002; 1-58.
3. Manzano D, Riesgo M. Valvulopatías. Profilaxis de la endocarditis infecciosa. En: Manual de Medicina Preoperatorio. Glaxo-Wellcome, 1999. p. 194-206.
4. Stoelting RK, et al. Valvular heart disease. En: Anesthesia and Co-Existing Disease. Third edition 1993. p. 21-35.
5. Stoelting RK, et al. Cardiomyopathies. En: Anesthesia and Co-Existing Disease. Third edition. 1993. p. 97-102.
6. Cabrerizo P, Canal I, Almazán A. Protocolos de la Consulta de Anestesia para la valoración del enfermo valvular. En Evaluación del riesgo quirúrgico: Valoración del cardiópata para cirugía no cardiaca. Servicio de Anestesiología. Servicio de Cardiología. H.G.G.M. Madrid Noviembre de 2002.
7. Torcer LC, et al. Risk of patients with severe aortic stenosis undergoing noncardiac surgery. Am J Cardiol 1998;81:448-52.
8. Carabello BA, et al. Valvular heart disease. N England J of Med 1997;337(1):32-41.

Capítulo 3
Enfermedad coronaria y cirugía no cardíaca

I. Canal, C. Jimeno, P. Cabrerizo, P. Baticón

I. INTRODUCCIÓN

La cuantificación del riesgo en la cardiopatía isquémica constituye una parte esencial de la evaluación preoperatoria y nos permite definir una estrategia de estabilización o reducción del mismo mediante determinadas intervenciones como la optimización del tratamiento farmacológico, la indicación de exámenes complementarios que determinen la situación real del paciente y la utilidad de algunos procedimientos que nos permitan, al final, reducir la morbimortalidad de origen cardiológico de nuestro paciente (Tabla I). Para ello se han establecido diferentes *índices multifactoriales*:

En general, están obtenidos de poblaciones no seleccionadas, por tanto, para resultar realmente predictivos y útiles, deben corregirse según el tipo de cirugía que se vaya a realizar; de lo contrario, se infraestima el riesgo de un paciente concreto con una cardiopatía concreta. La prevalencia del riesgo de una complicación influye de modo decisivo en el valor predictivo de un test.

Goldman en 1977 elaboró el primero de ellos; índices equivalentes surgieron posteriormente en Canadá (Índice de Detsky) y en Europa (Índice de Larsen), que añadieron otros factores que no eran considerados en el de Goldman (Tabla II). Los pacientes pertenecientes a las clases III y IV en cualquiera de ellos, tienen un riesgo de complicaciones mucho más elevado (Tabla III). En 1999, se realizó un trabajo prospectivo en un grupo muy amplio de pacientes sometidos a cirugía de alto riesgo no urgente, con objeto de validar un índice de complicaciones más simple que pudiera incorporarse de forma real a la práctica de rutina, identificándose 6 factores de riesgo independientes de complicaciones cardíacas: *historia de cardiopatía isquémica, antecedentes de insuficiencia cardíaca congestiva, tratamiento preoperatorio con insulina, cirugía de alto riesgo, antecedentes de enfermedad vascular cerebral y creatinina preoperatoria > 2,0 mg/dl.* Éstos servirían para identificar a los candidatos a una estratifi-

TABLA I. Complicaciones cardiovasculares perioperatorias

1. Muerte de causa cardíaca.
2. Infarto de miocardio.
3. Angor inestable.
4. Insuficiencia cardíaca congestiva.
5. Bajo gasto de origen cardiogénico.
6. Arritmias graves.

TABLA II. Factores clínicos de riesgo en cirugía no cardíaca

Índice de Goldman		Índice de Detsky	
S3 o aumento de la presión venosa yugular	11	Infarto de miocardio previo (más de 6 meses/ menos de 6 meses)	5/10
Infarto de miocardio de menos de 6 meses de evolución	10	Cirugía urgente	10
Extrasístoles ventriculares (más de 5 por minuto)	7	Angina (clase III / IV CCS)	10/20
Ritmo no sinusal	5	Angina inestable (últimos 6 meses)	10
Edad mayor de 70 años	3	Edema pulmonar (más de 1 semana/menos de 1 semana)	5/10
Cirugía intraabdominal, intratorácica o aórtica	4	Ritmo no sinusal o extrasístoles supraventriculares	5
Cirugía urgente	3	Estenosis aórtica severa	20
Estenosis aórtica severa	3	Extrasístoles ventriculares (más de 5 por minuto)	5
Mal estado general*	3	Edad mayor de 70 años	5

*Alguno de los siguientes datos: $PO_2 < 60$ o $PCO_2 > 50$ mmHg, $K < 3$ o $HCO_3 < 20$ mEq/l, $BUN > 50$ o $Cr > 3$ mg/dl, GOT anormal, signos de hepatopatía crónica o paciente encamado por causa no cardíaca.

cación posterior con tests no invasivos u otras estrategias de manejo; los pacientes con al menos tres de los factores (antecedentes de cardiopatía isquémica, insuficiencia cardíaca y diabetes mellitus) tendrían un riesgo aumentado de complicaciones cardiovasculares en los 6 meses siguientes, incluso aunque no hubieran presentado complicaciones cardíacas perioperatorias. Algunos factores conocidos, como la estenosis aórtica o la edad avanzada, no se encontraron correlacionados en este trabajo, no significando ello que no puedan empeorar el pronóstico, sino que pueden ser más importantes en otras situaciones como puede ser la de cirugía urgente.

TABLA III. Incidencia de complicaciones (%) según índice de Goldman y tipo de cirugía

	Cirugía menor	Cirugía mayor en mayores de 40 años	Cirugía aórtica
Clase I (0-5)	0,3%	1,2%	3%
Clase II (6-12)	1%	4%	10%
Clase III (13-25)	3%	12%	30%
Clase IV (>26)	19%	48%	75%

II. ISQUEMIA PREVIA Y CIRUGÍA

Años atrás se consideraba que debían pasar seis meses desde que un paciente había sufrido un infarto agudo de miocardio para que pudiera ser intervenido con garantías de una patología no cardíaca.

Actualmente se considera que el riesgo tras un infarto depende más del estado funcional del ventrículo y de la cantidad del miocardio en riesgo para una nueva isquemia que de la edad del infarto. Así, pueden ser suficiente seis semanas para poder realizar una cirugía no cardíaca tras un pequeño infarto sin angina con un buen estado funcional. Sin embargo, un paciente con un gran infarto, con síntomas residuales y una fracción de eyección por debajo del 35% tendrá una alta probabilidad de tener nuevos eventos cardíacos incluso si se opera más allá de los seis meses del infarto. En la práctica habitual se considera el período de seis semanas tras el infarto como de alto riesgo para sufrir nuevos eventos cardíacos si precisa cirugía no cardíaca, y entre seis semanas y tres meses como de riesgo intermedio, aunque este período será superior a tres meses si existen complicaciones como arritmias o disfunción ventricular. En los casos no complicados no se ha demostrado beneficio en demorar la cirugía más allá de tres meses desde el infarto.

III. HISTORIA Y EVALUACIÓN CLÍNICA

La Consulta es el momento idóneo, fuera de las situaciones urgentes, para realizar la evaluación cardiológica, considerando que para algunos pacientes va a ser la primera vez que se cuestione su estado cardiológico y que tenemos la oportunidad de actuar sobre el pronóstico del problema cardiológico incluso a largo plazo. Hay que considerar, no obstante, que, como norma, *no debemos indicar una prueba salvo que creamos que va a modificar el tratamiento*.

Anamnesis

La *historia clínica* cuidadosa debe identificar los antecedentes de angina, infarto, insuficiencia cardíaca, arritmia, si el paciente es portador de marcapasos, si tiene implantado un desfibrilador o si padece hipotensión ortostática; prestar atención especial a los

TABLA IV. Capacidad funcional			
Capacidad funcional	Clase	METS	Actividades
Excelente	I	>10	Deportes intensos, baile, cargar bolsas de la compra dos pisos
Buena	II	8-10	Caminar deprisa (6,4 km/h), trabajo pesado de la casa, relaciones sexuales completas
Moderada	III	4-7	Subir un piso o una cuesta, trabajo ligero de la casa, caminar despacio (4,8 km/h)
Baja	IV	>4	Incapaz de vestirse, ducharse o hacer tareas domésticas

síntomas sugestivos de angina o «equivalentes anginosos» como la disnea o la insuficiencia cardíaca y, si existe ya una enfermedad conocida, evaluar posibles cambios en los síntomas, medicación y dosis de fármacos. Respecto al diagnóstico de dolor precordial, está perfectamente definido el concepto de «angina típica» (dolor o molestia torácica, que aparece con el esfuerzo o estrés emocional, que se alivia con el reposo o con nitroglicerina), «angina atípica» (dolor torácico con 2 de las 3 características anteriores) y «dolor no anginoso» (que cumple 1 solo de los 3 criterios). Hay que establecer los *factores de riesgo modificables* (tabaco, hipercolesterolemia, hipertrigliceridemia, hipertensión arterial y diabetes), así como *las enfermedades asociadas* (diabetes, vasculopatía periférica, vasculopatía cerebral, insuficiencia renal, EPOC).

Hay que estimar la *capacidad funcional (CF)* preguntando acerca de actividades de la vida diaria; dicha CF se expresa en equivalentes metabólicos (METs) y se clasifica en diversos grados que nos permiten expresar la demanda aeróbica para determinadas actividades. Se ha encontrado una buena correlación entre la CF estimada a través de un cuestionario y los resultados obtenidos en la prueba de esfuerzo (Tabla IV). El riesgo cardíaco perioperatorio y a largo plazo está aumentado en los pacientes incapaces de desarrollar 4 METs en sus actividades diarias. No obstante, esta clasificación no es una medida objetiva como lo es la prueba de esfuerzo.

Exploración física

Un examen cuidadoso de los signos relacionados con la cardiopatía es útil con especial atención a la auscultación cardíaca (soplos, tercer tono), carotídea y examen de las extremidades.

Enfermedades asociadas

Éstas aumentan el riesgo anestésico y pueden complicar el manejo cardiológico. Las más comunes son:

a. **Enfermedad pulmonar obstructiva crónica**: debe estar adecuadamente tratada y debemos considerar el riesgo de producción de arritmias por parte de fármacos como los beta-agonistas.
b. **Diabetes mellitus**: la arteriopatía y la isquemia coronarias son más frecuentes en los pacientes diabéticos y con frecuencia es silente. Se aconseja evitar episodios hipoglucémicos.
c. **Insuficiencia renal**: creatinina plasmática > 2 mg/dl.
d. **Vasculopatía periférica** (ver capítulo «Evaluación en cirugía vascular periférica»).

Pruebas complementarias

Dentro de la evaluación general hay que revisar los datos analíticos habituales (glucemia, colesterol, creatinina, hematología, coagulación) y recordar que no está recomendado realizar niveles de drogas cardiológicas como la digoxina salvo que haya una indicación específica como cambios en la función renal, modificación reciente de la dosis o síntomas sugestivos de intoxicación.

El ECG de 12 derivaciones es poco específico, aunque cuando hay alteraciones hay que relacionarlo con la historia, y recordar que un ECG normal no descarta una coronariopatía subyacente.

Esta evaluación inicial debe proporcionarnos un perfil claro de la situación del paciente y a partir de ahí decidir si existe indicación de nuevas pruebas o consulta al cardiólogo, según el esquema que actualmente está bien definido por el Colegio Americano de Cardiólogos y la Asociación Americana del Corazón (ACC/AHA) en su última revisión de las Guías Clínicas para la Evaluación Cardiológica Perioperatoria en Cirugía no cardíaca del 2002.

La combinación de los **predictores clínicos, riesgo según la cirugía y capacidad funcional** del paciente, nos permitirá la clasificación/estratificación del riesgo y así, un algoritmo de actuación que variará desde proceder directamente a la cirugía hasta el cambio de indicación quirúrgica o la cancelación de ella.

1. **Predictores clínicos** (Tabla V): obtenidos de la historia clínica, se clasifican en tres categorías.
    - *Mayores*: su presencia obliga a un abordaje urgente que con frecuencia puede suponer la cancelación de la cirugía hasta la estabilización del problema, salvo que se trate de cirugía urgente.
    - *Intermedios*: son marcadores de riesgo aumentado de complicaciones y justifican una cuidadosa evaluación del estado del paciente en ese momento.
    - *Menores*: son marcadores de enfermedad cardiovascular, pero no se ha encontrado hasta el momento que sean predictores independientes de riesgo.
2. **Riesgo según la cirugía** (Tabla VI): diferentes intervenciones están asociadas a diferente riesgo cardíaco, dependiendo sobre todo de factores ligados específicamente a la cirugía propiamente dicha (estrés hemodinámico, duración, localización, cirugía

TABLA V. Predictores clínicos de riesgo

Mayores
• Síndromes coronarios agudos:
  – IM agudo (< 7días) o reciente (7 a 30 días) con evidencia de riesgo isquémico importante por la clínica o estudios no invasivos
  – Angina inestable o grave (clases III y IV de la ACC)
• Insuficiencia cardíaca descompensada
• Arritmias graves:
  – Bloqueo auriculoventricular avanzado
  – Arritmia ventricular sintomática con problema cardíaco subyacente
  – Arritmia supraventricular con FC descontrolada
• Valvulopatía grave
Intermedios
• Angina de grado moderado (clases I y II de la ACC)
• IM previo conocido por la anamnesis u ondas Q en el ECG
• Insuficiencia cardíaca previa controlada
• Diabetes mellitus (particularmente la insulinodependiente)
• Insuficiencia renal (creatinina > 2 mg/dl)
Menores
• Edad avanzada (> 70 años)
• ECG anormal: HVI, BCRI, alteraciones del ST
• Ritmo no sinusal (p. ej., fibrilación auricular)
• Baja capacidad funcional
• Accidente cerebrovascular previo
• Hipertensión arterial no controlada

vascular, urgencia) y al estado clínico del paciente (la edad > 70 años es un predictor de riesgo independiente). Las alteraciones marcadas de la presión arterial, frecuencia cardíaca, volumen intravascular, hemorragia intraoperatoria, tendencia protrombótica, oxigenación o activación neurohormonal, que forman parte en algunos casos de las características de la propia cirugía, condicionan la consideración de alto riesgo según el tipo de cirugía. La urgencia determina un aumento del riesgo respecto a la cirugía electiva (no hay tiempo para optimizar al paciente, estómago lleno, medicación sin reajustar, etc.) y la cirugía vascular periférica tanto abdominal como infrainguinal son los ejemplos más característicos (capítulo VI/9) junto a la cirugía abdominal de gran magnitud y la intratorácica.

- **Cirugía de alto riesgo**, asociada a un riesgo cardíaco > 5% (entendido éste como la suma de las muertes de origen cardíaco y/o IM no fatal).
- **Cirugía de riesgo medio**, asociada a un riesgo cardíaco de entre 1-5%.

TABLA VI. Riesgo cardíaco según el tipo de cirugía

Cirugía de alto riesgo
- Cirugía urgente sobre todo en el anciano
- Cirugía vascular aórtica
- Cirugía vascular periférica
- Cirugía que se prevea prolongada, asociada a grandes pérdidas de sangre o fluidos (a consensuar por cada centro y/o equipo)

Cirugía de riesgo intermedio
- Endarterectomía carotídea
- Cirugía de cabeza y cuello
- Cirugía intraperitoneal e intratorácica
- Cirugía ortopédica
- Cirugía prostática

Cirugía de riesgo alto
- Procedimientos endoscópicos
- Procedimientos superficiales
- Cataratas
- Cirugía de la mama

- **Cirugía de riesgo bajo**, asociada a un riesgo <1%, que no requiere una evaluación especial al tratarse de procedimientos superficiales y mínimamente invasivos.

Es una realidad por otra parte, que en cada hospital, según los equipos quirúrgicos, las cifras de morbimortalidad varían para los mismos procedimientos, y lo deseable es que en cada uno se elabore una lista adecuada a la realidad individual.

3. **Capacidad funcional** (Tabla IV). Se ha convertido en un punto clave para decidir qué pacientes, de los que presentan algún tipo de riesgo cardiológico, deben ser sometidos a exploraciones adicionales.

La *capacidad funcional baja*, aisladamente considerada, sólo es un predictor de riesgo menor para complicaciones cardiológicas, no significa por sí misma la necesidad de realizar nuevas pruebas antes de una cirugía no cardíaca, salvo que se trate de una *cirugía de riesgo alto*. Esto es así porque una baja capacidad funcional puede tener diferentes orígenes (problemas ortopédicos, patología pulmonar o incluso una falta de entrenamiento) y, por tanto, no predice qué complicaciones ocurrirán específicamente. No obstante, cuando esta *capacidad funcional baja* está asociada a antecedentes cardiológicos conocidos o *predictores clínicos mayores o intermedios*, se convierte en un factor clave para la estratificación del riesgo debido a varias circunstancias:

- Se ha demostrado una buena correlación entre la tolerancia individual autoexplorada por el paciente (concretamente el número de tramos de escalera que puede subir sin síntomas o el número de bloques –1 bloque = 50 mts– que puede recorrer andando sin peso) y los METS alcanzados en una ergometría convencional.
- Los pacientes con buena capacidad para el ejercicio presentan un bajo riesgo cardíaco, mientras que los sedentarios tienen un riesgo significativamente más alto.
- El riesgo de complicaciones es particularmente alto en caso de que la limitación sea debida a síntomas cardiológicos, llegando incluso a demostrar en un estudio que la posibilidad de complicaciones importantes o de eventos cardiológicos está inversamente relacionada con el número de bloques que puede recorrer el paciente o los tramos de escalera que puede subir sin experimentar síntomas. Así, menos de 4 bloques o menos de 2 tramos de escalera (20 peldaños de media por tramo) supondrían ≤ 4 METS y sería considerado una capacidad funcional baja.

¿Cuándo indicaremos una prueba no invasiva adicional?, ¿Qué tipo de test en cada caso?, ¿Qué implicaciones tendrán los resultados? y, sobre todo, ¿Podemos disminuir el riesgo de un paciente concreto en una cirugía concreta al poner de manifiesto una situación clínica no estable o mejorable preoperatoriamente?

El objetivo de la evaluación cardiológica es identificar a los sujetos con un riesgo elevado de complicaciones para intentar modificarlo por cualquiera de los métodos conocidos. En las últimas décadas se ha pasado de la observación de las complicaciones al intervencionismo para intentar disminuir el riesgo, primero con *bypass* coronario y luego con angioplastia (ACTP) y ACTP más stent. Tras el entusiasmo inicial, la estadística ha demostrado que a la mortalidad propia de la cirugía hay que añadir la del propio procedimiento de cateterismo y revascularización más la derivada del retraso de dicha cirugía no cardíaca y, en el caso concreto de la ACTP más stent, una incidencia mayor de complicaciones por sangrado debido a la terapia antiplaquetaria administrada para disminuir las obstrucciones de éstos (actualmente recomendada durante 4 a 6 semanas al menos). Estudios posteriores con otras alternativas como el tratamiento con β-bloqueantes han mostrado resultados muy positivos, de modo que la filosofía ha ido cambiando hacia estrategias menos agresivas:

1. Hay que subrayar que no debemos indicar ninguna prueba sólo con la finalidad de acometer la cirugía no cardíaca con menos riesgo, sino cuando la patología de base lo precise (estabilización de una angina o revascularización cuando ésta fuera necesaria independientemente de la cirugía no cardíaca que se vaya a realizar).
2. Utilizar menos procedimientos que consumen tiempo y generan gastos considerables y optimizar la información derivada de la historia clínica, exploración física con especial atención a la capacidad funcional del paciente y, en función de ello, aplicar un algoritmo como el recomendado por la ACC/AHA y alguna de sus variantes posteriores (intentos de simplificación) que consiguen disminuir el número de pruebas realizadas.

3. Hay evidencia creciente de que el uso desde el preoperatorio de β-bloqueantes produce claros beneficios en los pacientes de riesgo medio y elevado.
4. La idea más actual sería clasificar a los pacientes en grupos de riesgo bajo que no tendrían indicación alguna de test, *intermedio* que serían candidatos al manejo con β-bloqueantes o test no invasivos (ergometría, ecocardiografía de esfuerzo o perfusión miocárdica) y *alto*, subsidiarios de una mayor agresividad (cateterismo y revascularización más β-bloqueo).

Esquemáticamente, cuando estén presentes *dos* de cualquiera de los factores siguientes deberíamos considerar la realización de algún test no invasivo como parte de la evaluación preoperatoria (según recomendaciones de la ACC/AHA del 2002):
 1. Cirugía de riesgo alto.
 2. Predictor clínico intermedio.
 3. Baja capacidad funcional.

IV. PRUEBAS COMPLEMENTARIAS ESPECIALES

Una vez establecida la necesidad de una evaluación suplementaria, analizaremos las diferentes pruebas a las que podemos recurrir, cada una de ellas con unas indicaciones concretas:

Fracción de eyección ventricular izquierda (FEVI)

La FEVI en reposo puede ser evaluada por ecocardiografía, pruebas de perfusión miocárdica o angiografía. Aisladamente, resulta poco útil ya que, sólo cuando es < 35% está sociada a mayor riesgo de complicaciones, siendo fundamentalmente insuficiencia cardíaca postoperatoria, bien por disfunción sistólica o diastólica. En la disfunción sistólica de origen no isquémico, por ejemplo, sólo la mitad de los pacientes con FEVI < 40% presentan signos clínicos de insuficiencia cardíaca, y al revés, la FEVI es normal en el 40% de los pacientes con signos de insuficiencia cardíaca.

Recomendaciones en la evaluación preoperatoria:
- *Clase I*: pacientes en insuficiencia cardíaca o cuando ésta está mal controlada (si previamente era conocida la FEVI < 35%, no está indicado repetirla).
- *Clase II*: pacientes con antecedentes de insuficiencia cardíaca y los que presentan disnea de origen no conocido.

No está indicada su realización como prueba de rutina si no ha habido una insuficiencia cardíaca previa.

A continuación describimos pruebas de estrés, bien fisiológico (*ergometría*) o farmacológico (*ecocardiografía con dobutamina, perfusión miocárdica con dipiridamol* y otras variantes menos frecuentes), cuyo objetivo es común, y consiste en evaluar la capacidad funcional y la adecuación del flujo coronario en relación al consumo de oxígeno miocárdico, y sirven también para predecir el riesgo de complicaciones y el pronóstico. Describiremos las más utilizadas en nuestro medio.

Prueba de esfuerzo convencional (ergometría)

Es el test de estrés más frecuentemente utilizado ya que es una prueba sencilla, nada invasiva y de fácil realización, que consume unos 10 minutos y nos proporciona datos fiables sobre la reserva cardiopulmonar y la capacidad funcional del paciente. Se le somete progresivamente a incrementos graduales de un trabajo estandarizado (habitualmente, andar a lo largo de una cinta sin fin) mientras se monitoriza el ECG, la presión arterial y la aparición de clínica sugestiva o fatiga que impida proseguir, hasta alcanzar un objetivo determinado definido o completar un protocolo predefinido (habitualmente, llegar al 85% de la frecuencia cardíaca máxima prevista según la edad del paciente –FCMP–). La prueba se detiene al alcanzar dicho objetivo o antes, si aparecen alteraciones ECG sugestivas, dolor anginoso, arritmias o alguna circunstancia que impida proseguir (fatiga, claudicación).

La sensibilidad media es de 68% y la especificidad de 77%; los *falsos negativos* son debidos al efecto de determinados fármacos (nitritos, betabloqueantes), no alcanzar un nivel de esfuerzo suficiente (FC submáxima no alcanzada, claudicación), de origen coronario (enfermedad de un vaso, lesiones de escasa significación) o por aspectos técnicos (error de interpretación), mientras que los *falsos positivos* pueden ser debidos a alteraciones del ECG (ST basal alterado), algunas cardiopatías (prolapso mitral, hipertrofia de VI, algunas valvulopatías), alteraciones metabólicas y electrolíticas, hipertensión arterial, vasorregulación alterada (ansiedad, hiperventilación) o efectos farmacológicos (digital, diuréticos, antidepresivos, estrógenos).

Los parámetros que se evalúan son: electrocardiográficos (ST, arritmias), hemodinámicos (FC, PA), clínicos (angina, disfunción VI, disnea, claudicación) y de capacidad funcional (trabajo expresado en METS, tiempo de ejercicio).

El resultado de dicha prueba nos permite hablar de niveles de riesgo y así, en pacientes con sospecha o certeza de estenosis coronaria, el resultado puede clasificarse por categorías de riesgo:
- **Alto riesgo**: respuesta isquémica inducida por nivel de ejercicio bajo (< 4METS o FC < 100 lpm o < 70% de la adecuada a su edad).
- **Riesgo intermedio**: isquemia inducida por niveles moderados de ejercicio (4 a 6 METS o FC de 100-130 lpm o 70-85% de la FCMP).
- **Bajo riesgo**: no isquemia o isquemia inducida a niveles de ejercicio altos (>7 METS o FC>130 lpm o > 85% de FCMP).
- **Prueba no concluyente**: cuando no se alcanza la sobrecarga pretendida o la FCMP en ausencia de respuesta isquémica.

Una respuesta de alto riesgo está asociada con un riesgo significativo de complicaciones cardíacas perioperatorias y a largo plazo, mientras que la aparición de isquemia con niveles de ejercicio altos se asocia con un riesgo significativamente menor. Respecto a su realización hay contraindicaciones absolutas (IM reciente, angina inestable, arritmias severas, estenosis aórtica sintomática, insuficiencia cardíaca, incapacidad física o psíquica) y relativas (estenosis valvular moderada, hipertensión arterial severa –PAS>200 y/o PAD>110mmHg–, miocardiopatía hipertrófica, bloqueo auriculoventricular de II o III grado).

Existe también la *ergoespirometría*, en la que se monitorizan parámetros oximétricos (análisis de gases expirados con medición del consumo de oxígeno y determinación del umbral anaeróbico) que nos informa de los aparatos cardiovascular y respiratorio y del metabolismo energético durante el ejercicio físico; se considera el mejor test objetivo disponible para evaluar la respuesta a intervenciones que puedan afectar a la capacidad de esfuerzo (cirugía torácica) y que nos ayuda a discriminar si la limitación al esfuerzo es de origen cardíaco o pulmonar. En el momento actual, las indicaciones según consenso serían:
- Clase I:
  1. Evaluación de la capacidad de esfuerzo y de la respuesta terapéutica en pacientes con insuficiencia cardíaca considerados para trasplante cardíaco.
  2. Diferenciación de enfermedad cardíaca frente a enfermedad pulmonar como causa de disnea o capacidad de esfuerzo disminuida, cuando ésta diferencia tenga relevancia clínica para el paciente.
- Clase IIa:
  1. Evaluación de la capacidad de esfuerzo cuando está indicada por razones médicas en sujetos en los que la evaluación subjetiva no es concluyente.

Ecocardiograma de estrés

Basado en la utilización de fármacos para simular la respuesta al aumento de trabajo cardíaco y sus consecuencias en caso de estenosis coronarias. Los fármacos utilizados básicamente son de dos tipos, aquellos que inducen un aumento del cronotropismo y/o inotropismo (*dobutamina, arbutamina*) o los que inducen vasodilatación coronaria (*dipiridamol o adenosina*). Inicialmente se utilizó más en Europa el Dipiridamol, pero la dobutamina, preferida en USA, se ha impuesto posteriormente ya que se considera el fármaco que mejor simula el ejercicio.

A. **Eco-Dobutamina.** Se realiza un ecocardiograma basal y posteriormente se comienza la infusión de dobutamina (Db) a dosis crecientes, habitualmente desde 5 hasta 40 µg/kg/min y/o alcanzar el objetivo de 85% de la FCMP para la edad, si es preciso añadiendo *atropina* 1 mg para conseguirla (es más necesaria cuando el paciente está β-bloqueado). Se detiene si se alcanza el objetivo o si aparecen alteraciones en la motilidad de la pared ventricular, angina, aumento o descenso significativo de la PA o efectos secundarios intolerables. En general es una prueba segura y bien tolerada, con un valor predictivo positivo bajo de 7 a 25% y predictivo negativo alto de 93 a 100%. La utilidad clínica está basada en tres circunstancias: la infusión de Db puede producir isquemia miocárdica regional en territorios irrigados por arterias coronarias obstruidas, la isquemia regional produce disfunción contráctil y la ecocardiografía bidimensional es precisa y fiable para detectar disfunción sistólica. La «cascada isquémica» origina inicialmente anomalías de la función diastólica (anomalía de la relajación), seguidamente disfunción sistólica (disinergia regional), cambios ECG y, finalmente, síntomas de isquemia (angina, disnea), apareciendo en el eco áreas de hipocinesia, acinesia o discinesia (originando positividad ecocardiográfica, electrocardiográfica o clínica). El análisis de la respuesta puede realizarse de forma cualitativa o semicuantitativa, dividiendo el VI en 16 segmentos y puntuando cada segmento de 1 a 4 según la motilidad y el engrosamiento sistólico (1=normal, 2=hipocinesia, 3=acinesia y 4=discinesia) y a partir de ahí se obtiene el «índice de motilidad regional» (IMR) que resulta de sumar las puntuaciones y dividirlas por el número de segmentos. Los parámetros a considerar son:

1. **Tiempo libre de isquemia**: en relación con la severidad anatómica y funcional de la isquemia y con el pronóstico.
2. **Severidad de las alteraciones de la contractilidad**: la hipocinesia se relaciona con una isquemia más leve que la acinesia o discinesia.
3. **Extensión de las alteraciones de la contractilidad**: IMR que se correlaciona de forma directa con la extensión y severidad de la enfermedad coronaria.
4. **Índice de isquemia severa**: cuando aparece con dosis bajas de Db (<10 µg) y/o con FC<120 lpm.

La respuesta ECG anormal a la Db es un marcador relativamente poco sensible de isquemia y sobre la aparición de una respuesta hipotensiva hay diferentes opiniones. La clasificación de esta prueba según un criterio cuantitativo resulta difícil dada la subjetividad de la exploración, que constituye su mayor problema.

Respecto al uso de esta prueba, en la clasificación del riesgo antes de cirugía no cardíaca, actualmente ya hay abundante bibliografía, otorgándosele un valor predictivo positivo de 30% (en el mejor de los casos) y negativo excelente de 100%. Es interesante la definición del «*umbral de isquemia*» que es la FC con la cual se detectan por primera vez los signos ecocardiográficos de isquemia y que se le ha encontrado un valor pronóstico adicional.

Está contraindicado en el síndrome coronario agudo, hipopotasemia, hipertensión descontrolada, cardiomiopatía hipertrófica obstructiva, insuficiencia cardíaca, arritmias no controladas o estenosis aórtica crítica.

B. **Eco-Dipiridamol** Utiliza la infusión de dipiridamol o adenosina que produce vasodilatación coronaria máxima, ésta redistribuye el flujo sanguíneo de zonas dependientes de arterias estenosadas hacia zonas normalmente perfundidas, induciendo así isquemia por mecanismo de «robo coronario». Es menos sensible que el test con dobutamina pero resulta útil cuando éste está contraindicado o en caso de que exista bloqueo de rama izquierda. Está contraindicado en caso de bloqueo de segundo o tercer grado, asma crónica o enfermedad pulmonar obstructiva severa por la posibilidad de inducir broncoespasmo. Pueden aparecer efectos secundarios por vasodilatación sistémica: cefalea, «flush» facial, broncoespasmo y/o hipotensión. En resumen, dipiridamol y dobutamina inducen la isquemia a través de mecanismos diferentes y actúan sobre grupos de receptores distintos, la información diagnóstica y pronóstica es comparable y tienen diferentes contraindicaciones aunque desde un punto de vista teórico la Db sería más adecuada, puesto que afecta al flujo y a la función y el Dp provoca una incorrecta distribución del flujo sin verdadera isquemia.

Escintigrafía miocárdica con radionúclidos

Basada en la inyección de trazadores radiactivos como el talio* o el tecnecio* que permiten obtener imágenes después de la administración de fármacos vasodilatadores (dipiridamol, adenosina) o estimuladores adrenérgicos (dobutamina) que producen un estrés miocárdico. Los radionúclidos son captados por el miocardio en proporción al flujo coronario recibido y, posteriormente, las imágenes son analizadas por una cámara nuclear que compara las imágenes en reposo y retardadas, distinguiendo el miocardio hipoperfundido pero viable del infartado o no viable. El poder predictivo negativo es normalmente muy alto, acercándose al 100% y el positivo es mucho más bajo, de 20-25%, porcentajes similares a los del Eco-Db. Los defectos fijos obedecen a zonas infartadas y representan un aumento del riesgo de complicaciones superior a los patrones normales, pero mucho menor que cuando existen zonas de redistribución.

Estaría indicada especialmente en el bloqueo de rama izquierda y cuando la calidad técnica del rcocardiograma es mala (p. ej., mala ventana, obesidad importante o enfisema). Las contraindicaciones estarían ligadas a los fármacos usados y que ya vimos (dobutamina, dipiridamol, adenosina). Si comparamos las pruebas ecocardiográficas con las obtenidas tras perfusión nuclear, podemos concluir que la experiencia y competencia de los laboratorios es importante a la hora de decidirse por una u otra técnica, y que el Eco presenta respecto a la imagen tras vasodilatación las ventajas de la capacidad para detectar un «umbral de isquemia», ser menos costoso, más seguro para el paciente y el personal al no utilizar radiaciones, seguro en pacientes con tendencia al broncoespasmo, proporciona una evaluación más completa del estado cardíaco (función ventricular, anatomía valvular, aorta proximal, pericardio, además de la posible isquemia miocárdica), sus resultados son inmediatos y es más cómoda para el paciente.

Recientemente se ha incorporado la resonancia magnética nuclear al análisis de las imágenes de perfusión miocárdica (*SPECT o tomografía con emisión de positrones*) aportando una mejor localización de los defectos de perfusión y una mayor correlación con la anatomía coronaria respecto a la obtenida por angiografía coronaria, o sea, una mayor exactitud, debido a la utilización de programas informáticos para al estudio cuantitativo y cualitativo de las paredes y estructuras intracardíacas. Además de ello tiene la ventaja adicional de una menor variabilidad interobservador que la ecocardiografía y actualmente ya se ha utilizado combinada con la infusión de dobutamina, lo que la convierte en un competidor real para ésta. De momento requiere una disponibilidad de personal y de equipos que la limitan, además de requerir una colaboración por parte del paciente que en ocasiones necesita sedación o anestesia y está contraindicado cuando el paciente sea portador de determinados implantes metálicos (marcapasos, desfibrilador, algunos tipos de prótesis valvulares). En el momento actual presenta un poder predictivo positivo algo superior al Eco-Db y el negativo es similar, pero se perfila como una alternativa importante en el futuro.

Respecto al tema de cuál de estos métodos elegir, presentan unos niveles de sensibilidad y especificidad similares, y la elección de uno u otro depende más de la estructura de cada centro o de la experiencia técnica del profesional que va a realizarlo.

Las *indicaciones para la realización de un test de estrés* bien farmacológico o de ejercicio serán las siguientes (comunes a todos ellos):
- *Clase I*:
    1. Diagnóstico en el adulto con probabilidad intermedia de padecer coronariopatía.
    2. Pronóstico en la evaluación inicial por sospecha o coronariopatía provada.
    3. Prueba de la isquemia miocárdica antes de la revascularización.
    4. Evaluación de la utilidad de un tratamiento médico; información pronóstica tras un síndrome coronario agudo.
- *Clase IIa*: Evaluación de la capacidad funcional cuando es imposible una valoración subjetiva.
- *Clase IIb*:
    1. Diagnóstico de estenosis coronaria cuando la probabilidad *«a priori»* es alta o baja; cuando hay descenso del ST basal <1 mm, cuando hay tratamiento con digital y cuando hay signos ECG de hipertrofia ventricular.
    2. Detección de reestenosis en pacientes asintomáticos de alto riesgo en los meses iniciales tras ACTP.

Los tests de esfuerzo están sometidos al teorema de Bayes que dice que si hay una baja probabilidad, según criterios clínicos, de enfermedad coronaria, es más probable que las pruebas positivas sean falsamente positivas y que cuando hay una probabilidad alta, una prueba negativa es más a menudo falsamente negativa, por ello se deben aplicar a pacientes con una probabilidad intermedia de enfermedad antes de la prueba ya que en ellos los resultados serán más precisos. La estimación de la probabilidad de enfermedad coronaria se basa en datos de la historia clínica (dolor anginoso, edad, sexo y factores de riesgo cardíaco), exploración física, ECG basal y de la experiencia del médico en la evaluación de este problema.

Coronariografía

No está recomendada para la estratificación del riesgo en cirugía no cardíaca. Sin embargo, en los pacientes candidatos a cirugía no cardíaca que tienen indicación para la angiografía, independientemente de dicha cirugía, sí está indicado realizarla. Es el

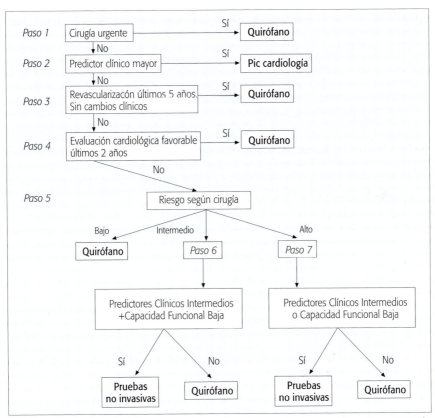

Figura 1. Algoritmo de decisión para pruebas no invasivas en cirugía no cardíaca. Kyung W, Park MD. Preoperative Cardiology Consultation. Anesthesiology 2003;98:754-62.

caso de los síndromes coronarios agudos o la angina refractaria al tratamiento médico y se recomienda cuando el resultado de los tests no invasivos es de alto riesgo o bien resultan no diagnósticos o equívocos y se va a realizar una cirugía no cardíaca de alto riesgo en un paciente de alto riesgo.

Es una exploración costosa, invasiva y con una tasa de morbilidad que es preciso considerar aunque también es la más precisa y permite realizar con frecuencia la ACTP/stent en el mismo procedimiento si está indicado.

V. APLICACIÓN DEL ALGORITMO DE LA ACC/AHA 2002

La aplicación del algoritmo de la ACC/AHA resulta algo farragosa y, posteriormente, se han propuesto variantes más simplificadas como la expuesta en la figura 1.

Una vez aplicado el algoritmo podemos plantear ya la actitud con nuestro paciente en diferentes sentidos:
1. Paciente *estable* o *estabilizado* en *quirófano*.
2. Paciente susceptible de optimizar su tratamiento médico-*Consulta* a *Cardiólogo*. ¿Qué esperamos del cardiólogo? Está claro que nosotros no esperamos la autorización para realizar la anestesia, pero el cardiólogo tampoco espera una simple petición de «evaluación preoperatoria» ni una interconsulta llena de solicitud de exámenes complementarios. Esperamos una ayuda en la estimación del riesgo y en el manejo del mismo a través del establecimiento de una estrategia de estabilización o reducción del riesgo con una participación más o menos activa según las fases preoperatoria (cambio de estado de ASA, gravedad de una estenosis aórtica con/sin cirugía, revascularización coronaria), intraoperatoria (programación del marcapasos, desprogramación de un desfibrilador, beta-bloqueo) o postoperatoria (seguimiento, reprogramación, cuidados críticos coronarios).
3. Paciente con indicación de algún *tratamiento* médico *profiláctico* (β-bloqueo, α2-agonista, estatinas) (ver tema «Prevención complicaciones cardíacas en cirugía no cardíaca»).
4. Indicación de *revascularización* antes de la cirugía (ACTP ± stent, *bypass* coronario)/período de espera recomendado hasta la cirugía no cardíaca (ver tema «Prevención complicaciones cardíacas en cirugía no cardíaca»).
5. Manejo del tratamiento farmacológico preoperatorio (ver tema «Prevención complicaciones cardíacas en cirugía no cardíaca»).

VI. PREMEDICACIÓN

En el paciente coronario hay que administrar una premedicación sedante que permita disminuir la respuesta hemodinámica durante la inducción. Las benzodiacepinas vía oral consiguen una sedación con pocos efectos hemodinámicos y respiratorios, por lo que son muy útiles en este tipo de paciente. Pero si el enfermo con cardiopatía isquémica va a ser intervenido de cirugía mayor, la premedicación debe ser similar a la que se utiliza en cirugía cardíaca.

BIBLIOGRAFÍA

1. Eagle KA, Brundaje BH, et al. ACC/AHA Guidelines Update on Perioperative Cardiovascular Evaluation for Noncardiac Surgery. J Am Coll Cardiol 2002;39:542-553.
2. Le risqué cardiaque de l'Anesthésie. Journees d'Enseignement Post Universitaire 2003. Anesthésie-Reanimation. Pitié-Salpêtrière. Paris
3. Kyung W, Park MD. Preoperative Cardiology Consultation.Anesthesiology 2003;98:754-62.
4. Lee TH, Marcantonio E. Derivation and Prospective Validation of a Simple Index for Prediction of Cardiac Risk of Major Noncardiac Surgery. Circulation 1999;100(10):1043-1049.

5. Auerbach AD, Goldman Lee. Beta-blockers and reduction of cardiac events in noncardiac surgery: scientific review. JAMA 2002; mar20.
6. Chassot PG, Delabays A, et al. Preoperative evaluation of patients with, or at risk of, coronary artery disease undergoing noncardiac surgery. Br J Anesth 2002;89(5):747-760.
7. Kertai MD, Poldermans D, et al. Cardiac risk and perioperative management. J Cardiovasc Surg 2003;44(3):431-443.

Capítulo 4
Arritmias preoperatorias. Drogas antiarrítmicas

B. Clar, E. Bastida

Las arritmias cardíacas son hallazgos frecuentes en el período perioperatorio, particularmente en el caso del paciente anciano y pacientes con cardiopatía de base. Dichas arritmias han sido consideradas como marcadores de complicaciones cardiovasculares perioperatorias. Aunque tanto las arritmias supraventriculares como las ventriculares han sido identificadas como factores independientes de riesgo para eventos coronarios durante el período perioperatorio, su significación reside probablemente en el hecho de que ocurren en presencia de una enfermedad grave cardiopulmonar que, por sí misma, aumenta el riesgo quirúrgico. Algunas arritmias, aparentemente benignas, se originan en enfermedades cardíacas subyacentes.

En cualquier caso, la presencia de una arritmia durante el período perioperatorio suele ser indicativo de una enfermedad cardiopulmonar subyacente, de toxicidad farmacológica o de trastornos metabólicos.

Por ejemplo, la extrasistolia ventricular compleja es frecuente en pacientes cardiópatas que tienen disfunción ventricular importante y/o arteriopatía coronaria severa. Por ello, la presencia de ectopia ventricular compleja y frecuente en el ECG preoperatorio de un paciente con antecedentes de cardiopatía se asocia a un riesgo incrementado de complicaciones cardiovasculares. En cambio, su aparición en ausencia de arritmias en un ECG preoperatorio, obliga, en primer lugar, a una búsqueda cuidadosa de trastornos cardiopulmonares asociados, toxicidad por fármacos o alteraciones metabólicas subyacentes que puedan determinar su aparición.

DROGAS ANTIARRÍTMICAS (Tabla I)

Los fármacos antiarrítmicos se estudian mejor mediante la clasificación de agentes antiarrítmicos de Vaughan Williams que está vigente desde 1975. Es evidente que esta clasificación no puede ser rígida, ya que sus propiedades electrofisiológicas varían se-

TABLA I.

Fármacos		Administración	Indicaciones	Precauciones
Tipo IA Bloquean los canales abiertos de sodio y la corriente de potasio durante la repolarización. Disminuyen la velocidad de conducción, prolongan la duración del potencial de acción y prolongan la repolarización. Tienen importantes efectos proarrítmicos. Disminuyen la automaticidad del nodo sinusal y la conducción a nivel del nodo AV, aunque sus efectos antimuscarínicos se contraponen a ello	Procainamida Biocoryl	*Ampollas* de 1g en 10 ml. *Dosis de carga*: 10-50 mg/min hasta toxicidad o efecto deseado *Mantenimiento*: 1-5 mg/min Suspender si ensanchamiento de más del 50% del QRS o alargamiento del PR Si insuficiencia cardíaca o shock, reducir la dosis a un tercio	Antiarrítmico Ia, prolonga la duración del potencial de acción Útil en arritmias auriculares y ventriculares, originadas por reentrada	Hipotensión, bloqueo AV de segundo o tercer grado, insuficiencia renal severa. Puede acelerar la respuesta ventricular del flutter o la FA
Tipo IB Bloquean los canales abiertos de sodio y los que están inactivados. Disminuyen la velocidad de conducción y acortan la repolarización No son efectivos en el caso de arritmias de origen auricular. Aunque pueden ser útiles para las arritmias ventriculares, son más efectivos cuando se usan en combinación con los fármacos del grupo IA	Lidocaína Lincaína	*Ampollas* de 100, 200 y 500 mg en 10 ml *Dosis de carga*: 1 mg/kg, si no se alcanza el efecto deseado, 0,5 mg/kg cada 5 min hasta un máximo de 3 mg/kg *Mantenimiento*: 2-4 mg/min en infusión contínua	Antiarrítmico Ib. Actúa fundamentalmente sobre el miocardio isquémico. No es útil en arritmias auriculares	Efectos secundarios dosis dependientes, mareo, delirio, coma y convulsiones Bloqueos

gún la dosis utilizada y el tipo de arritmia. Sus dosis, indicaciones y principales efectos adversos se especifican en la tabla I, a excepción de algunos, que precisan una mención especial.

Digoxina. Inhibe la bomba sodio-potasio, activando el intercambio sodio-calcio, e incrementando el calcio intracelular y, por tanto, la contractilidad. Además aumenta el tono vagal a nivel central. A concentraciones tóxicas produce una sobrecarga intracelular de calcio que puede originar ectopia, y aumenta el tono simpático. La digoxina

TABLA I. Continuación

Fármacos		Administración	Indicaciones	Precauciones
Tipo IC Bloquean los canales abiertos de sodio y las corrientes de calcio y potasio. Disminuyen la velocidad de conducción y la automaticidad, con efectos variables sobre la repolarización Son poco efectivos para el tratamiento de las arritmias ventriculares y además tienen un importante efecto tóxico	Flecainida Apocard	*Ampollas* de 150 mg en 15 ml *Dosis de carga*: 2 mg/kg en al menos 10 min *Mantenimiento*: 0,1-0,25 mg/kg. Retirar un 20% a la hora para suspender en 4 h y pasar a vo	Antiarrítmico Ic, estabilizador de membrana. Deprime conducción, sobre todo en el sistema His-Purkinje. Inotrópico negativo	Insuficiencia cardíaca, trastornos de la conducción, hipotensión, shock. Mareo, cefalea, arritmogénico
	Propafenona Rytmonorm	*Ampollas* de 70 mg en 20 ml *Dosis*: 2 mg/kg en 3 a 5 min *Mantenimiento*: 0,5-1 mg/min durante 1-3 horas Precipita en suero fisiológico	Antiarrítmico Ic, estabilizador de membrana Alarga el PR y el QRS, sin cambios en el QT. Actividad betabloqueante y calcioantagonista	Insuficiencia cardíaca, shock o hipotensión, bradicardia severa, trastornos de conducción, enfermedad del seno, EPOC Arritmógeno
Tipo II Betabloqueantes. Algunos bloquean los canales de sodio o tienen actividad agonista intrínseca. Disminuyen la velocidad de descarga del nodo sinusal y la automaticidad de otros marcapasos potenciales, previniendo la automaticidad anormal y aumentando el periodo refractario del nodo sinusal y aurículoventricular, y los tiempos de conducción.	Atenolol Tenormin	*Ampollas* de 5 mg en 10 ml *Dosis*: 5 mg iv cada 15 minutos hasta alcanzar respuesta	Bloqueante selectivo de los receptores beta 1 adrenérgicos, y de los beta 2 a dosis altas	Hipertensión. Bradicardia, bloqueo AV, insuficiencia cardíaca sistólica. Hipotensión
	Propanolol Sumial	*Ampollas* de 5 mg en 5 ml *Dosis*: 0,5 mg iv, seguidos de 1 mg cada 5 min, hasta alcanzar efecto. Dosis máxima de 0,2 mg/kg	Bloqueante no selectivo de receptores beta	Bradicardia, hipotensión, insuficiencia cardíaca, broncoespasmo, insomnio, depresión

puede acelerar la frecuencia ventricular en el caso de un Wolff-Parkinson-White con una fibrilación o flútter auriculares.

La digoxina está indicada en el manejo de la insuficiencia cardíaca y en el caso de la fibrilación auricular con respuesta ventricular rápida cuando están contraindicados beta-bloqueantes y antagonistas del calcio. Cuando existe hiperactividad simpática, como en el caso de enfermedad cardiopulmonar avanzada, la digoxina puede ser ineficaz a concen-

TABLA I. Continuación

Fármacos		Administración	Indicaciones	Precauciones
Tipo III Bloquean la corriente de potasio que se produce durante la repolarización, e incrementan la duración del potencial de acción y el período refractario en el músculo auricular y ventricular y en el sistema de conducción	Amiodarona Trangorex	*Ampollas* de 150 mg en 3 ml *Dosis carga*: 5 mg/kg a pasar en 30 min. Se puede repetir hasta máximo de 15 mg/kg *Mantenimiento*: 10-20 mg/kg en perfusión continua para 24 h	Fármaco del grupo III, con propiedades de otros grupos. Deprime el nodo SA, alarga el potencial de acción y los intervalos PR y QT y el QRS. Bloqueo adrenérgico alfa y beta. Taquicardia ventricular resistente o recidivante Taquiarritmias auriculares	Hipersensibilidad al yodo, alteración de la función tiroidea, enfermedad del nodo, bradicardia, bloqueos bi o trifasciculares, sinoauricular, aurículoventricular. Hipotensión arterial o shock
Tipo IV Calcioantagonistas: diltiazem y verapamil Bloquean la entrada de calcio a la célula, por lo que disminuyen la velocidad de descarga del nodo sinusal y aumentan el tiempo de conducción a través del nodo sinoauricular y su período refractario. Las dihidropiridinas producen una activación refleja del sistema simpático que contrarresta cualquier efecto depresor sobre el tejido nodal.	Verapamil Manidon	*Ampollas* de 5 mg en 2 ml *Dosis*: 0,1-0,15 mg/kg en 2-3 min, repetible a los 10 min	Antagonista del calcio, deprime el automatismo y la conducción AV. Inotrópico negativo.	Enfermedad del nodo, hipotensión, bloqueo AV, depresión miocárdica.
	Diltiacem Masdil	*Ampollas* de 25mg. *Dosis de carga*: 0,25 mg/kg iv en 2 min Si no es efectivo en 15 min, 0,35 mg/kg en dos minutos *Mantenimiento*: 10-15 mg/hora	Antagonista del calcio, con mayor efecto sobre el nodo sinusal que sobre el AV. Inotrópico negativo	Indicado en el flútter o fibrilación auriculares, en la TSV y en la angina Bradicardia y bloqueo AV. Disfunción sistólica ventricular. Hipotensión. Cefalea

traciones terapéuticas. Es preciso tener en cuenta que no existe una correlación precisa entre los niveles plasmáticos y el efecto clínico o incluso la intoxicación, por lo que realizar niveles preoperatoriamente no es útil. Los criterios de intoxicación digitálica son clínicos.

Aunque su vida media oscila entre 2 y 6 días, no es adecuada la pauta de suspenderla dos días a la semana, ya que la variación en sus niveles plasmáticos podría hacer desaparecer el efecto clínico deseado. El tratamiento preoperatorio con digoxina ha de mantenerse si ha alcanzado su objetivo terapéutico; si por el contrario éste no ha sido efectivo, ha de suspenderse e instaurar uno distinto.

La intoxicación digitálica puede producir distintas alteraciones del ritmo. Las más frecuentes son taquicardias auriculares con bloqueo, pero también son posibles taquicar-

TABLA I. Continuación			
Fármacos	Administración	Indicaciones	Precauciones
Antropina	*Ampollas* de 1mg en 1 ml *Dosis*: 0,01 mg/kg, que se puede repetir cada 5 minutos, hasta un máximo de 0,04 mg/kg	Bloquea los receptores colinérgicos muscarínicos. Acelera la frecuencia sinusal y favorece la conducción AV. Los efectos de la atropina en marcapasos más bajos o a nivel de la conducción ventricular, son escasos o ausentes	Taquicardia, sequedad de boca, retención urinaria, confusión y delirio. Glaucoma, atonía gastrointestinal
ATP Atepodin	*Ampollas* de 100 mg *Dosis*: 5 mg iv rápidos. Si no es efectivo, 10 mg iv rápidos, y así hasta 20 mg Su efecto clínico es limitado en el tiempo, habitualmente menor a un minuto, debido a su corta vida media, de entre 10 y 30 seg	Se transforma en adenosina, produciendo inhibición del nodo sinusal y, sobre todo, del nodo AV. Estimula los receptores de adenosina de tipo I presentes en el tejido miocárdico, produciendo un incremento en la corriente de potasio, acortando el potencial de acción e hiperpolarizando la membrana, lo que produce una importante estabilización de la misma. Prolonga el PR y el QRS sin cambios en el QT. Tiene cierta actividad betabloqueante y antagonista de los canales de calcio.	Enfermedad del nodo SA, bloqueo AV, broncoespasmo. Extrasistolia Las metilxantinas inhiben la acción de la adenosina, mientras que el dipiridamol, inhibidor de la recaptación de adenosina, y el trasplante cardíaco potencian sus efectos

dias de la unión, bigeminismo ventricular y bloqueos AV, que, en general, responden bien al tratamiento farmacológico.

Sulfato de magnesio. El magnesio activa la bomba de intercambio sodio-potasio y contribuye al mantenimiento del gradiente de calcio creado por la ATPasa específica, que es magnesio dependiente. El sulfato de magnesio se utiliza como coadyuvante en el tratamiento de alteraciones del ritmo asociadas a déficit de Mg2+, hipokaliemia o toxicidad digitálica.

TIPOS DE DISRITMIAS

Arritmias supraventriculares

La presencia de extrasístoles supraventriculares frecuentes (> 5/min) en un ECG preoperatorio, se asocia a un riesgo incrementado de taquicardia supraventricular (TSV)

TABLA I. Continuación

Fármacos	Administración	Indicaciones	Precauciones
Digital Digoxina	*Ampollas* de 0,25 mg en 1 ml. *Dosis*: 0,5 mg en 5 min. Después 0,25 mg/4 h. Máximo de 0,75-1,5 mg/día. *Mantenimiento*: 0,25 mg/día	Deprime el nodo sinusal y de la conducción AV, por efecto vagotónico. Inotrópico positivo	Indicado en taquirritmias supraventriculares e insuficiencia cardíaca. Bradicardia, bloqueo AV, insuficiencia renal severa, miocardiopatía hipertrófica obstructiva. Puede producir extrasistolia y taquicardias auriculares estópicas, con bloqueo AV asociado. Alteraciones de la visión y del aparato gastrointestinal. Toxicidad potenciada por hipopotasemia, hipercalcemia e hipomagnesemia
Isoproterenol Aleudrina	*Ampollas* de 0,2 mg en 1ml. *Dosis*: entre 5 y 40 gammas minuto, según respuesta. Arritmógeno, taquicardizante, hipertiroidismo, angor, sudoración, nerviosismo	Agonista de los receptores beta adrenérgicos. Aumenta el automatismo sinusal y favorece la conducción AV. Inotrópico positivo	Suspender si frecuencia cardíaca por encima de 110 lpm

en el postoperatorio, aunque no se considera indicado ningún tratamiento específico. Algunos autores han recomendado el uso profiláctico de digoxina en pacientes que van a ser intervenidos de cirugía pulmonar y que tienen un riesgo elevado de TSV postoperatoria por factores de riesgo tales como edad avanzada, estenosis valvular subcrítica, estrasístoles supraventriculares frecuentes o antecedentes de TSV sintomática, salvo que ya tomaran algún tipo de medicación para su control. Afirman que la administración de digoxina reduce la frecuencia de TSV postoperatorias y que la respuesta ventricular es más lenta en caso de que ocurran. Sin embargo, otros autores no han encontrado tales efectos beneficiosos e, incluso, en algunos casos, la digital parecía favorecer la aparición de TSV.

Flútter auricular

Es una alteración paroxística del ritmo que habitualmente evoluciona hacia fibrilación auricular. Aparece normalmente en pacientes con enfermedad pulmonar crónica, cardiomiopatías dilatadas, procesos inflamatorios cardíacos, tirotoxicosis o intoxicación por etanol. La reversión del flútter raramente se consigue con tratamiento farmacológico, aunque éste puede ser útil en el control de la respuesta ventricular, en especial los beta-bloqueantes y los antagonistas del calcio, solos o en combinación con digoxina. La cardioversión es el tratamiento de elección, pero en pacientes hemodinámicamente estables no se considera indicada la cardioversión específicamente con el fin de realizar una cirugía programada, en ausencia de otras razones que la justifiquen.

Fibrilación auricular

Puede ser crónica o paroxística. Se asocia a enfermedad del seno, hipertensión, enfermedad pulmonar crónica, coronariopatías y valvulopatías.

El tratamiento de una fibrilación auricular crónica preoperatoria se basa en el control de la respuesta ventricular mediante fármacos que depriman la conducción auriculoventricular. Estan por tanto indicados beta-bloqueantes y calcioantagonistas; la digoxina controla escasamente la frecuencia ventricular durante el ejercicio o el estrés quirúrgico y prequirúrgico. Procainamida y amiodarona son a veces efectivas para revertir a ritmo sinusal una fibrilación auricular aguda, mientras que los calcioantagonistas podrían perpetuarla. La cardioversión eléctrica sólo se recomienda en el caso de que exista compromiso hemodinámico o cuando la evolución de dicha fibrilación es menor de 48 horas. Si la FA es el resultado de una patología no cronificada, pero ha evolucionado más de 48 horas, es preciso, antes de cardiovertir, instaurar un tratamiento anticoagulante al menos dos semanas antes.

Taquicardia auricular

Se origina en el tejido muscular de la aurícula, ajeno al nodo sinusal y al auriculoventricular. La frecuencia es variable, dependiendo del tono autonómico. Cuando se origina por un mecanismo de reentrada, es paroxística. Se distinguen dos tipos:
- *Taquicardia auricular uniforme*: donde la morfología de la onda P es siempre la misma. Aparece en pacientes sin patología cardíaca.
- *Taquicardia auricular multiforme*: con tres o más morfologías de onda P distintas. Es más frecuente en pacientes con enfermedad pulmonar, patologías extracardíacas agudas graves o ancianos.

El tratamiento se orienta al control de la frecuencia ventricular y a la eliminación de la causa desencadenante cuando sea posible. Cuando la arritmia es mantenida, requiere tratamiento con beta-bloqueantes o calcioantagonistas intravenosos, que reducen la respuesta ventricular y eventualmente suprimen la taquicardia.

Trastornos del ritmo de la unión AV

El ritmo de la unión produce una arritmia no paroxística, a una frecuencia menor de 70 lpm, donde las ondas P son retrógradas o no se aprecian. Cuando la frecuencia es mayor de 70 lpm, usualmente no supera los 130 lpm y se denomina ritmo de la unión acelerado o taquicardia de la unión AV. Se produce frecuentemente por toxicidad digitálica, siendo reconocida por una regularización de la fibrilación auricular previa.

Se recomienda el marcapasos temporal, sobre todo cuando se asocia coronariopatía.

Taquicardia supraventricular paroxística

Es una taquicardia regular, con frecuencias de entre 120 y 300 lpm, que aparece en adultos sanos y niños, y que también se asocia al síndrome de Wolff-Parkinson-White. Se inicia bruscamente a partir de un latido auricular prematuro y cesa, también de forma brusca, tras un período corto de asistolia o bradicardia. Tienen más riesgo de desarrollar TSV aquellos pacientes con edad avanzada, estenosis valvular subcrítica, extrasístoles ventriculares frecuentes o antecedentes de TSV sintomática, pero no se recomienda tratamiento de tipo profiláctico previo a la intervención quirúrgica.

Si no cesa con maniobras vagales, está indicado el tratamiento farmacológico con fármacos que depriman la conducción AV, fundamentalmente adenosina. Si existe inestabilidad hemodinámica, el tratamiento de elección es la cardioversión eléctrica.

Disfunción del nodo sinusal

Se caracteriza por la aparición de bradiarritmias del tipo de bradicardia sinusal, pausas sinusales, bloqueo sinoauricular y paro sinusal, que pueden requerir marcapasos. Se estudiará en el tema de Indicación preoperatoria de marcapasos.

Arritmias ventriculares

Extrasistolia ventricular

Cuando aparece en ausencia de enfermedad cardíaca subyacente no aumenta el riesgo quirúrgico y no precisa tratamiento. Sin embargo, las extrasístoles ventriculares (EV) complejas y frecuentes obligan a la búsqueda de patología cardíaca, fundamentalmente de origen isquémico o miocardiopatía dilatada o hipertrófica. En este caso, si el paciente tiene historia previa de arritmia ventricular, isquemia miocárdica o infarto, o vaya a ser sometido a cirugía mayor, se recomienda el uso de lidocaína intravenosa en perfusión, beta-bloqueantes o procainamida, y evitar la utilización de agentes halogenados.

Taquicardia ventricular no sostenida

Es una taquiarritmia de QRS ancho, con una frecuencia de 150-250 lpm, que no alcanza una duración mayor de 30 seg y sin compromiso hemodinámico. Como sucede en el caso de las EV, cuando aparecen en pacientes con cardiopatía isquémica y/o disfunción ventricular moderada o severa, se asocian a un riesgo aumentado de complicaciones cardiovasculares, siendo precisa la valoración y tratamiento adecuados de la patología subyacente antes de proceder a la intervención.

Taquicardia ventricular monomórfica sostenida

Es una taquiarritmia de QRS anchos e iguales, que conduce a una frecuencia de 150-250 lpm, con una duración mayor de 30 seg. El 90% de estos pacientes asocian patología coronaria y disfunción ventricular izquierda severa, con el riesgo añadido de que la disritmia agrave el proceso isquémico o produzca descompensación hemodinámica.

La lidocaína es útil únicamente en el caso de la TV desencadenada por isquemia miocárdica, mientras que la procainamida es eficaz en los demás casos y cuando la lidocaína fracasa.

Alargamiento del QT (hallazgo inesperado en el EKG preoperatorio)

El alargamiento del QT desencadenado por drogas, desequilibrios hidroelectrolíticos, carencias nutricionales, patología del sistema nervioso central o cardíaca, suele ceder con la eliminación de la causa subyacente y el tratamiento con sulfato de magnesio.

Bloqueos cardíacos

Se estudian con detalle en el tema «Indicación preoperatoria de marcapasos».

Arritmias en el caso de vías accesorias

Síndrome de Wolff-Parkinson-White (WPW)

En este caso, la conducción anterógrada del estímulo iniciado en el nodo sinusal utiliza dos vías de conducción, una el nodo AV y otra la vía accesoria, cuya velocidad de conducción no está limitada como en el caso del nodo AV, sino que, dependiendo de sus propiedades y de su número, puede ser muy elevada, incluso a 300 lpm.

Se pueden producir dos tipos de taquiarritmias:
- *Taquicardias por movimiento circular*: en las que la vía anómala es parte integrante del circuíto de reentrada.
- *Flutter o fibrilación auriculares*: en los que la vía accesoria no participa en el ciruito de la arritmia, aunque si lo hace, puede conducir a altas frecuencias. El flútter es poco frecuente.

Los pacientes con síndrome de WPW tienen un riesgo aumentado de presentar TSV intra y postoperatoria, aunque no se aconseja tratamiento alguno en ausencia de síntomas o episodios previos conocidos de taquicardia.

El tratamiento definitivo es la ablación de la vía accesoria por radiofrecuencia.

ALTERACIONES DE LOS ELECTRÓLITOS

La electrofisiología normal de la célula cardíaca depende sobre todo de K, Na y Ca. Son los gradientes transmembrana y las concentraciones intracelulares de los electrólitos los que pueden producir cambios en el EKG. Por ello, concentraciones plasmáticas anormales de estos electrólitos pueden cursar con un EKG normal, y a la inversa, un EKG con cambios como los que vamos a describir a continuación, puede producirse en presencia de concentraciones séricas normales de electrólitos.

Potasio. Las concentraciones extracelulares bajas de potasio producen un aumento de la velocidad de despolarización diastólica, lo que aumenta la frecuencia de descarga del tejido automático y puede provocar ectopias ventriculares y supraventriculares. La hipopotasemia alarga la fase de repolarización, favorece la reentrada y puede facilitar los efectos arritmógenos de otras sustancias o potenciar la toxicidad de la digital. La hiperpotasemia produce una disminución de la conducción que puede originar bradicardia sinusal o bloqueo AV y favorecer las reentradas susceptibles de producir TV o FV. El efecto de la hiperpotasemia puede potenciarse por la acidosis respiratoria, por hipoxia o por agentes como la SC.

Sodio. La disminución del sodio extracelular puede enlentecer la velocidad de despolarización diastólica y la amplitud del potencial de acción, sin alterar el potencial de reposo. La hiponatremia disminuye la excitabilidad y la conducción, pudiendo provocar, cuando es muy severa, una inexcitabilidad miocárdica.

Calcio. La hipercalcemia deprime la excitabilidad, la conducción y reduce la repolarización. Las variaciones agudas son particularmente peligrosas. La hipocalcemia aumenta la excitabilidad y la conducción, alarga la repolarización (alarga el QT) y favorece la aparición de reentradas, aunque el automatismo permanezca estable.

BIBLIOGRAFÍA

1. ACC/AHA Task Force. Guidelines for perioperative cardiovascular evaluation for noncardiac surgery. Circulation 1996;93:1280.
2. Goldman L, Caldera DL, Southwick FS et al. Cardiac risk factors and complications in noncardiac surgery. Medicine 1987;357-370.
3. O'Kelly B, Browner WS, Massie B, Tubau J et al. Ventricular arrhytmias in patiens undergoing noncardiac surgery: The study of perioperative ischemia research group. JAMA 1992;268:217-221.
4. ACC/AHA Task Force. Guidelines for implantation of cardiac pacemakers and antiarhytmia devices. J Am Coll Cardiol 1991;18:1.

Capítulo 5
Valoración preoperatoria de los pacientes con marcapasos. Indicaciones de marcapasos temporal perioperatorio

A. Ferrando, J. Almendral, J. López Berlanga, C. Pulido

I. INTRODUCCIÓN

Los marcapasos (MP) se introdujeron en clínica en los años 60 como piezas muy valiosas en el tratamiento de defectos de conducción cardíaca. Desde que el primero se implantó en 1958 ha habido una importante mejora en su tecnología y seguridad, lo que se ha acompañado de un aumento de las indicaciones de implantación de los mismos.

El énfasis inicial se basaba en su colocación como un procedimiento que salvaba vidas en pacientes con bloqueo cardíaco completo cuyo pronóstico sin tratamiento era muy pobre, con una tasa de mortalidad del 30% al año. Hoy se ha puesto hincapié en mejorar la calidad de vida y permitir una vida lo más normal posible en pacientes cuyas alteraciones del ritmo cardíaco les dificultan su capacidad de adecuarse a las demandas de la vida diaria.

De todo lo comentado anteriormente se puede deducir que cada vez con más frecuencia nos vamos a encontrar con pacientes que se van a someter a procedimientos quirúrgicos, bien de forma programada o urgente, que son portadores de un MP. El conocer las características de estos dispositivos y estar familiarizados con ellos es, pues, una necesidad.

II. CARACTERÍSTICAS Y CÓDIGOS DE LOS MP

Los MP constan de un generador de impulsos que mandan estímulos a través de unos hilos conductores hasta unos electrodos situados en la superficie cardíaca. Dependiendo si es unipolar o bipolar, el sistema contará con uno o dos conductores. El conocer si es unipolar o bipolar es importante, ya que el primer sistema es más susceptible de mal función inducida por interferencia electromagnética, como luego veremos.

Todos los MP modernos son programables, lo que significa que es posible cambiar reversiblemente las funciones del mismo desde el exterior.

TABLA I. Códigos de los marcapasos				
	Código de cinco letras			
Cámara estimulada	Cámara detectada	Modo de respuesta	Programabilidad	Funciones especiales
O	O	O	O	O
A	A	T	PS o M	P
V	V	I	C	S
D (A+V)	D (A+V)	D (A+V)	R	D (P+S)

O: ninguna; A: aurícula; V: ventrículo; D: ambas cámaras; T: triggered; I: inhibido; PS: programa simple; M: multiprogramable; C: Telemetría; R: autorregulable en frecuencia; P: estimulación antitaquicardia; S: electroshock

La pila de litio mantiene un voltaje satisfactorio durante el 90% de la vida del aparato, y su desgaste es paulatino. La longevidad de la batería depende de la complejidad de funciones del marcapasos.

En 1974 se establece una nomenclatura, el código ICHD (*Inter-Society Comission for Heart Diseases*), que define con tres letras al marcapasos: la cámara estimulada, la sensada y el modo de funcionamiento. Hoy en día se acepta como nomenclatura universal el código NBG, elaborado por el comité conjunto de *The North American Society of Pacing and Electrophisiology y el British Pacing and Electrophisiology Group*, en el cual el marcapasos, tal como se refleja en la tabla I, se define por cinco letras cámara estimulada, cámara sensada, modo de funcionamiento, programabilidad y funciones especiales.

III. MODOS DE FUNCIÓN DE LOS MP

Los modos de función de los MP podemos clasificarlos en:

MP asincrónicos (AOO, VOO, DOO)

Son aquellos que mandan estímulos independientemente del ritmo del paciente. Cuando no llega el estímulo al ventrículo (en los bloqueos completos A-V)) son útiles los MP VOO y cuando hay déficit de estímulo auricular (alteración del nodo sinusal) con sistema AV íntegro, es útil el MP AOO. Todos los MP a demanda se transforman en asincrónicos al colocarles un imán encima.

MP unicamerales a demanda (AAI,AAT,VVI,VVT)

- *A demanda auricular (AAI, AAT)*. Son MP que sensan y estimulan en la aurícula, de tal manera que cuando detectan estímulo auricular son capaces de inhibirse, y cuando no lo detectan se activan estimulando la aurícula a la frecuencia marcada.

El sistema de conducción AV ha de estar íntegro para que pueda llegar el estímulo al ventrículo.
- *A demanda ventricular (VVI, VVT)*. Estos MP sensan y estimulan en el ventrículo, teniendo la misma capacidad que los auriculares a demanda, sólo que a nivel del ventrículo.

MP bicamerales (VDD, DVI, DDD)

Estos tipos de MP se caracterizan por tener dos electrodos, uno colocado a nivel auricular y otro en el ventrículo, pudiendo combinarse las funciones de ambos:
- *Sincrónico auriculoventricular (VDD)*. Sensa la actividad auricular y ventricular, estimulando el ventrículo.
- *Secuencial auriculoventricular (DVI)*. Sensa el ventrículo y estimula secuencialmente la aurícula y el ventrículo.
- *Universal auriculoventricular (DDD)*. Son MP que tienen la capacidad de estimular, sensar e inhibirse en ambas cámaras. Esencialmente son tres MP en uno: AAI durante bradicardia con conducción AV normal, VDD durante ritmo sinusal con conducción AV anormal y DVI durante bradicardia con conducción AV anormal.

MP de frecuencia variable (VVIR, DVIR, DDDR, AAIR)

Estos generadores modifican su ritmo de escape en función de una o más variables fisiológicas.

Según datos de 1995 remitidos al Registro Nacional de Marcapasos, la distribución global de los modos de estimulación registrados fueron: AAI 1,7%; DDD 20,2%; VDD 11,3%, y VVI 66,8%. En datos de 1997 publicados en la Revista Española de Cardiología, los modos más empleados fueron: AAI 2,2%, DDD 24,2%; VDD 19,9%; VVI 53,6%.

En la tabla II se reflejan los diferentes modos de función de los MP, así como sus indicaciones y contraindicaciones.

Además de conocer los MP y su funcionamiento es importante conocer cuáles son las indicaciones de los MP permanentes, cuándo debe utilizarse un MP temporal en el perioperatorio y, por último, conocer qué problemas pueden dar los pacientes que son portadores de un MP y van a ser intervenidos quirúrgicamente o se les somete a alguna exploración o técnica (resonancia magnética, litotricia, etc.).

IV. INDICACIONES DE MARCAPASOS PERMANENTE

El Colegio Americano de Cardiología y la Asociación Americana del Corazón publicaron una revisión de la «Guía para la implantación de Marcapasos Permanente» en el año 2002[2]. En esta Guía se dividen las indicaciones de MP en tres clases (Tabla III):

Clase I: Condiciones en las que existe unanimidad de los especialistas en la inserción de un MP permanente.

TABLA II. Indicaciones y contraindicaciones de los diferentes modos de función de los MP

Modo	Indicaciones	Indicaciones	Contraindicaciones contravertidas
VVI	Fibrilación auricular con bradicardia sintomática en el paciente cronotrópicamente competente (CC)	Bradicardia sintomática en pacientes con enfermedad terminal asociada	• Pacientes que requieren marcapasos de doble cámara • Enfermedad del nódulo sinusal
VVIR	Arritmias auriculares fijas con bradicardia sintomática en el paciente cronotrópicamente incompetente (CI)	Igual que VVI	Igual que VVI
AAI	Bradicardia sintomática debida a disfunción del nodo sinusal. Conducción AV debe ser normal		Disfunción del nodo sinusal con bloqueo AV asociado
AAIR	Bradicardia sintomática por disfunción del nodo sinusal en el paciente CI	Igual que AAI	Igual que AAI
VDD	Bloqueo AV congénito. Bloqueo AV con función normal del nodo sinusal		• Disfunción del nodo sinusal • Bloqueo AV acompañado de taquicardia supraventricular paroxística (TSVP)
VDDR[1]			
DDI	Bloqueo AV y disfunción del nodo sinusal con TSVP en el paciente CC	Disfunción del nodo sinusal en ausencia de bloqueo AV y presencia de TSVP	Incompetencia cronotrópica en pacientes que han demostrado mejoría con dispositivos de respuesta al ritmo
DDIR	Bloqueo AV y disfunción del nodo sinusal en el paciente CI en presencia de TSVP. Cuando se necesita marcapasos de doble cámara en el paciente CI y con TSVP	Disfunción del nodo sinusal sin bloqueo AV en el paciente CI con TSVP	
DDD	Bloqueo AV y disfunción del nodo sinusal en el paciente CC. Síndrome del marcapasos previo. Cuando se requiere sincronía AV	Para cualquier alteración del ritmo cuando es posible sensar y capturar en la aurícula, con la excepción de flúter y fibrilación auricular	Presencia de fibrilación auricular crónica, fluútter, aurícula gigante inexcitable u otras TSVP frecuentes. Cuando no se puede sensar adecuadamente la aurícula
DDDR	Bloqueo AV y disfunción del nodo sinusal en el paciente CI	Igual que DDD	Igual que DDD

[1]VDDR. Es un nombre inapropiado para un modo de función según el código NBG. VDD por definición excluye el marcapasos atrial. La denominación VDDR la usan los fabricantes para designar al dispositivo que opera en un modo sincrónico con la onda «P» excepto cuando la función sensora se conduce de forma VVIR o DDDR dependiendo del dispositivo específico.

TABLA III. Principales indicaciones de marcapasos permanente[2]

	Enfermedad del NS	Bloqueo A-V	Bloqueos Bi/Trifasciculares
Clase I (Indicaciones absolutas de marcapasos)	• Enf. del NS sintomática • Disfunción del NS 2ª drogas que no pueden sustituirse • Incompetencia cronotrópica sintomática	• Bloqueo Movitz II o bloqueo 3º grado más: *Ritmo de escape<40 en paciente despierto, asintomático *Parosinusal>3seg *Bradicardia sintomática *Tras ablación nodo AV *Tras bloqueo postoperatorio que no se espera resolución *Asociado a enf. neuromusculares • Bloqueo 2º grado con bradicardia sintomática	• Bloqueo bi/trifascicular asociado a: *Bloqueo completo intermitente sintomático o *Mobitz II
Clase II (Indicaciones relativas de marcapasos)	• Enf. o disfunción del nodo sinusal sintomática sin bradicardia documentada • Síncopes inexplicables en los que se documenta alteración del nodo sinusal en estudio electrofisiológico • Pacientes mínimamente sintomáticos, con frecuencia < 40 lpm, despiertos	• Bloqueo completo asintomático con ritmo >40l/m en pacientes despiertos • Bloqueo 2º grado Mobitz II asintomático con QRS estrecho (si asocia QRS ancho pasa a clase I) • Bloqueo 2º grado Mobitz I asintomático intra o infrahisiano (poco fracuente)	• Bloqueo bifascicular o trifascicular incompleto con síncope no 2º a otras patologías • Descubrimiento accidental en estudio electrofisiológico si: *intervalo HV>100 msg *bloqueo infrahisiano no fisiológico • Enf. neuromusculares asociadas
Clase III (No indicación de marcapasos)	• Enf. o disfunción del NS asintomática • Disfunción sinusal debido a tratamiento farmacológico no imprescindible • Disfunción sinusal con síntomas claramente documentados como no asociados a baja frecuencia cardíaca	Bloqueo 1º grado asintomático Bloqueo 2º grado Mobitz I suprahisiano asintomático (la mayoría)	Bloqueos fasciculares asintomáticos o sin bolqueo AV Bloqueos fasciculares más bloqueo 1º grado asintomáticos

Clase II: Condiciones en las que es frecuente la inserción de un MP permanente, pero no existe unanimidad.

Clase III: Condiciones en las que existe unanimidad en la no indicación de MP permanente.

Las patologías que pueden ser subsidiarias de la inserción de un MP son muy variadas. Vamos a describir las arritmias que podemos encontrar con mayor frecuencia durante la valoración preoperatoria de los pacientes. El conocer las indicaciones de los marcapasos nos ayuda a entender en qué situaciones puede ser necesario utilizar un marcapasos de forma temporal en el periodo perioperatorio (Para los lectores que quieran profundizar en las indicaciones de los MP recomendamos la lectura del artículo mencionado anteriormente).

Enfermedad del nodulo sinusal (NS)

La enfermedad NS también denominada «Síndrome del seno enfermo», agrupa una serie de trastornos que producen una alteración en la función del NS. La causa más frecuente es la degeneración idiopática del sistema de conducción, aunque también puede ser secundaria a cardiopatía isquémica, miocarditis, etc. Es una enfermedad *progresiva e irreversible*, y debe diferenciarse de la disfunción del NS secundaria al uso de drogas (Beta-bloqueantes, digital) u otras alteraciones que puedan afectar su funcionamiento. Las arritmias que pueden producirse con mayor frecuencia en la enfermedad del NS son bradicardia sinusal, paro sinusal con ritmo de escape (nodal o ventricular) y bloqueo sinoauricular. Cualquiera de ellas puede alternar con taquiarritmias auriculares en cuyo caso se denomina «síndrome de taquicardia-bradicardia».

Clínicamente los pacientes pueden estar asintomáticos, describir palpitaciones, mareo, síncope, etc. La evolución de la enfermedad suele ser lenta y progresiva durante años.

Se ha visto que los pacientes con enfermedad del NS a los que se inserta un MP mejoran su sintomatología, pero no la supervivencia, por tanto no está indicado en pacientes asintomáticos. La selección del modo de estimulación es esencial. La estimulación auricular (AAI) o bicameral (DDD) ha demostrado respecto a la estimulación ventricular (VVI) una reducción de la incidencia de accidentes vasculares y de taquiarritmias auriculares y una mejoría en la calidad de vida, así como una tendencia al incremento en la supervivencia.

Las *indicaciones* de MP permanente en los pacientes con enfermedad del NS son:
Clase I:
- Enfermedad del NS con bradicardia sintomática documentada.
- Disfunción del NS secundario a drogas si éstas no pueden sustituirse.

Clase II:
- Enfermedad del NS o disfunción por drogas, con bradicardia <40 lat/min sintomática, en que actualmente no se documenta bradicardia.
- Síncopes de origen inexplicable cuando se descubren alteraciones mayores en la función del nodo sinusal en un estudio electrofisiológico.

Clase III:
- Disfunción sinusal en pacientes asintomáticos, incluyendo aquéllos con bradicardia sinusal manifiesta (< 40 lat/min) secundaria a tratamiento crónico con fármacos.

- Disfunción sinusal en pacientes con síntomas sugestivos de bradicardia, en los que se ha demostrado que no corresponden a la disminución de la frecuencia cardíaca.
- Disfunción sinusal con bradicardia sintomática debida a tratamiento farmacológico prescindible.

Bloqueo auriculoventricular

La afectación en la conducción del estímulo de la aurícula al ventrículo puede estar alterada anatómicamente a nivel supra, intra o infrahisiano, aunque la clasificación más empleada está basada en las alteraciones electrocardiográficas, dividiéndose los bloqueos auriculoventriculares (A-V) en:

- **Bloqueo AV de 1º grado.** Se caracteriza por existir un retraso en la conducción AV, pero todos los impulsos son conducidos. En el ECG el intervalo P-R > 0,21seg. Este bloqueo puede estar asociado al uso de drogas (beta-bloqueantes, verapamilo, etc.), cardiopatía isquémica, miocardiopatías, pero también puede ocurrir en pacientes sanos. Generalmente, los bloqueos AV de 1º grado no suelen producir sintomatología ni progresar a bloqueos más avanzados.
- **Bloqueo AV de 2º grado.** No todos los impulsos auriculares son conducidos a los ventrículos. Según el intervalo P-R se pueden dividir en:
  - *Mobitz I (Wenckebach).* El P-R se prolonga en cada impulso hasta que una onda P no es conducida. Este bloqueo no suele progresar a bloqueo avanzado, teniendo un curso benigno, ya que la mayoría son suprahisianos.
  - *Mobitz II.* El P-R es constante, incluso cuando se mide antes o después de la onda P bloqueada, algunas ondas P no son conducidas, y el QRS suele estar ensanchado ya que el bloqueo es intra o infrahisiano. Este bloqueo con frecuencia produce síntomas y puede progresar a bloqueo completo.

  Cuando el bloqueo es 2:1 no puede clasificarse por el ECG como Mobitz I o II.
- **Bloqueo AV de 3º grado.** Los impulsos auriculares no son conducidos a los ventrículos, apareciendo en el ECG ondas P y complejos QRS a diferente frecuencia al existir un ritmo de escape ventricular normalmente de 30-40 lpm.

Las indicaciones de MP permanente en los bloqueos AV son:

Clase I:
- BAV 3º grado o BAV 2º grado avanzado, independientemente de su localización anatómica, asociado a uno o más de los siguientes signos o síntomas: bradicardia sintomática; arritmias y otras condiciones médicas que requieran tratamiento farmacológico que ocasionen una bradicardia sintomática; períodos de asistolia mayores o iguales a 3,0 seg o ritmos de escape < 40 lat/min en pacientes despiertos y asintomáticos; después de ablación por catéter de la unión AV con inducción de bloqueo AV de tercer grado, BAV postoperatorio que no se resuelve espontáneamente; enfermedades neuromusculares con BAV como la distrofia muscular miotónica, síndrome de Kearns-Sayre, distrofia de Erb y atrofia muscular peronea.

- BAV 2º grado, independientemente de su localización anatómica, asociado a bradicardia sintomática.

Clase II:
- Bloqueo AV 3º grado asintomático con un ritmo de escape > 40 lat/min.
- Bloqueo Mobitz II asintomático, con QRS estrecho (si asocia QRS ancho se convierte en clase I).
- Bloqueo Mobitz I asintomático intra o infrahisiano. Para diagnosticarlo hay que hacer un estudio electrofisiológico, que está indicado sólo si el QRS es ancho.
- Bloqueo de 1º o 2º grado, con síntomas de bajo gasto cardíaco y MP temporal, o signos de insuficiencia cardíaca congestiva.

Clase III:
- Bloqueos AV de 1º grado.
- Bloqueo Mobitz I asintomático suprahisiano (casi todos los Mobitz I son suprahisianos).
- Bloqueo secundario a una condición transitoria y potencialmente no recurrente.

Bloqueo de rama y fasciculares

La conducción ventricular de estímulo es trasmitida por tres fascículos: la rama derecha y los fascículos anterior y posterior de la rama izquierda. El bloqueo de una o más de estas ramas puede producir:

Bloqueo unifascicular

Bloqueo rama derecha (BRD). Puede ser secundario a enfermedades como cardiopatía isquémica, miocardiopatias, HT pulmonar o darse en pacientes sanos.

Hemibloqueo anterior izquierdo(HBAI). También asociado normalmente a enfermedad coronaria, valvulopatía aórtica, HTA, etc. En ocasiones se da en personas sanas.

Hemibloqueo posterior izquierdo(HBPI). A diferencia del anterior es mucho más raro, ya que es un fascículo más corto y grueso, con vascularización de las dos arterias coronarias.

Bloqueo bifascicular

Bloqueo de rama izquierda(BRI). Puede estar presente en pacientes sin cardiopatía, pero normalmente se asocia a cardiopatía isquémica, degeneración del sistema de conducción u otras alteraciones.

Bloqueo rama derecha (BRD) más hemibloqueo anterior(HBAI) o posterior (HBPI). Un pequeño porcentaje (10%) evolucionan a bloqueo completo, siendo más frecuente en la asociación de BRD + HBPI.

Bloqueo trifascicular

Cuando se asocia un bloqueo bifascicular a un cierto trastorno de la conducción del 3º fascículo. La mayoría de las veces la prolongación del P-R no es más que un bloqueo de 1º grado asociado al bloqueo bifascicular, pero podría ser por afectación de la única rama que conduce el estímulo, necesitándose un estudio electrofisiológico para diferenciarlo.

Las *indicaciones* de MP permanente en los bloqueos fasciculares son:

Clase I:
- Bloqueo bi/trifascicular con BAV completo intermitente.
- Bloqueo bifascicular asociado a un Mobitz II.

Clase II:
- Bloqueo bi/trifascicular con síncope no secundario a otras patologías.
- Registro casual en estudio un electrofisiológico de un intervalo HV (tiempo de conducción His-Purkinje) muy prolongado (> 100 msg).
- Registro casual en un estudio electrofisiológico de bloqueo infrahisario no fisiológico.
- Enfermedades neuromusculares con cualquier grado de BAV, sintomático o asintomático, dada la imposibilidad de predecir la evolución de la enfermedad.

Clase III:
- Bloqueos fasciculares asintomáticos.
- Bloqueos fasciculares más bloqueo AV 1º grado asintomáticos.

Bloqueo AV tras infarto agudo de miocardio

La necesidad de implantar un MCP tras IAM está íntimamente relacionada con la aparición de trastornos de conducción intraventricular agudos y no depende tanto de la aparición de síntomas como en las indicaciones clásicas, no siendo indicación de MCP permanente el haber requerido estimulación transitoria, ya que la mayoría de los trastornos de conducción ligados a IAM suelen resolverse de forma espontánea. El marcador principal de supervivencia de estos pacientes es la extensión del infarto y la naturaleza de las arritmias más que el propio BAV, aunque también se ha comprobado que, salvo el HBAI, los pacientes con IAM y trastornos de conducción intraventricular tienen mayor riesgo de muerte súbita.

Las indicaciones de marcapasos permanentes en pacientes con BAV tras IAM son:

Clase I:
- BAV 2º grado persistente con bloqueo de rama bilateral o BAV 3º grado en o por debajo de sistema His-Purkinje tras IAM.
- BAV transitorio infranodal avanzado (2º o 3º grado) y asociado a bloqueo de fascículo principal.
- BAV 2º o 3º grado persistente a cualquier nivel, sintomático.

Clase II:
- BAV 2º o 3º grado persistente a nivel del nodo AV.

Clase III:
- BAV transitorio sin trastornos de conducción intraventricular o con HBAI aislado.

- HBAI adquirido, en ausencia de BAV.
- BAV 1º grado persistente en presencia de bloqueo de rama de antigüedad indeterminada.

Implantación de desfibriladores automáticos
Clase I:
- Uno o más episodios, clínicamente documentados, de taquiarritmia ventricular maligna en pacientes en quienes fracasan o no pueden aplicarse otras técnicas (Drogas, ablación).

Clase II:
- Pacientes reanimados de una parada cardíaca espontánea por taquiarritmia ventricular sostenida y con fracción de eyección menor del 30%.
- Pacientes con taquicardia o fibrilación ventricular inducidas por estimulación programada, tras tratamiento con drogas o ablación, sobre todo si es mal tolerada hemodinámicamente.

V. INDICACIONES DE MARCAPASOS TEMPORAL PERIOPERATORIO

A diferencia de las indicaciones de MP permanente, donde existe la «Guía» descrita anteriormente, y otras publicaciones donde se dan unas normas o indicaciones concretas, para la utilización de MP temporal en el período perioperatorio existen criterios diferentes según los autores; esto se debe a diversos factores:

1. Es difícil realizar estudios prospectivos de las arritmias que podrían complicarse durante la cirugía y serían subsidiarias de la inserción de un MP, ya que con poca frecuencia producen bradiarritmias clínicamente importantes.
2. Pueden utilizarse tratamientos alternativos, como la atropina o el isoproterenol, para las bradiarritmias por disfunción del nódulo sinusal o los bloqueos A-V, utilizándose los MP temporales con poca frecuencia.
3. Las indicaciones de la utilización de un MP de forma profiláctica pueden ser más amplias si se utiliza uno no invasivo (MP transcutáneo) que uno invasivo (MP transvenoso). En muchos centros, al no disponer de MP no invasivos, las indicaciones de utilizar un transvenoso se dan con poca frecuencia. La vía de colocación más frecuente sigue siendo la transvenosa, aunque las vías transcutánea y transesofágica son también posibles y cada vez más utilizadas, de especial utilidad de forma perioperatoria, dada la rapidez y escasa agresividad que implica su implantación. Las indicaciones no están bien definidas, aunque hoy en día la posibilidad de emplear técnicas no invasivas como los MCP transcutáneos, hace que puedan ser empleados profilácticamente en mayor número de situaciones, dada su escasa agresividad en comparación con las técnicas invasivas. Sus indicaciones no están tan claras como para los permanentes, de tal manera que se pueden distinguir dos grupos:
   1. Indicaciones habituales:

- Bradicardia sinusal o ritmos de escape lentos debidos a causas reversibles, sintomáticas.
- Hasta la colocación de MCP permanente en BAV de alto grado, independientemente de la etiología.
- En el transcurso de IAM: ya sea por asistolia, bloqueo bifascicular reciente con BAV de 1° grado, bloqueos de rama alternantes, bradicardia sintomática no debida a fármacos o BAV de 2° grado tipo II.
- Taquidisritmias debidas a bradicardia, como por ejemplo torsades des pointes con síndrome de QT largo.

2. Indicaciones no tan bien establecidas:
   - En el transcurso de IAM: bloqueo de rama derecha (BRD) de inicio reciente o indeterminado asociado a hemibloqueo anterior izquierdo (HBAI), hemibloqueo posterior izquierdo (HBPI), BAV de 1° grado o bloqueo de rama izquierda (BRI); cuando hay pausas sinusales recurrentes.
   - En el transcurso de IAM: bloqueo bifascicular de inicio reciente o indeterminado o bloqueo aislado de rama derecha.
   - En cirugía cardíaca: para finalizar taquicardias supraventriculares o taquicardias ventriculares; para prevenir taquiarritmias dependientes de pausas sinusales o bradicardias.
   - Durante la colocación de catéteres en la arteria pulmonar en pacientes con bloqueo de rama izquierda.

Vamos a describir a continuación el «protocolo» que tenemos en el Servicio de Anestesiología y Reanimación, realizado de acuerdo con la Unidad de Electrofisiología de nuestro centro. En este protocolo dividimos las indicaciones de MP temporal perioperatorio en tres clases, al igual que vimos para los MP definitivos (Tabla IV).

Clase I:
Situaciones clínicas donde creemos que es necesario la utilización de un MP temporal:
1. Pacientes con indicación de un MP permanente que vayan a ser intervenidos de una cirugía de urgencias. En estas arritmias creemos que la mejor opción es un MP transvenoso al ser más seguro el funcionamiento que el MP no invasivo, y tratarse de arritmias que pueden dar graves complicaciones. Posteriormente, a estos pacientes se les insertará un MP definitivo.
2. Bradiarritmias que se producen durante el perioperatorio que no respondan a drogas (atropina, isoproterenol) o que preferimos no utilizar. En estos casos generalmente se utiliza un MP no invasivo (transcutáneo o esofágico), al ser más rápido de poner. Si no fuera efectivo se insertará un transvenoso.

Clase II:
Incluimos aquellas alteraciones del ritmo que, aunque de forma poco frecuente, pueden complicarse con bradicardia o bloqueo cardíaco durante el perioperatorio. Al tra-

TABLA IV. Indicaciones de marcapasos temporal perioperatorio

Clase I
1. Cirugía de urgencia en pacientes con indicación de un marcapasos permanente.
2. Bradiarritmias perioperatorias que no responden a drogas (atropina, aleudrina).
Clase II
1. Enf. del nódulo sinusal asintomática.
2. Bloqueo completo o Mobitz II asintomáticos.
3. Bloqueos fasciculares:
   - B. Trifascicular incompleto.
   - BCRI e inserción de cateter de Swan-Ganz.
   - BRD más HBPI (muy raro).
Clase III
1. Bloqueos de 1º grado.
2. Bloqueo Mobitz I asintomático.
3. Bloqueos uni o bifasciculares asintomáticos.

tarse de arritmias poco frecuentes y que raramente se complican preferimos tener preparado un MP transcutáneo, que es fácil de colocar y utilizar si es necesario, aunque no es tan seguro como un transvenoso. Las arritmias que incluimos como Clase II son:

1. Enfermedad del NS asintomática. No es subsidiaria de un MP permanente, pero podría complicarse durante la cirugía con bradicardia con mala respuesta a las drogas. La mayoría de los pacientes diagnosticados de enfermedad del nódulo sinusal han tenido síntomas ya que si es asintomática es difícil el diagnóstico; además, los pacientes suelen responder a drogas cronotrópicas, por lo que la utilización del MP temporal es muy poco frecuente.
2. Los pacientes con un bloqueo de 2º grado Mobitz II o un bloqueo completo, asintomáticos, tampoco está indicado siempre un MP permanente, pero creemos que sí tienen indicación de uno temporal al tener riesgo de desarrollar bradicardia y/o bloqueos durante la cirugía.
3. Bloqueos fasciculares. En general, los bloqueos fasciculares tienen muy poco riesgo de dar bradiarritmias perioperatorias, por ello raramente está indicada la utilización profiláctica de un MP temporal. Las únicas excepciones serían:
   - Bloqueo trifascicular: Ya vimos que la mayoría eran bloqueos bifasciculares más un bloqueo nodal de 1º grado y no bloqueos trifasciculares, pero como no se sabe con seguridad sin un estudio electrofisiológico, puede colocarse un MP no invasivo de forma profiláctica, aunque probablemente no sea necesario utilizarlo.

- Bloqueo de rama derecha más hemibloqueo posterior, ya que los impulsos son trasmitidos por el fascículo anterior que es más fino que el posterior y podría bloquearse con mayor facilidad, aunque también con poca frecuencia.
- Utilización de un catéter de arteria pulmonar en pacientes con bloqueo de rama izquierda, ya que en ocasiones (1-5%) puede bloquearse la rama derecha de forma transitoria.

Clase III:

Arritmias donde no es necesario tener preparado un MP temporal, ya que las complicaciones son excepcionales:
1. Bloqueos A-V de 1º grado.
2. Bloqueos A-V de 2º grado Mobitz I asintomáticos (la mayoría de los bloqueos de 2º grado).
3. Bloqueos uni o bifasciculares asintomáticos (BRD, BRI, HBAI, HBPI, BRD+HBAI).

VI. VALORACIÓN PREOPERATORIA DEL PACIENTE PORTADOR DE UN MARCAPASOS

Cuando realizamos la valoración preoperatoria de los pacientes portadores de un MP debemos tener en cuenta las características del MP y las interferencias que pueden producirse en su funcionamiento.

Características de los marcapasos

Desde el punto de vista preoperatorio es necesario conocer la causa que motivó la implantación del MP, el tipo de MP implantado, su fecha de colocación y la última revisión. Actualmente, los MP más frecuentes están en modo VVI.

La batería de los MP dura varios años; cuando la carga disminuye un porcentaje determinado, se activan unas señales denominadas «indicadores de recambio profiláctico» que modifican la frecuencia basal y en ocasiones la duración del impulso. En general se considera que si el MP ha sido revisado en el último año no es necesaria una nueva revisión antes de la cirugía, salvo que deba ser reprogramado, como luego veremos.

Los pacientes que en el ECG basal presentan un ritmo de MP es importante saber si el paciente es capaz de adquirir un ritmo propio en caso de fallo del MP o, por el contrario, si el paciente es «dependiente del MP» y si éste falla se producirá una bradicardia importante e incluso asistolia. Normalmente, a través de la historia clínica y el informe cardiológico se puede saber. En el caso de encontrarnos con un paciente sin esta información, en el quirófano se puede realizar una estimulación, mediante un MP temporal, a una frecuencia mayor del MP del paciente, de forma que inhibimos éste y se verá el ritmo propio del paciente.

En el caso de los pacientes portadores de un MP que presentan en el ECG un ritmo propio es importante saber si, en el caso de producirse una bradiarritmia, el MP va a funcionar. De nuevo, la información de su historia cardiológica y la revisión del marcapasos es la clave. En situaciones de urgencia donde no disponemos de esta información puede utilizarse un imán que, colocado encima del marcapasos, lo hace pasar a modo asincrónico, pudiendo ver el funcionamiento y el ritmo del MP.

Es importante conocer el nivel de potasio sérico, ya que en el caso de tener el paciente una hipopotasemia no debe hacerse una corrección brusca que puede producir un potencial de membrana en reposo menos negativo, como consecuencia el potencial de umbral baja y el miocardio es más sensible a la despolarización eléctrica, pudiendo desencadenarse taquicardia o fibrilación ventricular.

Interferencias electromagnéticas

Una de las causas más frecuentes de alteración de los MP son las interferencias electromagnéticas; éstas pueden ser galvánicas (bisturí eléctrico), magnéticas (resonancia magnética nuclear), radiación ionizante (radioterapia intraoperatoria), etc.

Bisturí eléctrico

Cuando un paciente portador de MP va a ser intervenido quirúrgicamente es importante tener en cuenta las posibles interferencias con el bisturí eléctrico y cómo prevenirlas en lo posible. Los MP actuales tienen una serie de sistemas de seguridad (filtros) que intentan evitar las alteraciones de su función; cuando este mecanismo falla el MP salta a una frecuencia básica programada que evita que el MP deje de funcionar; si este mecanismo de seguridad falla puede producirse asistolia (en el caso que el paciente no tenga un ritmo propio). La probabilidad de interferencias del bisturí con el MP depende de varios factores, entre los que destacan:

- *Tipo de MP*. Los MP bipolares (en el electrocardiograma aparece una espícula pequeña) tienen menos probabilidad de interferencias que los unipolares (espícula grande).
- *Modo de función del MP*. Los MP asincrónicos (O) tienen menos probabilidad de disfunción que los inhibidos (I). Los MP actuales se pueden reprogramar; cuando un paciente que va a operarse pensamos que pueden producirse interferencias con el bisturí, puede programarse a modo asincrónico. En el caso de no tener posibilidad de programación puede utilizarse un imán sobre el MP que lo convierte de modo inhibido a asincrónico, aunque se debe tener en cuenta que al utilizar el imán aumentan las posibilidades de dañarlo con las interferencias electromagnéticas y debe ser revisado posteriormente.
- *Tipo de bisturí*. El bisturí monopolar tiene mucha más probabilidad de interferencia que el bipolar, por ello siempre que sea posible es mejor utilizar el bipolar.
- *Zona de la intervención*. Cuanto más cerca está la zona quirúrgica del MP mayor probabilidad de interferencias. La placa del bisturí monopolar debe colocarse lo más lejos del MP y cerca de la zona quirúrgica, evitando además que el vector bisturí-placa esté en el mismo plano que el MP. El bisturí debe estar al menos a 15 cm del generador y los electrodos.

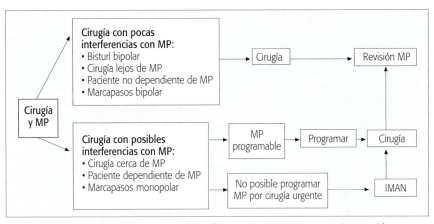

Figura 1. Manejo de los pacientes portadores de marcapasos que van a ser intervenidos.

- *Dependencia del paciente al MP.* Los pacientes que tienen un ritmo propio en el caso de fallar el MP (paciente no dependiente del MP), tienen menos riesgo en el caso de producirse interferencias que aquellos que no son capaces de tener un ritmo propio y el fallo del MP produce una bradicardia importante e incluso asistolia (paciente dependiente del MP). En el postoperatorio es conveniente que el MP sea revisado por el cardiólogo, sobre todo en los casos que se han producido interferencias, se ha utilizado un imán y, por supuesto, cuando había sido reprogramado preoperatoriamente. En la figura 1 se presenta un algoritmo de actuación de los pacientes con MP que van a ser intervenidos.

Resonancia magnética nuclear (RMN)

En general está contraindicada, dada la existencia de otros procedimientos diagnósticos alternativos. Existen tres tipos de campos electromagnéticos presentes en los lugares con dispositivos de RM:
- Un campo magnético estático, siempre presente. Su exposición siempre ocurre al entrar en una sala de RM y sus consecuencias pueden ser la entrada del MP en modo asincrónico, la disfunción del MP o alterar el generador.
- Un campo de radiofrecuencia. Su exposición ocurre mientras está funcionando el aparato para tomar imágenes. Estos campos pueden dar lugar a alteraciones de la función del MP (inhibición o *triggering*), calentamiento que pueda dañar los tejidos miocárdicos y adyacentes con los consiguientes efectos adversos, o reinicio eléctrico (*electrical reset*) del MP. La complicación más severa debida a estos campos es la entrada del MP en un modo de descarga rápida sincronizada con los pulsos de radiofrecuencia, pudiendo llegar incluso a 300 latidos por minuto.

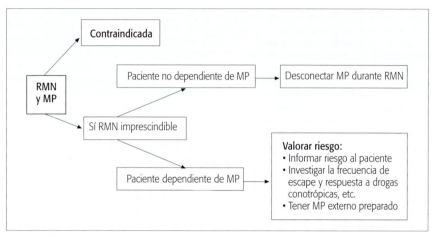

Figura 2. Manejo del paciente portador de MP al que se va a realizar una RMN.

- Unos campos de gradiente magnético rápidamente cambiantes. Su exposición también ocurre al entrar en funcionamiento el aparato de RM. Estos campos pueden provocar una inducción del voltaje, calentamiento del dispositivo o disfunción del MP.

Aunque recientes evidencias sugieren que con una planificación adecuada y pacientes seleccionados se podría realizar una RM sin excesivos riesgos, su aprobación por el paciente y el comité ético del hospital, junto con la existencia de otras pruebas por imagen casi tan válidas, la presencia de un MP debe considerarse una contraindicación absoluta para realizar una RMN. Si es imprescindible realizarla y el paciente no es dependiente del MP, la programación en modo OOO si está disponible o la disminución del umbral de descarga al mínimo durante el procedimiento evitará la mayoría de las interacciones aunque no eliminará los riesgos potenciales de ellas. Como alternativa, el MP podrá ser programado en asincrónico para omitir la frecuencia intrínseca. Los pacientes dependientes de MP deberían ser reprogramados en modo asincrónico y se aconseja el empleo de bajas fuerzas de campos electromagnéticos (< 0,5 T). En cualquier caso se debe monitorizar el ECG, spO_2 y mantener contacto directo de voz con el paciente durante el procedimiento, debiendo evitarse en la medida posible las secuencias de mayor rango de absorción, ya que son las que más comúnmente pueden producir alteraciones. En la figura 2 se representa un algoritmo de actuación de los pacientes con MP y la RMN.

Neuroestimuladores

Los estimuladores medulares espinales son empleados para tratar algunos tipos de patología como enfermedades vasculares periféricas, dolores intratables y anginas refractarias. Los escasos estudios publicados de pacientes que además de éste, portan dispositivos cardíacos como los MP, han resaltado la importancia de realizar test para evitar interacciones. Se ha comprobado que puede producirse la inhibición del marcapasos o producción de taquiarritmias por un sobresensado. Parece ser que los estimuladores medulares bipolares y los MP bipolares minimizan el riesgo de interacción.

Estimuladores nerviosos periféricos

Existe un caso registrado en la literatura de inhibición de un marcapasos unipolar VVI durante la estimulación intraoperatoria del nervio facial izquierdo con un modo estándar de tren de cuatro a 2Hz para comprobar el bloqueo neuromuscular residual, aunque son necesarios más estudios para asegurar los riesgos de estos dispositivos en pacientes portadores de MP.

Cardioversión eléctrica y desfibrilación

Debido a las elevadas energías que se emplean con las palas externas, existen posibilidades de dañar el generador del MP y el tejido miocárdico, pese a que los dispositivos de hoy en día cuentan con una serie de elementos para aislar en la medida de lo posible la energía externa de dicho generador. El riesgo de daño del dispositivo va a depender de la cantidad de energía aplicada, de las características del dispositivo y sus derivaciones, y de la distancia de las palas del desfibrilador y el generador y sus derivaciones. Así, es preferible usar palas en posición anteroposterior; si no es posible, utilizar palas precordiales con posición perpendicular a la línea entre marcapasos y punta del electrodo ventricular. Se recomienda utilizar las palas a una distancia mínima de 10 cm respecto al generador y nunca aplicar las palas sobre el marcapasos. Es aconsejable utilizar los desfibriladores bifásicos y con una energía de cardioversión/desfibrilación lo más baja posible. Tener disponible el programador adecuado del marcapasos. Analizar el marcapasos tras la técnica (estado de batería, umbrales, etc.).

En la tabla V vemos las recomendaciones a seguir en estos pacientes.

Litotricia extracorpórea

Existe poca información de las complicaciones que pueden tener los pacientes portadores de MP a los que se realiza una litotricia. En test «*in vitro*» se ha visto que en los MP tanto uni como bicamerales, no sincronizados con la onda de choque, pueden producir inhibición del MP, cosa que no ocurre si se sincronizan. En cualquier caso, la sincronización de las ondas de choque con la onda R es crucial. Generalmente se recomienda mantener una distancia de entre 20-25 cm del aparato emisor de ondas de choque y el MP para evitar dichas interferencias, así como reprogramar, previamente a la litotricia, el MP en modo VVI o VOO, ya que se evitará la inhibición ventricular debida a los choques sincronizados a la salida auricular o frecuencias anómalas de descargas del MP. Tras la litotricia debe realizarse una revisión del MP.

TABLA V. Manejo de pacientes portadores de MP sometidos a cardioversión externa/desfibrilación
Antes del choque eléctrico • Tener el programador del MP disponible en la sala • Determinar el grado de dependencia del marcapasos • Tener un MP externo transcutáneo disponible • Emplear las paletas adhesivas o las palas del desfibrilador en posición anteroposterior • Mantener las paletas adhesivas o palas lo más lejos posible del generador y derivaciones • Usar las dosis más bajas posibles de energía para la cardioversión o desfibrilación • Si es posible, emplear los desfibriladores bifásicos **Después del choque eléctrico** • Comprobar el funcionamiento del MP inmediatamente, y 24 h después • Considerar la monitorización durante 24 h

Estimulación nerviosa eléctrica transcutánea (TENS)

No suele haber interferencias del TENS con el MP. Existe algún caso descrito de inhibición de marcapasos unipolares, pero se comprobó que aumentando el umbral de sensibilidad desaparecían esos riesgos. Por tanto, se puede asegurar que el TENS puede ser usado con seguridad en pacientes con MP bipolares y en pacientes con MP unipolares si se reduce la sensibilidad de disparo del MP. En ambos casos se recomienda no colocar los electrodos del TENS paralelos al cable vector del MP. Se debe tener la precaución de monitorizar al paciente cuando se implantan los electrodos y ver que no producen interferencias.

Radioterapia

La radioterapia puede inducir diferentes respuestas en los portadores de MP, como la inhibición, tracking o reversión de ruido. Estas interferencias suelen ser más severas con las radiaciones tipo «betatrón» o los aceleradores lineales que fallan. También es importante el daño permanente que se puede producir en el generador o en los componentes del circuito debido a la radiación ionizante, pese a que los MP más modernos incorporan sistemas de protección contra ellas. La radiación puede ser lo suficientemente intensa como para alterar el generador, provocar cambios en la sensibilidad, amplitud o en las ondas, pérdida de la telemetría, fallo en la salida del MP o frecuencias anómalas. Si la zona a irradiar está sobre el MP, éste debe retirarse previamente y colocado en otro lugar fuera del área irradiada; si está en otra zona es suficiente con proteger el MP. Es importante monitorizar estrechamente a estos pacientes durante la radioterapia y revisar posteriormente el generador.

Por tanto, las recomendaciones en pacientes portadores de MP sometidos a radioterapia son las siguientes:

- Evitar el betatrón.
- Revisar el MP y su dependencia de él previo a la terapia.
- Planificar la terapia para intentar minimizar la dosis total de radiación recibida por el generador: evitar la radiación directa, máxima distancia posible entre el generador y la fuente emisora de radiación, considerar el alejar lo máximo posible del campo el generador del MP si la dosis estimada es mayor de 10 Gy.
- Instaurar una monitorización adecuada.
- Reemplazar el generador del MP ante la mínima evidencia de daño del circuito.

Desfibriladores internos

Los pacientes que son portadores de un desfibrilador y van a ser intervenidos se les debe desconectar durante la cirugía ya que las interferencias del bísturí eléctrico podrían desencadenar descargas.

Electroshock

Posibles efectos: durante esta técnica sólo una pequeña cantidad de electricidad alcanza al corazón debido a la alta resistencia de los tejidos corporales. No se daña el marcapasos. Se crean miopotenciales capaces de inhibir el marcapasos con detección monopolar. Normas: monitorización del ECG durante la técnica y posteriormente análisis del generador.

BIBLIOGRAFÍA

1. Atlee JL. Arrhytmias and Pacemakers.Practical management for anesthesia and critical care medicine. Ed:W.B. Saunders Company 1996;205-247.
2. Gregoratos G, Abrams J, Epstein AE, Freedman RA, Hayes DL, Hlatky MA et al. ACC/AHA/NASPE 2002 Guideline Update for Implantation of Cardiac Pacemakers and Antiarrhythmia Devices: Sumary article: A Report of the American College of Cardiology/ American Heart Association Task Force on Practice Guidelines (ACC/AHA/NASPE Comittee to Update the 1998 Pacemaker Guidelines). Circulation. 2002;106:2145-2161.
3. Atlee JL., Bernstein A. Cardiac Rhythm Management Devices (Part I). Anesthesiology 2001; 95:1265-80.
4. Gauss A,Hübner C, Radermacher P.:Perioperative risk of bradyarrhytmias in Patients with asyntomatic chronic bifascicular block or left bundle branch block Anesthesiology 1998;88:679-87.
5. Pinski SL, Trohman RG. Interference in Implanted Cardiac Devices, part II. Pace 2002;25:1496-1509.
6. Oter R, Montiel JJ, Roldán T, Bardají A, Molinero E: Guías de práctica clínica de la Sociedad Española de Cardiología en marcapasos. Rev Esp Card 2000;53:947-966.

Capítulo 6
Valoración preoperatoria en la insuficiencia cardíaca

F.J. Hortal, J.M. Barrio, M. Barranco

I. INTRODUCCIÓN

La insuficiencia cardíaca (IC) es un trastorno clínico frecuente que se ha convertido en un problema de salud pública de primera magnitud y, además, creciente. Esta afirmación viene corroborada por el hecho de que, a pesar de los progresos en el tratamiento de las enfermedades cardiovasculares que han conducido a una disminución de la morbilidad y mortalidad de las mismas en las últimas décadas, la prevalencia, incidencia y mortalidad de la IC sigue en aumento. Se estima que la prevalencia poblacional de IC oscila entre el 0,3 y el 2%, con una prevalencia del 3 al 13% en mayores de 65 años. Actualmente, uno de cada cuatro pacientes quirúrgicos supera la edad de 65 años por lo que aproximadamente de uno a tres de cada 100 pacientes que anestesiamos presentarán IC.

La IC es un síndrome clínico complejo ocasionado por un daño estructural o funcional del miocardio que origina la incapacidad del ventrículo para llenarse (IC diastólica) o para eyectar sangre adecuadamente (IC sistólica). El síndrome clínico puede estar ocasionado por enfermedad del pericardio, miocardio, endocardio, o grandes vasos, pero la sintomatología de los pacientes con IC viene fundamentalmente derivado del deterioro de la función ventricular izquierda (VI). Este daño varía desde una disfunción predominantemente diastólica de un VI de tamaño normal que eyecta bien pero se llena mal, hasta una disfunción predominantemente sistólica de una cámara muy dilatada con anormalidades en la contractilidad pero con un llenado preservado. En algunos pacientes pueden coexistir las alteraciones en la función sistólica y diastólica. El principal marcador de los pacientes con predominante disfunción sistólica es una disminución en la fracción de eyección del ventrículo izquierdo (FEVI), generalmente por debajo del 40%; en contraste, los pacientes con predominante disfunción diastólica típicamente tienen deteriorado alguno de los índices del llenado ventricular. Los pacientes con un predominio de la disfunción diastólica tendrán una historia natural diferente y requerirán asimismo estrategias de tratamiento diferentes que los pacientes con un predominio de la disfunción sistólica.

II. GLOSARIO DE TÉRMINOS Y DEFINICIONES

Con objeto de que todos hablemos el mismo lenguaje y facilitar el entendimiento en las interconsultas con otros especialistas, conviene conocer la terminología y clasificaciones utilizadas por los cardiólogos (Guías de práctica clínica de la Sociedad Española de Cardiología en IC y shock cardiogénico).

IC (congestiva o crónica)

La IC es un síndrome caracterizado por la presencia de síntomas y signos de hipertensión venosa pulmonar (disnea) y/o sistémica (edemas) o de gasto cardíaco (GC) bajo (fatiga), atribuibles a una disfunción mecánica del corazón. Tres aspectos fisiopatológicos suelen englobar la mayoría de las definiciones de IC: a) la disfunción mecánica del corazón (se contrae débilmente, se vacía mal o se llena con dificultad); b) la incapacidad de bombear sangre en la cantidad que requieren las necesidades metabólicas del organismo, y c) debido a la necesidad de presiones de llenado excesivas, existirá congestión venosa pulmonar y/o sistémica.

Las manifestaciones de congestión venosa pulmonar (disnea y estertores pulmonares) denotan *IC izquierda* y las de congestión venosa sistémica (ingurgitación yugular, hepatomegalia y edemas) *IC derecha o biventricular*.

Disfunción ventricular

Es el deterioro de la función ventricular que se objetiva habitualmente por: a) la depresión de la FE o la alteración inequívoca de los índices de función diastólica, o b) la elevación anormal de la presión de llenado ventricular en el cateterismo cardíaco. La disfunción ventricular puede ser asintomática (*IC latente*) o sintomática (IC).

Clasificación fisiopatológica

Disfunción ventricular sistólica o inotrópica, debida a la pérdida de fuerza contráctil del miocardio. Se caracteriza por el deterioro de la FE y la dilatación de la cavidad (cardiomegalia).

Disfunción ventricular diastólica o lusitrópica, que refleja la dificultad del llenado atribuible a una disminución de la distensibilidad o de la relajación ventricular. Se define por la presencia de congestión venosa con FE normal y la alteración inequívoca de los signos de función diastólica en el ecocardiograma.

Obstrucción mecánica, que provoca el síndrome de la IC derecha o izquierda, sin que se afecte directamente a la función ventricular (p. ej., estenosis mitral o tricuspídea, mixoma).

Clasificación IC según su gravedad
Disfunción ventricular asintomática o IC latente.
IC clase funcional (CF) I. Es la IC asintomática por haber cedido los síntomas con el tratamiento (IC compensada).
IC CF II-IV. Es la IC sintomática en el momento del estudio.
IC inestable. Es la IC con complicaciones arrítmicas o hemodinámicas (hipotensión, uremia, hiponatremia, shock, edema pulmonar).
IC refractaria. Es la IC irreversible, que no se controla con tratamiento intensivo. En este caso habrá que plantearse el trasplante cardíaco.

IC aguda
En vez de los términos de IC izquierda o derecha aguda deben utilizarse preferentemente las denominaciones más específicas de:
Edema agudo de pulmón. Es la disfunción ventricular aguda con edema alveolar. Puede presentarse como un episodio inicial aislado o como la descompensación aguda de una IC crónica.
Shock cardiogénico. Es la disfunción o IC aguda, con caída del GC y de la tensión arterial (TA), más allá de los límites compatibles con la función de los parénquimas vitales en reposo.
Cor pulmonale agudo. Es la IC derecha secundaria a una afección pulmonar aguda o crónica.
Taponamiento cardíaco. Es la IC debida a la compresión por un derrame pericárdico.
En las últimas directrices del *American College of Cardiology y la American Heart Association* (ACC/AHA) para la evaluación y manejo de la IC en el adulto se añade una nueva aproximación a la valoración de la IC que enfatiza sobre la evolución y progresión de la IC, identificándose cuatro etapas:
Grado A: identifica a los pacientes que están en riesgo de desarrollar IC pero que no tienen un trastorno estructural del corazón.
Grado B: se refiere a los pacientes con enfermedad estructural pero que nunca han desarrollado síntomas.
Grado C: refleja a los pacientes con síntomas actuales o pasados de IC asociados a enfermedad subyacente cardiovascular.
Grado D: designa a los pacientes que se encuentran en un estado terminal para IC que requieren estrategias de tratamiento especializadas tales como soporte mecánico circulatorio, infusión continua de inotrópicos o trasplante cardíaco.

III. ETIOLOGÍA
La causa más frecuente de IC izquierda o biventricular es la enfermedad coronaria (más del 50% de los casos). Les siguen en orden de frecuencia las miocardiopatías (25%) y las lesiones valvulares o congénitas (5%). Con frecuencia existe más de una

TABLA I. Causas de insuficiencia cardíaca izquierda o biventricular

Por disfunción ventricular
    Cardiopatía isquémica
    Cardiopatía hipertensiva
    Valvulopatías y lesiones congénitas
    Miocardiopatías
        Dilatada
        Hipertrófica
        Restrictiva
    Estados hipercinéticos

Por obstrucción
    Estenosis mitral, mixoma, *cor triatriatum*

TABLA II. Causas de insuficiencia cardíaca derecha

Por sobrecarga
    Cor pulmonale crónico
    TEP (aguda)
    Cardiopatías congénitas con shunt
    Síndromes hipercinéticos
Por dificultad de llenado u obstrucción
    Taponamiento pericárdico (aguda)
    Pericarditis constrictiva
    Estenosis tricuspídea, tumor cardíaco
Por lesión miocárdica
    Infarto del ventrículo derecho (aguda)

cardiopatía causal. El factor asociado más frecuente es la hipertensión arterial (HTA) (tabla I). La causa más frecuente de IC derecha es la IC izquierda (IC mixta) y es consecuencia de la sobrecarga que supone mantener la presión de llenado excesiva del VI. Las causas de IC derecha aislada aparecen reflejadas en la tabla II y se diferenciarán por la presencia o no de hipertensión pulmonar.

IV. EVALUACIÓN PREOPERATORIA CARDIOVASCULAR BÁSICA

La evaluación preoperatoria vendrá marcada por el grado de urgencia de la intervención quirúrgica. Así, ante una situación de emergencia únicamente se podrá hacer una evaluación básica que incluirá: signos vitales cardiovasculares, volemia, hemoglobina, electrólitos, función renal, análisis de orina, electrocardiograma (ECG) y radiografía

TABLA III. Clasificación funcional de la insuficiencia cardíaca (NYHA)	
Clase I:	La actividad física habitual no causa síntomas.
Clase II:	Ligera limitación de la actividad física.
Clase III:	Limitación marcada. Actividad menor de la ordinaria causa síntomas.
Clase IV:	Incapacidad para realizar cualquier actividad sin síntomas. Los síntomas están presentes en reposo.

de tórax. En otras situaciones menos urgentes, la evaluación cardíaca preoperatoria puede llevar a gran variedad de actuaciones.

Historia y exploración clínica

Los antecedentes preoperatorios y una minuciosa historia clínica nos van a permitir evaluar al paciente en IC y establecer su gravedad en función de la clase funcional (criterios de la *New York Heart Association* (NYHA), reflejados en la tabla III). En pacientes con una enfermedad cardiovascular ya establecida reflejaremos los cambios en los síntomas, el tratamiento que sigue en la actualidad y sus dosis.

Manifestaciones de IC izquierda

La *disnea* es el síntoma por excelencia de la IC izquierda. Según los diferentes tipos de presentación y grados de severidad la podemos dividir en: disnea de esfuerzo, ortopnea, disnea paroxística nocturna, disnea de reposo y edema agudo de pulmón (EAP).

Estertores subcrepitantes bibasales de edema alveolar que ocuparán al menos un tercio de los campos pulmonares y no deben desaparecer con la tos.

Manifestaciones de IC derecha

Congestión de las venas del cuello. El nivel superior de la distensión de la vena yugular interna debe ser visible por encima de la clavícula con el paciente relajado e incorporado a 45°, lo que equivale a decir que la presión venosa es mayor a 7 cm de H_2O.

Congestión hepática. Se manifiesta por la existencia de hepatomegalia.

Edema periférico. En primer lugar se produce en regiones declives (edema maleolar o sacro) y luego se va generalizando, con derrames pulmonares bilaterales, ascitis o anasarca.

Manifestaciones de la cardiopatía subyacente o de disfunción ventricular

Cardiomegalia, definida clínicamente como el desplazamiento del ápex más allá del 5° espacio intercostal izquierdo.

Galope R3 con taquicardia persistente (> 90-100/min), sugieren disfunción sistólica.

Galope auricular (R4) y ausencia de cardiomegalia, sugieren disfunción diastólica.

Radiografía simple de tórax

a) *Cardiomegalia*. La presencia de cardiomegalia, definida como un índice cardiotorácico (relación del máximo diámetro del corazón con el torácico) mayor o igual al 50%, puede indicar una disfunción sistólica del VI. Aunque existe una mala correlación entre cardiomegalia y disfunción ventricular, en todo paciente en el que en el estudio preoperatorio se objetive cardiomegalia estaremos obligados a solicitar un ecocardiograma cuando vaya a ser sometido a una cirugía de moderado-alto riesgo. Si la cardiomegalia no está presente, ante un síndrome clínico de IC deberemos pensar en alteración de la función diastólica. *El crecimiento de la aurícula izquierda (AI)* diferenciará la IC biventricular de la IC derecha.

b) La detección de los signos de *hipertensión venosa* en la radiografía no es fácil y se requiere cierta experiencia, pero son de gran importancia por su carácter objetivo. Las bases pulmonares están normalmente mejor perfundidas que los vértices, por eso los vasos que irrigan los lóbulos inferiores tienen un mayor calibre. Al aumentar la presión en las venas y capilares pulmonares aparece edema intersticial y perivascular, que se vuelve más evidente en las bases pulmonares, al ser en ellas mayor la presión hidrostática. Con un incremento ligero de la presión capilar pulmonar (PCP), entre 13 y 17 mmHg, la compresión resultante de los vasos pulmonares basales hace que se igualen los tamaños de estos vasos con los de los vértices. Si la PCP se encuentra entre 18-23 mmHg se produce una *redistribución vascular pulmonar*, con los vasos de lóbulos superiores de mayor tamaño que los inferiores, al dilatarse los primeros y constreñirse aún más los segundos. Con cifras de 20 a 25 mmHg aparece un *edema pulmonar intersticial*, que puede ser bien septal (de localización interlobular, las llamadas líneas de Kerley), bien perivascular (con pérdida de definición de los vasos centrales y periféricos), o bien subpleural (*derrame pleural bilateral*). Si la PCP es superior a 25 mmHg aparece *edema alveolar* de aspecto difuso, con concentración de líquido alrededor de los hilios, el patrón llamado alas de mariposa, y ocasionales derrames pleurales uni o bilateral (si es unilateral suele ser derecho). El derrame pleural suele ser un signo de IC derecha y se produce por un mecanismo similar a la ascitis, debido al aumento de las presiones venosas sistémicas. El *aumento de tamaño de la vena cava superior y de la vena ácigos* también serán signos radiológicos de hipertensión venosa sistémica.

Electrocardiograma (ECG)

Un ECG normal es raro en pacientes con IC y deberá conducir a una revisión cuidadosa del diagnóstico. En el diagnóstico etiológico, el ECG es útil para detectar la presencia de hipertrofia de cavidades, la existencia de ondas Q de necrosis, alteraciones de la repolarización, alteraciones del ritmo, trastornos de la conducción, parámetros de sobrecarga sistólica o diastólica, patrones electrocardiográficos de alteraciones electrolíticas y alteraciones secundarias a fármacos (digoxina, antiarrítmicos, etc.).

Analítica elemental

El estudio analítico básico suele ser de escaso valor, salvo en contadas ocasiones:

a) *Anemia*. Puede agravar o ser la única causa de la disnea.

b) *Urea, creatinina*. Puede encontrarse cierto grado de hiperazotemia prerrenal, con ligero aumento de creatinina y urea, proteinuria con aumento de la densidad de la orina, hiponatremia, etc. El fracaso renal con hipervolemia y sobrecarga de volumen es capaz de producir todas las manifestaciones de IC. Por otra parte, conviene tener presente que la causa más frecuente de aumento de la creatinina es el tratamiento diurético o el bajo GC. El deterioro en la función renal puede obligar a ajustes preoperatorios de las dosis de digoxina y diuréticos.

c) *Ionograma*. La hipopotasemia es un efecto adverso común del tratamiento con diuréticos y puede incrementar el riesgo de la toxicidad por digital; por otro, lado la hiperpotasemia puede complicar el tratamiento con inhibidores de la enzima de conversión de la angiotensina (IECA) y espironolactona. Deberemos esforzarnos en prevenir la ocurrencia tanto de hipopotasemia como de hiperpotasemia debido a que ambas pueden afectar de forma adversa a la excitabilidad y conducción cardíaca pudiendo llevar a la muerte súbita. Será recomendable por tanto en estos pacientes solicitar un ionograma lo más próximo posible al momento de la cirugía.

d) *Las enzimas hepáticas* pueden estar elevadas por congestión hepática y/o por necrosis hepática secundaria a bajo GC.

e) Deberá hacerse un estudio de *función tiroidea* ya que tanto el hipertiroidismo como el hipotiroidismo pueden causar IC o agravar un cuadro ya existente.

Ecocardiografía

El estudio ecocardiográfico ofrece una ayuda inestimable para objetivar la disfunción ventricular y sus causas.

La *disfunción ventricular sistólica* se define por la depresión de la fracción de eyección del VI (FEVI) y se acompaña generalmente de dilatación ventricular. La gravedad de la disfunción sistólica se mide según la importancia de la depresión de la FEVI. Se considera grave si es inferior al 20-30%, moderada si es inferior al 35% y ligera si se encuentra entre el 35 y el 50%.

La *disfunción ventricular diastólica* es peor conocida pero muy frecuente, sobre todo en los individuos de mayor edad. La forma más habitual de valorarla es mediante el Doppler pulsado a nivel de la válvula mitral que medirá dos velocidades («E»: llenado precoz del VI y «A»: llenado ocasionado por la contracción auricular, por lo tanto no se encontrará en los pacientes en fibrilación auricular) y un tiempo («tiempo de deceleración») requerido para la deceleración del flujo diastólico precoz. En función de los valores obtenidos en estos tres parámetros se pueden obtener tres patrones de disfunción diastólica (Figura 1):

a) *Alteración de la relajación*. Es el menos patológico y más frecuente y se debe a la reducción del llenado durante la diástole inicial, con una mayor importancia del lle-

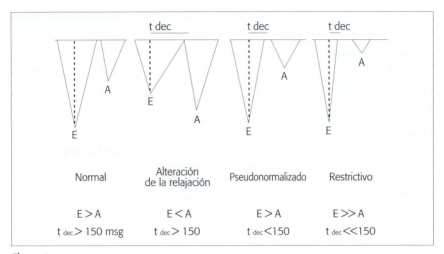

Figura 1.

nado de la contracción auricular. Esto resulta en una relación E/A invertida (<1). Se debe a un enlentecimiento en la tasa de relajación. Este patrón puede encontrarse en pacientes con hipertrofia de VI, HTA, enfermedad coronaria y pacientes mayores sanos (*patrón de llenado transmitral fisiológico para la edad*). En muchos de estos pacientes, la presión de AI media está dentro del rango normal en reposo y los pacientes suelen encontrarse asintomáticos. En esta situación la contracción auricular vigorosa compensará la reducción del llenado precoz, por lo que la pérdida de la contracción auricular (fibrilación auricular, ritmos nodales) provocará un grave deterioro hemodinámico.

b) *Patrón pseudonormalizado*. A medida que evoluciona la enfermedad disminuye la distensibilidad del VI y aumenta la presión en AI, lo que contrarresta la alteración en la relajación del VI. El aumento en el gradiente de presión transmitral (GPTM) inicial da lugar a un patrón de llenado del VI que parece normal (E/A >1), pero con un tiempo de deceleración acortado porque este gradiente es similar al normal pero es a costa de presiones altas en AI y, por tanto, de congestión pulmonar. Pero el GPTM disminuye muy rápidamente debido a la alteración de la distensibilidad que ocasiona que la presión en el VI aumente muy rápidamente con pequeños incrementos de volumen, de ahí que este patrón se distinga del normal por un tiempo de deceleración más rápido. Estos pacientes presentan una alteración moderada de su clase funcional.

c) *Patrón restrictivo*. Se encontrará en pacientes con enfermedad avanzada y disminución intensa de la distensibilidad del VI. El llenado inicial está incrementado con una razón E/A >2 y con un tiempo de deceleración muy rápido debido a la gran alteración en la distensibilidad. Se encuentra en pacientes con disfunción diastólica severa y congestión pulmonar. Se verá en pacientes con pericarditis constrictiva y cardiomiopatías restrictivas y está

TABLA IV. Grados de disfunción diastólica
Grado 1: Alteración relajación **Grado 2:** Patrón pseudonormalizado **Grado 3:** Patrón restrictivo reversible **Grado 4:** Patrón restrictivo irreversible

asociado a un pobre pronóstico, sobre todo cuando este patrón no mejora con tratamiento médico. Estos pacientes presentan una alteración marcada en su clase funcional.

Aunque no muy extendida, algunos autores han clasificado la disfunción diastólica en cuatro grados en función del tipo de llenado transmitral y su variación con el tratamiento (Tabla IV).

V. CONSIDERACIONES ESPECIALES

Estos pacientes presentarán de base algún tipo de enfermedad cardiovascular (cardiopatía isquémica, valvulopatía, HTA, etc.) que es la que origina la IC. Estas patologías serán objeto de revisión en otros capítulos de este manual y deberemos tener en cuenta las recomendaciones específicas para que los pacientes lleguen en condiciones óptimas a la cirugía (manejo perioperatorio de la anticoagulación, profilaxis de endocarditis infecciosa, etc.). En el año 2002 se publicaron las últimas directrices del *American College of Cardiology* y la *American Heart Association* (ACC/AHA) sobre evaluación perioperatoria cardiovascular para cirugía no cardíaca en las que se fijan un algoritmo de actuación en el que se tiene en cuenta tres factores: predictores clínicos, capacidad funcional (METS) y tipo de cirugía. Debemos saber que la IC descompensada es un predictor clínico mayor y la IC compensada un predictor clínico intermedio, por lo que atendiendo a la situación en la que el paciente se encuentre en el momento de la cirugía y el tipo de cirugía a la que vaya a ser sometido, así como la urgencia de dicha cirugía, serán necesarios o no nuevos tests diagnósticos.

La mayoría de estos pacientes reciben medicación de forma crónica, por lo que debemos considerar la repercusión perioperatoria de los efectos secundarios de estos fármacos, como se describe en otros capítulos de este libro. Será conveniente mantenerlos hasta el momento de la cirugía y reintroducirlos lo más precozmente posible. Debemos tener en cuenta que existen tres clases de fármacos que pueden exacerbar el síndrome de IC y por tanto deberán evitarse en el período perioperatorio:

1. *Agentes antiarrítmicos* pueden producir importantes efectos cardiodepresores. De los agentes disponibles, únicamente la amiodarona ha demostrado que no afecta adversamente la supervivencia.
2. *Antagonistas del calcio* pueden empeorar la IC y han sido asociados con un incremento en el riesgo de eventos cardiovasculares. Únicamente el amlodipino no influirá de forma adversa sobre el pronóstico.

TABLA V. Criterios de Goldman		
I. Historia		
Edad > 70 años	5	
IAM 6 meses previos	10	
II. Examen físico		
Galope (R3) o ingurgitación yugular	11	
Estenosis aórtica grave	3	
III. ECG		
Ritmo no sinusal o ESV	7	
Más de 5 ESV/min en ECG basal	7	
IV. Analítica		
$PO_2 < 60$ o $pCO_2 > 50$		
$K < 3$ o $HCO_3 > 20$		
Urea > 50 o creatinina > 3		
Signos de hepatopatía crónica		
Otro dato de deterioro general	3	
V. Cirugía		
Intraperitoneal, torácica o aórtica	3	
Urgencia	4	
Grupo de riesgo	Puntuación	Morbilidad	Mortalidad
---	---	---	---
I (riesgo muy bajo)	0-5	0,7%	0,2%
II (riesgo bajo)	6-12	5%	2%
III (riesgo muy alto)	13-25	11%	5%
IV (riesgo excesivo)	> 25	56%	22%

3. *Antiinflamatorios no esteroideos* pueden causar retención de sodio y vasoconstricción periférica y pueden atenuar la eficacia y aumentar la toxicidad de los diuréticos e IECAs.

VI. ESTIMACIÓN DEL RIESGO QUIRÚRGICO

La IC es un determinante mayor de riesgo perioperatorio, independientemente de la naturaleza del trastorno que la ocasiona. La mortalidad de la cirugía no cardíaca se incrementa con el agravamiento de la clase funcional y con la presencia de congestión pulmonar, especialmente cuando se ausculta un tercer ruido cardíaco (S_3). En este tipo de pacientes hay que tener presente que su evolución anestésica y quirúrgica está mucho más relacionada con el grado de estabilización en el momento de la intervención que con la gravedad de la cardiopatía o con el grado de depresión de la función ventricular. Pacientes con IC bien controlada tendrán un mayor riesgo de desarrollar EAP en el postoperatorio en comparación con los pacientes no cardiópatas; sin embargo, el incremento en el riesgo de mortalidad será muy pequeño. Cuando la IC no está bien controlada (S_3, crepitantes, edema pulmonar, etc.) el riesgo de muerte puede incrementarse al 15%. En estos casos, por lo tanto, será deseable controlar la IC preoperatoriamente con el uso de diuréticos y agentes que disminuyan la postcarga, teniendo especial cuidado en evitar una diuresis excesiva en el período inmediato preoperatorio debido al riesgo de hipotensión severa intraoperatoria que puede ocasionar la depleción de volumen intravascular unido al efecto vasodilatador periférico que producen tanto la anestesia general como la espinal. Una forma útil y sencilla de valorar si el grado de depleción no es peligroso es simplemente documentando que en los cambios posturales de decúbito al ortostatismo, la TA y la FC no sufren modificaciones significativas. Además será deseable si es posible, estabilizar al paciente durante al menos una semana antes de llevar a cabo la cirugía. En cualquier procedimiento, siempre que sea posible, la forma más científica de expresar un dato es cuantificándolo numéricamente. En la valoración preanestésica del paciente cardiópata se han hecho varios intentos de expresar de forma objetiva el cálculo del riesgo basado en criterios multifactoriales que inciden en el paciente. De todos ellos, el más utilizado es el de Goldman (Tabla V). Aunque este índice infravalora el riesgo de los pacientes sometidos a cirugía vascular así como el de los pacientes con enfermedad coronaria estable.

BIBLIOGRAFÍA

1. ACC/AHA Guidelines for the Evaluation and Management of Chronic Heart Failure in the Adult. 2001.www.acc.org.
2. ACC/AHA Guideline Update on Perioperative Cardiovascular Evaluation for Noncardiac Surgery. 2002.www.acc.org.
3. Pastor LF et al. Guías de práctica clínica de la Sociedad Española de Cardiología en la valoración del riesgo quirúrgico del paciente cardiópata sometido a cirugía no cardíaca. Rev Esp Cardiol 2001;54:186-193.
4. Navarro-López F et al. Guías de práctica clínica de la Sociedad Española de Cardiología en Insuficiencia Cardíaca y Shock Cardiogénico. Rev Esp Cardiol 1999;52(suppl 2):1-54.
5. Goldman L. Cardiac risk in noncardiac surgery: an update. Anaesth Analg 1995;80:810-820.
6. Braunwald. 6ª edición. Heart Disease. A Textbook of Cardiovascular Medicine 2001.
7. Kovacks S.J. Clínicas Cardiológicas de Norteamérica: Función y Disfunción Diastólicas. Volumen 3/2000.

Capítulo 7
Paciente trasplantado cardíaco

M. Diéguez, A. Pensado, C. Fernández

I. INTRODUCCIÓN

El trasplante cardíaco es el tratamiento definitivo del estadio final de la enfermedad cardíaca (miocardiopatía dilatada, estadio final de las cardiopatía isquémica, cardiopatías congénitas, etc.) y en pacientes correctamente seleccionados mejora la clínica y el estado funcional y también prolonga la expectativa de vida. Por la mejoría de la inmunosupresión, técnica quirúrgica y del cuidado perioperatorio ha mejorado la supervivencia y la calidad de vida conseguida. Tras un trasplante cardíaco en ausencia de complicaciones, algunos pacientes vuelven a la clase funcional I de la NYHA (*New York Heart Association*). La supervivencia en el adulto es de un 80-85% durante el primer año, 77% a los 3 años, 75% a los 5 años y de más del 70% a los 10 años postrasplante. Debido a esto aumenta el número de pacientes trasplantados que se someten a lo largo de su vida a otras intervenciones quirúrgicas (electivas o urgentes) relacionadas o no con el trasplante. Debido a la medicación inmunosupresora son más habituales intervenciones como drenaje de abscesos o perforación de vísceras y hay una mayor incidencia de colecistitis y colecistectomía y enfermedades como linfomas, sarcoma de Kaposi o carcinoma de cérvix.

Por todo esto los anestesiólogos, con experiencia en anestesia cardíaca o no, debemos estar preparados para realizar un correcto manejo anestésico de estos pacientes en centros distintos a los que han realizado su trasplante cardíaco.

II. DENERVACIÓN CARDÍACA

Durante el trasplante cardíaco se secciona el plexo cardíaco a nivel de la pared de la aorta y tronco pulmonar. El corazón trasplantado se comporta como un «corazón denervado» aunque es un término impreciso, pues conserva su propio sistema eléctrico sin afectación del tiempo de conducción del nodo A-V ni la conducción ventricular.

Carece de inervación simpática, parasimpática y sensitiva, que en condiciones de reposo se refleja con una frecuencia cardíaca basal elevada por la ausencia de tono vagal (entre 90 y 110 lpm). Por esto las repuestas cardíacas mediadas por el sistema nervioso autónomo como el reflejo barorreceptor, masaje del seno carotídeo o maniobra de Valsalva están ausentes. El volumen latido y la contractilidad cardíaca son normales o ligeramente reducidos y se mantienen los mecanismos de control intrínsecos: mecanismo de Frank-Starling (relación volumen-presión), respuesta de los receptores alfa y beta, autorregulación coronaria y mecanismo intrínseco miocárdico para la formación de impulsos.

Ante un aumento de la demanda de gasto cardíaco (ejercicio) el corazón inervado responde con un aumento de la frecuencia cardíaca mediado por el sistema nervioso autónomo. En el corazón denervado se produce un aumento del volumen latido a través del mecanismo de Frank-Starling que permanece intacto y sólo tardíamente se puede producir un aumento de la frecuencia cardíaca, retrasado en el tiempo unos 5 o 6 minutos, con un descenso también tardío a los niveles basales. Este retraso se debe al tiempo necesario para que se liberen catecolaminas endógenas y actúen en los receptores correspondientes. El retraso en la vuelta a los niveles basales se debe a la ausencia de tono vagal.

Por todo esto se dice que el corazón denervado es «precarga dependiente», y la pérdida brusca de volumen secundario a vasodilatación o hipovolemia no se sigue de taquicardia refleja compensadora sino de un descenso del gasto cardíaco.

III. CONSECUENCIAS DE LA DENERVACIÓN

Electrofisiología y respuesta hemodinámica

Con la técnica quirúrgica clásica (sutura biauricular entre un remanente de las aurículas nativas del receptor y las aurículas del donante) se ven 2 ondas P en el ECG: la onda P de la aurícula primitiva y la del nodo sinusal del corazón donante. La onda P nativa no atraviesa la línea de sutura y no actúa sobre el corazón trasplantado. Hoy en día la mayoría de los centros realizan una anastomosis bicava (se suturan directamente ambas cavas), por lo que no existen esas dos ondas P.

Estos pacientes son más susceptibles para la aparición de arritmias cuyo origen no está claro. Intervienen factores como la pérdida del tono vagal, reinervación, ateroesclerosis coronaria e isquemia, técnica quirúrgica o presencia de rechazo. La bradicardia sinusal y bloqueo A-V son signos precoces de rechazo, aunque éste se puede asociar a cualquier otra arritmia. Es frecuente observar bloqueo A-V de primer grado por un aumento del período refractario del nodo sinusal. Un 20% de pacientes precisan marcapasos permanente por presentar un bloqueo o bradicardia sintomática. Los antiarrítmicos utilizados pueden tener un efecto inotrópico negativo que hay que considerar.

La existencia de episodios de isquemia miocárdica con angina en pacientes trasplantados cardíacos sugiere que puede existir cierto grado de reinervación del injerto. Se cree que se produce de un modo parcheado afectando sólo a determinadas áreas del corazón. La reinervación simpática se produce durante el primer año postrasplante y se hace más intensa y evidente al pasar el tiempo, mientras que la parasimpática se ve en menos casos y es menos evidente.

Alteración de la respuesta a los fármacos

Al elaborar el plan anestésico debemos tener en cuenta que el efecto de los fármacos cardioactivos utilizados está alterado. Fármacos que actúan directamente en el miocardio o en el tejido de conducción cardíaco producen sus efectos con normalidad. De este modo, el isoproterenol produce su efecto betamimético habitual con un incremento de la frecuencia cardíaca y contractilidad. Al contrario, fármacos que actúan indirectamente a través de las fibras autonómicas no producen sus efectos en el corazón trasplantado. Así, la atropina no es útil para al tratamiento de una bradicardia, debiendo disponer de isoproterenol, adrenalina o noradrenalina para su tratamiento. La digoxina, que tiene una acción mixta directa-indirecta, conserva su acción inotrópica positiva pero no actúa en la actividad sinusal y conducción A-V. La dopamina actúa a través de la liberación de noradrenalina de la fibra presináptica, ejerciendo efecto en estos pacientes. La dobutamina aumenta la contractilidad miocárdica. La acción de la noradrenalina está aumentada produciendo a la misma dosis un efecto mayor de lo esperado. La efedrina por su efecto directo-indirecto ejerce su acción pero de modo menos efectivo e impredecible.

Ateroesclerosis coronaria

Se observa una forma de ateroesclerosis coronaria acelerada, que aparece hacia el tercer año postrasplante con un 30% de incidencia. En su etiología se incluye la presencia de rechazo, lesión endotelial vascular por los inmunosupresores, rechazo crónico o factores predisponentes como hipertensión arterial, tabaco, hiperlipidemia y diabetes. Suele ser difusa y multivascular con estrechamientos focales concéntricos de la luz coronaria, por lo que no siempre son susceptibles de angioplastia coronaria o bypass cardíaco. El cardiólogo responsable del seguimiento las valorará y realizará un cateterismo cardíaco, biopsia endomiocárdica o pruebas de estrés que considere oportunas antes de someterse a otra cirugía y si la afectación es severa y susceptible de revascularizarse se hará antes de la misma. Cuando no sea significativa se seguirá con cateterismos anuales o según la clínica. Si la lesión no es susceptible de revascularización se realizarán pruebas de detección de isquemia miocárdica y se decidirá en función de los resultados. Por eso es esencial en el preoperatorio una buena historia clínica que nos oriente hacia su aparición, para actuar correctamente antes de someter al paciente a otra intervención quirúrgica.

TABLA I. Revisiones realizadas en el Hospital Juan Canalejo
• 1º/2º mes: quincenal • 3º/4º mes: cada 20 días • 5º/6º mes: mensual • 6º-12º mes: bi/trimestral • > 12º mes: tri/cuatrimestral

TABLA II. Protocolo de estudio en cada revisión. Hospital Juan Canalejo
• Bioquímica. Hemograma. Coagulación • Valoración de la funcion hepatorrenal • Antigenemia para CMV (1er año) • Niveles de ciclosporina • ECG. Rx de tórax • Ecocardiograma • Biopsia endomiocárdica (hasta 6º mes y según clínica) • Cateterismo cardíaco (1º-2º mes, luego anual o según hallazgos)

IV. ANESTESIA Y CUIDADOS PERIOPERATORIOS

Valoración preoperatoria del paciente trasplantado

El 15-30% de los pacientes trasplantados cardíacos necesitan intervenciones quirúrgicas varios años después del mismo. La valoración preoperatoria se centra en evaluar la función del órgano trasplantado, descartar la presencia de rechazo e infección y valorar la inmunosupresión y sus efectos a nivel de otros órganos. El contacto con el centro que realizó el trasplante y en el que se realiza su seguimiento permite conocer el estado funcional del corazón antes de la nueva cirugía y las pruebas complementarias realizadas (Tabla I y II). La exploración física no difiere de la normal pero merece especial atención la valoración de la vía aérea porque son pacientes de intubación potencialmente difícil como consecuencia del tratamiento crónico con corticoides o por la tendencia a desarrollar enfermedades del sistema linfoproliferativo.

Deben valorarse los efectos secundarios de la inmunosupresión y si estos requieren corrección preoperatoria. La mayor parte de los pacientes reciben una triple terapia con esteroides (metilprednisolona o prednisona), un inhibidor de la calcineurina (ciclosporina o tacrolimus) y un antimetabolito (azatriopina o micofenolato). Durante el período perioperatorio deben mantenerse los fármacos inmunosupresores y monitorizar sus niveles séricos para evitar un aumento del riesgo de rechazo o infección. Puede ser necesario cambiar la vía de administración (oral a intravenosa) y realizar un ajuste de dosis. Se recomienda administrar la ciclosporina por vía oral de 5 a 7 horas antes de la cirugía para conseguir niveles en rango terapéutico. La hiperuricemia (secundaria a la ciclosporina) se trata con alopurinol, éste puede aumentar los niveles de azatioprina al inhibir su metabolización por acción de la xantinooxidasa. La mayoría de los pacientes reciben tratamiento con corticoides para la prevención del rechazo y para el tratamiento del rechazo agudo, presentando un riesgo de insuficiencia suprarrenal ante una situación de estrés quirúrgico. Basándose en los distintos trabajos que existen, actualmente no se administran dosis suprafisiológicas de estrés sino dosis bajas de corticoides.

El *rechazo* conduce a un deterioro progresivo de la función del corazón trasplantado y es la principal causa de mortalidad tardía. Su incidencia es mayor en los primeros 3 meses postrasplante con un pico al mes. Aumenta significativamente la mortalidad perioperatoria en el caso de cirugía no cardíaca, por lo que en el preoperatorio se buscarán síntomas que puedan hacer sospechar su aparición como alteraciones en la tolerancia al ejercicio, disnea y fatiga. Puede ser necesario para el diagnóstico diferencial realizar una biopsia endomiocárdica antes de la cirugía.

La presencia de *infección* se debe descartar en el preoperatorio porque, aunque su incidencia ha disminuido considerablemente, sigue siendo una causa importante de morbimortalidad. La mayoría son bacterianas, pero pueden ser víricas, por hongos o protozoos. La presencia de fiebre en la valoración hace necesario descartar su presencia buscando su origen y comenzando precozmente su tratamiento. Ante la sospecha de rechazo y/o infección se realizarán pruebas para su diagnóstico, retrasándose la cirugía electiva hasta su tratamiento y resolución.

Manejo anestésico

Si no existe contraindicación, cualquier técnica anestésica puede usarse en estos pacientes. La monitorización perioperatoria se hará teniendo en cuenta el procedimiento quirúrgico, el estado previo del paciente y la técnica anestésica planeada. La monitorización invasiva se valorará en función del riesgo-beneficio por la mayor susceptibilidad de infecciones y se realizará con estricta asepsia. La intubación orotraqueal es de elección frente a la nasal por la mayor incidencia de infección de esta última. Es preferible canalizar la vía yugular interna izquierda porque el acceso habitual para las biopsias endomiocárdicas es la yugular interna derecha. Por el riesgo de isquemia miocárdica, ante procedimientos quirúrgicos mayores, si se dispone puede ser útil la ecocardiografía transesofágica para valorar la función miocárdica y valvular. Se realizará profilaxis antibiótica según el tipo de cirugía sin existir pautas preestablecidas, aunque se recomienda una cobertura antiestafilocócica para la posible iatrogenia por la monitorización.

La elección de anestesia locorregional o general obedece a los mismos criterios que en un paciente no trasplantado. En una u otra es importante mantener una precarga adecuada, por su dependencia del volumen para mantener un adecuado gasto cardíaco. Los criterios de transfusión serán estrictos y cuando sea necesaria se utilizarán filtros desleucocitadores.

En algunos pacientes se observa un cierto grado de disfunción renal secundaria a la ciclosporina y deberán evitarse los fármacos que se eliminan por el riñón. Si la función hepática y renal es buena no existe contraindicación para el uso de cualquier anestésico. La inducción anestésica puede conseguirse con distintos fármacos. Aunque se conoce el efecto depresor miocárdico de los anestésicos inhalatorios, éstos se toleran a menos que existan datos de fallo cardíaco significativo. Los inmunosupresores también interactúan con los fármacos anestésicos habituales, aunque la mayoría de estudios que existen al respecto están realizados en animales. La ciclosporina puede prolongar el efecto de los relajantes musculares. Al contrario, en los pacientes tratados con azatriopina, la inhibición de la fosfodiesterasa puede hacer necesarias dosis mayores de relajantes. La ciclosporina potencia el efecto analgésico de los opioides.

No está contraindicada la anestesia regional pero debe prevenirse la hipotensión por vasodilatación asociada al bloqueo central, manteniendo una adecuada hidratación y realizando un uso adecuado de los vasopresores. Tambien debe considerarse que los pacientes que toman azatriopina o globulina antilinfocítica pueden presentar trombocitopenia por afectación de la médula ósea.

V. CONCLUSIONES

Las consideraciones generales a tener en cuenta en un paciente trasplantado cardíaco que se va a someter a otra intervención quirúrgica son debidas a los problemas fisiológicos y farmacológicos derivados de la denervación del órgano, los efectos secundarios de la inmunosupresión, el mayor riesgo de infección, el potencial riesgo de rechazo y la interacción de los inmunosupresores con los fármacos anestésicos empleados.

BIBLIOGRAFÍA

1. Garutti I, Riesgo M, Rey JR. Paciente trasplantado cardíaco. En: Fraile JRR, De Diego R, Ferrando A, Gago S, Garutti I, editores. Manual de Medicina Perioperatoria 1999. p. 273-277.
2. Wilson RF, Christensen BV, Olivari MT, Simon A, White CW, Laxson DD. Evidence for structural sympathetic reinnervation after orthotopic cardiac transplantation in humans. Circulation 1991;83:1210-1220.
3. Shaw IH, Kirk AJB, Conacher ID. Anaesthesia for patients with transplanted hearts and lungs undergoing non-cardiac surgery. Br J Anaesth 1991;67:772-778.
4. Cheng DCH, Ong DD. Anaesthesia for non-cardiac surgery in heart transplanted patients. Can J Anaesth 1993;40:981-986.
5. Sharpe MD. Anaesthesia and the transplanted patient. Can J Anaesth 1996;43:R89-R93.
6. Kostopanagiotou G, Smyrniotis V, Arkadopoulos N, et al. Anesthetic and perioperative management of adult transplant recipients in nontransplant surgery. Anest Analg 1999;89:613-622.

Capítulo 8
Cardiopatías congénitas en el adulto

E. Teigéll

I. PREVALENCIA

Hace 50 años, la mortalidad infantil en relación con cardiopatías congénitas no tratadas era del 60-70%. El éxito de la cirugía cardíaca y de la cardiología pediátrica como especialidad han venido a cambiar este hecho. Actualmente, entre un 75 y un 85% de los niños con cardiopatías congénitas llegan hasta la adolescencia y la edad adulta. Por este motivo está aumentando el número de enfermos, adultos y adolescentes afectados por problemas cardíacos congénitos, que van a ser sometidos a cirugía no relacionada con su cardiopatía congénita.

II. ASPECTOS CLÍNICOS

El enfoque perioperatorio que debe dárseles necesita ser forzosamente múltiple: cardiólogos de adultos con formación adecuada en cardiopatías congénitas, cardiólogos pediátricos y anestesiólogos.

El manejo anestésico deberá tener en cuenta el deterioro cardiovascular que resulta de la interacción fisiopatológica de una serie de alteraciones anatómicas, y que se manifiesta en forma de arritmias, hipoxemia, enfermedad pulmonar y disfunción ventricular.

Arritmias

Las arritmias son probablemente el problema más frecuente en los supervivientes a largo plazo de cirugía de cardiopatías congénitas. Las arritmias auriculares son casi constantes después de la cirugía auricular o en presencia de distensión de la aurícula. La ventriculotomía derecha entraña el riesgo de lesionar el tejido de conducción, y a menudo provoca bloqueo de rama derecha; aunque suele ser asintomático, a veces coincide con hemibloqueo izquierdo, situación que puede conducir al bloqueo cardíaco completo. En los pacientes con síntomas, está indicada la monitorización Holter de 24 horas antes de someterse a cirugía electiva y, posiblemente, la colocación de un marcapasos temporal preoperatorio (ver tema «Indicación de marcapasos»).

Hipoxemia

La hipoxemia causa policitemia y predisposición a la trombosis vascular. Es constante la disfunción miocárdica, que se manifiesta como limitación de la capacidad máxima de ejercicio o como insuficiencia cardíaca franca, y que es debida a los episodios recurrentes de hipoxemia, así como al descenso de la perfusión coronaria por obstrucción microvascular y shunts sistémico-pulmonares.

La policitemia es el principal mecanismo adaptativo a la hipoxemia crónica. En algunas situaciones puede originar hiperviscosidad, que se manifiesta clínicamente por cefalea, mareos, vértigo, visión borrosa, amaurosis fugax, fatiga, mialgias, parestesias, ideación lenta y dolor abdominal y torácico. Sólo cuando alguno de estos síntomas coexiste y se pone en relación con un hematócrito elevado, está indicada la sangría como medida terapéutica. Si el hematócrito es superior al 65% y no existe deshidratación, se procederá a una sangría de 400-500 ml con reposición isovolémica (mediante salino 0,9% o un coloide). Con hematocritos del 60 al 65% debemos asegurarnos de que los síntomas de hiperviscosidad no se deben a una menor deformabilidad de los hematíes por falta de hierro; así, si la sideremia es normal, se realizará la sangría como comentábamos más arriba; si hay déficit de hierro, el tratamiento consistirá en hierro a bajas dosis (200 mg de sulfato ferroso al día), con un estrecho control de la cifra de hematócrito, suspendiéndolo tan pronto como éste empiece a subir (habitualmente al cabo de una semana).

Hipertensión pulmonar

El hiperaflujo pulmonar mantenido ocasiona el crecimiento de la capa media de las arterias pulmonares, lo que conduce al establecimiento de una hipertensión pulmonar fija, que no regresa después de la reparación completa de la lesión cardíaca. Ésta es una de las razones por las que cada vez se intenta operar más precozmente a los pacientes afectos de cardiopatías congénitas.

La presencia de hipertensión pulmonar significativa preoperatoria ensombrece el pronóstico al someterse a una anestesia general para cirugía no cardíaca. El objetivo en estos pacientes es asegurar el adecuado rendimiento de un ventrículo derecho que debe enfrentarse a un aumento en su postcarga. Para ello se evitarán todos los factores que conduzcan al incremento de dicha postcarga (hipoxemia, acidosis, hipoventilación, atelectasias, hiperinsuflación, compresión extrínseca del pulmón), y se procurará mantener un plano anestésico profundo en todo momento para evitar una estimulación simpática innecesaria. Siempre que sea posible realizarlas, las técnicas regionales son útiles en estas circunstancias, pues evitan la aparición de los factores antes comentados que precipitan el fracaso del ventrículo derecho. Debemos, sin embargo, procurar que no se produzcan descensos bruscos en la precarga, ya que la hipovolemia llevaría también al fallo de la función ventricular.

Shunts

Los shunts sistémico-pulmonares que se establecen para aumentar el flujo sanguíneo pulmonar en lesiones con hipoperfusión pulmonar, deben quedar identificados antes de la cirugía, pues pueden alterar las medidas de la presión arterial y de la saturación periférica de oxígeno en el miembro superior del lado afecto (suelen implicar la arteria subclavia derecha, la izquierda, o ambas), por lo que dichos datos se tomarán en el lado contralateral, o en miembros inferiores en caso de bilateralidad.

Trombosis y embolismos. Alteraciones de la hemostasia

Los pacientes que mantienen conexiones entre los lados derecho e izquierdo del corazón pueden presentar embolismos aéreos o de trombos al sistema nervioso central, la circulación mesentérica, la circulación renal o los vasos esqueléticos, durante la anestesia y la cirugía. Las trombosis pueden ocurrir durante el postoperatorio, y son especialmente preocupantes si hay zonas del corazón con más probabilidad de generar trombosis, o si existe un shunt derecha-izquierda significativo.

Estos pacientes presentan alteraciones de la coagulación (especialmente los portadores de cardiopatías cianóticas). Cuando el hematócrito es inferior al 65%, las alteraciones no existen o son leves, aunque se ha comprobado una mayor tendencia al sangrado durante la cirugía. Habitualmente, la predisposición al sangrado es reflejo del grado de eritrocitosis.

La cifra de plaquetas, si se corrige para el menor volumen plasmático de estos pacientes, raramente es baja. Si bien es cierto que pueden existir alteraciones en la función plaquetaria, en algunos casos relacionada con la toma de aspirina, que debería suspenderse antes de la cirugía.

Están descritos déficits de factores en pacientes cianóticos. No obstante, muchos de los alargamientos en el tiempo de protrombina y el APTT son falsos, pues corresponden a una mayor proporción de anticoagulante en los tubos de muestra en relación a un volumen plasmático más bajo por la eritrocitosis (aparecen errores con hematócritos $> 55\%$).

III. LESIONES ESPECÍFICAS

A continuación pasamos a delinear las pautas concretas de manejo para cada una de las lesiones cardíacas específicas más frecuentes, considerando el hecho de que el paciente haya sido operado ya, o no, y si persisten lesiones residuales en el momento de la cirugía que nos ocupe.

Tetralogía de Fallot

Supone un 10% de todas las cardiopatías congénitas. En un 75% de los casos coexisten la estenosis del infundíbulo con la de la válvula pulmonar; el 25% restante tiene sólo estenosis infundibular. Los otros datos que completan la tetralogía incluyen una gran comunicación interventricular, un ventrículo derecho hipertrófico y una aorta dilatada acabalgada sobre el septo interventricular.

Además de los problemas respiratorios característicos de los enfermos cianóticos (disminución de la capacidad de difusión, aumento del espacio muerto, elevación de la diferencia alveolo-arterial de oxígeno), destacan en frecuencia las arritmias. Hay un elevado riesgo de muerte súbita (0,3-5% a los 16 años de la cirugía). El 40-50% de los adultos con Fallot tienen extrasístoles ventriculares, y hasta el 72% tienen alguna arritmia ventricular o supraventricular. Más del 90% tiene bloqueo de rama derecha en el ECG, y el 10% también tiene hemibloqueo anterior izquierdo; a largo plazo es posible la progresión al bloqueo completo. Cuando existan evidencias de un grado avanzado de bloqueo auriculoventricular, está indicada la colocación perioperatoria de una sonda transitoria de marcapasos.

Después de identificar qué procedimientos quirúrgicos se han llevado a cabo previamente (reparación completa, shunt sistémico-pulmonar), cuáles son los defectos anatómicos residuales (estenosis valvular pulmonar, CIV) y cuál es la severidad de las malformaciones anatómicas, debe diseñarse un perfil cardíaco ideal, adecuado para cada paciente, con el fin de guiar nuestras acciones terapéuticas (Tabla I).

Transposición de las grandes arterias

Esta cardiopatía congénita está siendo reparada de forma definitiva a edades cada vez más tempranas. El defecto consiste en una discordancia entre los dos grandes vasos y sus respectivos ventrículos; en un 25% de los casos hay una CIV asociada.

La reparación definitiva puede hacerse a nivel auricular, colocando un parche intraauricular que redirija la sangre desde cada aurícula hacia los ventrículos opuestos. Cuando el parche es de tejido auricular propio, se trata de la intervención de Senning; si se emplea pericardio o un material sintético, es la técnica de Mustard. Estas cirugías tienen una elevada incidencia de arritmias potencialmente malignas (30-100%), obstrucción del parche (10-15%) y fallo del ventrículo derecho, que es incapaz de satisfacer las necesidades de la circulación sistémica.

La corrección anatómica completa es el llamado «switch» arterial, o intervención de Jatene, en el que la aorta se conecta a la salida del ventrículo izquierdo (sobre la base de la arteria pulmonar proximal con su válvula, y con la reimplantación de las arterias coronarias), y la arteria pulmonar se anastomosa al ventrículo derecho, sobre el origen de la antigua aorta. Es frecuente la insuficiencia valvular de la neoaorta, pero poco importante clínicamente. La alteración anatómica residual más frecuente es la estenosis pulmonar supravalvular (15-20% según las series); es causa de reintervención si es severa, pero por lo general se re-

TABLA I. Perfil hemodinámico óptimo en el manejo de las lesiones cardíacas específicas

Situación clínica	PREC	RVS	RVP	FC	CONTR
Tetralogía de Fallot					
Fallot no reparado	↑	↑	N-↓	N-↓*	N-↓*
Fallot con shunt sistémico-pulmonar	↑	↑	↓	N	N
Reparado, estenosis pulmonar residual	↑	N	N-↓	N	N
Reparado con CIV residual	↑	↓	N	N	N
Reparación total	↑	N	N	N	N
Transposición de las grandes arterias					
No reparada	N	N-↑	↓	↑	N
Rashkind	N	N	↓	↑	N
Mustard o Senning	↑	N	N	N	N
Switch	N	N	N-↓	N	N
Switch con insuficiencia aórtica residual	↑	↓	N-↓	N-↑	N
Atresia tricuspídea					
Con flujo pulmonar alto	N	↓	N-↑	N	N
Con flujo pulmonar bajo	N	↑	↓	N	N
Retraso en la reparación	↑	↓	N	↑	↑
Glenn o Fontan	↑	N	↓	N	N
Comunicación interventricular					
No reparada	↑	↓	↑	N	N
Reparada	N	N	N	N	N
Shunt I-D residual	↑	↓	↑	N	N
Insuficiencia mitral	↑	↓	↓	N-↑	N
Comunicación interventricular					
Shunt I-D, sin reparar	↑	↓	↑	N	N
Shunt D-I, sin reparar o residual	N	↑	↓	N	N
Reparada	↑	N	N	N	N
Canal auriculoventricular					
No reparado	↑	↓	↑	N	N
Reparado con shunt I-D auricular o ventricular	↑	↓	N	N	N
Reparado con insuficiencia mitral	N-↑	↓	↓	N-↑	N
Reparado sin secuelas	↑	N	↓	N	N
Síndrome de corazón izquierdo hipoplásico					
No reparado	N-↑	#	#	N-↑	N-↑
Después de estadio I, Qp/Qs < 1	N-↑	N	↓	N	N
Después de estadio I, Qp/Qs > 1	N-↑	N-↓	≠	N	N
Después de estadio I, CIA restrictiva	N-↑	N	↓	N	N-↑
Glenn o Fontan	↑*	N	↓*	N-↓	N
Fontan con CIA residual	↑*	N	N-↓	N	N

TABLA I. Continuación					
Situación clínica	PREC	RVS	RVP	FC	CONTR
Coartación de aorta					
No reparada	↑	↓	N	N	N
Reparada, con HTA	N-↑	↓	N	N	N
Reparada, con estenosis aórtica	↑	↓	N	↓	N-↑
Estenosis aórtica					
No reparada	↑	↑*	N	↓*	N-↑
Reparada, con estenosis residual	↑	↑	N	↓*	N-↑
Reparada, con insuficiencia aórtica	↑	↓	N	N-↑	N-↑
Reparada, con insuficiencia mitral	↑	↓	N-↓	N-↑	N-↑
Estenosis valvular pulmonar					
No reparada	↑	N	↓	↑	N
Reparada, insuficiencia pulmonar residual	↑	N	↓	N-↑	N

PREC: precarga; RVS: resistencias vasculares sistémicas; RVP: resistencias vasculares pulmonares; FC: frecuencia cardíaca; CONTR: contractilidad; Qp: flujo sanguíneo pulmonar; Qs: flujo sanguíneo sistémico; ↑: elevada; ↓: disminuida; *: consideración predominante; #: ajustar RVS y RVP para que Qp/Qs: 1; CIV: comunicación interventricular; CIA: comunicación interauricular; HTA: hipertensión arterial; I-D: izquierda-derecha; D-I: derecha-izquierda.
Modificada de Moore RA, Nicolson SC. En: Kaplan JA. «Cardiac Anesthesia».

suelve en el terreno de la cardiología intervencionista. En la tabla I podemos ver el perfil cardíaco ideal para cada una de las situaciones comentadas.

Comunicación interauricular

Hay tres tipos de CIA: ostium primum, ostium secundum y seno venoso. Estos pacientes están habitualmente asintomáticos. La posibilidad de la aparición de arritmias, disfunción del ventrículo derecho, enfermedad vascular pulmonar obstructiva o embolias paradójicas, obliga, aun en ausencia de síntomas, a operar estas lesiones. La mortalidad sin tratamiento es del 25% a los 27 años, el 50% a los 36, el 75% a los 50 y el 90% a los 60. Los resultados a largo plazo tras la reparación son excelentes. Tan sólo es de destacar la elevada incidencia de arritmias en aquellos casos que se sometieron a cirugía cuando ya había aparecido un flútter o una fibrilación auricular (reaparecen en casi todos los pacientes antes de pasados 25 años).

Algunas CIAs tipo ostium secundum, anatómicamente favorables, pueden cerrarse mediante dispositivos intravasculares, ahorrando al paciente la esternotomía y el bypass cardiopulmonar; aún no se conocen sus resultados a largo plazo, pero auguran ser excelentes.

Los defectos tipo ostium primum son una forma de canal a-v (canal a-v parcial); no hay CIV, como en el canal a-v completo, pero suelen coincidir con insuficiencia de la válvula mitral; la presencia de esta última tiene mucha importancia en cuanto a la pauta a seguir (ver tabla I).

En cuanto a la persistencia de un foramen oval permeable más allá del primer año de vida, su prevalencia en estudios necrópsicos está en torno al 20-35%. Se pone de manifiesto clínicamente en situaciones en las que se eleva la presión de la aurícula derecha por encima de la de la aurícula izquierda, de forma que se crea un shunt derecha-izquierda; la magnitud de este shunt va a depender del gradiente de presión y del tamaño del foramen, y ambos van a variar en todo momento. Las consecuencias de dicho shunt son: 1) tromboembolismos paradójicos, 2) embolias paradójicas de otra índole (tumoral, grasa, material infectado, aire), 3) algunas formas de la enfermedad por descompresión en buceadores, y 4) desaturación arterial. Las opciones de tratamiento van desde no hacer nada hasta cerrar quirúrgicamente el defecto, pasando por la antiagregación o anticoagulación en individuos afectos de trombosis venosa profunda y embolismo pulmonar que hayan tenido un embolismo paradójico, los filtros de vena cava para los casos de embolismos recurrentes a pesar del tratamiento anticoagulante, y el empleo de dispositivos intravasculares percutáneos para el cierre del foramen de manera definitiva o transitoria (mientras se resuelven circunstancias hemodinámicas adversas, como un infarto de miocardio, que empeoran con el shunt).

Comunicación interventricular

Es la malformación congénita cardíaca más frecuente (35%), y se presenta tanto aislada como formando parte de malformaciones más complejas.

Los trastornos de la conducción postoperatorios son muy frecuentes, especialmente si la vía de abordaje es a través de la pared del ventrículo.

Las consideraciones hemodinámicas acerca de estas lesiones, como podemos ver en la tabla más adelante, se refieren al control del shunt si la CIV está abierta, o bien al mantenimiento de una precarga elevada en caso de que el paciente haya sido operado ya y persista una cierta hipertrofia del ventrículo derecho.

Canal auriculoventricular común completo

Se origina por un defecto en el desarrollo del tabicamiento cardíaco y de las válvulas auriculoventriculares. El resultado suele ser una gran CIV, una CIA y unas válvulas anormales. Realmente se trata de un corazón univentricular. Hay presiones sistémicas en ambos ventrículos y el desarrollo de hipertensión pulmonar e insuficiencia cardíaca es muy rápido (a menos que exista una estenosis pulmonar que proteja al lecho pulmonar del hiperaflujo).

Incluso cuando son operados y no quedan secuelas, suelen manifestar una tendencia a la elevación de las resistencias pulmonares cuando se dan las circunstancias para ello (hipoxemia, hipoventilación, elevación de presiones en la vía aérea, etc.), lo que debemos tener siempre presente cuando procedamos a anestesiarlos (Tabla I).

Atresia tricuspídea

No existe una comunicación directa entre la aurícula y el ventrículo derechos. Las distintas variaciones anatómicas condicionan la fisiología del paciente, que presentará un flujo sanguíneo pulmonar elevado (30% de los casos) o disminuido (70%), con sus marcadas diferencias a la hora del manejo hemodinámico, como podemos ver en la tabla que presentamos.

La corrección quirúrgica del corazón univentricular pasa por el establecimiento de las distintas anastomosis cavopulmonares (Glenn, Fontan y anastomosis cavopulmonar total), que tienen en común el hecho de prescindir de la función de bomba del ventrículo pulmonar, basando el retorno venoso a la aurícula izquierda en la diferencia de presiones entre ésta y la vena cava; el único ventrículo existente se convierte en el ventrículo sistémico. El éxito de esta circulación reside en el mantenimiento de unas resistencias pulmonares bajas, y unas presiones igualmente bajas en arteria pulmonar y en aurícula izquierda. Se benefician, más que ningún otro tipo de circulación, del mantenimiento de la ventilación espontánea o de la recuperación precoz de la misma tras la cirugía.

Estos pacientes son muy sensibles a los cambios en la resistencia vascular pulmonar, y tienen una capacidad muy limitada para compensar dichos cambios, si se producen. Cualquier reducción en el rendimiento miocárdico o la pérdida del ritmo sinusal, es probable que sean muy mal toleradas. Son pacientes de alto riesgo para las complicaciones trombóticas, de manera que siempre debe instaurarse algún régimen de anticoagulación de cara a la anestesia y la cirugía.

Síndrome de corazón izquierdo hipoplásico

Esta entidad comprende un conjunto de malformaciones cardíacas que tienen en común un grado diferente de falta de desarrollo de las estructuras cardíacas del lado izquierdo. El modo de presentación más frecuente incluye la atresia aórtica con hipoplasia de la aorta ascendente; la falta de flujo eyectivo sistémico conduce a la hipoplasia o la ausencia del ventrículo izquierdo; casi todos los pacientes con atresia aórtica tienen atresia o estenosis de la válvula mitral.

La corrección se realiza progresivamente en 2-3 estadios sucesivos. El estadio I, o intervención de Norwood, consiste en la formación de una neoaorta con la arteria pulmonar y el arco aórtico hipoplásico, el cierre del ductus, la ampliación de la CIA, y el establecimiento de una comunicación entre la circulación sistémica y la pulmonar (bien mediante una fístula sistémico-pulmonar o mediante un conducto desde el ventrículo único hasta las arterias pulmonares). En los primeros 3 a 6 meses de vida se lleva a cabo el estadio II (intervención de Glenn), donde se consigue la derivación de la circulación de la cava superior al circuito pulmonar. Posteriormente, cuando el paciente ha desarrollado su vena cava adecuadamente (hacia los 2-3 años de vida, cuando ya tiene un peso de al menos 15 kg), se realiza la intervención de Fontan (estadio III), donde se deriva también la circulación de la cava inferior. En la tabla que acompaña al texto, podemos ver cuáles deben ser nuestros objetivos hemodinámicos en cada uno de los supuestos clínicos.

Coartación de aorta

La coartación es una deformidad localizada de la capa media de la aorta, que produce un estrechamiento concéntrico de su luz. Se localiza característicamente justo después del origen de la subclavia izquierda, a nivel, o inmediatamente después, de la inserción del ligamento arterioso. Tiene una presentación bimodal. Puede aparecer en el período neonatal, con síntomas de ICC severa y colapso circulatorio, o tardíamente, con los hallazgos clínicos de disminución de los pulsos femorales o de hipertensión en los miembros superiores. La cirugía en los adultos se hace para evitar los problemas relacionados con la hipertensión, la endocarditis bacteriana subaguda y la sobrecarga de presión crónica sobre el ventrículo izquierdo (más del 90% de los pacientes con coartación que no se operan mueren antes de los 50 años a causa de enfermedad cardio o cerebrovascular; mientras que la supervivencia es mayor del 70% a los 40 años de la cirugía).

En un 15 al 25% de las coartaciones operadas hay HTA, que debe estar bien controlada antes de una cirugía no cardíaca electiva. La aparición de hipertensión parece estar en relación con la edad de la corrección, de forma que surgen más problemas tardíos cuando se realiza en la adolescencia y la edad adulta que cuando se opera en los primeros meses de vida. Está descrito también un aumento de la mortalidad cardiovascular por arteriopatía coronaria precoz, así como un aumento de los accidentes cerebrovasculares; y estos hechos suceden incluso en ausencia de manifestaciones de hipertensión en reposo, y en ausencia de gradiente a nivel de la zona reparada, de manera que parecen explicarse por alteraciones microestructurales de la pared de todo el arco aórtico, que condicionan alteraciones en la función sistólica y diastólica ventricular izquierda y aumento de la masa ventricular; el envejecimiento natural hace el resto.

La recoartación es más frecuente cuanto más precoz es la reparación. La resección incompleta del tejido coartado, o la recurrencia en el área de la sutura, son las causas más importantes de recoartación. Cuando se emplea parte de la arteria subclavia izquierda para reconstruir la pared aórtica, la incidencia de recoartación disminuye.

El 37% de los pacientes con coartaciones reparadas en la edad pediátrica tienen valvulopatía aórtica, y el 58% de los que se operaron siendo adultos. Hay una incidencia del 20-40% de válvula aórtica bicúspide asociada a la coartación.

Estenosis aórtica (Tabla I)

Estenosis pulmonar (Tabla I)

BIBLIOGRAFÍA

1. Baum VC. The Adult Patient with Congenital Heart Disease. J Cardiothorac Vasc Anesth 1996;10:261-282.
2. Findlow D, Doyle E. Congenital Heart Disease in Adults. Br J Anaesth 1997;78:416-430.
3. Frankville DD. Anesthesia for Noncardiac Surgery in Children and Adults with Congenital Heart Disease. En: Lake CL. Pediatric Cardiac Anesthesia. 2nd ed. Appleton & Lange. Norwalk, Connecticut, 1993.
4. Hunter S. Management of Adults with Congenital Heart Disease. Heart 1997;78:15.
5. Moore RA, Nicolson SC. Anesthetic Care of the Pediatric Patient with Congenital Heart Disease for Noncardiac Surgery. En: Kaplan JA. Cardiac Anesthesia. 3rd ed. WB Saunders Company, Philadelphia, Pennsylvania, 1993.
6. Somerville J. Management of Adults with Congenital Heart Disease: An Increasing Problem. Annu Rev Med 1997;48:283-293.
7. Thorne SA. Management of Polycythaemia in Adults with Cyanotic Congenital Heart Disease. Heart 1998;79:315-316.
8. Wilmshurst PT, Belder MA. Patent Foramen Ovale in Adult Life. Br Heart J 1994;71:209-212.

Capítulo 9
Valoración preoperatoria en cirugía vascular periférica

C. Jimeno, I. Canal, A. Almazán

El paciente vascular constituye un reto en la evaluación preoperatoria. Presenta una pluripatología que nos obliga y nos permite actuar sobre algunos aspectos que pueden modificar la morbilidad y mortalidad perioperatoria.

Es un paciente con riesgo de infarto de miocardio y muerte a causa de la alta prevalencia de cardiopatía isquémica junto con la severidad del estrés quirúrgico y las enfermedades asociadas más frecuentemente: diabetes mellitus, hipertensión arterial, enfermedad pulmonar crónica e insuficiencia renal. La cirugía de la aorta abdominal precisa una disección tisular muy extensa, un recambio de líquidos de gran magnitud y un daño fisiológico fruto del síndrome de isquemia-reperfusión. Además, la respuesta neurohormonal e inflamatoria asociada desencadena una situación proprombótica y un aumento de los requerimientos metabólicos.

La mayoría de los factores de riesgo para la enfermedad vascular periférica lo son también para la enfermedad coronaria. Se ha demostrado en coronariografías realizadas de forma sistemática de pacientes subsidiarios de cirugía vascular, que hasta un 60% tienen al menos una coronaria estenosada; el 20-30% presentan coronariopatía severa pero corregible y el 25-50% de los afectados por patología cerebrovascular padecen enfermedad coronaria significativa. El infarto de miocardio perioperatorio ocurre en el 4-15% de los pacientes intervenidos de cirugía vascular (naturalmente esta cifra oscila en función de equipos quirúrgicos), y las complicaciones cardiológicas relacionadas con él son responsables de un 50-60% de la mortalidad perioperatoria.

Los objetivos de la evaluación preanestésica son los mismos que en cualquier otro paciente que vaya a someterse a una cirugía de alto riesgo intentando conocer su situación física real, identificando e instaurando los tratamientos que le sitúen en óptimas condiciones para la intervención, elaborando un plan anestésico en función del procedimiento quirúrgico y de la fisiología del paciente, y desarrollando esta estrategia en comunicación con el cirujano y con el consentimiento del paciente.

HISTORIA CLÍNICA

La historia clínica y la exploración física deben dirigirse a identificar los factores de riesgo cardíaco (tanto la cardiopatía isquémica como otros factores de riesgo cardiológico) y la situación clínica en ese momento. La clasificación de Eagle con cinco factores de riesgo es el punto de partida para una estratificación posterior:

- Historia de infarto de miocardio.
- Edad >70 años.
- Insuficiencia cardíaca congestiva.
- Diabetes mellitus.
- Historia de angina.

Cambios recientes en la medicación o en el patrón de angina son fundamentales. Debemos insistir en la evaluación de la *capacidad funcional*, con frecuencia limitada por la claudicación de miembros inferiores, a través de preguntas sobre la posibilidad de subir un piso, andar en cuesta o pasear con alguna carga. La exploración física y auscultación cuidadosa nos ayudará a descartar valvulopatía, tonos de disfunción ventricular y datos de la percusión de su patología en órganos diana que puedan afectar a nuestro manejo anestésico como las alteraciones de función renal o hepática.

Un estudio básico de laboratorio (iones, creatinina, glucemia, hemoglobina, hematócrito, plaquetas y estudio de coagulación), un electrocardiograma basal de 12 derivaciones y una radiografía de tórax completarán el examen clínico general.

Con estos datos debemos decidir si es necesaria una consulta al cardiólogo, siendo especialmente concretos en el motivo de ella: estabilización de la presión arterial (PA), asesoramiento sobre el potencial de isquemia e infarto, información de la función ventricular y valvular, chequeo de un marcapasos o la utilidad de un tratamiento farmacológico profiláctico especial (β-bloqueo por ejemplo). Es importante exponer nuestra impresión clínica y orientarle acerca de la cirugía que se va a realizar y su grado de agresividad (hay que tener en cuenta que la cirugía infrainguinal puede llegar a tener más complicaciones cardíacas postoperatorias que la propia cirugía aórtica).

I. PATOLOGÍA CARDIOVASCULAR

Cardiopatía isquémica

En el capítulo correspondiente a «Evaluación preoperatoria de la cardiopatía isquémica» se desarrolla este tema ampliamente; aquí haremos un enfoque más dirigido al paciente cardiópata para cirugía vascular periférica dadas sus especiales características.

El Colegio Americano de Cardiólogos (ACC/AHA) en su grupo de trabajo en 1997 primero y posteriormente en el año 2002, ha propuesto las guías para la evaluación cardiovascular de los pacientes en cirugía no cardíaca, donde se incluye naturalmente la cirugía vascular aórtica y la cirugía vascular periférica entre las cirugías de riesgo alto. El objetivo es identificar a los pacientes candidatos a test cardiológicos no invasivos, aquellos que precisan un manejo más específico por su cardiopatía asociada, o a ambos. El proceso integra los predictores clínicos, la evaluación coronaria previa, la capacidad funcional y el tipo de cirugía que se va a realizar. Hay ya algunos estudios que evalúan la aplicación del algoritmo propuesto y, concretamente en cirugía aórtica, se clasifica a los pacientes en alto y bajo riesgo, limitando el número de pruebas cardiológicas solicitadas y consiguiendo así reducir la morbilidad y los costes (Fig. 1).

Cirugía de riesgo alto

Salvo la endarterectomía carotídea, que está definida como cirugía de riesgo medio, las peculiares condiciones que confluyen habitualmente le confieren esa consideración:
- El tipo de cirugía en sí mismo identifica a estos pacientes por tener más probabilidad de cardiopatía isquémica asociada y, con frecuencia, enmascarada por la inactividad física debida a su vasculopatía periférica, así como por la mayor prevalencia de diabetes y, por tanto, de isquemia silente.
- El grado de estrés hemodinámico asociado específicamente a sus técnicas quirúrgicas. En estas intervenciones hay grandes alteraciones de la frecuencia cardíaca, presión arterial, volumen intravascular, dolor, sangrado, situación protrombótica, oxigenación, activación neurohormonal y otras perturbaciones.

La mortalidad perioperatoria (30 primeros días) es para la cirugía aórtica de 5-7% y para la infrainguinal de 3-5%; en cambio, al cabo de 1 año estos porcentajes cambian, siendo de 16% para la cirugía infrainguinal respecto al 11% de la aórtica. La explicación posible es que la cirugía infrainguinal se realiza en pacientes de más edad, con varias enfermedades asociadas, con frecuencia de forma semiurgente y a menudo se actúa de forma menos agresiva en el análisis del riesgo porque se tiene la impresión de que son procedimientos de baja morbimortalidad.

Predictores clínicos

La prevalencia de ellos en esta población es de las más altas: cardiopatía isquémica ±60%, diabetes mellitus ±15%, insuficiencia cardíaca ±10% e insuficiencia renal ±15%. Los anteriores son considerados predictores clínicos intermedios e indican, al tratarse de cirugía de riesgo alto, la indicación de tests de detección de isquemia, considerando además que más del 60% de los pacientes cuentan con más de 70 años y que, como hemos comentado anteriormente, la clase funcional es con frecuencia baja o desconocida.

Capacidad funcional

Es el mayor determinante en el algoritmo de decisión. Se clasifica como «buena» o «moderada» cuando es capaz de alcanzar una demanda metabólica de al menos 4 MET

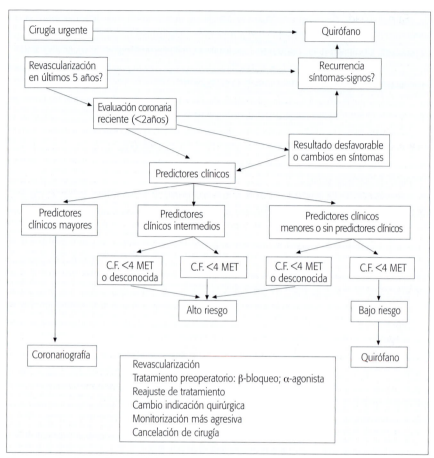

Figura 1. *Algoritmo* adaptado de las Guías Clínicas de la ACC/AHA 2002. *Predictores clínicos*: mayores (infarto miocardio reciente, insuficiencia cardíaca descompensada, valvulopatía severa, arritmia grave, angina inestable); intermedios (angina estable, infarto miocardio antiguo, insuficiencia cardíaca compensada, diabetes mellitus, insuficiencia renal); menores (edad avanzada, ECG anormal, ritmo no sinusal, hipertensión arterial no controlada, baja capacidad funcional y accidente cerebrovascular previo).

y «pobre o baja» cuando la capacidad de ejercicio está por debajo de 4 MET o bien no puede evaluarse. La posibilidad de subir un piso sin problemas se corresponde con 4 MET. Los pacientes con capacidad funcional excelente o moderada se ha comprobado que tienen bajo riesgo de complicaciones postoperatorias tras cirugía vascular de alto riesgo.

La aplicación del algoritmo en esquema sería así:

Fase 1. Grado de urgencia de la cirugía.
Fase 2. Revascularización coronaria en los 5 años previos.
Fase 3. Evaluación coronaria en los 2 años previos.
Fase 4. Predictores clínicos + capacidad funcional.
Fase 5. Clasificación en alto y bajo riesgo.
Fase 6. Alto riesgo implica test no invasivos.
Fase 7. Resultado del test condiciona la coronariografía.

La cuestión sobre qué test utilizar ha sido muy debatida en la última década. Los más comunes son: ecocardiografía con dobutamina que incrementa la demanda de oxígeno miocárdico y la perfusión miocárdica con dipiridamol/adenosina, que produce una respuesta hiperémica a la vasodilatación. Ambos son muy sensibles pero el primero es más específico. La aplicación del algoritmo ha permitido disminuir el número de procedimientos no invasivos realizados sobre todo en pacientes de bajo riesgo, con el consiguiente ahorro en costes y, sobre todo, disminución de la mortalidad (no olvidemos que a la morbimortalidad propia de la cirugía hay que añadir la de la coronariografía más la derivada del período de espera hasta la cirugía), y esto no sólo en el período perioperatorio si no al cabo de un año, así como seleccionar a los pacientes que se beneficiarían de una «optimización» cardiológica.

Los pacientes con evidencia en estos test de disfunción y/o isquemia miocárdica (amplio territorio con redistribución, dos o más áreas isquémicas o situación de alto riesgo), según el grado, son candidatos a coronariografía y revascularización, bien con *bypass* coronario o angioplastia más stent ($>$ 50% de tronco coronario izquierdo o $>$ 70% de estenosis proximal en una arteria al menos, siempre que haya zona viable). Cuando no se realiza la revascularización se procede a un tratamiento médico individualizado que puede incluir β-bloqueantes, α_2-agonistas, una monitorización perioperatoria más cuidadosa o IECA para los pacientes con función ventricular deprimida. Desgraciadamente no hay ninguna técnica anestésica que se haya demostrado de forma concluyente que disminuya las complicaciones cardíacas.

La anestesia locorregional neuroaxial consigue reducir la tasa de obstrucción de los injertos al disminuir la hipercoagulabilidad, disminuir las resistencias periféricas y aumentar el flujo en el injerto. No se ha conseguido demostrar de forma definitiva una influencia positiva sobre la morbilidad y mortalidad de origen cardíaco.

El beneficio de fármacos como los β-bloqueantes y α_2-agonistas, muy estudiados en los últimos años, está aceptado por el grupo de estudio del Colegio Americano de Cardiología (2002). La prevención de la hiperagregabilidad plaquetaria y el freno al estrés coronario asociado con la taquicardia e hipertensión por estímulo simpático, reducirían el riesgo de rotura de la íntima a nivel de la placa de ateroma y la trombosis local; además, los simpaticolíticos han demostrado que mejoran la oxigenación subendocárdica y el flujo sanguíneo a las colaterales en los pacientes con hipertrofia de ventrículo izquierdo y coronariopatía. Cuando sea posible, los β-bloqueantes deben iniciarse días o semanas antes de la cirugía, con dosis adaptada para conseguir una frecuencia cardíaca en reposo entre 50-60 latidos por minuto. El tratamiento perioperatorio con α_2-agonistas puede tener efectos similares en la isquemia miocárdica, infarto y muerte de origen cardíaco. Parece un método barato, fácil y seguro de disminuir dichas complicaciones, y podría ser una alternativa a los tests en pacientes con coronariopatía estable y/o isquemia moderada o pequeña.

Las estatinas, estabilizando la placa de ateroma a través de una acción antiinflamatoria y de mejoría de la disfunción endotelial, también se han encontrado útiles en la disminución de la mortalidad perioperatoria. No obstante, aún no hay datos para recomendarlas de forma sistemática en el período perioperatorio.

Respecto a la técnica quirúrgica, hasta el momento los resultados con la cirugía endovascular (endoprótesis aórtica) no son significativamente distintos en cuanto a morbilidad y mortalidad respecto a la técnica convencional. Sí en cambio se acompañan de menores tiempos quirúrgicos, una estancia menor en las Unidades de Cuidados Intensivos y menor tiempo de ingreso hospitalario. La explicación se considera multifactorial, pero es importante la diferencia entre los distintos equipos quirúrgicos; determinar qué paciente puede beneficiarse de cirugía endovascular en mayor medida es algo que aún permanece impreciso.

Hipertensión arterial

La presencia de hipertensión arterial en el paciente vascular, cuando es un dato aislado y está controlada, no es un factor independiente de riesgo para complicaciones cardíacas posteriores. Sin embargo, habitualmente está asociada a cardiopatía isquémica o a insuficiencia cardíaca, convirtiéndose entonces en predictor significativo de dichas complicaciones.

La enfermedad hipertensiva crónica a la larga produce un empeoramiento en la función del ventrículo izquierdo, por lo cual, aproximadamente el 20-35% de los pacientes vasculares tienen una fracción de eyección del ventrículo izquierdo por debajo del 50%. No hay que olvidar que la medición de la tensión arterial se debe realizar en ambos brazos debido a que la enfermedad arterioesclerótica es un proceso sistémico.

Insuficiencia cardíaca congestiva

La presencia de insuficiencia cardíaca es un factor predictivo importante de morbimortalidad cardíaca en cualquier paciente en general, y más concretamente en los pacientes vasculares. En un paciente con antecedentes de fallo cardíaco congestivo, los mecanismos compensatorios que existen durante el reposo pueden no ser suficientes cuando el enfermo se ve sometido al estrés hemodinámico que puede suponer la cirugía vascular. Por tanto se debe valorar preoperatoriamente la fracción de eyección del ventrículo izquierdo que es un buen factor predictivo de mortalidad a largo plazo, y en caso necesario ajustar el tratamiento con el fin de optimizar el estado del paciente.

Enfermedad valvular

Si asociada a la enfermedad vascular el paciente tiene una valvulopatía, preoperatoriamente habrá que conocer el grado de disfunción existente de igual forma que se requiere ante cualquier otro tipo de cirugía. Si fuera el caso, se pasará de los anticoagulantes orales a la heparina y se indicará la profilaxis antibiótica adecuada. Merece especial atención la presencia de estenosis aórtica ya que su existencia se asocia a un aumento del riesgo de complicaciones de shock y de insuficiencia cardíaca congestiva. Las insuficiencias habitualmente son mejor toleradas salvo que se acompañen de una disminución de la fracción de eyección ventricular. La valoración conjunta de anestesiólogos, cirujanos cardíacos y cirujanos vasculares decidirá en algunos casos concretos la necesidad de realizar un recambio valvular previo a la cirugía vascular.

Arritmias

En cirugía vascular mayor, la presencia de arritmias tanto auriculares como ventriculares son un factor de riesgo de complicaciones postoperatorias. Su presencia obliga a investigar la posible etiología por si hubiera algún factor corregible previo a la intervención (alteraciones electrolíticas, efectos secundarios de otras drogas, etc.), conocer bien su tratamiento médico o incluso plantear la indicación de otros procedimientos más o menos definitivos como implantación de marcapasos.

II. PATOLOGÍA PULMONAR

La asociación de tabaquismo y enfermedad pulmonar obstructiva crónica en los pacientes subsidiarios de cirugía vascular conlleva un aumento de morbilidad postoperatoria que se añade a los cambios producidos en el sistema respiratorio debidos a la avanzada edad que suelen tener estos pacientes. Será de especial relevancia en el caso de cirugía de aorta abdominal, ya que la enfermedad pulmonar obstructiva crónica es un factor predictor de complicaciones cardíacas posteriores a la cirugía.

La valoración del riesgo concreto es difícil y la realización de pruebas de función respiratoria no lo resuelve si bien puede servir para intentar optimizar la función indicando la realización de fisioterapia respiratoria con espirometría incentivada, o la administración de broncodilatadores si fuera preciso, así como la resolución de cualquier foco pulmonar infeccioso durante el período preoperatorio.

III. DIABETES MELLITUS

La incidencia de diabetes mellitus en un paciente vascular es aproximadamente del 18% siendo importante conocer que la arterioesclerosis de los pacientes diabéticos es más severa, extensa y difusa que en los pacientes no diabéticos. Clásicamente, la diabetes mellitus se ha considerado en sí misma como un factor de riego independiente para enfermedad cardiovascular, asociada a una alta prevalencia de hipertensión arterial y dislipemia. Actualmente hay autores que consideran que en cirugía vascular, la diabetes no es un factor de riesgo independiente para mortalidad postoperatoria y que sólo existe asociación independiente entre los pacientes en tratamiento con insulina y el riesgo de complicaciones cardiovasculares.

Cuando se diagnostica una diabetes mellitus tipo II, el 50% de los pacientes tienen ya una enfermedad coronaria. Ha de tenerse en cuenta que además, en estos pacientes, hay una mayor incidencia de isquemia silente secundaria a su neuropatía diabética. Hay quienes sugieren una relación mediada genéticamente entre las enfermedades cardiovasculares y la alteración metabólica.

Por tanto, en los pacientes diabéticos que van a ser sometidos a cirugía vascular, la valoración preoperatoria irá dirigida no sólo al control de glucemia, fundamental por otro lado dado ya que un mal control conlleva un aumento del consumo miocárdico de oxígeno con un aumento de la mortalidad, sino también a un estudio de despistaje de isquemia coronaria para poder aplicar un protocolo preoperatorio agresivo.

IV. PATOLOGÍA DEL SISTEMA NERVIOSO CENTRAL

Dado que la ateromatosis difusa afecta a más de un lecho vascular, en el 10-20% de los casos coexisten las patologías aórtica y carotídea. Por ello, en todo paciente vascular se debe realizar un despistaje preoperatorio de la existencia de soplos carotídeos. Sólo en casos muy concretos y después de valorar otro tipo de pruebas complementarias (eco-Doppler, arteriografía de troncos supraórticos) podría estar indicada la realización de cirugía carotídea profiláctica.

Por la misma razón, más de un 28% de los pacientes que requieren una endarterectomía carotídea tienen una enfermedad coronaria grave revascularizable, y más del 22% de pacientes presentados para *bypass* coronario tienen enfermedad carotídea severa. Conociendo además que el infarto de miocardio es la causa de muerte más común tras la cirugía carotídea, y que el accidente cerebral vascular tras cirugía de revascularización coronaria es muy temido y devastador, el manejo óptimo permanece en controversia. Las opciones de tratamiento podrían ser intervenir primero la estenosis carotídea y en un segundo tiempo hacer la revascularización coronaria, la segunda opción sería invertir el orden de las cirugías y el tercer modo consistiría en la intervención combinada de las dos patologías en un mismo tiempo quirúrgico. La forma combinada es aceptada en pacientes con enfermedad severa sintomática en los dos territorios vasculares que tienen un riesgo significativo tanto de accidente vascular cerebral como de infarto agudo de miocardio, puesto que la combinación minimiza los riesgos. En pacientes con enfermedad estable o asintomática de uno de los territorios la controversia se mantiene actualmente. No hay datos suficientes que apoyen una u otra actitud. Hasta que se tenga evidencia suficiente, el manejo de estos pacientes debe guiarse por la gravedad relativa de su patología carotídea o coronaria y por los resultados de los equipos quirúrgicos. Actualmente, y debido al desarrollo de técnicas de revascularización coronaria sin necesidad de bomba, han surgido de nuevo estudios sobre la realización simultánea de ambas técnicas, obteniéndose como conclusión que la combinación es una técnica segura, que reduce el riesgo de accidente cerebral vascular postoperatorio y con la que se consigue un beneficio económico por la disminución de la estancia hospitalaria. No obstante, los propios autores refieren la necesidad de seguimiento a más largo plazo de los pacientes para poder verificar su hipótesis.

No hay que olvidar el control especialmente cuidadoso de la presión arterial en estos pacientes y el conocimiento y seguimiento más estricto de la glucemia dado que, como se sabe, la hiperglucemia puede incrementar el daño neurológico si ocurre alguna complicación de esa índole durante la endarterectomía.

V. PATOLOGÍA HEMATOLÓGICA

En un elevado porcentaje, el paciente vascular está en tratamiento con fármacos antiagregantes o con anticoagulantes orales. Es por tanto de especial importancia el estudio previo de coagulación y con ello valorar el tipo de técnica anestésica a seguir haciendo un balance riesgo-beneficio entre la antiagregación/heparinización y la técnica regional. Igualmente se investigará la presencia de anemia que impone una sobrecarga adicional al sistema cardiovascular, policitemia, trombocitosis o trombopenia (esta última en ocasiones asociada al tratamiento con heparina) todas ellas detectadas con frecuencia. Un hematócrito inferior a 28%, en pacientes intervenidos por patología vascular, se asocia a complicaciones isquémicas preoperatorias, por lo que la meta será el mantenimiento de cifras superiores del mismo.

VI. PATOLOGÍA RENAL

En el paciente vascular, al ser la arterioesclerosis una patología generalizada, con frecuencia está alterada la función renal. La insuficiencia renal es un factor predictivo de riesgo cardiovascular, más concretamente, una creatinina mayor de 2 mg/dl es un factor de riesgo independiente para complicaciones cardíacas. Asimismo, el nivel de creatinina preoperatorio es un factor predictor de disfunción renal postoperatoria, fundamentalmente tras cirugía de aorta, asociado a otros factores técnico-quirúrgicos. Por todo ello, es necesario hacer una identificación preoperatoria de los pacientes de riesgo.

Aunque el nivel preoperatorio de creatinina sérica tiene un valor pronóstico sobre la mortalidad postoperatoria, en cirugía vascular es el aclaramiento de creatinina quien tiene un valor pronóstico adicional respecto a la misma.

Últimamente ha surgido algún trabajo que observa una incidencia de accidente cerebral vascular y una mortalidad perioperatorios prohibitivamente elevados en pacientes con insuficiencia renal a quienes les han realizado una endarterectomía carotídea. Sin embargo, otros autores no han llegado a la misma conclusión, resultando ser la insuficiencia renal un factor predictor significativo de hematuria y de accidente vascular cerebral. Otros estudios se refieren a la necesidad de realización de una evaluación cardíaca preoperatoria con una exhaustiva monitorización cardíaca en los pacientes con insuficiencia renal intervenidos de endarterectomía carotídea, por observar en su serie un aumento de incidencia de infarto agudo de miocardio en el período perioperatorio.

En pacientes con insuficiencia renal terminal, la supervivencia es inferior a la de pacientes con función renal normal tras cirugía de reconstrucción arterial infrainguinal.

VII. PREMEDICACIÓN

La premedicación de estos pacientes incluye tanto la necesidad de un ansiolítico como el manejo de la medicación habitual.

La ansiedad es conocido que puede incidir en el desarrollo de isquemia miocárdica a través del aumento de la frecuencia cardíaca y de la tensión arterial, por lo que será interesante controlarla en estos pacientes; sin embargo, la administración de un fármaco concreto de forma protocolizada puede ser peligroso por la limitación que supone la patología asociada pudiendo resultar contraproducente. Una valoración individualizada será la regla así como en lo que respecta a la vía empleada para ella, sea oral o intravenosa. Cloruro mórfico asociado o no a un anticolinérgico como la escopolamina, benzodiacepinas de vida media más o menos larga o $\alpha 2$-agonistas (clonidina) pueden ser alternativas válidas, aunque hay quien prefiere administrar dicha premedicación una vez que está el paciente en nuestro entorno y monitorizado, especialmente si se van a realizar procedimientos preoperatorios con anestesia local (catéter en arteria radial, catéter epidural, etc.). En cuanto al manejo preoperatorio de la medicación que habitualmente el paciente viene tomando, es objeto de revisión en otros capítulos de este libro.

BIBLIOGRAFÍA

1. Licker M, Khatchatourian G, Schweizer A, Bednarkiewicz M, Tassaux D, Chevalley C. The impact of a cardioprotective protocol of the incidence of cardiac complications after aortic abdominal surgery. Anesth Analg 2002;95(6):1525-33.
2. Kertai MD, Boersma E, Bax JJ, van der Meiracker AH, van Urk H, Roelandt JR, Poldermans D. Comparison between serum creatinine and creatinine clearance for the prediction of postoperative mortality in patiens undergoing major vascular surgery. Clin Nephrol 2003;59(1):17-23.
3. Axelrod DA, Upchurch GR, DeMonner S, Staney JC, Khuri S, Daley J, Henderson WG, Hayward R. Perioperative vascular risk stratification of patients with dabetes who undergo elective major vascular surgery. J Vasc Surg 2002;35:894-901.
4. Bertrand M, Godet G, Meersschaert K, Brun L, Salcedo E, Corial P. Should the angiotensin II antagonists be discontinued before surgery? Anesth Analg.2001;92(1):26-30.
5. Harwood TN, Butterworth J, Prielipp RC, Royster RL, Hansen K, Plonk G, Dean R. The safety and effectiveness of esmolol in the perioperative period in patients undergoing abdominal aortic surgery. J Cardiothorac Vasc Anesth 1999;13(5):555-561.
6. Krupski WC. Update on perioperative evaluation and management of cardiac disease in vascular surgery patients. J Vasc Surg 2002; 36(6):1292-1308.

Capítulo 10
Prevención de las complicaciones cardiológicas en cirugía no cardíaca

I. Garutti, P. Cruz, P. Piñeiro, C. Jimeno

I. INTRODUCCIÓN

La morbilidad cardiológica perioperatoria (MCP) puede disminuirse con el empleo de una correcta estratificación del riesgo y la adopción de medidas encaminadas a mejorar la situación preoperatoria antes de ser sometidos a una cirugía no urgente.

Se estima que del 2 al 5% de la población sufre algún incidente cardiológico en el perioperatorio de cirugía no cardíaca. Esta morbilidad cardiológica supone el 30-60% de las complicaciones perioperatorias y son responsables de la mitad de las muertes en este período. De los 27 millones de pacientes operados en EE.UU. cada año, aproximadamente 8 millones son portadores de algún factor de riesgo para presentar complicaciones cardíacas postoperatorias. La MCP puede aparecer en cualquier paciente, pero es mucho más frecuente en los siguientes grupos de riesgo: edad > 65 años, presencia de enfermedad arterial coronaria (EAC), existencia de varios factores de riesgo para desarrollar EAC (tabaquismo, obesidad, excesivo consumo de alcohol, historia familiar de enfermedad cardíaca, hipo-hipertensión arterial, taquicardia, hipercoleterolemia, diabetes mellitus, valvulopatías, baja fracción de eyección del ventrículo izquierdo [FEVI < 40%], arritmias, hipopotasemia, insuficiencia renal, retirada preoperatoria de la medicación cardiovascular) y en caso de que la cirugía sea considerada mayor.

En algún estudio se ha incluido también el grado de experiencia del anestesiólogo como un factor de riesgo independiente para la aparición de complicaciones cardíacas postoperatorias. Muchos de estos factores de riesgo provienen del análisis univariante de los datos; posiblemente algunos de estos factores de riesgo sean dependientes unos de otros, por lo que habrá que aceptar únicamente aquellos factores que provengan de un análisis multivariante y que demuestren que son predictores independientes.

En este capítulo queremos analizar cuáles son las medidas que preoperatoriamente pueden proporcionar al paciente el menor riesgo posible cuando deba ser sometido a cirugía no cardíaca. También se hará una breve descripción del conocimiento aportado hasta el momento, sobre la influencia del tipo de anestesia-analgesia quirúrgica en la incidencia de complicaciones cardiológicas, información de gran relevancia para la toma de decisiones y la obtención del consentimiento escrito.

II. RIESGO CARDIOLÓGICO. ETIOLOGÍA

Enfermedad arterial coronaria (EAC). Es el principal factor de riesgo de la MCP. Los pacientes con historia de IAM presentan una incidencia de IAM postoperatorio del 6,6%, mientras que aquellos que no tienen historia cardiológica previa tienen una tasa del 0,13%. Cuando el paciente padece angina inestable aumenta considerablemente la probabilidad de presentar IAM postoperatorio o insuficiencia cardíaca congestiva (ICC).

Enfermedad valvular. Estos pacientes requieren una atención especial no sólo derivada de sus alteraciones anatómicas sino también de la adaptación fisiológica que desarrolle el organismo. La estenosis aórtica (EA) comporta una elevada morbimortalidad. En las recomendaciones de la AHA/ACC del 2003 se le incluye como un predictor clínico mayor, por lo que según estos algoritmos se debe dar preferencia a la cirugía cardíaca previo a la intervención no cardíaca programada (en caso de EA sintomática). Sin embargo este manejo se ha puesto en duda en algunos estudios, en los que observan una baja mortalidad de la cirugía no cardíaca. Torsher y cols. en pacientes con área valvular media menor de 0,6 cm^2, observaron una mortalidad perioperatoria del 2%, mientras que la sustitución valvular aórtica comporta una mortalidad del 4%. Incluso una revisión de la revista Anesthesiology proponía eliminar a la EA de la lista de los predictores clínicos mayores. Recientemente (Kertai, Am J Med 2004), se ha publicado un estudio retrospectivo con 108 pacientes que padecían EA (moderada o severa) y apreciaron una mortalidad del 14% en estos pacientes (el grupo control presentó una mortalidad del 2%). Otras valvulopatías se asocian con la presencia de episodios de ICC postoperatorios. También se encuentra elevado el riesgo de endocarditis y fenómenos tromboembólicos postoperatorios.

Miocardiopatías. Aumentan la MCP por algunas razones. Primero, por la posible causa que las haya producido (infiltrativa, tóxica, alcohólica, etc.). Además debido a la especial situación hemodinámica, puede asociarse a un aumento de la capacitancia venosa, disminución de la FEVI y potencialmente presentar un patrón obstructivo. En especial hay un serio riesgo de ICC cuando existe hipertrofia septal que produzca una importante disminución del volumen sistólico.

Alteraciones eléctricas del corazón, arritmias. Conllevan un elevado riesgo, que es dependiente de la causa subyacente que las haya producido. Por ejemplo, si no hay patología cardíaca, la arritmias ventriculares tales como extrasístoles, o bigeminismos o incluso taquicardia ventricular no sostenida, no conllevan un elevado riesgo. La fibrilación auricular aumenta el riesgo de prolongar la estancia hospitalaria, debido a su asociación con el síncope y con la mortalidad. Además, puede ser necesaria la anticoagulación, motivo por el cual aumentará la morbilidad global. Las arritmias supraventriculares se han clasificado como factores de riesgo independientes. Su importancia es como marcador de la enfermedad cardíaca subyacente y de los problemas extracardíacos que puedan presentar (toxicidad por fármacos, alteraciones electrolíticas, etc.). Las arritmias supraventriculares pueden exacerbar la enfermedad cardíaca de base debido a la disminución del aporte de oxígeno junto con el aumento de la demanda. Ciertas arritmias relacionadas con vías aberrantes pueden desembocar en taquicardias ventriculares con elevada mortalidad perioperatoria.

Insuficiencia cardíaca congestiva. Varios estudios han demostrado la relación entre la ICC y un aumento de la morbimortalidad en cirugía no cardíaca. La gravedad de la ICC se ha correlacionado con la mortalidad perioperatoria.

HTA. Ya ha sido analizada en otro capítulo de este libro como un factor de riesgo cuando no son controladas las cifras tensionales preoperatoriamente. Se recomienda demorar la intervención cuando la PA sistólica sea mayor de 180 mmHg y cuando la PA diastólica sea mayor de 110 mmHg.

Diabetes mellitus. Es un factor de riesgo independiente. Su importancia radica en la elevada presencia de enfermedades asociadas. La mortalidad temprana y tardía aumenta al doble en pacientes diabéticos comparados con los no diabéticos. Las dificultades diagnósticas de los diabéticos comporta una elevada incidencia de isquemia miocárdica silente (25%).

Enfermedad vascular periférica. Como ya se ha comentado en otro capítulo, está asociada a una elevada MCP. El 50% de la mortalidad en CVP era producida por causas cardíacas postoperatorias.

Enfermedades pulmonares. Aumentan la MCP. La presencia de los episodios hipoxémicos perioperatorios aumentan el riesgo de sufrir isquemia miocárdica. Se ha observado que postoperatoriamente es muy frecuente la aparición de estos episodios hipoxémicos, especialmente nocturnos. El 25% del oxígeno que aporta el corazón a los tejidos se utiliza para el trabajo de la respiración. Particularmente, la presencia de hipertensión pulmonar, que aparece frecuentemente en el EPOC avanzado, aumenta la incidencia de complicaciones miocárdicas. La elevación de las resistencias vasculares pulmonares produce un aumento de la diferencia entre la presión arterial pulmonar diastólica y la PCP. Cuando este gradiente es mayor de 5 mmHg durante más de 12 horas, la tasa de mortalidad es muy alta.

Edad. A medida que aumenta la edad se producen una serie de cambios fisiológicos en el sistema cardiovascular y autonómico que hace que aumente la prevalencia de enfermedad coronaria y que se traduzca en una mayor inestabilidad hemodinámica perioperatoria y una menor respuesta al estrés. La mortalidad quirúrgica en el anciano es de 2-5 veces superior y la mitad de las muertes postoperatorias están relacionadas directamente con la enfermedad cardíaca. La morbilidad cardíaca en pacientes mayores de 75 años es del 14,8% y la mortalidad por causa cardíaca, del 3,2%. Aunque no hay datos concluyentes, hay autores que consideran a la edad como predictor de morbilidad cardiológica perioperatoria (MCP) cuando se asocia a otros factores. Un estudio epidemiológico llevado a cabo en España por el Grupo de Estudio de Morbimortalidad Postoperatoria, en pacientes ancianos de alto riesgo cardiológico, observó un incremento de la morbilidad y de la mortalidad en el grupo de pacientes de más de 75 años, aunque no se analizó la edad como variable independiente.

Obesidad. Es un factor de riesgo independiente para presentar enfermedad arterial coronaria. El riesgo es mayor en las mujeres obesas que en los hombres para presentar coronariopatía.

Sexo. Las recomendaciones de la AHA/ACC han sido extraídas de estudios en donde la presencia de mujeres estaba infravalorada. Muchos factores de riesgo cardiovascular son compartidos por hombres y mujeres, pero la significación de cada factor es diferente entre ambos sexos. Las mujeres mantienen una menor incidencia de EAC en presencia de los mismos factores de riesgo cardiovasculares. Así, lo que en el hombre puede constituir un factor de riesgo menor, intermedio o mayor en la mujer podría ser clasificado de una manera distinta. Por ejemplo, la angina inestable se considera un predictor clínico mayor y la estable uno intermedio, pero también se sabe que el dolor torácico es un indicador menos potente de CAD en la mujer que en el hombre. En las mujeres es casi 3 veces más probable que tengan una angiografía negativa comparada con los hombres cuando el cateterismo se ha realizado por la presencia de dolor torácico, en un análisis retrospectivo de la morbilidad cardíaca en 206 pacientes sometidos a cirugía ginecológica, en el subgrupo de postmenopáusicas (168 pacientes), los criterios de Goldman y de la clasificación de la NYHA no fueron predictores útiles de la MCP (intolerancia a la glucosa, arritmias cardíacas y tratamiento con estrógenos). Sin embargo fueron potentes predictores la HTA y una historia conocida de CAD. Además, la mortalidad intrahospitalaria post-IAM es más alta en mujeres que en hombres (17,5 vs 12,3%) y la tasa de reinfartos a los 6 meses también es más alta en las mujeres. Es decir, en la mujer implica un mayor riesgo cardiológico la presencia de IAM previo a la intervención. Las mujeres presentan con mayor frecuencia test de estrés falsamente positivos que los hombres, mientras que un test negativo es menos probable que sea un falso negativo en la mujer.

Anemia. Supone una situación de estrés para el sistema cardiovascular y puede exacerbar la isquemia miocárdica y agravar un episodio de insuficiencia cardíaca. Los pacientes con EAC con baja hemoglobina (<5,8 g/dl) tienen una mortalidad 25 veces mayor cuando son sometidos a CNC. En un estudio en pacientes sometidos a cirugía vascular con un hematócrito menor del 28% se observó un aumento importante de la mortalidad. En la prostatectomía radical resultó ser un factor de riesgo independiente para la MCP el tener el hematócrito por debajo del 28%. Se recomienda tener los valores de hemoglobina entre 8 y 9 g/dl. Niveles más elevados (por encima de 10,6 g/dl) se ha relacionado también con un aumento de las complicaciones cardíacas en pacientes ingresados en UCIs. Un análisis de la literatura permite recomendar mantener unos niveles de hemoglobina por encima de 9 g/dl y un hematócrito mayor del 28%. Los límites superiores probablemente sean de 10 g/dl y un hematócrito menor del 33%.

Tabaquismo. La abstención tabáquica debe ser recomendada a todos los pacientes que vayan a ser intervenidos. Las complicaciones pulmonares postoperatorias aumentan de 2 a 6 veces en comparación con los no fumadores. También se ha visto un aumento de la MCP. Existe una correlación positiva entre los niveles de monóxido de carbono (CO) unido a hemoglobina con los episodios isquémicos miocárdicos. Es decir, cuantas más horas transcurran preoperatoriamente sin fumar habrá más hemoglobina que no transporte CO y, por tanto, se esperaría un menor número de episodios isquémicos. El momento ideal de dejar el tabaco debe ser superior a las 6-8 semanas pre CNC. También se ha visto que la incidencia de MCP es mayor cuando los pacientes han dejado de fumar en las dos semanas antes de la intervención. Recientemente se ha publicado un estudio en el que se comprobó la eficacia de la terapia de sustitución nicotínica o en su defecto la disminución del consumo tabáquico a la mitad. Se observaron resultados espectaculares en cuanto a la menor tasa de infecciones de la herida quirúrgica y en la MCP (Moller, Lancet 2002).

Medicación cardiovascular preoperatoria. La discontinuación preoperatoria de la medicación cardiológica durante más de dos días se asocia a un riesgo del 12% para presentar MCP, pero si la retirada se hace con más de 2 días de antelación, las complicaciones aumentan hasta el 27%. Por este motivo se sugiere que en general se administre toda la medicación que el paciente viene tomando hasta el mismo día de la cirugía incluido, con algunas excepciones (IECAs y los agonistas de los receptores de la angiotensina II).

La aspirina también juega un importante papel en la prevención primaria y secundaria de las complicaciones en pacientes con EAC. La aspirina disminuye la gravedad de la isquemia miocárdica en pacientes con angina estable e inestable. Existen diferentes estudios donde se observa que el protocolo quirúrgico (incluso algunas veces anestésico) en el que se retira la aspirina una semana antes de la intervención está relacionado con un aumento de la MCP, si bien es cierto que aumentan los episodios de sangrado considerados leves.

III. ESTRATEGIAS PREOPERATORIAS PARA REDUCIR LA MCP

Además de intentar corregir los factores de riesgo reseñados anteriormente y que sean susceptibles de corrección, existen otras estrategias encaminadas a este mismo objetivo y que existe evidencia científica que puede soportar su implantación preoperatoria en CNC.

β-bloqueantes (BB)

La MCP de los pacientes con conocida o sospechada EAC que se someten a CNC puede disminuirse con el uso perioperatorio de los BB. Esta evidencia científica es de la clase IA. El efecto parece ser derivado del bloqueo β-adrenérgico, ya que se ha confirmado la utilidad de muchos de los fármacos de este grupo (atenolol, bisoprolol, esmolol, labetalol, oxprenolol y metoprolol). Se cree que sus beneficios se deben a la suma de algunas propiedades: aumento del aporte miocárdico de oxígeno (bradicardia) y disminución de la demanda (menor fuerza contráctil), estabilización de la placa de ateroma, efectos antiarrítmicos que son más pronunciados en presencia de isquemia aguda.

La ACC/AHA recomienda realizar profilaxis en los pacientes con isquemia inducible comenzándolos unos días o semanas antes de la cirugía. También recomienda ajustar la dosis para mantener una FC entre 50-60 lpm. Además, en aquellos pacientes que toman BB y hubieran sido sometidos a algún test cardiológico de estrés, se podría ajustar la dosis de los BB en función de la FC a la que aparece la isquemia. Sin embargo, estas directrices no hacen referencia a los pacientes de menor riesgo ni de cuánto tiempo se debe mantener (intra o postoperatoriamente). Algunos autores recomiendan que, en ausencia de contraindicaciones, se administre tratamiento β-bloqueante a todos los pacientes en los que se detecte en la valoración preoperatoria uno o más criterios de alto riesgo coronario: IAM, angina, fallo cardíaco y diabetes insulino dependiente, especialmente en cirugía de alto riesgo (torácica, vascular, abdominal mayor) (Fig. 1).

En los casos en que el tratamiento no se haya iniciado con suficiente antelación o simplemente no se hubiera iniciado, puede estar aconsejada la administración intraoperatoria por vía intravenosa del β-bloqueo, seguido por la oral en el postoperatorio.

En los casos en que haya una contraindicación absoluta (bloqueo A-V grave sin marcapasos o grave hiperreactividad de vía aérea), para administrar estos fármacos se recomienda la profilaxis con fármacos del grupo α2-agonistas.

Alfa-2-agonistas

Los estudios comparando clonidina con placebo han demostrado que la clonidina y el mivazerol pueden disminuir la incidencia de complicaciones cardíacas en cirugía no cardíaca. En un reciente metaanálisis sobre protección farmacológica miocárdica han observado que este grupo farmacológico puede reducir el riesgo de muerte de causa cardíaca del 2,3 al 1,1%.

Calcio-antagonistas

Los antagonistas del calcio mejoran la relación aporte/demanda de oxígeno miocárdico en relación con su efecto inotrópico y cronotrópico negativos, disminución de la postcarga y por la capacidad de vasodilatar el lecho coronario. A pesar de estos efectos, existe una discrepancia en la literatura médica sobre el beneficio profiláctico de estos fármacos. Un metaanálisis y una revisión sistemática publicadas en la misma revista (anestesia-analgesia) en el mismo año (2003) han aportado datos contradictorios. Mientras que el metaanálisis proporcionó evidencia de los efectos profilácticos (disminución

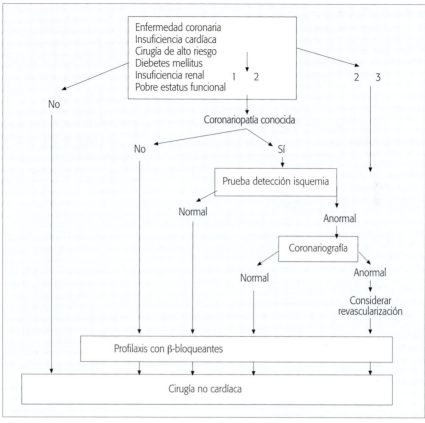

Figura 1. Betabloqueantes en la prevención de complicaciones cardiológicas en cirugía no cardíaca.

del IAM y de la muerte postoperatoria) la revisión sistemática no obtuvo las mismas conclusiones. Así pues, habrá que esperar más tiempo para poder valorar la eficacia clínica de los calcio-antagonistas (fundamentalmente diltiazem) en reducir la MCP en CNC.

Estatinas

Recientemente se ha observado el efecto protector de las estatinas en la cardiopatía isquémica, aunque su mecanismo no está claro, parece ser debido a la estabilización de la placa de ateroma coronario. Este mecanismo está basado en la capacidad de las estatinas para revertir la disfunción endotelial y en sus efectos antiinflamatorios, por lo que ayudarían a estabilizar la placa de ateroma. Únicamente se ha publicado un trabajo en el que se analiza su efecto protector en el postoperatorio de la cirugía no cardíaca. Se observó que las estatinas reducían la mortalidad a la cuarta parte en los pacientes de cirugía vascular periférica. Se piensa que debido al estrés quirúrgico es más probable la rotura de las placas de ateroma con la suelta de pequeños émbolos que obstruirán la luz del vaso coronario, por lo que su papel profiláctico de la MCP puede ser importante en los próximos años.

Nitratos

Los nitratos han sido usados por muchos años para el tratamiento de la isquemia miocárdica. Hoy en día existe suficiente evidencia para poder decir que la administración de NTG IV no mejora el pronóstico cardíaco tras la CNC. Sin embargo, se recomienda que se continúe con ella en caso de que se esté administrando previamente.

Revascularización coronaria

Los procedimientos de revascularización coronaria que se emplean en la actualidad son las intervenciones coronarias percutáneas con balón de angioplastia (ACTP) con o sin colocación de stents coronarios y el *bypass* arterial coronario (CABG). Antes de indicar preoperatoriamente la revascularización coronaria (por angioplastia o cirugía) se deben cumplir tres requisitos: primero, que el riesgo combinado de la angiografía y revascularización no sea mayor que el de la CNC sin revascularización previa; segundo, que la revascularización debería reducir significativamente el riesgo de la CNC, preferiblemente en una proporción mayor que el riesgo de realizar una angiografía más revascularización, y tercero, que el tiempo a partir del cual la revascularización se considere segura para poder realizar la CNC sea suficientemente corto para no aumentar la morbilidad por el proceso no cardíaco al que va a ser sometido.

Revascularización percutánea

En la EAC la realización de una ACTP preoperatoriamente disminuye a la mitad el riesgo de presentar MCP en comparación con los pacientes con EAC sin ACTP, aunque la MCP no se iguala con el de los pacientes sin antecedentes cardiológicos.

Los estudios que comparan la ACTP con el tratamiento médico en pacientes con EAC muestran que la angioplastia disminuye los síntomas coronarios y mejora la capacidad de realizar ejercicios en mayor proporción que el tratamiento médico. Sin embargo, la incidencia de muerte debida a IAM es mayor con la ACTP (estudio RITA para el tratamiento de la angina).

Parece que todavía pueden mejorar estos resultados con los nuevos fármacos antiplaquetarios y con los nuevos materiales con los que se confeccionan los stents. Los beneficios de la ACTP se observan fundamentalmente cuando han transcurrido al menos 90 días entre la ACTP y la cirugía.

La colocación de stents intracoronarios se ha mostrado como un método útil y de menor riesgo que la ACTP para el tratamiento de la EAC. Pero presenta un riesgo inicial derivado de la trombosis coronaria y sangrado que pueden aparecer durante las primeras semanas. Actualmente se discute sobre cuál es el tiempo que debe transcurrir desde la inserción de un stent hasta el momento de la cirugía programada. A este respecto Kauluza y cols. publicaron un estudio con resultados catastróficos cuando la cirugía se realizó en las 2-4 primeras semanas post-implantación del stent (40 pacientes). Recientemente Wilson y cols. han publicado un estudio más amplio (207 pacientes) en el que observaron una mortalidad del 4% por problemas cardíacos (IAM, trombosis del stent). Las muertes sólo se produjeron en el grupo en el que se había esperado menos de 8 semanas desde la colocación del stent hasta la realización de la intervención quirúrgica. Las complicaciones se relacionan con el sangrado debido a la terapia anticoagulante o con la trombosis coronaria si no se administra terapia antitrombótica después del stent. Con el correcto tratamiento antitrombótico la incidencia de trombosis post-stent es menor del 1%. Por tanto puede ser prudente el esperar al menos 6 semanas después de implantar un stent para poder completar un tratamiento antiplaquetario completo (clopidogrel más aspirina 4 semanas seguido por aspirina indefinidamente).

Cirugía de bypass coronario (CABG)

No existen estudios prospectivos randomizados que demuestren que la revascularización coronaria profiláctica mejore el pronóstico cardíaco después de CNC. Sólo los pacientes con síntomas de EAC sintomática tienen indicación de revascularización antes de la CNC. El estudio más grande sobre esta materia incluyó 3.368 CNC comparando el tratamiento médico con el quirúrgico (CABG). Se demostró un efecto protector de la CABG en la cirugía no cardíaca de alto riesgo (abdominal, torácica, vascular u ortopédica). La mortalidad perioperatoria fue casi el 50% más baja en el grupo CABG que en los del tratamiento médico (3,3 *vs* 1,7%). No hubo diferencias en cirugía urológica o de la mama. Un estudio más reciente comparó la eficacia de la CABG frente a la revascularización percutánea en pacientes con angina: a los 2 años y medio no se apreció ninguna diferencia entre los grupos siendo la incidencia del 1,6% de muertes de causa cardíaca en cada uno de los grupos analizados.

IV. FACTORES DE RIESGO INTRAOPERATORIOS

Tipo de anestesia. Bromage describió en 1978 los efectos beneficiosos de la anestesia epidural torácica (AET) sobre la isquemia miocárdica. Se ha demostrado que es útil en la angina refractaria al tratamiento médico. Experimentalmente, la AET disminuye la isquemia regional inducida por la inyección intracoronaria de endotelina. La contractilidad miocárdica se recupera más rápidamente tras un episodio de isquemia en presencia de AET.

La introducción de una herramienta estadística, aceptada con algunas reservas, denominada metaanálisis ha aportado datos sobre el efecto protector de la anestesia regional (AR) para disminuir la morbimortalidad de origen cardiológico. La aceptación de este dogma no se ha producido completamente. No se publican estudios sobre morbimortalidad en los que se aprecien peores resultados con las técnicas regionales que con la general. Además, siguen apareciendo estudios aleatorizados, controlados, de impecable metodología, en los que no se demuestran estas diferencias. Los tamaños muestrales más grandes, próximos a los 1.000 pacientes, de los dos últimos estudios aleatorizados y prospectivos, no mostraron unas diferencias significativas en la morbi-mortalidad cardiológica en relación con la técnica anestésico-analgésica, pero se estima que para la extracción de conclusiones se deberían estudiar poblaciones por encima de los 5.000 pacientes. Se ha demostrado que es útil en la angina refractaria al tratamiento médico.

En los estudios clínicos, independientemente de las herramientas estadísticas aplicadas, existe un conocimiento amplio, datos aceptados que avalan los efectos protectores de la anestesia-analgesia regional frente a la agresión que supone una intervención quirúrgica:
- Inhibición del sistema nervioso simpático.
- Disminución del estado de hipercoagulabilidad postoperatorio.
- Mejor calidad analgésica.
- Efectos protectores miocárdicos cuando se bloquean T1 a T5 derivados del aumento del diámetro de las arterias coronarias estenóticas epicárdicas, efecto antiarrítmico y disminución de la FC y del inotropismo.
- Facilitación de la fisioterapia respiratoria y de cualquier tipo de rehabilitación física.
- Menor desarreglo endocrino e inmune.
- Menor tiempo de íleo paralítico (con la epidural torácica).

Cualquiera de los ítems mencionados en esta lista es aceptado por la comunidad científica. Mientras se dilucida completamente cuál es la mejor herramientas estadística que nos permita comparar el efecto protector del tipo de anestesia-analgesia empleada, en nuestra opinión consideramos absolutamente sensato el practicar bloqueos regionales (especialmente neuroaxiales) para proporcionar anestesia intraoperatoria seguido de analgesia postoperatoria en los primeros días de recuperación postquirúrgica, con el fin de intentar mejorar la MCP de nuestros pacientes.

Tipo de cirugía. La cirugía torácica y abdominal superior tiene un riesgo de 2 a 3 veces superior de desarrollar complicaciones cardiológicas. La cirugía de aorta tiene un riesgo mayor de episodios de IAM, ICC y muerte cardíaca que parece deberse al mayor número de factores de estrés que aparecen durante el intraoperatorio de esta cirugía y a la patología coronaria coexistente muy frecuentemente. En general, es el tipo de cirugía en sí misma y el grado de alteraciones hemodinámicas asociadas lo que se consideran factores de riesgo cardiológico. Así, según el riesgo cardiológico asociado, las cirugías se han clasificado en:
- *Alto riesgo* (> 5%): cirugía de urgencia, cirugía vascular mayor, cirugía vascular periférica, cirugía prolongada (> 3 horas) y aquellas con grandes pérdidas sanguíneas.

- *Riesgo moderado (1-5%)*: cirugía de carótida, cirugía de cabeza y cuello, cirugía intraperitoneal-intratorácica, cirugía prostática y ortopédica.
- *Bajo riesgo (<1%)*: cirugía endoscópica, cirugía de la mama y superficial, cataratas.

Tiempo anestésico-quirúrgico. La cirugía que se prolonga durante más de 3 horas se ha asociado a mayor morbilidad cardiológica perioperatoria, pero también es debido a que generalmente se trata de cirugías mayores con importante inestabilidad hemodinámica durante el intraoperatorio.

Cirugía de urgencia. El riesgo de morbilidad cardiológica perioperatoria en estas circunstancias es 2 a 5 veces mayor.

BIBLIOGRAFÍA

1. Kaluza GL, Joseph J, Lee JR, et al. Catastrophic outcomes of noncardiac surgery soon after coronary stenting. J Am Coll Cardiol 2000;35(5):1288-94.
2. Wilson HS et al. Clinical Outcome of Patients Undergoing Non-Cardiac Surgery in the Two Months Following Coronary Stenting. J Am Coll Cardiol 2003;42:234-40.
3. Eagle KA, Rihal CS, Mickel MC, Holmes DR, Foster ED, Gersh BJ. Cardiac risk of noncardiac surgery: influence of coronary disease and type of surgery in 3368 operations. Circulation 1997;96:1882-1887.
4. Hassan SA, Hlatky MA, Boothroyd DB, et al. Outcomes of noncardiac surgery after coronary bypass surgery or coronary angioplasty in the Bypass Angioplasty Revascularization Investigation (BARI). Am J Med 200;110:260-266.
5. Lee TH, Marcantonio ER, Mangione CM et al. Derivation and prospective validation of a simple index for prediction of cardiac riskof major noncardiac surgery. Circulation 1999;100:1043-1049.
6. Fleisher LA, Eagle KA. Lowering Cardiac Risk in Noncardiac Surgery. December 6, 2001;345:1677-1682.
7. Poldermans D., Bax J, Kertai M et al. Statins Are Associated With a Reduced Incidence of Perioperative Mortality in Patients Undergoing Major Noncardiac Vascular Surgery. Circulation. 2003;107:1848-1851.
8. De la Cruz Pérez C, Estecha MA, Cruz J y Grupo de Estudio de Morbimortalidad Postoperatoria (GEMPO). Rev Esp Anestesiol Reanim 1999;46: 4-8.

PARTE VII

Aparato digestivo

Capítulo 1
Profilaxis de la broncoaspiración

A. Ortega

El síndrome de neumonía por aspiración se define por un cuadro clínico de distrés respiratorio, cianosis y taquicardia después del paso de contenido gástrico ácido al árbol bronquial (broncoaspiración). Se considera una complicación con riesgo vital en todo tipo de anestesia pero especialmente en la anestesia general. Fue descrito por primera vez en mujeres embarazadas durante los años cuarenta y se conoce también como síndrome de Mendelson o neumonitis aspirativa.

Determinar la incidencia real de broncoaspiración relacionada con la anestesia es difícil, ya que no todos los casos son diagnosticados. Tanto el vómito como la regurgitación favorecen el paso de material gástrico al árbol bronquial. La regurgitación silenciosa de una pequeña cantidad de contenido gástrico se produce en 4-26% de todas las anestesias generales, aunque sólo un 8-20% de estas regurgitaciones ocasionan una broncoaspiración. La incidencia de 0,15% en el trabajo original de Mendelson se establece en estudios más recientes en torno a 0,01%.

Constituye la primera causa de morbimortalidad anestésica, con una mortalidad variable dependiendo del tipo de material aspirado y su pH, siendo en anestesia general del 5-20% y en anestesia obstétrica 20-50%. La morbilidad está peor establecida, determinando multitud de complicaciones graves que alargan la estancia hospitalaria y hacen necesarios cuidados intensivos en muchas ocasiones.

I. FISIOLOGÍA

La **deglución** se inicia con un mecanismo voluntario que desplaza el alimento de la boca hacia la faringe mediante el movimiento de la lengua de arriba abajo contra el paladar. Esto inicia una onda de contracción involuntaria en los músculos faríngeos hacia el esófago gracias a un mecanismo reflejo mediado por los nervios trigémino y glosofaríngeo, inhibiendo la respiración y cerrando la glotis.

TABLA I. Fármacos activos sobre el esfínter esofágico inferior	
Aumentan la presión del EEI	Disminuyen la presión del EEI
Procinéticos Metoclopramida Cisapride	Anticolinérgicos Atropina Glicopirrolato
Estimuladores alfa Histamina Suxametonio Anticolinesterásicos Neostigmina	Benzodiacepinas Opiáceos Antagonistas alfa y beta Dopamina Antidepresivos tricíclicos
	Anestésicos Tiopental Óxido nitroso Halotano

Región esófago gástrica. Desempeña un papel fundamental en los mecanismos antirreflujo, ya que establece: a) ángulo formado entre esófago y estomago; b) la arquitectura de los pilares diafragmáticos que actúan como una pinza sobre los 2-3 cm de esófago que se encuentran por debajo del diafragma; c) el esfínter esofágico inferior es el mecanismo antirreflujo más importante, corresponde a 2-3 cm últimos del esófago. Aunque no existe un esfínter esofágico verdadero, su rica inervación y las contracciones tónicas de sus músculos circulares le otorgan las propiedades de esfínter fisiológico. Esta zona es sensible a ciertos fármacos utilizados en anestesia (Tabla I).

Estómago. Realiza tres funciones en relación con el alimento:
- Almacenamiento: en condiciones normales da cabida a un volumen de 1.000 a 1.500 ml de alimento.
- Secreción gástrica: el ácido es secretado por la célula parietal gástrica en respuesta a estímulos nerviosos y hormonales (histamina, acetilcolina y gastrina). Entre comidas la secreción gástrica es de 1 ml/ min, llegando a 4 ml/min durante las comidas. Después de una comida normal, el pH se incrementa por encima de 2,5 disminuyendo progresivamente a partir de 1 h, encontrándose la máxima acidez a las 4 h de la ingesta.
- El vaciado gástrico depende de numerosos factores mecánicos, fisiológicos y farmacológicos que pueden ser alterados durante la anestesia (Tabla II). El vaciado gástrico de líquidos es muy rápido (10-20 min), siendo más lento para sólidos (4-6 h), especialmente para soluciones ácidas, de osmolaridad elevada o ricas en lípidos. Todo lo que retrase el vaciado gástrico favorece el aumento del volumen y su regurgitación.

TABLA II. Factores que disminuyen el vaciado gástrico		
Farmacológicos	Fisiológicos	Patológicos
Opiáceos	Obesidad	Dolor
Anticolinérgicos	Comidas ricas en lípidos	Ansiedad
Antidepresivos tricíclicos	pH gástrico bajo	Alcohol
Dopamina	Embarazo	Trabajo de parto
		Estados de shock
		Gastroparesia diabética
		Enfermedades inflamatorias del tubo digestivo
		Oclusión intestinal
		Alteraciones hidroelectrolíticas
		Estenosis pilórica
		Vagotomía

Si la barrera glótica es franqueada, la irritación de receptores laríngeos y traqueales desencadena el reflejo de la tos y produce broncoconstricción como mecanismo de protección.

II. FACTORES DE RIESGO

Son numerosos los factores que predisponen a los pacientes a padecer una aspiración ácida (Tabla III).

Las anestesias especialmente peligrosas son las urgentes y las obstétricas. En una larga serie de 185.358 anestesias cubriendo todos los grupos de edad, la aspiración fue seis veces más frecuente durante la noche, con el 44% de las aspiraciones ocurriendo en casos de emergencia. La urgencia impide el ayuno del paciente y su adecuada preparación. Durante el embarazo se desarrollan una serie de cambios fisiológicos que predisponen a la aspiración: factores hormonales que disminuyen la motilidad gástrica y el tono del esfínter esofágico inferior; aumento de la presión abdominal por el útero grávido y paralización de la digestión durante el parto. Además, determinadas maniobras obstétricas incrementan la presión intraabdominal. Por todo lo anterior, nunca debemos considerar a las embarazadas en ayunas. En caso de producirse una aspiración, se ha comprobado que el daño es mayor si el material aspirado tiene un pH inferior a 2,5, un volumen superior a 0,4 ml/kg de peso o contiene partículas alimentarias.

En los últimos trabajos realizados en animales consideran como volumen crítico 0,8 ml/kg de peso y como factor de riesgo con más peligro la aspiración de partículas con pH < 2,5.

TABLA III. Factores que predisponen a la broncoaspiración
Depresión de la conciencia
Anestesia general, sedación profunda
Traumatismos craneales, accidentes cerebrovasculares
Convulsiones
Paro cardiorrespiratorio
Coma metabólico
Factores anatómicos y mecánicos
Hernia de hiato
Esclerodermia
Acalasia
Divertículos esofágicos
Intubación endotraqueal
Traqueostomía
Traumatismo de la vía aérea
Disfunciones laríngeas
Distrofias musculares
Otros
Aumento del volumen gástrico
Disminución del vaciado gástrico
Embarazo
Obesidad
Cirugía obstétrica, de urgencia y ambulatoria

III. MEDIDAS PROFILÁCTICAS

La alta morbimortalidad asociada al síndrome de aspiración hace necesario un reconocimiento y corrección de los factores de riesgo, así como el uso de técnicas profilácticas que minimicen la posibilidad de broncoaspiración.

El medio más efectivo para prevenir la aspiración consiste en evitar el empleo de anestesia general, ya que durante la inducción, intubación y extubación es cuando se producen la mayoría de ellas.

Ayuno

En cirugía electiva, el ayuno estándar superior a 4-6 horas, si no existen factores de riesgo, es actualmente cuestionado por numerosos trabajos. El vaciado gástrico tras una comida ligera se produce en menos de 4 horas y el ayuno prolongado es capaz de producir efectos indeseables (ansiedad, irritabilidad, sensación de hambre, etc.) en todos los pacientes y especialmente en los niños (hipoglucemia, deshidratación, hipovolemia). La Sociedad Americana de Anestesiólogos ha elaborado una guía práctica de ayuno pre-

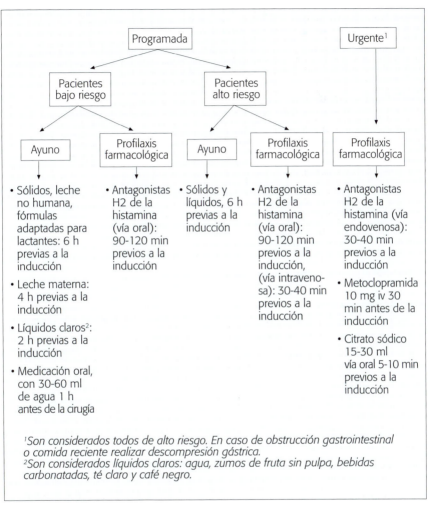

Figura 1. Profilaxis de la broncoaspiración ácida según el tipo de cirugía.

operatorio, dirigida a pacientes sanos de todas las edades para procedimientos electivos. Esta guía considera apropiado el ayuno con líquidos claros (agua, zumos de fruta sin pulpa, bebidas carbonatadas, té claro y café negro) mínimo de 2 horas antes de la anestesia ya que no incrementa el volumen y la acidez del líquido gástrico ni la frecuencia de aspiración o de regurgitación. Estos líquidos no deben incluir alcohol, siendo el volumen de líquido menos importante que el tipo de líquido ingerido. Se aumenta a 4 horas de ayuno para la leche materna, y a seis para las fórmulas adaptadas para lactantes, al igual que las comidas ligeras o la leche no humana.

En pacientes con nutrición enteral se recomienda suspender la misma 4-6 horas antes de la cirugía. La colocación de sondas enterales pospilóricas reduce el riesgo de regurgitación.

Descompresión gástrica

La aspiración a través de la sonda nasogástrica es una técnica habitual para reducir el volumen gástrico residual. Desgraciadamente es molesta, no vacía completamente el estómago, altera el funcionamiento normal del esfínter esofágico inferior y puede predisponer al vómito y a la regurgitación. Esta técnica está especialmente indicada en aquellos pacientes con alteración en el vaciado gástrico (Tabla II).

En relación a la retirada de la sonda nasogástrica puesta antes de la inducción anestésica existen dos escuelas: una defiende su retirada sistemática argumentando que interfiere con el funcionamiento normal del esfínter esofágico inferior, mientras que la otra cree que en caso de regurgitación parte del contenido gástrico progresaría a través de la sonda evitando su paso a faringe y tráquea. Ambas coinciden en la necesidad de aspirar por la sonda antes de la inducción anestésica.

Medidas posturales

La posición de decúbito supino favorece el reflujo gastroesofágico. La incorporación del paciente 40-45° haría, en teoría, imposible la regurgitación al situar la laringe 30 cm por encima del esfínter esofágico inferior, ya que la presión intragástrica habitualmente no supera los 18 cm de agua. Sin embargo, esta medida no es efectiva en presencia de un vómito activo, ya que en este caso la presión del contenido gástrico superaría los 30 cm de agua. Una vez detectado el vómito o la regurgitación, se recomienda bajar inmediatamente la cabecera de la cama y colocar al paciente en decúbito lateral para evitar el paso del contenido gástrico a la vía aérea.

Neutralización y supresión de la acidez gástrica

A nivel experimental se ha demostrado que la mortalidad y la lesión histológica pulmonar disminuyen cuanto mayor sea el pH del material aspirado, por lo que la neutralización de la acidez del contenido gástrico ha demostrado su eficacia en la reducción de la gravedad de la broncoaspiración. Se diferencian dos tipos de antiácidos:

Antiácidos solubles: citrato sódico 0,3 M y bicarbonato sódico. La duración de su efecto depende de la motilidad gástrica. Su eficacia disminuye después de 60 minutos de su administración. Al incrementar el volumen gástrico puede producir náuseas, vómitos y diarreas. Su principal ventaja es el corto período de latencia, siendo muy eficaz en la cirugía de urgencia.

Antiácidos particulados: trisilicato de magnesio y aluminio. Son muy efectivos en la neutralización del ácido pero presentan la posibilidad de daño pulmonar por la aspiración de las partículas.

Además de neutralizar el pH del material gástrico podemos bloquear los mecanismos fisiológicos responsables de la secreción ácida mediante los siguientes fármacos:
Antagonistas de los receptores H2 de la histamina: cimetidina, famotidina, ranitidina y nizatidina. Han demostrado ser muy eficaces en reducir la acidez y volumen gástrico aunque presentan ciertas limitaciones:
- No alteran el pH del líquido presente en el estómago.
- Para ser efectivos deben ser administrados por vía intravenosa 45 min antes de la anestesia y 90 min antes si se emplea la vía oral. La duración de su efecto es variable (cimetidina: 4 horas; ranitidina: 8 horas; famotidina: 12 horas).
- Su administración IV rápida puede provocar alteraciones cardiovasculares, fundamentalmente bradicardia. La cimetidina interfiere en el metabolismo oxidativo de los fármacos por unión al citocromo P450 retardando la metabolización de anticoagulantes orales, propanolol, benzodiacepinas y teofilinas entre otros.

Inhibidores de la bomba de protones: omeprazol, lansoprazol. Actúan en el escalón final del proceso de secreción ácida, inhibiendo la bomba de protones y elevando su pH por encima de 2,5, pero tampoco alteran el pH del material contenido en el estómago. El omeprazol se administra por vía intravenosa en dosis de 40 mg 1 hora antes de la cirugía o por vía oral en dosis de 40 mg por la noche y por la mañana previas a la intervención. Trabajos recientes sugieren que la utilización de 30 mg de lansoprazol 60-90 min previos a la cirugía podría ser más eficaz que el omeprazol.

Fármacos anticolinérgicos: atropina, escopolamina, glicopirrolato. Inhiben la secreción ácida antagonizando los receptores muscarínicos. No son fármacos recomendables para utilizar de forma rutinaria ya que predisponen a la regurgitación disminuyendo las contracciones esofágicas y el tono del esfínter esofágico inferior.

Fármacos que aceleran el vaciado gástrico: los más usados son la metoclopramida y el clebopride. Disminuyen el volumen gástrico al aumentar la frecuencia y amplitud de las contracciones del músculo longitudinal del estómago. Relajan el esfínter gastroduodenal y favorecen la eliminación del contenido gástrico. Además tienen una acción antiémetica central, reduciendo el riesgo de regurgitación y aumentando el tono del esfínter esofágico inferior. En pacientes ancianos con dosificación crónica o en los jóvenes que reciben grandes dosis de estos fármacos pueden aparecer cuadros extrapiramidales.

BIBLIOGRAFÍA
1. Escolano F, Alcon A. Profilaxis de la aspiración ácida. Rev Esp Anestesiol y Reanim 1990;37: 304-308.
2. Green CR, Pandit SK, Schork A. Preoperative fasting: Is the traditional policy changing? Results of a National survey. Anesth Analg 1996;83:123-128.
3. Lopez AC, Braulio T, Montero R. Pautas de ayuno preoperatorio y premedicación para reducir el riesgo de aspiración pulmonar. Rev Esp Anestesiol y Reanim 2002;49:314-323.

4. Olsson GL, Hallen B. Aspiration during anaesthia, a computeroided study of 185.358 anaesthestis. Acta Anaesthesiol Scand 1986.
5. Practice guidelines for preoperative fasting and the use of pharmacologic agents to reduce the risk of pulmonary aspiration: application to the healthy patients undergoing elective procedures. A report by the American Society of Anesthesiologists Task Force on Preoperative Fasting. Anesthesiology 1999;90:896-905.
6. Stoelting RK.«NPO» and aspiration pneumonitis-changing perspectives. En: ASA, Annual refresher course lectures.1995;432:1-7.

Capítulo 2
Hepatopatías agudas

J. Sanz, L. Olmedilla, J.M. Pérez Peña

La mortalidad de la enfermedad hepática casi se ha doblado en las tres últimas décadas. La principal razón de este aumento es debido sobre todo al consumo de alcohol. Independientemente de la causa, los pacientes que se presentan con esta patología para anestesia y cirugía son cada vez en mayor número.

La anestesia y la cirugía pueden exacerbar la disfunción hepática en pacientes con enfermedad hepática preexistente y llegar a precipitar fallo hepático fatal. El grado en que ocurre esto depende más del tipo y extensión de la afectación hepática funcional que de su causa precisa. Por todo ello, la evaluación anestésica de pacientes con enfermedad hepática se debe enfocar principalmente a los patrones de enfermedad hepática.

I. ENFERMEDADES PARENQUIMATOSAS HEPÁTICAS AGUDAS

El daño celular está causado por gran variedad de fármacos, toxinas y virus. La hepatitis viral o inducida por fármacos se encuentra con cierta frecuencia en pacientes que van a ser sometidos a cirugía. La causa de la hepatitis es con frecuencia difícil de diagnosticar desde el punto de vista exclusivo del cuadro clínico. La historia cuidadosa (abuso de fármacos e historia sexual), y un buen entendimiento de los marcadores serológicos son esenciales para la diferenciación de los varios tipos de hepatitis.

II. CAUSAS DE HEPATITIS AGUDA
- Hepatitis víricas (tipos A-E), Epstein-Barr, citomegalovirus.
- Hepatitis tóxicas/alcohólicas.
- Enfermedad de Wilson, síndrome de Budd-Chiari agudo.
- Coledocolitiasis, enfermedades sistémicas (leptospirosis, sepsis, insuficiencia cardíaca congestiva).

TABLA I. Tipos de hepatitis víricas (porcentajes)								
	A	B	C	D	E	F	G	
Aguda	70	50-75	20	90	50	50	<10	
Crónica	No	10	80	75	No	No	75	
Fulminante	0,2	<2	<0,2	5-15	1-2	?	<1	

TABLA II. Diagnóstico serológico de hepatitis aguda					
IgM anti-VHA	HbsAg	IgM anti-HBc	Anti-VHC	Anti-HD	Interpretación
+	-	-	-	-	Hepatitis A
+	+	-	-	-	A en portador HBsAg
+	+	+	-	-	A y B simultáneas
-	+	+	-	-	Hepatitis B
-	+	+	-	+	B y D (coinfección)
-	+	-	-	+	D en portador HBsAg
-	-	+	-	-	Hepatitis B
-	+	-	+	-	C en portador HBsAg
-	-	-	+	-	Hepatitis C

III. CONSIDERACIONES PREOPERATORIAS

Sea cual sea la causa de la hepatitis aguda, la evaluación y el tratamiento preoperatorio debe ir dirigido a la valoración tanto del riesgo para el paciente como del riesgo para el personal sanitario. Para los casos de lesión hepática aguda asociada a enfermedades sistémicas, evidentemente hay que tener en cuenta, junto a la valoración de la lesión hepática funcional, el estado de otros órganos sistémicos, para lo cual se remite al lector al capítulo correspondiente.

IV. RIESGO PARA EL PERSONAL SANITARIO

La hepatitis vírica es una fuente significativa de enfermedad ocupacional que puede llevar a un estado de portador crónico, con los consiguientes problemas laborales y legales para los profesionales sanitarios. Debido al riesgo del personal de quirófano, el diagnóstico de hepatitis infecciosa debe ser activamente perseguido en todos los pacientes con enfermedad hepática de causa desconocida. Recordar que el diagnóstico de las hepatitis víricas es serológico. El diagnóstico y los datos epidemiológicos se muestran en las tablas II y III, respectivamente.

Hepatopatías agudas

TABLA III. Serología de la hepatitis vírica					
	VHA	VHB	VHC	VHD	VHE
Ags séricos	No	HbsAg HbeAg	No	HDAg	No
Transmisión					
Transfusión	Raro	Sí	Sí	Sí	No
Inoculación	No	Sí	Sí	Sí	No
Sexual	Sí	Sí	Raro	Sí	No
Fecal-oral	Sí	No	No	No	Sí
Vertical	No	Sí	Sí	Sí	No
Parenteral inaparente	No	Sí	Sí	Sí	No
Incubación (días)	15-30	30-180	15-180	30-180	¿
Cronicidad	No	5-10% Adulto 70-90% Neonato	30-60% Coinfección 90% Sobreinfección	5-10%	No

Los Servicios que comportan mayor riesgo son hemodiálisis, anestesia-reanimación, urgencias y el laboratorio de bioquímica. Ante un accidente de este tipo se debe administrar globulina inmune de la hepatitis B (HBIG) tan pronto como sea posible antes de 7 días tras la exposición, y una segunda administración 3-4 semanas después. Hay que recordar que tanto las heces como la orina y la saliva no son infectivas. Todos los pacientes con hepatitis B aguda deben ser considerados.

Los cuadros clínicos que producen cada una de las hepatitis virales se muestran en la tabla I.

V. VALORACIÓN DEL RIESGO PARA EL PACIENTE

Por un lado, es fundamental intentar conocer la causa de la hepatitis, pero sobre todo el grado de afectación hepática. Algunos tests de función hepática en pacientes con enfermedad parenquimatosa aguda reflejan daño hepatocelular y anomalías en la función hepática de síntesis, que pueden ayudar a valorar el pronóstico de estos pacientes.

- Elevaciones significativas en la GOT y GPT son características de daño hepatocelular, si bien sus niveles no se correlacionan con el pronóstico. El nivel de GPT usualmente excede el de GOT en los procesos hepáticos agudos, excepto en la hepatitis alcohólica. El daño isquémico agudo del hígado también puede resultar en un cuadro similar a la hepatitis viral o tóxica aguda.
- El tiempo de protrombina es un test útil de función celular hepática ya que refleja la capacidad alterada del hígado con daño agudo para sintetizar factores de la coagulación. En la lesión parenquimatosa aguda el tiempo de protrombina refleja la severidad de la

disfunción hepática y tiene significado pronóstico definitivo. Un tiempo de protrombina < 50% o INR > 1,75 es el primer signo de fallo hepático agudo severo.
- Se ha visto que el plasminógeno se encuentra reducido en las enfermedades hepáticas parenquimatosas, especialmente en pacientes con hepatitis vírica, de acuerdo con el grado de severidad de la enfermedad. El rango es el siguiente: formas leves: actividad de plasminógeno > 70%; medias: de 69-50%; severas: de 49-20% y pacientes con alto riesgo de coma hepático: actividad < 20%.
- Es frecuente la elevación de la fosfatasa alcalina (sobre todo si hay enfermedad colestásica) y de la bilirrubina, puede verse también hipoglucemia (si la lesión hepática es severa).
- La biopsia hepática puede ser útil para establecer el patrón cualitativo de la lesión, incluso en los casos de hepatitis aguda inducida por fármacos, pero comporta un elevado índice de riesgos, sobre todo si se hace a cielo abierto.

Todos los pacientes con enfermedad hepática subyacente tienen un riesgo quirúrgico aumentado. La predicción del riesgo quirúrgico se basa en el grado de disfunción hepática, el tipo de cirugía y el estado clínico preoperatorio del paciente. La consulta preoperatoria debe determinar el tipo de enfermedad hepática (aguda o crónica) y el grado de afectación de la función hepática (basada en el examen físico y análisis de laboratorio). Cualquier anomalía debe ser corregida, si es posible, antes de la intervención quirúrgica programada. La cirugía electiva debe ser pospuesta en pacientes con hepatitis aguda hasta la mejoría del paciente, ya que aumenta de forma considerable la morbimortalidad. En particular, la cirugía que se realiza en presencia de hepatitis viral aguda se asocia con una mayor incidencia de complicaciones mayores, con una mortalidad del 9,5% y una morbilidad significativa del 12% tras laparotomía. En otro estudio realizado se ha visto una mortalidad hasta del 100% en pacientes con hepatitis viral aguda no sospechada. Los casos poco frecuentes de patrón colestásico asociado con hepatitis, frecuente tras hepatitis inducida por fármacos, probablemente no deben ser sometidos a cirugía electiva y anestesia, pues se encuentra una mortalidad del 42% con un 33% de descompensación hepática seria en pacientes sometidos a cirugía. Se ha comprobado una mortalidad del 13% en pacientes con ictericia de causa desconocida sometidos a laparotomía. Finalmente hay que decir que los pacientes con hepatitis viral no parecen ser susceptibles a una reactivación del virus cuando son sometidos a anestesia y cirugía.

En cuanto a la hepatitis alcohólica aguda también se encuentra un mayor índice de morbimortalidad, incluso mayor que en la hepatitis viral hasta del 60%, que aumenta hasta el 100% si no se sospecha la hepatitis alcohólica aguda. Se ha visto que en la lesión hepática aguda por alcohol el estrés oxidativo tiene un significado patogénico importante ya que se comprueba una mejoría del pronóstico tras la utilización de un suplemento antioxidante.

El manejo preoperatorio de un paciente con enfermedad parenquimatosa aguda dependerá de la severidad de la disfunción hepática y tratar de corregir en lo posible las

Hepatopatías agudas

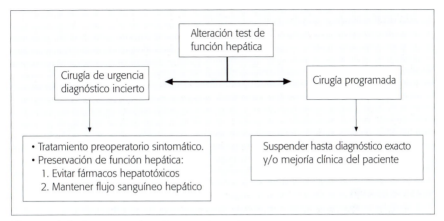

Figura 1. Actitud preoperatoria en hepatopatía aguda.

alteraciones que se pueden producir (encefalopatía, hipoglucemia, alcalosis respiratoria por hiperventilación, hipoxemia, insuficiencia renal y coagulopatía) antes de someterse a cualquier tipo de cirugía.

En cualquier caso, incluyendo los casos de diagnóstico incierto o cirugía de urgencia en pacientes con enfermedad hepática aguda, se debe intentar mantener la preservación de la función hepática. Para ello, los factores más importantes son probablemente el mantenimiento del flujo sanguíneo hepático y la oxigenación:

- La mayoría de las técnicas anestésicas disminuyen el flujo sanguíneo hepático total, aunque el isoflurano, en modelos animales, no parece tener efectos deletéreos sobre la circulación hepática.
- La anestesia espinal reduce el flujo sanguíneo hepático hasta un 30%, y se ha visto que puede llevar a un aumento de las transaminasas, por sí sola.
- Las presiones intratorácicas excesivas pueden impedir el retorno venoso y reducir el aporte sanguíneo hepático; la IPPV con PEEP puede afectar el flujo sanguíneo hepático de forma similar y debe evitarse si es posible en pacientes susceptibles o con lesión hepática previa.
- Otros fármacos que pueden afectar el flujo sanguíneo hepático son los β-bloqueantes, los α-adrenérgicos, la cimetidina, los bloqueantes de receptores H2.

Por otro lado hay que tener en cuenta que ciertos fármacos usados en anestesia pueden sufrir una prolongación de su vida media (meperidina, anestésicos locales tipo éster, succinilcolina, y la mayoría de los anestésicos intravenosos y los mórficos).

La actitud preoperatoria en caso de hepatopatía aguda se puede ver esquematizado en la figura 1.

VI. ENFERMEDADES DE LAS VÍAS BILIARES

Por un lado, se debe llamar la atención en la estrecha correlación existente entre la patología del hígado y del sistema biliar. Se ha comprobado que hay hepatitis reactiva en 60-75% de los pacientes que presentan colelitiasis complicada y en casi el 30% de las formas libres de complicaciones. Por otro lado, la existencia de condiciones patológicas del hígado agrava el desarrollo del proceso y empeora el pronóstico de las enfermedades del sistema biliar cuando requieren ser intervenidas. En la colelitiasis establecida está justificado realizar una intervención temprana; en presencia de cirrosis hepática debe ser realizada únicamente tras una preparación adecuada y si es absolutamente necesario; la ictericia obstructiva requiere operación urgente (máximo 10 días).

BIBLIOGRAFÍA

1. Harville et al. Surgery in acute hepatitis. Causes and effects. JAMA 1963;184:257.
2. Gitnick et al. Assessment of liver function. Surg Clin North Am 1981;61:197.
3. Hasegawa et al. Hepatectomies pour hepatocarcinome sur foie cirrhotique. Schemas decisionels et principes de reanimation perioperatoire. J Chir 1987;124:425-431.
4. Conn. Preoperative evaluation of the patient with liver disease. Sinai J Med. 1991;58(1):75-80.
5. George V. Gabrielson. Liver disease. Clinical cases in anesthesia, 1993.
6. Lentschner C, Ozier Y. GAT anaesthesists need to know about viral hepatitis. Acta An Scan 2003; 47(7):794-803.

Capítulo 3
Hepatopatía crónica

L. Olmedilla, J.M. Pérez Peña, J. Sanz

I. INTRODUCCIÓN

En este capítulo revisaremos la influencia que puede tener la existencia de enfermedades hepáticas crónicas sobre la evolución perioperatoria de un paciente. Hemos agrupado arbitrariamente entidades muy diferentes (Tabla I), porque para la valoración puntual de la interacción hepatopatía-anestesia-cirugía nos va a interesar más el grado de deterioro de la función hepática y su repercusión sistémica que la etiología específica de la enfermedad. Al final del capítulo resumimos algunas características especiales de interés de algunos grupos de hepatopatías.

Se ha demostrado que los pacientes que sufren una hepatopatía crónica (HC) y que deben ser sometidos a una intervención quirúrgica tienen una probabilidad de presentar complicaciones e incluso de fallecer más alta de lo normal (16% mortalidad en cirróticos sometidos a cirugía abdominal no hepática, 14% en colecistectomía). Además, diversas enfermedades que frecuentemente necesitan tratamiento quirúrgico como la úlcera péptica y la colelitiasis tienen una incidencia mayor en la cirrosis. El 10% de los cirróticos se operan durante los dos últimos años de su vida, cuando la función hepática es peor. Por otra parte, hay que tener en cuenta que la anestesia y la cirugía también pueden agravar una hepatopatía previa. Sin embargo, revisando datos de morbi-mortalidad de pacientes cirróticos sometidos a derivaciones portosistémicas programadas se encuentran cifras más alentadoras (3,5% mortalidad) que se han atribuido a la preparación y cuidados perioperatorios minuciosos que se realizan en estos casos. Basándose en esta idea, Sirinek y cols. aplicaron la misma preparación y cuidados pre, intra y postoperatorios a los pacientes cirróticos que programaban para operar de cirugía abdominal mayor (no-portal ni hepática), consiguiendo reducir la mortalidad global al 8% (3% en programada, 19% en urgente).

Por ello, los objetivos de la valoración preanestésica son:

TABLA I. Clasificación de enfermedades hepáticas crónicas
Lesiones parenquimatosas • Hepatitis crónicas: etiología habitualmente viral, posible por fármacos (metil-dopa, isoniacida) o por isquemia • Cirrosis: alcohólica, postnecrótica, metabólica (déficit de α-1-antitripsina, Wilson, hemocromatosis) • Enfermedades con infiltración hepática (esteatosis, amiloidosis). **Lesiones hepatobiliares** • Cirrosis biliar primaria • Colangitis esclerosante (primaria, tóxicos, fármacos) **Lesiones vasculares** • Congestión por insuficiencia cardíaca crónica y cirrosis cardíaca • Trombosis venosa hepática (síndrome de Budd-Chiari) • Trombosis de la vena porta • Enfermedad veno-oclusiva

1. Diagnosticar preoperatoriamente los casos de HC (y especialmente cirrosis) que se vayan a operar.
2. Valorar el grado de afectación hepática y sistémica que se ha producido.
3. Intentar mejorar todo lo posible la situación antes de la cirugía.

Fisiología hepática

Las funciones hepáticas que pueden deteriorarse en estas enfermedades y que interesan especialmente al anestesiólogo son las siguientes: síntesis, metabolismo y actividad del sistema retículo-endotelial.

1. Una alteración de la síntesis de factores de coagulación puede causar coagulopatía. Una disminución de la síntesis de proteínas (todas las proteínas excepto gamma-globulinas y el factor antihemofílico se sintetizan en el sistema endoplásmico rugoso del hígado) puede llegar a aumentar la cantidad de fármaco libre (si la albuminemia $< 2,5$ g/dl) y podría también disminuir la pseudocolinesterasa plasmática.
2. Una alteración del metabolismo y eliminación (la conversión de sustancias liposolubles a hidrosolubles se realiza especialmente en el sistema endoplásmico liso de los hepatocitos y depende del flujo sanguíneo portal) podría causar una disminución de la eliminación de fármacos, del metabolismo de carbohidratos con riesgo de hipoglucemia, hiperbilirrubinemia, hiperamoniemia, acumulación de ácido láctico, etc.
3. El 85% de la actividad del sistema reticuloendotelial reside en el hígado y entre sus funciones se encuentra la eliminación de toxinas provenientes del tracto gastrointestinal (como las endotoxinas bacterianas).

II. EVALUACIÓN PREOPERATORIA

Función hepática

En la historia clínica y exploración encontraremos datos de enfermedad hepática (prurito, diátesis hemorrágica, ictericia, aumento de perímetro abdominal, etc.). Una vez establecido el diagnóstico de hepatopatía crónica lo más importante es determinar el grado de función hepática restante. Para ello valoraremos los siguientes parámetros:

- **Albuminemia.** La albúmina se sintetiza en el hígado y tiene una vida media larga (20 días). Sus cifras dependen del balance entre la síntesis (desnutrición, lesión de hepatocitos) y las pérdidas (ascitis, enfermedad renal). Es buen indicador de enfermedad crónica.
- **Protrombina.** La protrombina (factor II) se sintetiza exclusivamente en el hígado y su vida media es escasa (horas), por lo que la medida de su concentración en sangre o la determinación del tiempo de protrombina o el INR son índices sensibles para detectar deterioros importantes (porque basta con el 20-30% de la concentración habitual para que la coagulación sea normal) de la función hepática de síntesis. Sin embargo hay que descartar deficiencias de vitamina K (desnutrición, malabsorción por obstrucción biliar), coagulación intravascular diseminada, fibrinólisis o administración de dicumarínicos, que prolongan el INR independientemente de la función hepática.
- **Transaminasas.** Son enzimas de los hepatocitos que permiten la transferencia de grupos amino (GOT=AST: aspartato aminotransferasa, GPT=ALT: alanina aminotransferasa). Son un buen indicador de lisis de los hepatocitos. Puede encontrarse una hepatopatía crónica con cifras normales.
- Los factores que más frecuentemente se han asociado a la morbimortalidad son: cirugía urgente, coagulopatía preoperatoria (especialmente INR largo), hiperbilirrubinemia, presencia de encefalopatía, ascitis, albuminemia < 3,5. Basándose en estos conocimientos, Child estableció la clasificación que lleva su nombre para aplicarse a pacientes diagnosticados de cirrosis. Después, Pugh la modificó cambiando el dato de nutrición por el de INR (Tabla II). Esta clasificación es muy útil para valorar cuantitativamente el grado de deterioro de la función hepática con su repercusión neurológica (encefalopatía), aunque excluye la afectación de otros órganos (Tabla III). Actualmente se está empleando la clasificación MELD (siglas de *model for end stage liver disease*) como modelo para valorar el riesgo de mortalidad en los pacientes cirróticos, con una clara tendencia a sustituir la clasificación de Child-Pugh.

En algunos trabajos se ha relacionado la morbimortalidad con la insuficiencia renal previa y con la incidencia de hipotensión intraoperatoria y la agresividad de la cirugía (cardiovascular, derivación porto-cava, laparotomía, prótesis de cadera).

TABLA II. Clasificación de Child-pugh para valorar la gravedad de las cirrosis			
Puntos	1	2	3
Bilirrubinemia	<2	2-3	>3
Albuminemia	>3,5	2,8-3,5	<2,8
Ascitis	No	Control fácil	Refractaria
Encefalopatía	No	I-II	III-IV
T. protrombina o INR	>50%	30-50%	<30%
	<1,9	1,9-3,3	>3,3

Child A: <7. B: 7-9. C: >9.

III. PREPARACIÓN PREOPERATORIA

Basándonos en el trabajo de Sirinek, es fundamental optimizar el estado preoperatorio desde el ingreso del paciente, con especial atención sobre los factores que se han relacionado con la morbimortalidad: ascitis, encefalopatía, coagulopatía e insuficiencia renal. Para ello lo ideal es contar con la colaboración de un especialista con experiencia en pacientes cirróticos. Las líneas generales de tratamiento son:

- Mantener el tratamiento habitual, teniendo en cuenta que puede incluir β-bloqueantes (propranolol, nadolol) para reducir la presión portal en casos con sangrado por varices esofágicas.
- Dieta: restricción de sodio (2 g/día), proteínas (20 g/día) y agua (1.500 cc/día).
- Si existen datos de diátesis hemorrágica (hemorragia gingival, epistaxis, hematomas exagerados en punciones venosas o ante mínimos traumas), se debe tratar agresivamente la coagulopatía comprobando la cifra de plaquetas, tiempo de protrombina o INR y tiempo de tromboplastina parcial activado. Puede también existir disfunción plaquetaria, por lo que es recomendable conseguir una cifra superior a 100.000/mm^3 antes de la cirugía. Cada unidad de plaquetas trasfundida aumenta la cifra de plaquetas en sangre entre 5 y 10.000/mm^3 en un adulto normal. Si el INR está prolongado y especialmente en los casos con ictericia, interesa aportar vitamina K (alteración leve: fitomenadiona 10 mg/día im; alteración más intensa y/o precisa cirugía en horas: 20 mg iv repitiendo hasta 50 mg/día si no se corrige la coagulación). Si persiste el defecto o interesa corregirlo inmediatamente, se puede emplear plasma fresco congelado (PFC) (3-4 unidades). Recientemente se está empleando el factor VII recombinante activado (rF-VIIa NovoSeven®), que actúa reaccionando con el factor tisular (para iniciar la vía extrínseca) en el sitio lesionado. Además parece mejorar la función plaquetaria y se le ha atribuido una posible acción de inhibición de la fibrinólisis inducida por la trombina.

TABLA III. Alteraciones extrahepáticas asociadas a la hepatopatía crónica avanzada
ENCEFALOPATÍA Y/O EDEMA CEREBRAL **Alteraciones pulmonares:** • Restricción por ascitis o derrame pleural. • Hipoventilación alveolar. • Shunt intrapulmonar por dilatación de capilares o por comunicaciones arteriovenosas verdaderas. • Hipertensión porto-pulmonar. **Alteraciones hemodinámicas:** • Miocardiopatía: la cirrosis avanzada se asocia a disfunción diastólica ventricular y engrosamiento de la pared ventricular. Además suele presentar una situación hiperdinámica (gasto cardíaco alto, resistencias vasculares bajas). • Disminución de la respuesta a catecolaminas. **Alteración renal:** • Incapacidad para concentrar la orina con retención de sodio. • Disminución de la volemia efectiva. • Retención de agua (aumento de ACTH, aldosterona). **Alteración hidroelectrolítica:** • Hipo o hipernatremia. • Hipo o hipercaliemia. • Hipocalcemia, hipomagnesemia. • Acidosis o alcalosis metabólica. **Coagulopatía:** • Disminución del número y de la eficacia de las plaquetas. • Prolongación de tiempos de coagulación. • Fibrinólisis. • Coagulación intravascular diseminada.

Se ha tratado a pacientes cirróticos con un INR de 3,5 con 90 μg/kg de VIIa, consiguiendo reducirlo a 0,9 rápidamente y manteniéndolo así durante más de 5 horas. Este tratamiento tiene la ventaja respecto al PFC de que no tiene riesgo de transmitir infecciones, la administración es iv rápida y en poco volumen. En cambio es un inconveniente su muy alto precio, por lo que de momento no se ha planteado el empleo profiláctico ni como tratamiento excepto en los casos con sangrado en los que ya se han empleado los medios habituales.
• Si existe ascitis, se inicia el tratamiento con la dieta, espironolactona e hidroclorotiacida. Si la respuesta es insuficiente, se puede añadir furosemida vigilando la función renal. El objetivo del tratamiento no urgente podría ser una disminución de pe-

so de 0,5 kg/día para no desencadenar un síndrome hepatorrenal. Cuando se plantee realizar una paracentesis (p. ej., por ascitis a tensión), hay que tener en cuenta que existe un equilibrio dinámico muy estrecho con el volumen plasmático, por lo que hay que reponer la volemia al realizar el drenaje (p. ej., 50 cc de albúmina 20% por cada litro de ascitis extraída).
- La encefalopatía se trata corrigiendo los factores desencadenantes (sobrecarga de nitrógeno en la dieta o por hemorragia gastrointestinal, desequilibrios hidroelectrolíticos, sedantes, opiáceos, infección) y reduciendo el amoníaco y otras toxinas sanguíneas mediante una disminución de la absorción intestinal de productos nitrogenados. Se puede emplear lactulosa, un laxante osmótico que disminuye la absorción de amoníaco y favorece su transformación en ión amonio, que se absorbe menos. La neomicina oral reduce la producción de amoníaco por la flora bacteriana intestinal.

IV. PREMEDICACIÓN

Estos pacientes sufren alteraciones farmacocinéticas y farmacodinámicas que hay que considerar:
- Aumenta el volumen de distribución de algunos fármacos, por lo que puede precisarse una dosis inicial mayor para conseguir el efecto deseado.
- Disminuye la biotransformación y la eliminación biliar por la lesión hepatocelular y la disminución del flujo portal.
- La disminución de la albuminemia aumenta la cantidad de fármaco libre y por lo tanto activo (p. ej., midazolam, que se une mucho a la albúmina).
- En la cirrosis aumenta la densidad de los receptores GABA, lo que aumenta la sensibilidad a fármacos que actúen sobre ellos (barbitúricos, benzodiacepinas, propofol). Como sedante se ha empleado clometiazol oral (Distraneurine®). Hay que tener en cuenta que los sedantes pueden empeorar una encefalopatía incipiente.

Además se puede retrasar el vaciamiento gástrico al disminuir la motilidad gastrointestinal, por ascitis masiva o por coexistencia de una hernia de hiato. Por ello conviene emplear las medidas de profilaxis de broncoaspiración.

V. POSTOPERATORIO

Las complicaciones postoperatorias más frecuentes son la insuficiencia renal, el sangrado y la sepsis. Dado que la mortalidad se produce especialmente en el postoperatorio inmediato, es aconsejable la vigilancia en una unidad de reanimación en ese período.

VI. HEPATITIS CRÓNICAS

Dentro del capítulo de las hepatopatías crónicas merecen una atención especial las hepatitis crónicas. A menudo cursan sin manifestaciones clínicas y se diagnostican mediante pruebas bioquímicas dirigidas y por ello son un hallazgo frecuente en los análisis preoperatorios. En ocasiones, la reserva de función hepática está muy reducida y se puede desencadenar una descompensación ante cualquier agresión al tejido hepático.

Hay pocos datos en cuanto al riesgo perioperatorio de los pacientes con hepatitis crónica (HC). Clásicamente se distinguen dos tipos de HC en función del resultado de una biopsia hepática: HC persistente y HC activa.

La HC persistente cursa con pocas alteraciones funcionales y se detecta por pequeñas elevaciones de las transaminasas. No parece aumentar el riesgo de la anestesia y la cirugía.

En la HC activa son más frecuentes la repercusión clínica (fatiga, malestar), la citólisis (aumento de transaminasas) y la disminución de la síntesis (albuminemia baja, coagulación alterada). Los pacientes asintomáticos con HC activa sin ictericia parecen tolerar adecuadamente las intervenciones quirúrgicas. Los casos sintomáticos, con ictericia, elevación importante de transaminasas y especialmente con coagulopatía, no deben someterse a cirugías no urgentes. Estos casos se deben remitir a un especialista de digestivo por si se consigue mejorar la función hepática con tratamiento.

VII. CIRUGÍA HEPÁTICA

Merece una mención especial el caso de la cirugía hepática en pacientes con hepatopatía crónica. La valoración es igual que para otras cirugías agresivas, pero hay que tener en cuenta que, dependiendo de la cantidad de tejido que se reseque, se va a deteriorar la función aún más. Un individuo normal puede someterse a una hepatectomía de hasta el 75% con una mortalidad de 1-5%. En cambio, los pacientes Child A o B sólo pueden sufrir una hepatectomía inferior al 50 o al 25% respectivamente. El riesgo quirúrgico contraindica la hepatectomía en los pacientes Child C.

BIBLIOGRAFÍA

1. Bernstein DE, Jeffers L, Erhartsen E y cols. Recombinant factor VIIa corrects prothrombin time in cirrhotic patients: a preliminary study. Gastroenterology 1997;113:1930-7.
2. Carbó J, García-Samaniego J, Castellano G, Íñiguez A, Solís JA. Cirrosis hepática y mortalidad por cirugía abdominal. Estudio de los factores de riesgo. Rev Esp Enferm Dig 1998;90:105-8.
3. Olmo JA, Flor-Lorente B, Flor-Civera B, y cols. Risk factors for non-hepatic surgery in patients with cirrhosis. World J Surg 2003;27:647-52.
4. Pozzi M, Carugo S, Boari G, et al. Evidence of functional and structural cardiac abnormalities in cirrhotic patients with and without ascites. Hepatology 1997;26:1131-7.
5. Sirinek KR, Burk RR, Brown M, Levine BA. Improving srvival in patients with cirrhosis undergoing major abdominal operations. Arch Surg 1987;122:271-3.

Capítulo 4
Paciente trasplantado hepático

J.M. Pérez Peña, L. Olmedilla, J. Sanz

I. INTRODUCCIÓN

En la actualidad, gracias a los progresos en la inmunosupresión, tratamiento de las complicaciones infecciosas y avances en el manejo anestésico y la técnica quirúrgica, se ha logrado una supervivencia de los trasplantes hepáticos (TH) del 80% al año y 70% a los 5 años. El número de centros donde se realiza esta técnica es cada vez mayor, y son más los pacientes trasplantados gracias a la utilización de nuevas fuentes de órganos. En nuestro país hasta 1997 habían recibido un TH 4.896 personas. En el año 2002 se hicieron 1.033 trasplantes.

Como resultado de este crecimiento es cada vez más frecuente encontrarnos pacientes ya trasplantados, que van a ser intervenidos quirúrgicamente por enfermedades no relacionadas con el trasplante. Estos pacientes presentan un incremento del número de intervenciones que cubren un amplio rango. Mas del 20% de las intervenciones no relacionadas directamente con el TH, se realizan en centros no especializados. El resultado de la cirugía electiva es igual al de la población no trasplantada, pero la urgente tiene mayor tasa de complicaciones.

Entre 37-70% de TH necesitan ser reintervenidos por diferentes complicaciones postrasplante. En un estudio de la Universidad de Harvard, el 65% de los pacientes trasplantados requirió una o más cirugías (media de 3), la mayoría en los primeros 90 días, mientras están ingresados en UCI y suelen tener problemas médicos muy importantes. Sólo el 10% fueron intervenciones electivas en pacientes no hospitalizados.

Las intervenciones más frecuentes (60%) son cirugías mayores como complicaciones de la vía biliar, evacuación de hematomas o abscesos, reintervención por hemorragia abdominal, cirugía gastrointestinal mayor y de reconstrucción vascular. Otras cirugías destacables son por complicaciones del tratamiento inmunosupresor (necrosis aséptica de la cabeza femoral, úlcera gastroduodenal) o por tumores, que son más frecuentes en estos enfermos.

II. VALORACIÓN PREANESTÉSICA

El anestesiólogo debe conocer cuál es la fisiología y situación inmunológica de estos enfermos, así como las medicaciones y los factores de riesgo asociados. El estudio preoperatorio ha de ir dirigido a responder las siguientes preguntas:
1. ¿Cómo es la función del órgano trasplantado?
2. ¿Existen alteraciones en la función de otros órganos que pueden estar afectados por la inmunosupresión o por la disfunción del hígado trasplantado?
3. ¿Presenta el paciente alguna infección activa o rechazo del injerto?

Todos los pacientes trasplantados están incluidos en un programa de seguimiento, por lo que la información actualizada sobre la función del injerto y los resultados de las pruebas diagnósticas más recientes (p. ej., biopsia del hígado trasplantado, test de función pulmonar, etc.) pueden obtenerse de la historia clínica o del médico responsable del seguimiento.

Como en cualquier otro paciente que debe ser anestesiado, lo primero será la revisión de la historia clínica y la exploración física. Las pruebas complementarias básicas a realizar no difieren según el tipo de cirugía, siendo imprescindibles los parámetros bioquímicos que valoran la función hepática. Se añadirán en cada caso concreto las pruebas necesarias en función del estado del paciente.

III. VALORACIÓN DE LA FUNCIÓN HEPÁTICA

En la consulta preoperatoria se debe prestar especial atención a los síntomas relacionados con la función hepática, preguntando por la aparición de ictericia y prurito, cambio de color en las heces o la orina, variación del peso, edemas en tobillos o aumento del abdomen.

En estos pacientes existe un importante aumento en los niveles de todas las enzimas hepáticas inmediatamente después del TH, que descienden gradualmente en las siguientes dos o tres semanas. Los tiempos de protrombina y cefalina alcanzan valores normales a partir de los 3 días del TH y la bilirrubina a los 3 meses. Dos semanas después del TH la capacidad de síntesis del hígado es generalmente normal y, por lo tanto, las enzimas hepáticas, glucemia y INR deberían estar cercanas a la normalidad. El buen funcionamiento del injerto se traduce en la normalidad del estudio biológico hepático.

El rechazo puede ocurrir en cualquier momento, por lo que debe ser considerado y descartado siempre, aunque el diagnóstico no es siempre fácil. Así, una elevación anormal de bilirrubina transcurridos 3 meses desde el TH es sugestiva de rechazo, obstrucción biliar o hepatitis por virus C. Un INR o tiempo de protrombina alargados asociados a un descenso de la albúmina pasados 3 meses desde el TH, es sospechoso de rechazo crónico del injerto o complicaciones de la vía biliar. El nivel sérico de AST es el marcador más fiable de que la inmunosupresión es adecuada, y su elevación es sugerente de rechazo. Los niveles de AST deben estar dentro de los límites normales, lo cual se alcanza en más de la mitad de los pacientes a los 12 meses del TH.

El rechazo crónico se caracteriza por progresiva colestasis que aparece en los 6 primeros meses desde el TH, siendo raro a partir del año. Las concentraciones de fosfatasa alcalina (FA) y gammaglutamiltranspeptidasa (GGT) son marcadores de colestasis y pueden permanecer elevados después del trasplante. Una sola determinación tiene poco valor, siendo necesarias medidas seriadas.

Cualquier cambio importante en alguno de estos marcadores bioquímicos requiere ser estudiado antes de realizar una cirugía electiva. Estas variaciones pueden significar la existencia de rechazo o infección. Cuando se confirma en el estudio preoperatorio que la función hepática es normal, no existe contraindicación para la utilización de ningún agente anestésico y no son esperables alteraciones importantes en la farmacocinética de los fármacos utilizados.

IV. ALTERACIONES SISTÉMICAS PRECOCES EN EL TRASPLANTADO HEPÁTICO

1. Son corrientes las alteraciones de la coagulación que requieren la trasfusión de hemoderivados. Un 15% de los receptores de TH requieren reintervenciones tempranas por hemorragia, en las que no siempre se identifica el lugar de sangrado. La trombocitopenia es constante después del TH. El recuento plaquetario es más bajo a los 3-4 días y no regresa a valores normales hasta después de una 1 semana. La trasfusión de plaquetas puede ser ineficaz por secuestro esplénico.
2. Las complicaciones pulmonares postrasplante ocurren en el 75% de pacientes. Puede existir hipoxemia, con o sin edema pulmonar y derrame pleural, que requiera ventilación mecánica prolongada, altas concentraciones de oxígeno y PEEP. También presentan disminución de la capacidad de difusión del dióxido de carbono, que en general no llega a causar hipoxia. El síndrome hepatopulmonar presente en estos pacientes parece mejorar en los meses posteriores al TH. Las infecciones pulmonares y sus complicaciones son la causa más frecuente de muerte después del TH.
3. El 77% presentan hipertensión arterial en el período post-trasplante en relación con la ciclosporina o por liberación de endotelina. Se puede presentar un cuadro séptico con inestabilidad hemodinámica que requiera soporte con drogas vasoactivas. El estado hiperdinámico del receptor puede tardar en normalizarse más de un año, siendo escaso el efecto de la denervación del injerto sobre el flujo sanguíneo hepático.
4. En el postoperatorio del TH pueden ocurrir diferentes complicaciones neurológicas (convulsiones, encefalopatía hepática, edema cerebral, hemorragia intracraneal, mielinólisis central pontina, infecciones) que requerirán un manejo específico. La neuropatía autónoma presente en muchos trasplantados parece mejorar tras el TH, su

presencia se asocia con incremento del intervalo QT del ECG, y se ha descrito mayor incidencia de arritmias ventriculares e inestabilidad hemodinámica durante la anestesia. En pacientes urémicos o diabéticos la neuropatía autónoma puede llegar a comportarse de forma similar al corazón denervado.
5. La mitad de los pacientes presentan insuficiencia renal. Los que presentaban un síndrome hepatorrenal previo al TH tienden a recuperar la función renal normal después de la cirugía. El desarrollo de necrosis tubular aguda se asocia con incremento de la mortalidad. Debe hacerse un esfuerzo para detectar precozmente la disfunción renal y poder iniciar medidas terapéuticas para su corrección, como la expansión de volumen, infusión de dopamina y ajuste de los fármacos inmunosupresores.

V. ALTERACIONES SISTÉMICAS TARDÍAS EN EL TRASPLANTADO HEPÁTICO

1. Muchos receptores de TH tienen uno o más factores de riesgo de arteriopatía coronaria, como edad > 45 años, diabetes, tabaquismo, obesidad, hipertensión arterial o antecedentes familiares de enfermedad cardíaca. Casi el 40% de los receptores desarrollan hipercolesterolemia y/o hipertrigliceridemia después del trasplante. Aunque no existen datos de mayor morbilidad o mortalidad por complicaciones de la aterosclerosis en receptores de TH, se deben descartar la presencia de síntomas de enfermedad coronaria o cardiopatía antes de la cirugía. Se han descrito, después del trasplante, episodios de isquemia miocárdica sin enfermedad coronaria en relación con hipercoagulación.
2. El 58% de los TH pueden presentar hipertensión arterial por la administración de ciclosporina. La causa es un efecto directo del medicamento o por toxicidad renal. Cuando se administra tacrolimus la incidencia es menor (22%). El manejo de este problema se estudia en otro capítulo.
3. La obesidad es un problema frecuente en los receptores del trasplante, incluso en los que estaban muy desnutridos antes del mismo. El 40-70% de los receptores se vuelven obesos al año del TH debido al aumento de la ingesta calórica, el tratamiento con corticosteroides y la limitación de su actividad física.
4. Cada vez son más frecuentes los receptores diabéticos. Además, un 10-20% de los trasplantados desarrollan esta enfermedad por efecto de la inmunosupresión, siendo la incidencia más alta en el primer año. Estos pacientes presentan una mayor incidencia de nefropatías postrasplante y neuropatía autónoma. El tratamiento con corticosteroides dificulta el control de la glucemia. En el período perioperatorio se deberán controlar los niveles de glucemia y administrar insulina con pautas similares a las del paciente no trasplantado.
5. Es frecuente que los receptores de un TH tengan cierto grado de insuficiencia renal. Después del trasplante existen otros factores patogénicos como la diabetes y la toxicidad por ciclosporina o tacrolimus. Los riñones del paciente trasplantado son más

vulnerables ante la hipovolemia o contrastes radiológicos, por lo que la cirugía no urgente debe retrasarse 4 días para permitir la recuperación del riñón después de usar contraste. La disfunción renal en estos pacientes disminuye la capacidad de adaptación a los cambios rápidos de volumen. Es también corriente la hiperpotasemia. Siempre que sea posible deben evitarse los fármacos y sustancias nefrotóxicas, ajustando las dosis de los medicamentos al grado de función renal. Algunos fármacos como la eritromicina y la cimetidina son inhibidores de la degradación de ciclosporina y tacrolimus, y pueden provocar nefrotoxicidad aguda. Las medidas habituales de protección renal (hidratación, dopamina, péptido natriurético, manitol, furosemida) están especialmente indicadas durante el período perioperatorio.

6. La incidencia de osteoporosis es elevada tras el TH por el tratamiento con esteroides, la inmovilización, la disfunción del injerto y la desmineralización provocada por la enfermedad hepática previa. En los primeros 3-12 meses ocurre una rápida pérdida ósea. Hay un alto riesgo de fracturas patológicas (hasta 65%) por compresión, especialmente aplastamientos vertebrales y fracturas costales. También pueden existir en las extremidades y necrosis avascular de cadera. La mayor parte de las fracturas se producen en los primeros 6 meses desde el TH. Habrá que prestar atención a la colocación del paciente en quirófano, evitando la compresión excesiva sobre columna y extremidades, así como durante las maniobras de traslado.

7. Un 10-20% de los pacientes trasplantados por cirrosis alcohólica regresan al alcoholismo, pudiendo presentar las mismas alteraciones que se ven en estos pacientes antes del TH en relación con el consumo de alcohol.

8. Los pacientes que han sido sometidos a un TH pueden estar en tratamiento con antidepresivos (tricíclicos, inhibidores de la serotonina, etc.), existiendo interacciones medicamentosas con fármacos que se utilizan en el periodo perioperatorio. Habrá que valorar detenidamente en conjunto con el psiquiatra, el riesgo-beneficio de la suspensión o no del antidepresivo antes de la cirugía.

9. Después del TH pueden aparecer una serie de problemas neurológicos como convulsiones, enfermedad focal cerebral de sustancia blanca y neuropatías periféricas. Estas patologías suelen ser resultado de reacciones adversas a alguno de los medicamentos, pero también ser manifestaciones de infección, trastorno metabólico o neoplasia postrasplante. La mielinólisis central pontina se relaciona con la corrección rápida de la hiponatremia. La hipomagnesemia de origen renal puede producir desde afasia a convulsiones. Todas requieren un estudio y valoración detallada por parte del especialista y del anestesiólogo antes de la cirugía.

10. El TH y la inmunosupresión incrementa la incidencia de tumores como linfoma, sarcoma de Kaposi, cáncer de piel, labio, cérvix, etc. La inmunosupresión y la diabetes aumentan la incidencia de enfermedades oculares como cataratas, retinopatía o glaucoma.

VI. FÁRMACOS INMUNOSUPRESORES

El hígado tiene un bajo porcentaje de rechazo crónico (10% a los 5 años). Se emplean nuevos inmunosupresores en diferentes protocolos de inmunosupresión «a medida» de cada paciente, considerando en cada caso el riesgo de rechazo, infección, toxicidad renal, riesgo cardiovascular y recurrencia de la enfermedad de base. Ciclosporina y tacrolimus son metabolizados en el hígado por el citocromo P450 IIIA que es la vía de eliminación de muchos fármacos, por lo que se produce una inducción, inhibición o competencia por la misma enzima.

Muchos medicamentos pueden interactuar con los inmunosupresores modificando la concentración en sangre o potenciando algunos de los efectos secundarios (Tabla I). Es recomendable determinar los niveles en sangre del fármaco para ajustar la dosis en caso de sospecha de efectos tóxicos por ciclosporina, tacrolimus y mofetilmicofenolato. Las drogas inmunosupresoras más utilizadas en los pacientes trasplantados y los efectos colaterales que pueden presentar aparecen enumerados en la tabla II.

Si alguno de estos efectos colaterales están presentes, debemos valorar si requieren algún tipo de estudio o tratamiento preoperatorio.

La mayoría de los pacientes están recibiendo esteroides, pero es controvertido si se debe administrar suplemento de corticoides, por el riesgo de infección y ser rara la insuficiencia suprarrenal.

El paciente deberá continuar el tratamiento inmunosupresor durante el período perioperatorio por el riesgo de rechazo, ajustando la dosis y vía de administración según la recomendación del hepatólogo. Sólo en presencia de tumores o sepsis graves puede ser necesario reducir o suspender la inmunosupresión.

VII. INFECCIONES

El peligro de la aparición de una infección intercurrente es constante en estos pacientes inmunosuprimidos, siendo la primera causa de morbimortalidad. Se debe investigar cuidadosamente e intentar erradicar todo foco infeccioso antes de la cirugía.

Aunque la fiebre puede estar causada por medicamentos o rechazo agudo, siempre se debe suponer que la causa es un proceso infeccioso hasta no probar lo contrario, porque el retraso del diagnóstico conlleva una elevada mortalidad. El valor del recuento leucocitario puede estar afectado por la inmunosupresión. Las infecciones por microorganismos oportunistas son más corrientes en los receptores intensamente inmunosuprimidos.

Se ha recomendado retrasar la cirugía electiva si hay menos de 2.000 leucocitos/ml o cuando existen infecciones dentales.

En muchos programas de TH se utiliza la profilaxis a largo plazo contra *Pneumocystis carinii* mediante trimetoprim-sulfametoxazol. También se agregan agentes antivirales y antimicóticos durante los períodos de mayor inmunosupresión. Durante el período perioperatorio se deberá continuar con la profilaxis antibiótica que el paciente estaba to-

TABLA I. Interacciones medicamentosas en el paciente con TH

Ciclosporina y tacrolimus

Aumentan los niveles sanguíneos del inmunosupresor:
- Alopurinol
- Eritromicina
- Claritromicina
- Diltiazem
- Verapamilo
- Nicardipino
- Fluconazol
- Metoclopramida
- Furosemida
- Dicumarínicos
- Corticoides
- Imipenem
- Acetazolamida
- Anticonceptivos orales
- Sulindac

Disminuyen los niveles sanguíneos del inmunosupresor:
- Fenobarbital y otros barbitúricos
- Fenitoína
- Carbamacepina
- Trimetoprime
- Nafcilina
- Metoprolol
- Octeótrido
- Omeprazol
- Ácido valproico
- Rifampicina

- Nafcilina
- Isoniacida
- Octeótrido
- Ticlopidina

Nefrotoxicidad por sinergia:
- Aminoglucósidos
- Vancomicina
- Anfotericina
- Cimetidina
- Ranitidina
- Ketoconazol
- Diclofenaco
- Naproxeno
- Melfalán
- TMT/sulfametoxazol

Interacciones por adición de efectos indeseables o tóxicos:
- Gentamicina, aminoglucósidos
- Digoxina
- Trimetoprim
- Furosemida
- Ceftazidima
- Aciclovir
- Ganciclovir

Azatioprina

Granulocitopenia por sinergia:
- IECA
- Trimetoprim sulfametoxazol

mando. Según el procedimiento quirúrgico que se vaya a realizar, la situación del paciente y los gérmenes implicados, se decidirá la pauta antibiótica a emplear. No está clara la utilidad de la descontaminación digestiva antes de la realización de cirugía abdominal.

Es recomendable evitar en lo posible antibióticos con potencial toxicidad renal y otros como eritromicina que incrementa los niveles de ciclosporina. En algunos centros se administra una dosis de antibiótico antiestafilococo previa a las canulaciones vasculares, aunque no está plenamente demostrada su eficacia.

TABLA II. Efectos indeseables de fármacos inmunosupresores usados en pacientes con trasplante hepático

Ciclosporina
- Nefrotoxicidad
- Hipertensión
- Hipercalemia
- Alteraciones neurológicas
- Hipomagnesemia
- Hepatotoxicidad
- Hipertrofia gingival
- Hipercoagulabilidad
- Diabetes
- Hiperlipemia

Corticosteroides
- Infección
- Diabetes
- Hipertensión
- Hepatitis
- Úlcera péptica
- Miopatía
- Osteoporosis
- Hiperlipidemia
- Supresión suprarrenal
- Retención de líquidos, pérdida de potasio
- Depresión, psicosis
- Cambios faciales, obesidad
- Cataratas, incremento de la presión intraocular

Azatioprina
- Infección
- Hepatitis, colestasis
- Supresión médula ósea
- Trombocitopenia, leucopenia (contraindicada si < 3.000 leucocitos/mm^3)
- Pancreatitis
- Vómitos, diarrea

Tacrolimus
- Nefrotoxicidad
- Cefalea
- Náuseas, vómitos
- Hiperglicemia
- Temblor
- Enrojecimiento
- Alteraciones psicológicas
- Hipertensión

Mofetil micofenolato
- Intolerancia digestiva (náuseas, vómitos, dolor abdominal, diarrea)
- Úlcera gástrica, gastritis
- Hemorragia digestiva
- Ictericia, pancreatitis
- Fiebre
- Hipertensión
- Rash cutáneo
- Leucopenia, anemia, trombopenia
- Leucocitosis
- Infección CMV
- Temblor, vértigo
- Hipocaliemia, hipercaliemia
- Hiperglucemia
- Hipofosfatemia
- Hipercolesterolemia

OKT3
- Fiebre, escalofríos
- Infección
- Náuseas, vómitos
- Meningitis aséptica, convulsiones
- Edema pulmonar
- Encefalopatía
- Anafilaxia
- Broncoespasmo
- Dolor torácico

Globulinas antilinfocíticas
- Fiebre
- Anafilaxia
- Leucopenia, trombocitopenia
- Insuficiencia renal

Anticuerpos monoclonales antirreceptores IL-2
- Ausencia de toxicidad y efectos secundarios
- Flebitis, eritema
- Enfermedad del suero

El anestesiólogo puede intervenir en la realización de procedimientos invasivos diagnósticos o terapéuticos con instrumentación del aparato gastrointestinal, urinario o respiratorio que pueden causar bacteriemia y requieren profilaxis antibiótica. Se debe tener en cuenta que algunos antibióticos interaccionan con los fármacos inmunosupresores, por lo que habrá que modificar las dosis o utilizar regímenes alternativos.

VIII. OTRAS CONSIDERACIONES ANESTÉSICAS

El objetivo del anestesiólogo no familiarizado con el manejo de estos pacientes debe ser no alterar el buen funcionamiento del injerto, tomar todas las medidas necesarias para prevenir la aparición de infecciones y evitar el uso de fármacos hepatotóxicos.

A menos que esté claramente contraindicado debe mantenerse la medicación que toma el paciente. Si los estudios preoperatorios son normales, se puede realizar una premedicación habitual. En casos de neuropatía autónoma los anticolinérgicos son ineficaces. Al tratarse de enfermos plurimedicados, se deben considerar las posibles interacciones medicamentosas durante la anestesia.

Ninguna técnica anestésica ha demostrado ser mejor en el paciente con un TH. El isofluorano o desfluorano parecen los anestésicos inhalatorios preferibles por no presentar nefrotoxicidad. La intubación endotraqueal puede estar dificultada en estos pacientes por la corticoterapia («facies cushingoide»), diabetes o linfomas (ver capítulo de valoración de la vía aérea difícil). La intubación vía oral es preferible a la vía nasal, debido a la posibilidad de infección por la diseminación de la flora nasal en un paciente inmunosuprimido. Se recomienda la extubación precoz por el riesgo de neumonía.

Para evitar infecciones, la monitorización invasiva venosa o arterial y el sondaje vesical, deben ser utilizados sólo cuando sea estrictamente necesario. Se debe emplear una técnica aséptica rigurosa durante la instrumentación, la canulación de vías intravasculares o la realización de técnicas anestésicas regionales. Los catéteres impregnados con antisépticos reducen la colonización bacteriana.

Puede realizarse la anestesia epidural tras considerar la función de los músculos intercostales sobre la ventilación y el riesgo de sangrado por colaterales en presencia de hipertensión portal. Debe emplearse la monitorización del bloqueo neuromuscular, por la duración variable de los relajantes musculares debido a las interacciones con otros fármacos, existencia de alteraciones metabólicas, de la función renal o hepática.

La anemia es más común en los pacientes trasplantados y los criterios transfusionales deben ser rigurosos por los riesgos en estos pacientes. Para evitar reacciones transfusionales en relación con los leucocitos, riesgo de una infección por citomegalovirus o de reactivación viral, se deben utilizar concentrados de hematíes filtrados, radiados y CMV negativo. En caso de ser necesarias, las bolsas de plasma también deberían radiarse. Si se requieren plaquetas, éstas deberían ser desleucocitadas, radiadas y CMV negativo. En el caso de que por la urgencia o falta de disponibilidad no se puedan cumplir estos criterios, la transfusión a través de filtros leucocitarios parece garantizar un riesgo mínimo. Los crioprecipitados y albúmina no necesitan filtrarse. La aprotinina no debe emplearse si se utilizó previamente en el TH por su posible anafilaxia.

El paciente trasplantado *per se* no requiere ingreso en una unidad de cuidados críticos después de la cirugía; esto dependerá, como en otros pacientes, del tipo de cirugía y de su estado general, evitando la exposición innecesaria a un ambiente bacteriano hostil. Los enfermos con disfunción autónoma son una excepción, debiendo ingresar 48 horas en reanimación por el riesgo de colapso cardiovascular.

BIBLIOGRAFÍA

1. Toivonen HJ. Anaesthesia for patients with a transplanted organ. Acta Anaesthesiol Scand 2000;44:812-833.
2. Denton MD, Magee CC, Sayegh MH. Immunosuppressive strategies in transplantation. Lancet 1999;353:1083-91.
3. Sharpe MD. Anaesthesia and the transplanted patient. Can J Anaesth 1996;43:5 89-93.
4. Steib A, Freys G, Otteni JC. Anesthésie pour chirurgie non spécifique chez le patient transplanté. Ann Fr Anesth Réanim1993;12:27-37.
5. Muñoz. Santiago J Tratamiento a largo plazo del receptor de trasplante de hígado. Med Clin North Amer 1996;5:1061-1076.
6. Wright Pinson C, Roberts Mark S, Gallik-Karlson Carol A et al. Reoperative procedures following liver transplantation. Transplant Proc 1989;21:2334-2336.
7. Carton Edmund G, Plevak DJ, Kranner PW, et al. Perioperative care of the liver transplant patient: part 2. Anesth Analg 1994;78:382.

PARTE VIII

Nefrología

Capítulo 1
Insuficiencia renal crónica

A. Elvira Rodríguez, M. Hervías

I. INTRODUCCIÓN

La insuficiencia renal crónica (IRC) es un deterioro irreversible y persistente (mayor de 3 meses) de la función renal. Se caracteriza por una disminución progresiva y permanente de la tasa de filtración glomerular (TFG), con aumento de la creatinina sérica (Cr) y de la azoemia.

Es imprescindible determinar el grado de deterioro de la función renal o, lo que es lo mismo, su función residual: la mejor aproximación es el aclaramiento de Cr (Ccr) que es una estimación de la tasa de filtración glomerular y constituye uno de los parámetros más importantes de la evaluación preanestésica. Los valores normales de Ccr son: en el varón 125 ± 25 ml/min y en la mujer 95 ± 20 ml/min. La IRC se clasifica en grados según el Ccr:

- *IRC leve*: el Ccr está entre 50-80 ml/min. La hipovolemia en estos pacientes es un factor decisivo para el desarrollo de fracaso renal postoperatorio y presenta un índice de mortalidad del 50-60%.
- *IRC moderada*: Ccr de 25-50 ml/min.
- *IRC severa*: Ccr menor de 25 ml/min. Estos pacientes dependen de la diálisis para su supervivencia (sobre todo, si es menor de 10 ml/min).

II. EVALUACIÓN PREOPERATORIA

Historia clínica

Determinación del grado de IRC

Se utilizará el aclaramiento de Cr porque es el parámetro más preciso para valorar la función renal. Será muy importante conocer algunos datos y registrarlos en la visita

preoperatoria como son la etiología de la IRC (a veces, sólo es un componente más de enfermedades multisistémicas tipo diabetes, enfermedades del tejido conectivo, etc.), el tiempo de evolución y el tratamiento habitual de su enfermedad renal:
1. Si el paciente se dializa; hay que evaluar el tipo de diálisis, situación clínica habitual antes y después del tratamiento, pesos seco y húmedo, complicaciones durante el procedimiento (síndrome de desequilibrio, intolerancia hemodinámica, mareos, etc.), respuesta a la sobrecarga y depleción de volumen y cada cuántos días se dializa.
2. Si no se dializa: valoraremos el tratamiento médico (¡cuidado con los nefrotóxicos!) y diuresis residual.

Repercusiones de la enfermedad renal

Trastornos iónicos

Hiponatremia. Suele tratarse de una hiponatremia dilucional crónica con sodio corporal total alto, si es moderada (120-130 mEq/l) no precisa tratamiento. Si es aguda, resulta imprescindible corregirla antes de la cirugía (sólo es necesario llegar a niveles de 130 mEq/l con los que desaparece el riesgo de edema cerebral). El ritmo de reposición no debe exceder 1 mEq/l/h. La retención de sodio favorece la sobrecarga de líquidos y, por tanto, facilita los episodios de ICC y edema agudo de pulmón.

Hiperpotasemia. No suele aparecer hasta Ccr inferiores a 5 ml/min, pero puede hacerlo con aclaramientos mayores si concurren otras circunstancias como traumatismos, infecciones, hemólisis o administraciones adicionales de potasio. Son graves sobre todo si son agudas, afectando a la esfera cardiovascular, provocando alteraciones del ritmo y de la contractilidad. Si aparece hiperpotasemia se debe dializar al paciente y si todavía no se dializa (o no resultara posible), se administrará una solución de dextrosa 10% (200-500 ml en 30 min) + 10 U de insulina SC, así como gluconato cálcico al 10% (10-30 ml entre 1-5 min) y se corregirá la acidosis con bicarbonato sódico. El potasio previo a la cirugía debe estar entre 3-5,9 mEq/l

Otras alteraciones. *Hipermagnesemia, hipocalcemia, hiperfosfatemia.*

Alteraciones cardiovasculares

Hipervolemia e HTA. Se provoca por la retención de sodio. Los pacientes padecen sobrecarga hídrica e hipertrofia ventricular izquierda, con aumento de las presiones de llenado y de la permeabilidad alveolocapilar, teniendo por ello tendencia al desarrollo de ICC y edema agudo de pulmón.

Aumento del GC (para aumentar el transporte de oxígeno por la anemia).

Otras alteraciones cardiovasculares. Pericarditis urémica, arritmias, bloqueos de conducción, calcificación valvular y arteriosclerosis acelerada, que a su vez favorece la enfermedad coronaria y periférica.

Alteraciones metabólicas

Acidosis metabólica. Por incapacidad de excretar los ácidos endógenos y de reabsorber el bicarbonato filtrado (con alta diferencia aniónica).

Hiperuricemia e hipoalbuminemia (especialmente, si se realiza diálisis peritoneal).

Trastornos hematológicos

Anemia crónica. Aparece cuando el Ccr es menor de 30 ml/min, su gravedad se correlaciona con el grado de uremia. Se tolera bien porque se mantiene el transporte de oxígeno. Las concentraciones habituales de hemoglobina rondan entre 7-9 g/dl. Responde mal a las transfusiones de sangre. Es más eficaz y recomendable la administración de eritropoyetina.

Disfunción leucocitaria. Favorece las infecciones.

Disfunción plaquetaria. Disminuye la adhesividad y la agregación plaquetaria por disminución del Factor III plaquetario, sin embargo el recuento de plaquetas y los tiempos de coagulación suelen ser normales.

Alteraciones pulmonares

Hiperventilación (por acidosis metabólica). **Edema intersticial:** aumento del gradiente alveoloarterial de oxígeno (favorece la hipoxemia). **Edema alveolar:** aumenta la permeabilidad capilar pulmonar y derrame pleural.

Alteraciones endocrinas

Intolerancia a la glucosa, hipertrigliceridemia e hiperparatiroidismo secundario. Se favorecen las fracturas patológicas. Se aconseja recomendar manipulación cuidadosa.

Trastornos gástricos

Retraso del vaciamiento gástrico y aumento de su volumen. Es secundario a la neuropatía autónoma y predispone a la broncoaspiración perioperatoria.

Anorexia, náuseas, vómitos e hiperacidez (el 30% tienen úlcera péptica y la hemorragia digestiva es relativamente frecuente).

Íleo adinámico.

Trastornos neurológicos

Encefalopatía y neuropatía periférica (sensitiva y distal de miembros inferiores).

Alteraciones esqueléticas

Osteodistrofia y calcificación periarticular.

Trastornos cutáneos

Hiperpigmentación, equimosis y prurito.

Repercusiones del tratamiento de la enfermedad renal

La *diálisis* preoperatoria es necesaria antes de la cirugía en IRC terminal y debe estar disponible durante todo el período perioperatorio. El tiempo que debe transcurrir entre diálisis y cirugía son 24 horas; con ello, se consigue un control ajustado de la volemia, tensión arterial y electrólitos. Deberemos realizar un control analítico a las seis horas de finalizado el procedimiento. La reducción hídrica preoperatoria debe ser menor que la habitual para prevenir la hipovolemia y la hipotensión arterial de la inducción anestésica. La heparina de la diálisis desaparece en sangre pocas horas después de la misma, por lo que no contraindica ni la cirugía ni la anestesia regional.

Debemos saber que la diálisis no es inocua. De hecho, la hemodiálisis produce hipovolemia y requiere heparinización durante el procedimiento. La diálisis peritoneal predispone a la hipervolemia e hipoproteinemia, por lo que hay que buscar signos de HTA y edema agudo de pulmón o derrame pleural.

Deberemos comprobar el calendario de sus diálisis evaluando la pérdida o sobrecarga de peso tras la misma. En general, la diálisis peritoneal es menos eficaz que la hemodiálisis para corregir las alteraciones secundarias a la uremia.

La diálisis puede provocar un *síndrome de desequilibrio* (síntomas neurológicos por la brusca disminución de la osmolaridad), *hipoxemia, hipotensión arterial y neutropenia*. Todo ello desaparece pocas horas después de la diálisis, por ello es recomendable que pasen algunas horas entre diálisis y cirugía. Por otra parte, la hemodiálisis puede incrementar significativamente el aclaramiento de ciertos fármacos afectando a sus niveles plasmáticos; mientras que la diálisis peritoneal no tiene repercusión importante sobre los fármacos. Entre las drogas que precisan una redosificación tras la hemodiálisis se encuentran antibióticos como los aminoglucósidos, cefalosporinas, imipenem, aztreonam, ampicilina, metronidazol y otros fármacos como la ranitidina, captopril, atenolol, procainamida y ciclofosfamida.

Terapia sustitutiva renal continua (continuous renal replacement therapy o CRRT): Consiste en modalidades de hemofiltración renal continua arteriovenosa o venovenosa que permite evitar los cambios de volumen tan excesivos asociados a la diálisis y suele utilizarse en pacientes inestables.

Las indicaciones de esta modalidad de tratamiento son renales (fracaso renal agudo con todas las alteraciones metabólicas que conlleva) o extrarrenales (sepsis, síndrome de disfunción multiorgánica, síndrome de distrés respiratorio agudo, hipertensión intracraneal, insuficiencia cardíaca y edema pulmonar). La evaluación preoperatoria hay que enfocarla hacia la causa que provocó el inicio de CRRT. Hay que evaluar el estado volémico, la función cardíaca y el estado electrolítico del paciente. No olvidemos que si decidimos discontinuar este tratamiento en el quirófano, las alteraciones metabólicas que lo originaron pueden volver a desencadenarse, generalmente la CRRT puede discontinuarse si el paciente va a someterse a procedimientos como traqueostomías, cierres de cirugías, tubos de gastrostomías, etc., pero en procedimientos quirúrgicos largos que impliquen cambios de volumen y/o inestabilidad hemodinámica, lo ideal es continuar con este tratamiento en quirófano. En la evaluación preoperatoria de estos pacientes hay que centrarse, además, en las posibles complicaciones asociadas a estas técnicas: alteraciones de la coagulación, hipotermia y la dificultad que implica la limitación del uso de algunos accesos vasculares comprometidos con la filtración continua; se debe conocer el efecto de la CRRT en el manejo intraoperatorio de drogas intravenosas: a mayor permeabilidad y superficie del filtro, mayor será el aclaramiento de las drogas. Las drogas de no eliminación renal no se verán afectadas por la filtración en general.

Enfermedades asociadas

Aumenta la incidencia de algunas enfermedades: enfermedad arterial coronaria (por arteriosclerosis acelerada), diabetes mellitus, HTA y malnutrición.

Actualmente, las medicinas alternativas están aumentando en popularidad y ciertos compuestos «herbales» pueden producir patología renal crónica: el ácido aristoloquia (presente en la raíz americana de serpiente y hierbas chinas) produce nefritis intersticial con fracaso renal agudo; barberry produce nefritis intersticial; buchu, irritación peritoneal; el zumo de noni hipokaliemia y el regaliz se asocia a retención hidrosalina, hipokaliemia e hipertensión arterial. Debemos preguntar a los pacientes por la ingestión rutinaria de estos compuestos y sospechar en ellos patología renal.

Exploración física
- Auscultación cardíaca: búsqueda de soplos y extratonos.
- Auscultación pulmonar: posibles estertores y crepitantes.

Pruebas complementarias
- **ECG:** se deben buscar signos de alteraciones iónicas (bloqueos y arritmias), signos de isquemia, hipertrofia ventricular izquierda y determinación de la frecuencia basal.
- **Radiografía de tórax:** se buscarán signos de edema agudo de pulmón, cardiomegalia, derrame pericárdico, pericarditis urémica, derrame pleural y osteodistrofia renal.
- **Hemograma.** *Anemia*: se debe administrar eritropoyetina. Sólo transfundir si tenemos anemia severa (hemoglobina menor de 6-7 g/dl) o bien, cuando se esperan grandes pérdidas sanguíneas. Se transfundirá durante la diálisis para ajustar cambios iónicos y de la volemia. También es frecuente la *leucopenia*. Sin embargo, la *trombopenia* es sólo ocasional.
- **Coagulación:** Los tiempos son normales; sin embargo, presentan un aumento del sangrado por alteraciones de la agregación plaquetaria (tienen aumentado el tiempo de sangría, aunque no se recomienda su determinación, porque no es fiable).
- **Gasometría arterial:** suele haber acidosis metabólica que debe ser corregida previa a la inducción, es recomendable que el nivel de bicarbonato sérico sea mayor

a 20 mEq/l. La acidosis se corrige con la diálisis y si no es posible su realización preoperatoria debe administrarse bicarbonato sódico.
- **Otros estudios de laboratorio:** osmolaridad, albúmina, creatinina sérica (es inversamente proporcional a la tasa de filtración glomerular), urea, aclaramiento de creatinina, concentración sérica y urinaria de electrólitos.

  El potasio sérico debe estar en rango normal: 3,5-5,5 mEq/l. Si está aumentado retirarlo con la diálisis y si no se dializa administrar resinas de intercambio iónico, glucosa, bicarbonato y calcio. Si existe hipokalemia, se debe posponer la cirugía cuando el potasio sea inferior a 2,5 mEq/l. La hiponatremia se corrige con la hemodiálisis, se pospone la cirugía si es menor de 131 mEq/l o mayor de 150 mEq/l. La hipocalcemia suele acompañarse de calcio iónico normal. Se debe solicitar siempre que el calcio total esté bajo.

  Un aumento desproporcionado del BUN (nitrógeno ureico en sangre) puede indicar hipovolemia, gasto cardíaco bajo o hemorragia digestiva.
- **Ecocardiografía:** se recomienda su realización si se trata de una cirugía mayor o muy agresiva para valorar FEVI, hipertrofia ventricular izquierda o líquido pericárdico.

Premedicación
1. Transfusiones preoperatorias: si la hemoglobina es menor de 6-8 g/dl o bien si se espera un gran sangrado. Es mejor transfundir durante la diálisis previa a la cirugía.
2. Revisar el tratamiento médico que toma el paciente para valorar si son fármacos de eliminación renal y si se pueden acumular.
3. Premedicación con ansiolíticos a dosis bajas con lorazepam o midazolam con precaución. No se debe usar el diazepam por el peligro de acúmulo de metabolitos activos. En cuanto a los mórficos, el mejor a administrar es el fentanilo porque la morfina y la meperidina tienen metabolitos que se acumulan.
4. Administración de su medicación antihipertensiva hasta el día de la cirugía.
5. Profilaxis de la broncoaspiración. Se favorece por el enlentecimiento del vaciamiento gástrico y el aumento de secreción ácida del estómago. Se recomiendan: prometacina (12,5-25 mg), bloqueantes antiH2 (disminuir dosis a la mitad si el aclaramiento de Cr es < 10 ml/min) y metoclopramida, 10 mg.
6. Si es preciso dializar, se debe solicitar analítica 6 horas después de la misma para evaluar las correcciones iónicas y metabólicas.
7. Corregir la acidosis metabólica.

III. CONSIDERACIONES ESPECIALES EN ESTOS PACIENTES

Los nefrópatas presentan las siguientes peculiaridades en las cirugías: disminución de la respuesta al estrés, mayor susceptibilidad al fallo renal agudo tóxico, problemas quirúrgicos secundarios a su patología asociada, alteraciones farmacológicas. La disfunción renal preoperatoria es el predictor más fiable, de forma aislada, del fallo renal postoperatorio.

TABLA I. Acumulación de metabolitos activos en la insuficiencia renal

Tipo de fármaco	Metabolito activo	Efecto
Narcóticos-analgésicos-sedantes	• Glucurónidos de morfina	• Sedación
	• Normeperidina	• Sedación y convulsiones
	• Norpropoxifeno	• Depresión conduc. cardiac.
	• Desmetildiacepam	• Sedación
	• NSAIDS	• Si se asocian a diuréticos ahorradores de potasio o IECA pueden favorecer la hiperkaliemia
	• Sevofluorane	• Se recomienda utilizarlo con flujos de gas fresco mínimo 1 l/min si hasta una hora y 2 l/min si más de una hora. Se acumula compuesto A
Drogas cardiovasculares	• Tiocianato de nitroprusiat.	• Anoxia, espasmos musculares, psicosis
	• Metildopa-o-sulfato	• Hipotensión
	• N-acetil procainamida	• Toxicidad
Relajantes musculares	• 3 hidroxipancuronio	• Parálisis prolongada, miopatía
	• 3 hidroxivecuronio	• Parálisis prolongada, sensibil. miopatías

IV. MORBIMORTALIDAD

La mortalidad de estos pacientes depende del procedimiento: 4% en cirugía general, 10% en cirugía cardíaca, 20-50% en cirugía urgente. Las causas más frecuentes de mortalidad son: infecciones, hemorragia, disfunción cardíaca y arritmias.

La morbilidad es del 50% en cirugía general y cardíaca. La mayoría son anemia, arritmias (por hiperpotasemia), hemorragia, disfunción cardíaca, HTA y yatrogenia.

Los pacientes con insuficiencia renal tienen un riesgo tres veces mayor que los sanos de sufrir reacciones adversas a fármacos durante el período perioperatorio. Esto es debido a las alteraciones farmacocinéticas y farmacodinámicas de algunas drogas en estos enfermos, lo que lleva a un mayor riesgo de toxicidad farmacológica y a una potenciación de su efecto y/o duración. Incluso puede producirse acumulación de solutos que acompañan al principio activo con repercusión negativa sobre el paciente.

Con la insuficiencia renal se alteran la farmacocinética y farmacodinámica de algunas drogas; desde su absorción, biodisponibilidad, distribución, unión a proteínas plasmáticas y tisulares (está disminuida) y metabolización hasta su excrección. Esto último es el factor más importante en las alteraciones farmacológicas que se producen en la insuficiencia renal.

Además de conocer los fármacos susceptibles de modificación en la insuficiencia renal, es necesario saber el grado de disfunción renal para poder ajustar las dosis adecuadamente. El ajuste de dosis puede hacerse: ampliando el intervalo de administración, disminuyendo la dosis sin variar ese intervalo o ambos, según el fármaco a administrar.

Por último, existen fármacos que presentan metabolitos potencialmente tóxicos en dosis altas y que pueden acumularse si no se eliminan adecuadamente en el paciente nefrópata (Tabla I).

BIBLIOGRAFÍA

1. Safe drug prescribing for patients with renal insufficiency. Joanne Kappel, Piera Calissi. Canadian Medical Association Journal Vol 166,Iss.4;pg. 473.
2. Drug-kidney interactions. Shoemaker, Ayres, Grenvik, Holbrook. Textbook of Critical Care. Pg 1053-1061. Third edition. 1995. Saunders company.
3. G. Edwuard Morgan, Jr. Anestesiología Clínica. 2ª Edición 1999;671-770.
4. Millar R. Anesthesiology. 5ª ed., 2000;2:1934-1947.
5. Continuous Renal Replacement Therapy: Anesthetic implications. Petroni, Kenneth C and Cohen, Neal H.Anestesia and analgesia 2002;94(5):1288-1297.

PARTE IX

Neumología

Capítulo 1
Evaluación de la función pulmonar

Y. Martínez, L. Puente

I. INTRODUCCIÓN

Una buena parte de los pacientes sometidos a cirugía presentan complicaciones respiratorias postoperatorias. La medición de la función respiratoria ha parecido la forma lógica de predecir estas complicaciones desde hace más de 50 años. En efecto, investigaciones realizadas en los años cincuenta comprobaron que la disminución de la función ventilatoria se asociaba a mayor riesgo quirúrgico. Desde entonces se han llevado a cabo numerosos estudios y esta cuestión ha sido objeto de un número elevado de artículos, pero al tratar de sacar conclusiones de dicha literatura nos encontramos con que la inmensa mayoría presentan deficiencias metodológicas y la información disponible no deja claro si la medición de la función mejora la capacidad de predicción del riesgo con tan sólo variables clínicas que se pueden obtener en la anamnesis y exploración física. Por otro lado, sí parece claro que, con excepción de la cirugía torácica, no es razonable negar una intervención fundamentándonos exclusivamente en la detección de alteraciones funcionales respiratorias. Con esto en mente, parece que hay dos objetivos razonables que justificarían el uso de pruebas de función pulmonar:
- La detección de pacientes en los que el beneficio de la cirugía propuesta no justificaría el riesgo.
- La identificación de aquéllos en los que una actuación perioperatoria agresiva puede reducir el riesgo.

Este artículo pretende revisar, basándose en la evidencia, la utilidad de las pruebas de función respiratoria en la estimación del riesgo quirúrgico y dar unas recomendaciones sobre su indicación en pacientes que van a ser sometidos a cirugía.

II. PRUEBAS DE FUNCIÓN PULMONAR

Dada la disponibilidad de la espirometría existe sobre todo información del valor pronóstico de criterios basados en las principales variables espirométricas como el FEV_1 y de la capacidad vital forzada (FVC). Recordemos que en todos los casos en los que las variables derivadas de la espirometría se usen para evaluar el riesgo, el valor con el que debemos decidir debe ser el mejor que el paciente pueda obtener. Si el paciente tiene obstrucción y se le va a recomendar que no se intervenga, es conveniente asegurarnos que la función no mejore tras broncodilatadores u otro tratamiento.

Los primeros criterios que se utilizaron definían como riesgo aumentado un FEV_1 <70% del predicho, la FVC < 70% del predicho y el FEV_1/FVC <65%. Sin embargo, estos criterios se generaron estudiando las complicaciones de la cirugía con resección pulmonar y no se ha demostrado que también sean válidos para la cirugía abdominal. De hecho en pacientes con EPOC severa (FEV_1 <50%) las pruebas de función pulmonar parecen peores para predecir el riesgo de complicaciones pulmonares que la duración de la cirugía, la clase de la American Society of Anaesthesiology (ASA) y el tipo de cirugía. En siete estudios retrospectivos enfocados a la cirugía abdominal superior, la sensibilidad para predecir complicaciones pulmonares fue del 14-95% y la especificidad del 47 al 92%. Esta variabilidad es en parte atribuible a la definición de complicaciones. La revisión crítica de dichos estudios muestra que las pruebas de función ventilatoria tienen una moderada capacidad pronóstica, pero en ningún caso se ha podido demostrar que fuesen superiores a la evaluación clínica sólo. Por tanto, el uso de las pruebas de función pulmonar como prueba de rutina en la valoración preoperatoria no es sostenible por razones científicas.

III. GASOMETRÍA ARTERIAL

En varias series de pocos casos, la $PaCO_2$ >45 mmHg se asociaba a un alto riesgo. El riesgo no es necesariamente prohibitivo, pero debe hacernos replantear si merece la pena, si la indicación es correcta, qué alternativas de anestesia y cirugía pueden tener menos riesgo y un manejo perioperatorio agresivo. Nuevamente hay que tener en cuenta que no hay datos que sugieran que la hipercapnia identifique pacientes de alto riesgo que no se puedan identificar con otros criterios.

Un estudio ha encontrado asociación entre la hipoxemia preoperatoria y las complicaciones postoperatorias en pacientes operados por cáncer de esófago. Sin embargo, en general no se ha visto que la hipoxemia tenga un valor pronóstico independiente en estudios que han evaluado la función pulmonar preoperatoria.

IV. PRUEBA DE DIFUSIÓN

No hay información sobre el papel de la prueba de difusión en la valoración preoperatoria de la cirugía sin resección pulmonar y, por tanto, no se debe usar en general. La utilidad de la prueba de difusión para predecir complicaciones postoperatorias tras la resección pulmonar ha sido evaluada extensivamente (ver Parte IX, capítulo 4).

V. PRUEBA DE ESFUERZO

En cirugía de tórax (ver Parte IX, capítulo 4).

Otras cirugías. La prueba de esfuerzo se ha utilizado también para valorar el riesgo operatorio en otros tipos de cirugía. En un estudio encontraron, en 181 pacientes mayores de 60 años era de operados de cirugía abdominal, que la mortalidad fue del 18% si el umbral de lactato 11 ml·min^{-1}·kg^{-1} y del 0,8% si era superior a este valor. Con un umbral de lactato >11 ml·min^{-1}·kg^{-1}, si la prueba era clínica o electrocardiográficamente positiva para isquemia miocárdica la mortalidad postoperatoria fue del 4%. Este mismo grupo ha encontrado que en base a la prueba de esfuerzo se puede optimizar el cuidado postoperatorio del paciente y reducir la mortalidad. También se ha encontrado que la prueba de esfuerzo es capaz de identificar sujetos con riesgo aceptable en cirugía esofágica.

VI. ESTUDIOS HEMODINÁMICOS TANTO EN REPOSO COMO EN EJERCICIO

Una presión máxima en arteria pulmonar > 35 mmHg en ejercicio parece identificar pacientes de mayor riesgo en la cirugía con resección pulmonar, pero estos estudios son complicados y no hay evidencia de que superen otros estudios menos invasores para predecir el riesgo y, por ello, no son recomendables.

VII. INDICACIÓN DE LOS ESTUDIOS DE FUNCIÓN PULMONAR BÁSICOS

En 1990, el American College of Chest Physicians emitió un documento de consenso con las siguientes directrices para la realización de una espirometría preoperatoria en cirugía sin resección pulmonar:
- Pacientes con historia de tabaquismo o disnea que vayan a ser sometidos a injerto coronario o cirugía abdominal superior.
- Pacientes que van a ser sometidos a cirugía abdominal inferior con sospecha de enfermedad respiratoria no estudiados previamente y cuando se prevea que la cirugía vaya a ser duradera y extensa.
- Pacientes que van a ser sometidos a cirugía ortopédica, de cabeza o cuello, con sospecha de enfermedad respiratoria no estudiados previamente

Sin embargo, estas directrices se han cuestionado argumentando que no hay pruebas científicas de que la espirometría sea superior a la valoración clínica, que la evidencia disponible, aunque de calidad subóptima, parece sugerir que no es así y que la utilidad de las pruebas funcionales respiratorias se ciñe a identificar riesgos que puedan reducirse con intervenciones perioperatorias. Así, según esta concepción, estarían indicadas en:
- Pacientes con EPOC o asma si la evaluación clínica no puede determinar si el paciente se encuentra en su situación óptima. En este caso, la espirometría puede identifi-

car pacientes que pudieran beneficiarse de un tratamiento preoperatorio más agresivo.
- Pacientes con disnea e intolerancia al ejercicio de causa no aclarada después de una valoración clínica. En estos casos, el diagnóstico diferencial incluye patología cardíaca o desentrenamiento y el resultado de la espirometría puede cambiar el tratamiento preoperatorio.
- La espirometría no debería hacerse de forma rutinaria en la cirugía abdominal.
- La espirometría no debe usarse como una prueba que sirva para contraindicar la cirugía.

VIII. INDICACIONES DE LA PRUEBA DE DIFUSIÓN Y LA PRUEBA DE ESFUERZO CON MEDICIÓN DEL CONSUMO MÁXIMO DE OXÍGENO

- La prueba de difusión debe hacerse de forma rutinaria en la valoración del paciente para cirugía con resección pulmonar (ver Parte IX, capítulo 4).
- La prueba de esfuerzo con medición del consumo máximo de oxígeno permite identificar poblaciones de alto y de bajo riesgo en pacientes con alteraciones en la espirometría o en la prueba de difusión que van a sufrir resección pulmonar.
- En sujetos de edad superior a 65 años, las variables obtenidas en la prueba de esfuerzo identifican a pacientes con alto riesgo y puede ser útil en la optimización de los cuidados postoperatorios.

IX. CONCLUSIÓN

Una historia clínica cuidadosa es la herramienta más importante para la evaluación preoperatoria del riesgo de complicaciones pulmonares. Se debe prestar atención a los síntomas y signos que sugieran enfermedad pulmonar oculta o agravamiento de una enfermedad conocida. Hasta donde llega el conocimiento generado hasta el momento, las pruebas de función pulmonar parecen estar justificadas tan sólo en pacientes con disnea no atribuible a ningún proceso conocido o en pacientes con enfermedades pulmonares obstructivas en los que se piense que no están en las mejores condiciones funcionales, es decir que no estén estables o que no tengan tratamiento broncodilatador adecuado.

BIBLIOGRAFÍA

1. Smetana GW. Preoperative pulmonary evaluation. N Engl J Med 1999;340(12):937-44.
2. Arozullah AM, Conde MV, Lawrence VA. Preoperative evaluation for postoperative pulmonary complications. Med Clin North Am 2003;87(1):153-73.
3. Milledge JS, Nunn JF. Criteria of fitness for anaesthesia in patients with chronic obstructive lung disease. Br Med J 1975;3(5985):670-3.
4. Warner DO, Warner MA, Barnes RD, Offord KP, Schroeder DR, Gray DT, Yunginger JW. Perioperative respiratory complications in patients with asthma. Anesthesiology 1996;85(3):460-7.

5. Gupta RM, Parvizi J, Hanssen AD, Gay PC. Postoperative complications in patients with obstructive sleep apnea syndrome undergoing hip or knee replacement: a case-control study. Mayo Clin Proc 2001;76(9):897-905.
6. Ulnick KM, Debo RF. Postoperative treatment of the patient with obstructive sleep apnea. Otolaryngol Head Neck Surg 2000;122(2):233-6.
7. Zibrak JD, O'Donnell CR, Marton K. Indications for pulmonary function testing. Ann Intern Med. 1990;112(10):763-71.
8. Doyle RL. Assessing and modifying the risk of postoperative pulmonary complications. Chest. 1999;115(5 Suppl):77S-81S.
9. Older P, Smith R, Courtney P, Hone R. Preoperative evaluation of cardiac failure and ischemia in elderly patients by cardiopulmonary exercise testing. Chest 1993;104:701-704.

Capítulo 2
Enfermedad pulmonar obstructiva crónica

M.L. Tisner

La enfermedad pulmonar obstructiva crónica (EPOC) se caracteriza por la presencia de obstrucción crónica al flujo aéreo, habitualmente progresiva y poco reversible, causada por una respuesta inflamatoria anómala frente a factores ambientales, principalmente el humo del tabaco. En ella se incluyen:

Bronquitis crónica. Se define por criterios clínicos y se caracteriza por la presencia de tos productiva crónica por lo menos durante tres meses al año y durante más de dos años consecutivos, siempre que se hayan descartado otras causas de tos crónica.

Enfisema pulmonar. Se define por criterios anatomopatológicos y se caracteriza por el agrandamiento anormal y permanente del espacio aéreo distal al bronquiolo terminal acompañado por destrucción de sus paredes, sin fibrosis obvia.

I. VALORACIÓN PREANESTÉSICA

El paciente EPOC evoluciona de forma progresiva con períodos de estabilización y fases de reagudización o exacerbación. La valoración preoperatoria, bien para cirugía reglada o bien en intervenciones urgentes, puede corresponder con uno u otro período, la valoración y actitud terapéutica serán diferentes en cada estado. En primer lugar veremos la actitud a seguir en el preoperatorio del paciente EPOC en fase estable.

EPOC ESTABLE (estudio y actitud terapéutica)

Estudio del paciente EPOC en fase estable
1. Historia clínica detallada que, junto con los datos de la exploración física y la radiografía de tórax, sugiere la etiopatogenia de la enfermedad.
2. Estudio funcional respiratorio que incluya una espirometría forzada con prueba broncodilatadora. Las pruebas funcionales respiratorias (PFR) están indicadas en el pa-

ciente EPOC previo a la cirugía, aunque si ya se han realizado no se justifica repetirlas si no hay cambios en la capacidad funcional. Nos permitirá confirmar el diagnóstico, valorar la gravedad y evaluar la posible mejoría tras la PBD. Sin embargo, hay que recordar que las PFR no han demostrado ser útiles para predecir complicaciones respiratorias postoperatorias.
3. En los enfermos en que se confirme una importante limitación ventilatoria tras el estudio funcional, debe realizarse una gasometría arterial, en fase de estabilización, en reposo y respirando aire ambiente.
4. Es imprescindible estudiar la posible presencia de un cor pulmonale crónico ya que implica, además de un tratamiento específico, un agravamiento del pronóstico.
5. La búsqueda de patología asociada (cardiopatías, obesidad, etc.), así como posibles desaturaciones nocturnas o apneas del sueño, completan el estudio básico en fase de estabilización.

Actitud terapéutica

Medidas generales. Es importante que el paciente modifique algunos de sus hábitos para detener la progresión de la enfermedad, especialmente el abandono del tabaquismo. Se ha demostrado que esta renuncia reduce la velocidad de deterioro de la función pulmonar con un ligero incremento inicial del FEV_1. Cuando el paciente deja de fumar es necesario esperar un tiempo mínimo de ocho semanas para disminuir de forma significativa las complicaciones respiratorias postoperatorias. Aunque existen estudios que refieren un aumento de complicaciones en fumadores que dejan el tabaquismo ocho semanas antes de la intervención, sabemos que el tabaco produce una elevación de la concentración de carboxihemoglobina en sangre y, en consecuencia, una reducción del contenido arterial de oxígeno. Por ello, dejar de fumar 12 a 18 horas antes de la cirugía permitiría asegurar una mejor oxigenación en el momento de la intervención.

Medidas farmacológicas. En general, los pacientes deben mantener su medicación broncodilatadora hasta el momento de la cirugía. Aquellos que reciban broncodilatadores a demanda deberán administrárselos 60-90 min antes de la cirugía. Es recomendable demorar la cirugía electiva ante la presencia de broncoespasmo.

Oxigenoterapia. Es el procedimiento que más ha contribuido a mejorar la supervivencia y la calidad de vida del paciente EPOC. Está indicada en aquellos enfermos con una pO_2 basal inferior a 55 mmHg. El método empleado es la oxigenoterapia controlada, con la que se pretenden mantener valores entre 60-65 Hg, para lo que suele ser suficiente un caudal de 1-2 l/min en período de sueño, incrementándose el flujo al menos 1 l/min durante el esfuerzo. El tiempo de administración debe ser el mayor posible (mínimo 15-18 h/día). Los pacientes que reciban oxigenoterapia en su domicilio deberán mantenerla durante todo el período perioperatorio, incluso en el traslado hacia el quirófano.

Fisioterapia respiratoria. Entrenamiento de la musculatura respiratoria. Existen pruebas de que los enfermos que reciben este entrenamiento antes de la cirugía son capaces de realizar una fisioterapia más eficaz en el postoperatorio y reducir el número y la gravedad de las complicaciones postoperatorias.

Premedicación. El empleo de benzodiacepinas o mórficos puede provocar una sedación excesiva y depresión respiratoria, En pacientes con disfunción pulmonar grave debe ser muy cuidadosa o incluso evitarse.

La administración de antihistamínicos anti-H_2, sobretodo si es de forma rápida, puede producir liberación de histamina y bradicardia, por lo que deben administrarse con precaución. Sin embargo, los antihistamínicos anti-H_1, sí tendrían interés en el enfermo bronquítico, por su acción sedante no depresora del SNC.

La profilaxis antitrombótica es recomendable mediante heparinas de bajo peso molecular, ya que existe más riesgo de tromboembolismo pulmonar.

II. REAGUDIZACIÓN DE LA EPOC (ESTUDIO Y ACTITUD TERAPÉUTICA)

La reagudización de la EPOC se puede definir de dos formas: primera, como empeoramiento de los síntomas que el paciente presenta habitualmente de forma estable (aumento de la disnea, aparición de expectoración purulenta e incremento del volumen de expectoración). Se trataría de exacerbación grave cuando aparezcan los tres síntomas, moderada con sólo dos síntomas, y leve con uno de los tres síntomas acompañado de al menos uno de los síntomas secundarios (fiebre, aumento de sibilancias, aumento de la tos). Esta clasificación es criticable al centrarse exclusivamente en la exacerbación de origen infeccioso, por ello se propone otra clasificación basada en la utilización de recursos sanitarios:

1. Exacerbación leve: el paciente presenta un aumento de las necesidades de medicación que puede manejar en su propio medio.
2. Exacerbación moderada: el paciente presenta un aumento de las necesidades de medicación y precisa asistencia medica adicional.
3. Exacerbación grave: el paciente o los cuidadores detectan un rápido deterioro de la situación del enfermo, requiriendo hospitalización.

La presencia de una reagudización en paciente EPOC obliga a ajustar el tratamiento y demorar la cirugía electiva, mientras que en caso de cirugía urgente no demorable requiere intensificar el tratamiento con objeto de reducir las complicaciones perioperatorias.

Estudio del paciente EPOC en fase de reagudización

El esquema diagnóstico debe considerar los siguientes puntos:
A. Confirmar el diagnóstico de reagudización, ya que existen otras patologías que pueden descompensar una EPOC subyacente y simular una agudización.
B. Identificar la etiología, para indicar el tratamiento oportuno.
C. Analizar la presencia de gravedad.

Confirmación diagnóstica

La anamnesis y la exploración física son los instrumentos básicos del diagnóstico y con frecuencia suficientes para el diagnóstico de la reagudización:

1. **Historia clínica.** Debe prestar atención a los síntomas ya descritos (tos, aumento de la expectoración, disnea, valorando especialmente los cambios de intensidad de los mismos; además, hay que insistir en la presencia de nuevos síntomas que nos orienten hacia otras causas de descompensación (insuficiencia cardíaca, neumonía, TEP).
2. **Exploración física**:
   - *Constantes vitales*. Temperatura, frecuencia cardíaca, frecuencia respiratoria, tensión arterial.
   - *Auscultación cardíaca y respiratoria*: signos de obstrucción al flujo (sibilancias y roncus diseminados), de insuficiencia cardíaca (crepitantes bibasales), hipofonesis (derrame pleural o neumotórax).
   - Estado de conciencia y coloración del paciente.
   - Presencia de edemas o ingurgitación yugular.
3. **Exploraciones complementarias**. No son imprescindibles, pero nos ayudan a descartar otras patologías e identifican la gravedad:
   - *Electrocardiograma*: signos clásicos de EPOC son la P pulmonale, desviación del eje QRS hacia la derecha, bloqueo de rama derecha, signos de hipertrofia ventricular derecha. También nos permite descartar otras causas de descompensación.
   - *Radiografía de tórax*: permite descartar otras patologías (neumonía, derrame pleural, neumotórax).
   - *Gasometría arterial*: debería realizarse respirando aire ambiente y nos permite evaluar la gravedad de la agudización confirmando la presencia de insuficiencia respiratoria con o sin hipercapnia.
   - *Laboratorio*: entre los hallazgos que podemos encontrar destacan la presencia de leucocitosis que nos orientará hacia una etiología infecciosa, anemia que puede ser causa de descompensación y alteraciones electrolíticas.

Diagnóstico etiológico

Actualmente se acepta la infección como responsable del 80% de las agudizaciones. La mayoría de los casos es bacteriana (40-60%), las bacterias identificadas son las mismas que las observadas en la EPOC *(H. influenzae, S. pneumoniae, M. catarrhalis)*. Menos frecuente las agudizaciones están ocasionadas por bacterias atípicas *(Chlamydia pneumoniae)*. En un 30% las agudizaciones están provocadas por virus (rinovirus). En un 20-50% de las agudizaciones no se demuestra una etiología infecciosa, en estos casos es difícil establecer el agente causal, pero puede estar en relación con la contaminación atmosférica.

TABLA I. Escala de disnea
0. Ausencia de sensación de disnea excepto al realizar ejercicio intenso 1. Disnea al andar deprisa o subir una cuesta poco pronunciada 2. Incapacidad para mantener el paso de personas de la misma edad, o tener que descansar al andar en llano 3. Tener que descansar al andar unos 100 metros o a los pocos minutos de andar en llano 4. Disnea que impide salir de casa o aparece con actividades como vestirse *Escala de disnea modificada de British Medical Research Council. Reagudización de la EPOC.*

Evaluación de la gravedad

Se realizará atendiendo a:
1. Evaluación inicial, con atención a la exploración física y los datos de la función pulmonar previa.
2. Grado de disnea que presenta el paciente en situación clínica estable, considerándose EPOC grave a aquel con disnea habitual de grado 2 o superior (Tabla I).
3. Signos de agudización muy grave con riesgo vital (inestabilidad hemodinámica, fracaso ventilatorio y disminución del nivel de conciencia).
4. Exploraciones complementarias: en especial gasometría arterial.

Una vez concluida la evaluación del paciente nos permitirá iniciar el tratamiento.

Actitud terapéutica

El tratamiento de la EPOC con reagudización grave incluye: broncodilatadores a dosis altas administrados en forma de nebulizador, corticoides por vía sistémica, antibióticos y valorar la prescripción de oxigenoterapia.

1. **Tratamiento broncodilatador.** Constituye en la actualidad la primera línea terapéutica de la EPOC tanto en fase estable como en las agudizaciones. Existen en la actualidad tres tipos de fármacos broncodilatadores:
   - *Anticolinérgicos*: bromuro de ipratropio.
   - *Agonistas* β2: de acción corta, salbutamol o terbutalina; de acción prolongada, el salmeterol o el formoterol
   - *Metilxantinas*.

   Anticolinérgicos y agonistas β2 de acción corta tienen efectos similares y superiores al de los broncodilatadores por vía parenteral. Por ello, en el tratamiento de la agudización se recomienda incrementar la dosis y la frecuencia del broncodilatador que esté tomando. Si tras esta medida no se observa una mejoría, se ha demostrado el beneficio de asociar un segundo broncodilatador una vez que se ha alcanzado la dosis máxima del inicial. Así, podemos utilizar la combinación de un agonista β2 de acción corta con anticolinérgico a dosis alta (2,5-10 mg de ago-

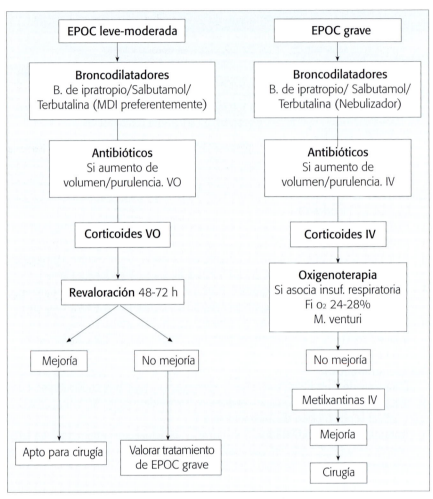

Figura 1. Reagudización de la EPOC.

nista β2 + 0,5-1,0 mg de bromuro de ipratropio). Si no hay buena respuesta se puede asociar aminofilina intravenosa a una dosis inicial de 2,5-5,0 mg/kg en 30 minutos seguida de una perfusión continua de 0,2-0,5 mg/kg/h; se deben monitorizar los niveles de teofilinemia para evitar la aparición de efectos secundarios.

2. **Corticoides.** En la descompensación grave se debe utilizar corticoides de forma sistémica. La dosis aconsejable sería 0,4-0,6 mg/kg de metilprednisolona u otro cor-

ticoide equivalente durante 3-4 días, reduciéndose de forma progresiva durante 10-14 días.
3. **Antibióticos**. La administración de antibiótico se realizará teniendo en cuenta la cobertura de los gérmenes más frecuentes y la resistencia bacteriana. Los antibióticos utilizados serían amoxicilina-clavulánico, cefalosporinas de segunda generación, nuevas quinolonas (levofloxacino, moxifloxacino) y macrólidos.
4. **Oxigenoterapia**. El objetivo es mantener una oxigenación tisular adecuada, aconsejándose la mínima FiO_2 para mantener una PaO_2 superior a 60 mmHg, o una SaO_2 > 90%. La administración de oxígeno se realizará de forma controlada mediante la utilización de mascarillas tipo Venturi y con una FiO_2 inicial del 24%, incrementándose de forma progresiva de ser necesario, con control de gasometría. El riesgo de este tratamiento es producir hipercapnia y empeorar la insuficiencia respiratoria.

BIBLIOGRAFÍA

1. Smetana GW. Preoperative pulmonary evaluation. N Engl J Med 1999;340:937-944.
2. Prats E, Farrero E, Manresa F. Exacerbación de la EPOC. Urgencias respiratorias. Actuación inicial y técnicas de tratamiento. Madrid: Ed. Adalia; 2002.
3. Montemayor T, Alfajeme I, Escudero C, Morera J, Sánchez-Agudo L. Normativa sobre diagnóstico y tratamiento de la Enfermedad pulmonar obstructivas crónica. Arch Bronconemol 1996;32:285-301.
4. Peruzzi WT. Evaluation, preparation and management of the patient with respiratory disease. ASA Refresher courses 1999:137-151.
5. Snow W, Lascher S, Mottur-Pilson Ch. The Evidence base for management of acute exacerbations of COPD. Chest 2001;119:1185-1189.

Capítulo 3
Asma

I. Bonilla, M.L. Tisner

I. INTRODUCCIÓN

Más que una enfermedad, el asma es un síndrome multifactorial y en su definición se funden una serie de signos clínicos y funcionales respiratorios. Se caracteriza por inflamación de las vías aéreas, que conduce a una obstrucción al flujo aéreo, sobre todo en la espiración. Esta obstrucción es reversible, aunque no completamente en algunos pacientes, bien de modo espontáneo o con tratamiento. Además cursa con sensibilidad aumentada de las vías aéreas (hiperreactividad bronquial) como respuesta a una serie de estímulos (polen, contaminación, aspirina, ejercicio, excitación emocional, etc.) o sin causa desencadenante, lo cual clasifica etiológicamente el asma en extrínseco o alérgico e intrínseco. La prevalencia de asma es elevada (5% de adultos, 7 a 10% de los niños), con una gran variedad en la clínica de un paciente a otro. Aunque la anestesia del asmático está asociada a una morbilidad pequeña, ésta no es despreciable. La actuación preanestésica es importante porque es la que permite la evaluación de la severidad del asma, reforzar el tratamiento si es subóptimo y, por fin, definir una táctica anestésica adaptada a las características particulares de cada paciente.

II. EVALUACIÓN PREOPERATORIA

La evaluación preoperatoria del paciente asmático permite reducir de forma considerable la morbilidad asociada a la anestesia. En principio, anestesiar a un paciente con asma estable y/o paucisintomático no está asociado a un aumento del riesgo respiratorio. El asma estable no necesitaría habitualmente pruebas funcionales respiratorias preoperatorias. El objetivo principal de la evaluación preoperatoria es el reconocimiento de un asma inestable. Es en estos casos donde es necesario realizar una preparación somera antes de proponer una anestesia. Dentro del marco de la cirugía programada, esta evaluación se realiza en la consulta anestésica, que precede en unos días a la fecha de la intervención quirúrgica. El diagnóstico de asma debe quedar bien establecido en el momento en el que el paciente es visto en la consulta de anestesia. En algunos pacientes, el interrogatorio puede encontrar un grado de disnea o sibilancias más o menos paroxísticas. Es conveniente en esos momentos la confirmación de manera formal del diagnóstico de asma. La disnea, con todos los adjetivos que la caracterizan, es indispensable para el diagnóstico, pero no es suficiente. Es ahora cuando el anestesiólogo debe remitir al paciente al neumólogo, que será quien documentará el problema obstructivo, variable y reversible, mediante la medición del VEMS o FEV_1 (volumen máximo espirado en el primer segundo), del PEF (flujo espiratorio máximo o pico de flujo) y el índice de Tiffeneau (que relaciona el volumen de aire expulsado en el primer segundo respecto a la capacidad vital forzada). La tos espasmódica en el niño puede ser considerada como un equivalente al asma, y su diagnóstico se confirma generalmente sin dificultades. También puede ocurrir lo contrario, aunque esta situación es más rara: hay que eliminar otras patologías con los mismos signos que el asma. El primer diagnóstico a descartar, sobre todo en pacientes fumadores, es un cáncer traqueobronquial. Un tumor benigno puede igualmente ser otra causa. En el niño faltaría pensar en los cuerpos extraños. Se pensará en una mucoviscidosis si existen antecedentes familiares y si el asma es severa y no responde al tratamiento. Un prolapso de válvula mitral puede aparecer como asma; la auscultación cardíaca y la ecocardiografía aclararán rápidamente el diagnóstico. No obstante, la presencia de hiperreactividad bronquial puede asociarse a una insuficiencia ventricular derecha.

La apreciación de la gravedad del asma es indispensable para guiar la actuación preoperatoria sobre el paciente, pero es difícil y supone el reconocimiento de un cierto número de parámetros clínicos, biológicos y funcionales, obtenidos durante un período de tiempo suficientemente largo. Estos parámetros son esencialmente los siguientes:
- El número de crisis asmáticas diarias, semanales o mensuales.
- Su aparición diurna o nocturna.
- La duración y calidad de los intervalos libres.
- La existencia de crisis violentas que hayan necesitado recursos médicos inmediatos y el ingreso hospitalario.
- La importancia de la eosinofilia en sangre.
- La evolución de los parámetros funcionales respiratorios y, particularmente, del trabajo espiratorio, de modo que permita apreciar la variabilidad de la obstrucción bronquial.
- El tratamiento prescrito y el seguimiento por parte del paciente.

Estos elementos permiten sospechar la existencia de un asma inestable que tenga riesgos de complicarse en el período perioperatorio. Sería definido clásicamente por la variabilidad del flujo espiratorio, con crisis nocturnas que obligan a llamar al médico. Un asma inestable y un asma atípico se consideran signos de alarma que imponen intensificar el tratamiento preoperatorio.

En la mayoría de los casos, los pacientes tienen un asma estable paucisintomático, bien controlado por el tratamiento médico y que, en la práctica, no da lugar a problemas respiratorios considerables antes ni después de la anestesia. En estos casos, la evaluación preoperatoria se limita al interrogatorio y el examen clínico, ya que no está justificado recurrir a pruebas funcionales respiratorias. Algunos autores recomiendan medir el pico de flujo espiratorio (PEF) en la consulta de forma sistemática: valores inferiores al 40% de los valores teóricos de referencia, o PEF <150 l/min, o lo más exacto, valores inferiores al 40% del mejor valor personal, van a indicar reagudización grave.

Hay dos situaciones que necesitan una actuación preoperatoria intensiva: la más frecuente es en pacientes con asma inestable que, en los casos de cirugía programada, necesitarán una evaluación más precisa y una intensificación terapéutica. La otra, más rara, es ante una reagudización asmática en el contexto de una urgencia quirúrgica. En efecto, la aparición de una complicación extrapulmonar (peritonitis, colecistitis, etc.) se acompaña de un agravamiento sustancial de la sintomatología respiratoria. En este último caso el intervalo puede ser extremadamente reducido antes de la anestesia y operar será lo más beneficioso para reducir al máximo la obstrucción bronquial.

Al término de la consulta anestésica, una conducta a seguir es la propuesta en el resumen de la figura 1.

III. TRATAMIENTO BRONCODILATADOR Y ANTIINFLAMATORIOS

Si el paciente está con tratamiento broncodilatador y antiinflamatorio, debe seguir con él obligatoriamente. Incluso cuando el paciente tiene poca clínica, con crisis poco frecuentes, se recomienda la inhalación de broncodilatadores beta-2 como salbuterol de manera sistemática, dentro del marco de la premedicación. Esto parece aumentar el margen de seguridad y se asocia a una disminución de las resistencias bronquiales en el intervalo de intubación traqueal. La utilización de aerosoles de agonistas beta-2 de larga duración (8-12 horas *versus* 4-6 horas en las formas estándar) como salmeterol, es interesante de modo teórico para asegurar una broncodilatación en el período operatorio, pero no ha sido aún evaluado en el contexto perioperatorio.

Si el asma está bien controlado por un tratamiento que contiene la teofilina, se debe analizar una muestra plasmática para asegurar que la teofilinemia se encuentra en los rangos terapéuticos.

El papel de los corticoides, que representa indudablemente la piedra angular del tratamiento de las crisis severas y del asma inestable, merece ser discutido en el período perioperatorio.

Si el paciente está tratado desde hace mucho tiempo con corticoides orales o en aerosol, seguir con su tratamiento es algo indiscutible. La modificación de la vía oral por la vía intravenosa es fácil, y el contexto quirúrgico no tiene porque dar lugar a un cambio en las posologías.

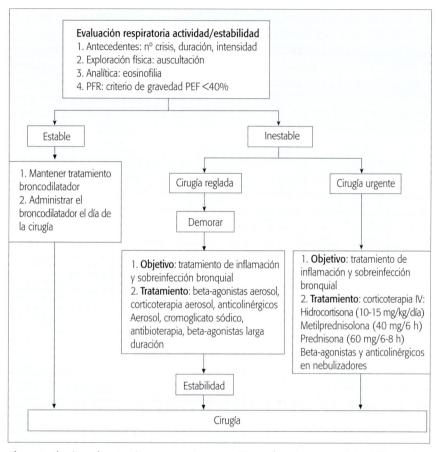

Figura 1. Algoritmo de actuación en un paciente asmático en la visita preanestésica (PFR: pruebas funcionales respiratorias, PEF: pico flujo espiratorio).

Cuando el paciente está estable sin corticoides, su introducción no está justificada.

El problema aparece en el caso de una urgencia quirúrgica y/o asma inestable. Los aerosoles o nebulizaciones de corticoides, cuyos efectos generalizados son limitados, no están recomendados en estas situaciones, ya que esta vía de administración no es eficaz a menos que pasen semanas. Por ello, la administración de corticoides debe efectuarse por vía oral o intravenosa. En un intervalo de 6-12 horas se observa una mejoría de la obstrucción bronquial, con una eficacia idéntica cualquiera que sea la vía de administración. En los casos de crisis aguda, las dosis recomendadas son 10-15 mg/kg diarios de hidrocortisona, 40 mg de metilprednisolona cada 6 horas o 60 mg de prednisona cada 6-8 horas. En todos los casos, la corticoterapia debe estar asociada a nebulizaciones con agonistas beta-2 y anticolinérgicos. Para ciertos autores una corticoterapia, vía intravenosa, de corta duración, durante la cirugía produciría malas consecuencias, tanto por alterar el proceso cicatricial como por aumentar el riesgo de infección. En realidad, el análisis crítico de los diferentes trabajos en los cuales se expresa esta opinión, encuentra que existe una incertidumbre franca en lo que concierne a las consecuencias deletéreas de la corticoterapia en el intervalo perioperatorio, particularmente en las cirugías que conllevan riesgo de infección elevado y/o riesgo de dehiscencia de anastomosis.

IV. PREMEDICACIÓN

La premedicación es a menudo necesaria en estos pacientes generalmente ansiosos. Así pues, se puede proponer la introducción de una benzodiacepina o hidroxicina. Premedicar con atropina está aun discutido. Por un lado, este agente tiene propiedades broncodilatadoras, pero por otro lado disminuye la viscosidad de las secreciones bronquiales, lo cual puede causar dificultades en la expectoración.

V. TÉCNICA ANESTÉSICA

Se prefiere la anestesia locorregional a la anestesia general siempre que sea posible, porque disminuye la incidencia de complicaciones, fundamentalmente de tipo respiratorio. La gran mayoría de los autores prefieren la utilización de la mascarilla laríngea siempre que sea posible, ya que generalmente produce menos estímulo irritativo e hiperreactividad bronquial que la colocación del tubo endotraqueal.

BIBLIOGRAFÍA

1. Dureuil B, Maitrepierre C, Matuszczak Y. Les asthmatiques. Presse Med 1998;27:437-42.
2. Montero FJ. Crisis asmática. Urgencias respiratorias 2002;169-187.
3. Henzler D, Rossaint R, Kuhlen R. Anaesthetic considerations in patients with chronic pulmonary disease. Curr Opin Anaesthesiol 2003;16:323-330.
4. Jalowy A, Peters J, et al. The importance of bronquial hyperreactivity in anesthesiology. Anasthesiol Intensivmed Notfallmed Schmerzther 1998;82(3):794-5.
5. Groeben H, Silvanus MT, et al. Combined lidocaine and salbutamol inhalation for airway anesthesia markedly protects against reflex bronchoconstriction. Chest 2000;118(2):509-15.
6. Kumeta Y, Hattori A, et al. A survey of perioperative bronchospasm in 105 patients with reactive airway disease. Masui 1995;44(3):396-401.

Capítulo 4
Cirugía de resección pulmonar

V. Fernández, V.J. Sánchez, P. Picatto

La valoración de los pacientes que van a ser intervenidos de cirugía de resección pulmonar no puede realizarse sin el conocimiento del riesgo específico que este tipo de cirugía conlleva. Las principales causas de morbimortalidad perioperatorias son de tipo respiratorio (atelectasias, neumonías, insuficiencia respiratoria) y su incidencia oscila entre el 15-20%, con un 2-4% de mortalidad. Las complicaciones cardiovasculares ocupan el segundo lugar y oscilan entre un 10-15% (arritmias, isquemia, etc.).

En este tipo de cirugía la función respiratoria postoperatoria dependerá de la extensión de la resección pulmonar, con una disminución del 15% de la capacidad vital (CV) tras una lobectomía y del 35-40% tras neumonectomía, siendo la mortalidad hospitalaria del orden del 1% tras resección limitada, del 2% tras lobectomía, del 6% tras neumonectomía y de casi el 10% tras neumonectomía ampliada.

Es importante considerar que en la cirugía de resección pulmonar se produce una extirpación más o menos amplia del parénquima pulmonar que alterará de forma irreversible la función pulmonar y requerirá una compensación por parte del parénquima pulmonar restante y una adaptación del sistema cardiovascular. Teniendo en cuenta que esta cirugía suele practicarse en pacientes portadores de algún tipo de enfermedad pulmonar crónica (EPOC en el 90% de los casos) y que la propia cirugía provocará agudización de la patología pulmonar previa, se impone delimitar en la valoración preoperatoria la repercusión que la resección pulmonar supondrá para el desarrollo de complicaciones postoperatorias y para la calidad de vida futura del paciente.

En la selección de los pacientes candidatos a cirugía de resección pulmonar deben cumplirse dos criterios en la valoración preoperatoria:
1. Criterio de resecabilidad que requiere un estadiaje de la lesión (tamaño, histología, metástasis y/o adenopatías) para la indicación o no de cirugía.

2. Criterio de operabilidad, que considera que la calidad de vida tras la resección pulmonar sea aceptable. Para ello se valora la cantidad de parénquima pulmonar funcionante tras la cirugía, así como la tolerancia cardiovascular a esta nueva situación.

I. ASPECTOS GENERALES

Los avances en el tratamiento anestésico, en la técnica quirúrgica y en los cuidados postoperatorios han incrementado el número de pacientes operables, al haberse reducido en gran medida la morbimortalidad. En la valoración de estos pacientes, la anamnesis minuciosa y el examen físico continúan siendo los pilares básicos de la valoración preoperatoria, pero sólo nos referiremos a la información adicional específica que se necesita para el manejo de la cirugía de resección pulmonar.

Edad

En este tipo de cirugía, el número de pacientes mayores de 70 años está en aumento y se estima que para el año 2005 más del 40% de los pacientes con cáncer de pulmón tendrán más de 75 años. El envejecimiento determina cambios en la estructura corporal y en el funcionamiento de los sistemas orgánicos, que suponen una disminución de las reservas cardiorrespiratorias y de las posibilidades de reacción ante la agresión quirúrgica. Pese a que, como factor aislado, la edad no confiere un riesgo independiente, los pacientes de edad más avanzada tienen una mayor incidencia de patología cardiopulmonar y morbimortalidad postoperatoria. La mortalidad perioperatoria en pacientes mayores de 70 años oscila entre el 4-7% para una lobectomía y el 14% para la neumonectomía, siendo por tanto mayor que en pacientes más jóvenes.

No obstante, la edad no es un factor de riesgo independiente predictivo de complicaciones respiratorias postoperatorias y, por lo tanto, la edad avanzada por sí sola no es razón suficiente para no ser candidatos a resección pulmonar.

Tabaco

Un gran porcentaje de pacientes con cáncer de pulmón son fumadores. El tabaco se considera un factor de riesgo significativo de presentar complicaciones respiratorias postoperatorias y de mortalidad hospitalaria tras resección pulmonar. El efecto primario del riesgo está relacionado con las enfermedades pulmonares crónicas asociadas a su uso, y en mucha menor medida a los efectos agudos del tabaco sobre el sistema cardiovascular y pulmonar.

Características del tumor

El conocimiento del diagnóstico histopatológico y las características anatómicas del tumor nos permitirán conocer el tipo de cirugía y prever las posibles complicaciones que puedan presentarse durante el perioperatorio. En el momento de la valoración inicial en todo paciente canceroso hay que buscar las 4 «M», propias de neoplasias malignas:

- *Efecto masa o expansivo,* que puede condicionar la presencia de neumonía obstructiva, absceso pulmonar, síndrome de vena cava superior, distorsión traqueobronquial, síndrome de Pancoast, paresia de nervios laríngeos recurrentes o del frénico, extensión de la masa en la pared del tórax o en el mediastino. Puede requerirse la determinación de curvas de presión-volumen para identificar una posible obstrucción aérea intratorácica variable, que requiera un manejo anestésico particular (intubación despierto, ventilación espontánea).
- *Efectos metabólicos paraneoplásicos*: síndrome de Eaton-Lambert, hipercalcemia, hiponatremia o síndrome de Cushing.
- *Metástasis*: particularmente en el cerebro, hígado, huesos y glándulas suprarrenales.
- Medicación como bleomicina y mitomicina (toxicidad pulmonar), cisplatino (toxicidad renal) o doxorrubicina (toxicidad cardíaca).

Disfunción renal

La disfunción renal tras la cirugía de resección pulmonar se acompaña de una mortalidad cercana al 19%, por lo que se impone una exhaustiva valoración de los factores o condiciones que pueden favorecer una insuficiencia renal aguda dada la gravedad de la misma cuando se presenta.

Se consideran factores asociados con alto riesgo de insuficiencia renal: historia previa de insuficiencia renal, uso de diuréticos, neumonectomía, infección y hemorragia que precise transfusión. Otros factores que se asocian, aunque con menor importancia, son hipertensión arterial, quimioterapia, enfermedad arterial coronaria y oliguria postoperatoria. Los AINEs, aunque no han sido asociados a insuficiencia renal postoperatoria, deben evitarse en los pacientes con alto riesgo de desarrollarla.

II. EPOC

La EPOC es la patología que se asocia con más frecuencia en los pacientes candidatos a cirugía de resección pulmonar. La Sociedad Americana del Tórax clasifica los grados de severidad de la EPOC según la disminución del volumen espiratorio forzado en el primer segundo (FEV_1), diferenciando tres etapas:
- *Etapa I*: FEV_1 anormal pero mayor que el 50% del predicho. Incluye la neumopatía obstructiva crónica moderada que supone la mayoría de los pacientes con EPOC.
- *Etapa II*: FEV_1 entre el 35-50% del predicho.
- *Etapa III*: FEV_1 menor del 35% del predicho.

Muchos de los pacientes en etapas avanzadas de EPOC (II y III) muestran un aumento de la $PaCO_2$ en reposo que parece más relacionada con una incapacidad para sostener un mayor trabajo respiratorio que con una alteración de los mecanismos de control respiratorio. Se creía que los pacientes con hipoxemia e hipercapnia crónicas dependían de la hipoxia como estímulo ventilatorio, lo cual explicaba que la administración de oxígeno a altas concentraciones favoreciera un coma hipercápnico. Pero en realidad sólo una fracción del incremento de la $PaCO_2$ en dichos pacientes es causada por la disminución del estímulo del centro respiratorio, ya que básicamente el volumen minuto no se modifica. En estos casos, la $PaCO_2$ aumenta ya que una FiO_2 alta produce una reducción relativa de la ventilación alveolar con aumento del espacio muerto alveolar al producirse una redistribución del flujo sanguíneo. No obstante, la administración de oxígeno a estos pacientes en el postoperatorio es imprescindible para compensar la hipoxemia condicionada por la pérdida de la capacidad funcional residual (CFR). Es importante prever y valorar el aumento coexistente en las cifras de la $PaCO_2$.

Los pacientes con EPOC tienen desaturaciones durante el sueño más frecuentes y acusadas que los sujetos normales, lo cual supone un riesgo adicional de hipoxemia en el postoperatorio.

Otro dato a considerar en estos pacientes es la disfunción del ventrículo derecho, que se observa hasta en un 20% de los casos y que puede evolucionar a cor pulmonale. La hipoxemia recurrente crónica es el factor más decisivo en su aparición. La disminución del parénquima vascular en la cirugía de la resección pulmonar puede llevar al cor pulmonale a pacientes con EPOC debido a la intolerancia al aumento de las presiones en las cavidades derechas. Por ello, a los pacientes candidatos a neumonectomía que tienen un $FEV_1 < 40\%$ del predicho, debe realizarse un ecocardiograma para valorar la función del ventrículo derecho.

III. VALORACIÓN DE LA VÍA AÉREA

Es necesario familiarizarse con la valoración preoperatoria del árbol traqueobronquial a través de la radiografía simple y el TAC para anticipar posibles dificultades tanto en el correcto posicionamiento del tubo endobronquial (deformidades, compresiones bronquiales extrínsecas, etc.) como en la adecuada ventilación a través de él (p. ej., tráquea en «vaina de sable»). La intubación difícil conocida o presumible hará que planifiquemos una intubación con fibrobroncoscopio seguida de bloqueo bronquial para poder llevar a cabo la ventilación unipulmonar. En el resto de los casos, el fibrobroncoscopio siempre debe utilizarse para asegurar la correcta colocación del tubo de doble luz o endobronquial.

IV. VALORACIÓN DE LA FUNCIÓN RESPIRATORIA

Debido a las características de la cirugía de resección pulmonar y de los pacientes candidatos a la misma, resulta imprescindible ampliar la información preoperatoria hacia un perfil cardiopulmonar más amplio que nos permita tipificar el riesgo quirúrgico. Para ello se estudia la mecánica respiratoria, el estado del parénquima pulmonar y la interacción cardiovascular. Las tres áreas que definen la función respiratoria y las pruebas que valoran cada una de ellas se ordenan en la tabla I.

Otros estudios tradicionalmente considerados, como los de función pulmonar con pulmón excluido en reposo y en ejercicio con bloqueo del bronquio y oclusión de la ar-

TABLA I. Pruebas de valoración de la función respiratoria		
Mecánica respiratoria	Intercambio gaseoso	Interacción cardiopulmonar
• FEV_1% o VEMS% (corregido para edad, peso y sexo) • ppo FEV_1% o VEMS% (ppo: postoperatorio previsible)	• DLCO% • PaO_2, $PaCO_2$	• VO_2 máx o consumo máximo de oxígeno • Test de subir escaleras • Test de caminar 6 minutos

teria (catéter con balón) no demostraron ser prácticos ni fiables. La aplicación de estas pruebas se establece según una secuencia de menor a mayor complejidad, pudiendo estratificarse según las siguientes fases (Fig. I):

Fase I

En esta fase se incluyen la espirometría, gasometría y la capacidad de difusión del CO (DLCO).
- *La espirometría* se realiza con el paciente clínicamente estable y recibiendo terapia broncodilatadora máxima. La CVF y el FEV_1 son los parámetros más empleados pudiendo expresarse en valores absolutos o, para una aproximación más exacta, corregidos según la edad, peso y estatura, hablando entonces de valores predichos o corregidos. Se considera que el paciente con $FEV_1 > 80$% no precisa de más estudios adicionales, ni siquiera para neumonectomías, excepto si existe evidencia de enfermedad pulmonar intersticial en los estudios radiográficos o excesiva disnea, en cuyo caso se debe determinar la DLCO. Si el $FEV_1 < 80$%, se realizarán pruebas adicionales para determinar la operabilidad.
- *Gasometría*: una PaO_2 inferior a 60 mmHg, $PaCO_2$ superior a 45 mmHg y una SaO_2 menor del 90% en estado basal, indican tradicionalmente riesgo elevado y aconsejan pruebas complementarias, pero por sí solos no excluyen la cirugía.
- *Difusión de CO* (DLCO%), que actualmente se relaciona con el área de superficie funcional total de la interfase alveolocapilar. Si la DLCO% es superior al 80% (y también la FEV_1) es operable, incluso para neumonectomía. Si la DLCO% es inferior al 60%, independientemente del FEV_1, existe alto riesgo de mortalidad. Si DLCO% es inferior al 80% y/o FEV_1 igualmente menor del 80% se tendrán que realizar pruebas adicionales para determinar la operabilidad.

Fase II

En pacientes con función pulmonar preoperatoria comprometida es esencial calcular la reserva pulmonar postresección. El método más válido para identificar las complicacio-

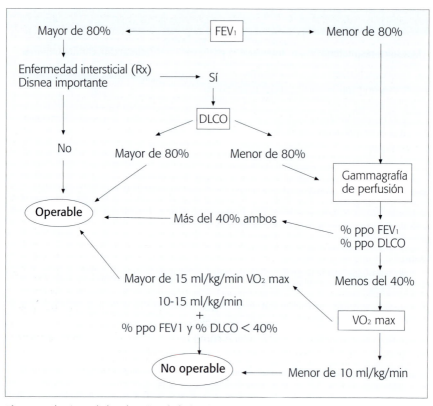

Figura 1. Algoritmo de la valoración de la función respiratoria.

nes postoperatorias es calcular el FEV_1 predicho postoperatorio (ppo FEV_1), que es el único predictor independiente de complicaciones y se calcula de la siguiente manera:
- En el caso de una neumonectomía se recomienda la realización de una gammagrafía pulmonar de perfusión, que informa sobre la cantidad de lecho pulmonar disponible por cada parénquima pulmonar y sobre la aportación de cada pulmón a la función total. Así, se calculará el porcentaje ppo FEV_1 según la siguiente fórmula:
    Ppo FEV_1 = FEV_1 preoperatorio x (1-% perfusión pulmón resecado)
- En resecciones parciales, lobectomías y segmentectomías el porcentaje ppo FEV_1 está fuertemente relacionado con el número de segmentos que se resequen y responde a la siguiente fórmula:
    Ppo FEV_1 = FEV_1 preoperatorio x (nº segmentos no resecado/nº segmentos)
    Los 19 segmentos pulmonares se distribuyen de la manera siguiente: LSD (3), LMD (2), LID (5), LSI (3), língula (2) y LII (4). Estas mismas fórmulas pueden ser utili-

zadas para calcular el DLCO predicho postoperatorio (ppo DLCO), que junto al ppo FEV_1 son los valores más utilizados. Las variables se expresan como porcentaje de los volúmenes predichos corregidos por edad, sexo y peso. Hay que tener en cuenta las siguientes recomendaciones:

- Si el paciente presenta un porcentaje ppo $FEV_1 < 40\%$ o un DLCO $< 40\%$, implica alto riesgo de muerte y complicaciones cardiorrespiratorias. Estos pacientes deben someterse a una prueba de esfuerzo.
- Si el producto de porcentaje ppo FVE_1 x porcentaje DLCO ppo < 1650 o bien el porcentaje ppo $FEV_1 < 30\%$, se desaconseja la resección pulmonar ya que el riesgo de morbimortalidad es muy elevado.

Fase III

Entre las pruebas de interacción cardiopulmonar, la más útil es el cálculo del consumo máximo de oxígeno (VO_2 max), prueba fisiológica sofisticada que no está disponible en todos los centros donde se realiza cirugía torácica. Si está indicado, se trasladará al paciente para su determinación. La interpretación del VO_2 max es la siguiente:
1. VO_2 max superior a 15 ml/kg/min, indica bajo riesgo para la intervención quirúrgica.
2. Un VO_2 max inferior a 10 ml/kg/min, por sí solo es contraindicación de cirugía.
3. Un VO_2 max entre 10-15 ml/kg/min, junto a un porcentaje ppo FEV_1 y porcentaje ppo DLCO inferiores a un 40%, contraindican también la cirugía.

El VO_2 max es el predictor más válido como prueba única del resultado postoracotomía. En realidad, esta determinación sólo se practica en laboratorios especializados, pero existen varias alternativas que han demostrado su utilidad para la valoración postoracotomía en sustitución del VO_2 max:
- La prueba de subir escaleras se realiza al ritmo del paciente pero sin detenerse. Si es capaz de subir 3 o más pisos, de 20 peldaños aproximadamente cada uno, se asocia a baja morbimortalidad. La incapacidad de subir 2 pisos eleva la mortalidad. Si no sube ni siquiera un piso, descartaremos la cirugía.
- La prueba de caminar durante 6 minutos calculando la distancia máxima alcanzada, muestra una buena correlación con el VO_2 max, siendo más sencillo y barato que éste.

V. VALORACIÓN CARDIOVASCULAR

La mayoría de los pacientes sometidos a cirugía de resección pulmonar tienen antecedentes de tabaquismo y, por lo tanto, también factores de riesgo cardiovascular.

Por una parte, el EPOC suele estar presente en grados variables y puede asociarse a disfunción del ventrículo derecho e hipertensión pulmonar, y por otra los pacientes pueden presentar una disfunción ventricular izquierda en relación en la mayoría de los casos a una enfermedad arterial coronaria. La incidencia global de isquemia miocárdica perioperatoria en la toracotomía es del 5%, y existen dos picos de presentación: durante el intraoperatorio por cambios hemodinámicos, y al 2º-3º día en relación con episodios de hipoxia, analgesia insuficiente y alteración del tratamiento farmacológico.

El riesgo cardíaco ante cirugía torácica puede ser valorado según el algoritmo desarrollado por la ACC/AHA (*American College of Cardiology/American Heart Asociation*) para la evaluación cardiovascular perioperatoria en cirugía no cardíaca, referido en otro capítulo de este libro.

VI. PREPARACIÓN PREOPERATORIA

Como ya se ha expuesto, las complicaciones respiratorias son las más frecuentes en el postoperatorio de la resección pulmonar debido a la alta incidencia de tabaquismo y EPOC en estos pacientes y a la limitación de la función pulmonar que genera esta cirugía. La aplicación de unas normas mínimas de preparación permite reducir la incidencia de complicaciones respiratorias mediante la optimización de la función pulmonar. Las medidas de aplicación general más destacables por su utilidad contrastada en la reducción de complicaciones respiratorias perioperatorias son:

1. **Abandono del tabaco**. El intervalo mínimo óptimo de abstinencia es ampliamente discutido. Por una parte, la supresión del tabaco 12-18 horas antes de la intervención de manera que se cumplan tres vidas medias de la carboxihemoglobina, cuya vida media es de 6 horas, mejora la liberación de oxígeno a los tejidos y reduce la taquicardia inducida por la nicotina. Por otra parte se sabe que a las 4-6 semanas de haber dejado de fumar se observa mejoría de las pruebas de función pulmonar. Sin embargo, la disminución de complicaciones postoperatorias se observa con el abandono del tabaco de 8-12 semanas antes de la intervención.
2. **Fisioterapia respiratoria**. Los enfermos con EPOC presentan menos complicaciones respiratorias postoperatorias si se les incluye en un programa de fisioterapia respiratoria intensiva, sobre todo a los que tienen expectoración abundante. Más que el método utilizado (CPAP, tos e inspiraciones profundas, espirometría incentivada), importa el tiempo dedicado al paciente en este sentido y la precocidad de su inicio.
3. **Broncodilatadores y corticoides**. En los pacientes asmáticos sintomáticos, así como en muchos pacientes con EPOC, el tratamiento broncodilatador y con corticoides puede ayudar a prevenir el broncoespasmo perioperatorio, así como revertir los factores inflamatorios reversibles. Su administración consigue una disminución de las resistencias de vías aéreas y, por tanto, un aumento del flujo y disminución del trabajo respiratorio. Como fármacos de primera línea se recomiendan los beta-2 inhalados (salbutamol, salmeterol y terbutalina), los anticolinérgicos inhalados (bromuro de ipratropio), así como los corticoides inhalados y/o sistémicos. Los beta-2 asociados a los anticolinérgicos tienen efecto aditivo y la combinación de ambos tiene ventajas en relación a la administración única en pacientes con EPOC, enfermos críticos o en ventilación mecánica. Los corticoides inhalados y/o sistémicos son el

tratamiento de base de pacientes asmáticos, así como en pacientes con EPOC que continúan con síntomas a pesar del tratamiento broncodilatador.
4. **Antibióticos**. La cirugía de resección pulmonar se considera como contaminada, estando indicada la profilaxis quirúrgica recomendándose el uso de cefalosporinas de 2ª generación como la cefazolina. La profilaxis antibiótica consigue una disminución de la infección de la herida quirúrgica, pero no una disminución de la incidencia de neumonías postoperatorias. La profilaxis antibiótica rutinaria de neumonía nosocomial no está indicada. Si existen signos de sobreinfección, la administración de antibióticos durante 10 días previos a la intervención puede disminuir la tasa de infección respiratoria postoperatoria.
5. **Premedicación**. Es importante evitar retiradas inadvertidas de fármacos que controlan condiciones médicas intercurrentes (broncodilatadores, antihipertensivos, betabloqueantes, etc). Algunos autores contraindican los antihistamínicos H_2 si no van asociados a anti-H_1, por favorecer el broncoespasmo, pero en la práctica clínica tiene escasa o nula relevancia. Un antisialogogo puede ser útil, sobretodo en pacientes con secreciones abundantes.

BIBLIOGRAFÍA

1. Slinger PD, Johnston MR. Preoperative assessment for pulmonary resection. J Cardiothorac Vasc Anesth 2000;14:202-211.
2. Beckles MA, Spiro SG, Colice GL, et al. The physiologic evaluation of patients with lung cancer being considered for resectional surgery. Chest 2003;123:105S-114S.
3. Sebastian Quetglás F, Baldó i Padró. Evaluación de las pruebas de función respiratoria para la cirugía de exéresis pulmonar. Arch Bronconeumol 2002;38(supl 6):82-84.
4. Benumof JL. Anaesthesia for thoracic surgery. Second Edition. W.B. Saunders Company. Philadelphia 1995.
5. Rock P, Leavell ME. Evaluation and preoperative management of the patient with respiratory disease. En: Schwartz AJ, Matjasko MJ, Otto CW, ed. ASA Refresher Courses in Anesthesiology. Philadelphia: Lippincott Williams & Wilkins; 1999;vol 27:cap 14.
6. Nakagawa M, Tanaka H, Tsukuma H, Kishi Y. Relationship between the duration of the preoperative smoke-free period ant the incidence of postoperative pulmonary complications after pulmonary surgery. Chest 2001;120:705-10.

Capítulo 5
Síndrome de apnea obstructiva del sueño

M. Zaballos, S. Gago, A. Peleteiro

I. INTRODUCCIÓN

El síndrome de apnea obstructiva del sueño (SAOS) es una entidad clínica que se caracteriza por episodios múltiples de obstrucción de la vía aérea superior (VAS) debido a un fallo en los músculos dilatadores de la VAS para mantener la permeabilidad orofaríngea durante el sueño. Esto conduce a una asfixia crónica intermitente debido a las apneas repetidas. Las pausas respiratorias, con una duración variable entre 20 y 30 seg, van acompañadas de esfuerzo inspiratorio, sin paso de aire hacia los pulmones, que queda interrumpido en la orofaringe. Esta obstrucción produce una asfixia progresiva que termina con una súbita interrupción del sueño, gracias a la cual la obstrucción cede y el aire irrumpe con turbulencia en las vías respiratorias, produciendo el ronquido; después de este breve despertar inconsciente «arousal» o alertamiento, el paciente se vuelve a dormir, repitiéndose el ciclo.

II. EPIDEMIOLOGÍA Y MORTALIDAD

Es un trastorno frecuente, con una prevalencia estimada en la población adulta de edad media del 4% en varones y del 2% en mujeres, siendo muchos los casos de intensidad leve o moderada, que responden fácilmente al tratamiento. Los factores predisponentes son la obesidad y la presencia de alteraciones congénitas o adquiridas que modifican la permeabilidad de la vía aérea superior (Tabla I).

La tasa de mortalidad en pacientes con SAOS es superior a la de la población general. Los estudios de supervivencia realizados han demostrado que, en pacientes no tratados, con SAOS moderado (aquellos que en el estudio de polisomnografia nocturna presentan un índice de episodios de apnea/hipopnea [IAH] >20) la probabilidad de supervivencia acumulada a 8 años fue de 0,63% frente a los pacientes con SAOS leve que fue de 0,96%. Otro estudio epidemiológico demostró que en pacientes con SAOS

TABLA I. Factores predisponentes asociados con el SAOS

Características del paciente:	Varón edad media de la vida (30-60) Mujeres en la menopausia (salvo en obesidad mórbida) Trabajadores a turnos Consumo de sedantes, analgésicos y alcohol Fumadores	
Obstrucción de las vías aéreas superiores	*Cavidad nasal*:	pólipos tumores rinitis desviación septal
	Nasofaringe:	adenoides quistes tumores
	Orofaringe:	amígdalas o úvula hipertróficas paladar y pilares fláccidos
	Hipofaringe:	base lengua hipertrófica epiglotis fláccida tumores
	Laringe:	edema de cuerdas y de aritenoides parálisis CV laringomalacia traqueomalacia
Malformaciones craneofaciales	Retrognatia, micrognatia	
	Síndromes:	Down Pierre-Robin Treacher-Collin Klippel-Feil Prader Willi Apert Crouzon Beckwith- Wiedemann Acondroplasia Cromosoma X frágil
Enfermedades endocrinas y metabólicas	Obesidad (troncular) Acromegalia Hipotiroidismo Amiloidosis Diabetes Tratamiento con andrógenos Cushing	
Enfermedades neuromusculares	Distrofia miotónica	

TABLA II. Síntomas principales en el SAOS
• Ronquido • Somnolencia diurna excesiva • Pausas de apnea observadas • Despertar súbito con movimientos corporales excesivos • Disminución de la concentración y memoria • Cambios de personalidad y carácter • Reflujo gastroesofágico • Sudoración y «ahogos» nocturnos • Cafalea matutina • Nicturia (superior a dos veces) • Sequedad de boca al despertar • Impotencia • Epilepsia nocturna

no tratados, la tasa anual de muerte fue del 5,9% a lo largo de los 5 años de seguimiento. La mayoría de las muertes se relacionan con las complicaciones cardiovasculares asociadas.

III. CLÍNICA

El hallazgo más común en los pacientes con SAOS es la historia de ronquidos nocturnos sonoros y excesiva somnolencia diurna. Algunos pacientes relatan despertares con sensación de asfixia, especialmente al inicio del sueño. Apatía y falta de motivación, cefalea matutina, trastornos de la conducta y disfunción sexual son otros síntomas diurnos que se pueden presentar (Tabla II).

IV. FISIOPATOLOGÍA

En la figura 1 se muestran las consecuencias fisiopatólogicas del SAOS secundarias a los ciclos repetidos de «sueño –despertar–: sueño» que ocurren en múltiples ocasiones durante la noche (hasta 300-400 episodios). Pueden aparecer pausas sinusales, bradicardia, bloqueo de segundo grado y arritmias ventriculares. Presentan una incidencia aumentada de angina nocturna e infarto de miocardio. La hipertensión arterial puede estar presente hasta en un 50% de los casos. Es frecuente la presencia de hipertensión pulmonar con signos de hipertrofia de ventrículo derecho y signos de hipertrofia de ventrículo izquierdo en el ECG, incluso sin hipertensión sistémica.

V. DIAGNÓSTICO

El diagnóstico del SAOS puede sospecharse con la historia clínica y la exploración física. El paciente típico es un varón de 30 a 60 años, obeso, con abdomen protuberan-

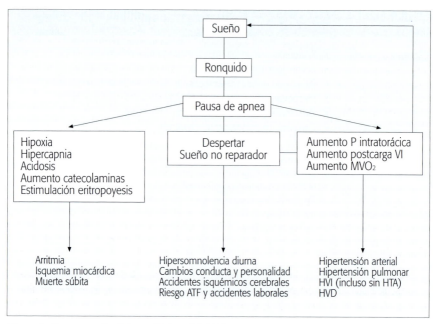

Figura 1. Consecuencias fisiopatológicas del SAOS.

te, cuello corto, papada abultada, y una historia de ronquidos y somnolencia diurna excesiva.

La investigación definitiva ante la sospecha de SAOS es la polisomnografía nocturna (PSG), que consiste en un estudio detallado del sueño durante la noche e incluye el registro de: 1) Electroencefalograma (EEG), electrooculograma (EOG) y electromiograma submentoniano (EMG), que permiten la identificación del sueño y de sus diversas fases. 2) Variables ventilatorias (flujo aéreo oral y nasal, esfuerzo respiratorio), que permite la identificación de apneas y su clasificación en centrales u obstructivas. 3) Saturación arterial de oxígeno mediante oximetría auricular 4) Electrocardiografía continua (ECG). También se registran los movimientos de las extremidades inferiores y la posición corporal.

El informe del estudio nos aportará una serie de índices, eventos y detalles descriptivos que nos informarán de la gravedad del caso y que debemos interpretar correctamente (Tabla III).

Se considera un SAOS leve el que presenta un IAH de 5-15, moderado entre 15-30 y grave mayor de 30. También se considera criterio de gravedad una SpO_2 mínima durante el estudio del 80%.

TABLA III. Parámetros obtenidos del estudio de Polisomnografía nocturna (PSGN)

Apnea	Interrupción completa del flujo >10 seg
Hipopnea	Interrupción del 50% del flujo> 10 seg
Desaturación	Disminución > 4% de la SpO_2
Despertares, alertamientos o «arousals»	Clínicos o electroencefalográficos
Índice de apnea-hipopnea (IAH)	Número de eventos /hora de sueño
Índice de despertares «arousals»	Número de despertares / hora sueño
Índice de disturbios respiratorios	Suma del índice de apnea-hipopnea y del índice de despertares

VI. TRATAMIENTO

Dependerá de la severidad de los síntomas clínicos y datos de la PSGN. Deben ser tratados los pacientes que cumplen las siguientes características:
- IAH > 20.
- IAH de 5-20 con síntomas diurnos secundarios a SAOS y/o factores de riesgo cardiovascular: diabetes mellitus, tabaquismo, hipercolesterolemia o hipertensión arterial.
- IAH de 5-20 con cardiopatía isquémica diagnosticada.

Medidas generales higiénico-dietéticas

La reducción de peso en algunos casos puede ser suficiente para curar el SAOS. Deben evitar el alcohol y depresores del SNC; los diuréticos y betabloqueantes pueden empeorar la severidad del síndrome.

Tratamiento médico

a. Presión positiva continua en la vía aérea (CPAPnasal o BiPAP): es el tratamiento de elección, la CPAP actúa como una férula neumática que mantiene la permeabilidad de la VAS, aumenta la capacidad residual funcional pulmonar y mejora los parámetros gasométricos. Su uso continuado aumenta la luz de la orofaringe debido a una reabsorción del edema de la mucosa faríngea.
b. Estimulación submentoniana.
c. Tratamiento farmacológico: progesterona, antidepresivos tricíclicos con eficacia limitada.
d. Radiofrecuencia.

Tratamiento quirúrgico

Su eficacia está indiscutiblemente condicionada a la localización del lugar de la obstrucción de las vías respiratorias. Lo ideal sería recomendar el proceso quirúrgico de elección en cada paciente en función de la anatomía y/o fisiología de su vía aérea.

a. Traqueostomía. En casos de extrema gravedad, en espera de otros tratamientos definitivos o durante la recuperación de otras técnicas quirúrgicas.
b. Uvulopalatofaringoplastia. La técnica más utilizada. Su éxito depende de la adecuada selección de los candidatos.
c. Uvulopalatoplastia asistida con láser.
d. Cirugía lingual y ortognática. Cuando la obstrucción se sitúa en la base de la lengua o detrás de ella.

VII. VALORACIÓN PREOPERATORIA

El SAOS tiene múltiples repercusiones sobre la anestesia, como la extrema sensibilidad a los anestésicos que puede agravar o precipitar un cuadro obstructivo al disminuir el tono de la musculatura faríngea o la respuesta ventilatoria y del alertamiento o «arousal» ante la obstrucción, la hipoxia y la hipercarbia. Otros aspectos incluyen el manejo de la vía aérea (son pacientes con dificultad para la intubación), las complicaciones cardiovasculares y las enfermedades asociadas al SAOS.

El proceso quirúrgico también está implicado; así, la cirugía abdominal alta y torácica con el compromiso de la función ventilatoria asociada, complicará los efectos postoperatorios de hipoventilación centrales asociados con el SAOS. La cirugía en la vía aérea con el edema postoperatorio, el taponamiento nasal o incluso la presencia de una SNG, que reduce el calibre nasal, necesitará de la generación de una presión faríngea más negativa promoviendo el colapso. Finalmente tenemos que valorar que ciertas cirugías van a impedir la continuidad del tratamiento con la CPAP nasal en el postoperatorio, necesitándose la aplicación de una CPAP con mascarilla facial.

Paciente con SAOS no diagnosticado

Debido a la alta prevalencia del SAOS hay que suponer que el número de pacientes no diagnosticados supera al de los que sí lo están. Se debe interrogar sobre los síntomas más comunes como ronquido, despertar súbito con movimientos y apneas observadas por el acompañante. La pregunta de «ronca usted» debe incluirse en toda valoración preanestésica. La hipersomnolencia diurna se valorará mediante la Escala de Epworth (Tabla IV).

Si se sospecha que el paciente puede tener un SAOS grave se debe posponer la cirugía. Si no es conveniente o en situación de urgencia se debe planificar el tratamiento anestésico como si el paciente tuviera confirmado el diagnóstico. El paciente con posterioridad deberá ser referido a la Unidad del Sueño para su estudio y tratamiento. Los anestesiólogos estamos en una posición excelente para realizar un «screen» de los pacientes con SAOS, siendo una responsabilidad que no debemos ignorar.

La sospecha, en primer lugar, se llevará a cabo en la consulta de anestesia, intraoperatoriamente en los casos difíciles de intubar o de mantener permeable la vía aérea y en el postoperatorio si en la URPA se observa ronquido con obstrucción de la vía aérea. En la figura 2 se esquematiza la propuesta de actuación ante un paciente no diagnosticado.

Síndrome de apnea obstructiva del sueño

TABLA IV. Valoración de la somnolencia diurna: Escala de Epworth
Sentado y leyendo Viendo televisión   Sentado, inactivo en lugar público (teatro) Pasajero en coche durante 1h sin parar   Estando tumbado por la noche cuando Sentado y hablando con alguien   las circunstancias lo permiten   Sentado después de comer sin alcohol En coche, al parar unos minutos por el tráfico   *0: Nunca, 1: mínima probabilidad, 2: moderada probabilidad, 3: muy probable.*   *Una puntuación de 10 en esta escala será sugerente de SAOS y justificará siempre que coexista ronquido la realización de un estudio polisomnográfico (PSGN).*

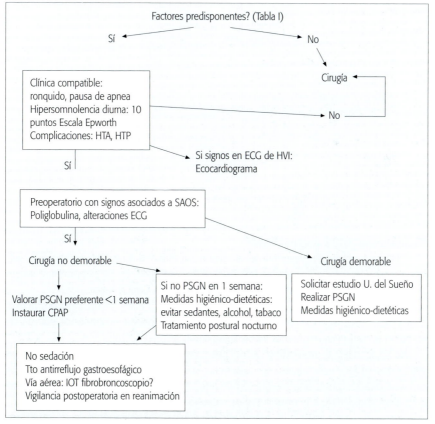

Figura 2. Valoración preoperatoria en el paciente con SAOS no diagnosticado.

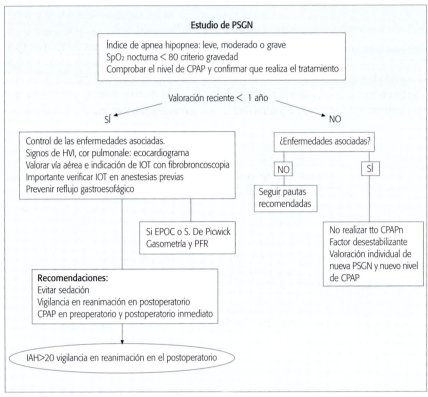

Figura 3. Valoración preoperatoria en el paciente con SAOS diagnosticado.

Paciente con SAOS diagnosticado

Debemos valorar la gravedad del síndrome, el tratamiento y seguimiento que realiza el paciente, y el control de las enfermedades asociadas. Es muy importante investigar en procesos anestésicos previos y en antecedentes de IOT difícil.

El paciente debe continuar con la CPAPn hasta el día previo a la intervención, ya que estará más descansado, en mejores condiciones para la cirugía y con menos edema en la región orofaríngea, mejorando la permeabilidad de la vía aérea.

No se aconseja la premedicación del paciente a no ser que se realice en un área vigilada, con CPAP y con oxígeno en caso necesario. Se recomienda realizar profilaxis de broncoaspiración por la alta prevalencia de reflujo gastroesofágico y premedicación con antisialogogos debido a la posibilidad de manejo de vía aérea difícil.

Finalmente, en cuanto a las recomendaciones para el postoperatorio es importante conocer el impacto que tiene la anestesia y cirugía en el patrón normal del sueño.

El postoperatorio es una fase especialmente crítica en los pacientes con SAOS sometidos a anestesia general. Existe un elevado riesgo de hipoxemia, que puede tener un efecto pernicioso en la función cardíaca y cerebral. Las desaturaciones tempranas (primeras horas) son causadas por los efectos residuales de opiáceos y anestésicos sobre la actividad de la musculatura orofaríngea y el impulso respiratorio, mientras que los episodios de hipoxemia tardíos son secundarios al rebote de sueño REM, que se asocia a un aumento en frecuencia e intensidad de los fenómenos apneicos.

BIBLIOGRAFÍA
1. Loadsman JA, Hillman DR. Anaesthesia and sleep apnoea. Br J Anaesth 2001;86:254-66.
2. Benumof JL. Obstructive sleep apnea in the adult obese patient: implications for airway management. Anesthesiol 2002;20:789-811.
3. Young T, Palta M, Dempsey J, Skatrud J, Weber S, Badr S. The occurrence of sleep-disordered breathing among middle-aged adults. N Engl J Med 1993;328:1230-5.
4. Vazquez T, Sanchez J, Caba F. El síndrome de apnea del sueño en el adulto y sus repercusiones anestesiológicas. Rev Esp Anestesiol. Reanim 1997;44:396-407.
5. Rosenberg-Adamsen S, Kehlet H, Doods C, Rosenberg J. Postoperative sleep disturbances: mechanisms and clinical implications. Br J Anaesth 1996;76:552-59.
6. Lindberg E, Janson C, Svärdsudd K, Gislason T, Hetta J, Boman G. Increased mortality among sleepy snorers: a prospective population based study. Thorax 1998;53:631-637.

Capítulo 6
Prevención de las complicaciones pulmonares postoperatorias

R. de Diego

I. INTRODUCCIÓN

Las complicaciones pulmonares postoperatorias (CPP) constituyen un elemento importante de la mortalidad y morbilidad perioperatorias. Su incidencia se sitúa por encima del 10%, siendo significativamente más frecuentes que las complicaciones cardiovasculares. Su estudio es complicado porque se utilizan criterios muy heterogéneos a la hora de definirlas y, por lo tanto, es difícil comparar unos estudios con otros y sacar conclusiones. Básicamente se emplean criterios clínicos y radiológicos, aunque algunos autores usan datos analíticos, como la gasometría; terapéuticos, como la necesidad de usar tratamientos especiales (p. ej., ventilación mecánica), y otros se basan en la cuantificación de las estancias en unidades especiales (URPA, UCI, Reanimación, etc.) o en el hospital.

II. FACTORES DE RIESGO

Los factores de riesgo están asociados a la cirugía, al paciente y a la elección de la técnica anestésica. Ninguno de ellos aisladamente tiene poder para predecir la aparición de CPP.

Cirugía

Localización

La localización de la cirugía es el principal predictor del riesgo de padecer CPP. Las cirugías abdominal supraumbilical y torácica provocan importantes modificaciones respiratorias incluso en pacientes jóvenes sin patología asociada, mientras que las cirugías abdominal infraumbilical, la laparoscópica y las periféricas tienen efectos menores. Esta disfunción pulmonar, de tipo restrictivo, está producida por el dolor, un anormal funcionamiento del diafragma y un incremento del tono durante la espiración de la musculatu-

TABLA I. Factores de riesgo para padecer CPP
Cirugía • Localización supraumbilical o torácica • Incisión media • Urgencia • Duración **Paciente** • Bronconeumopatía crónica • Tabaquismo • Sexo masculino • Edad avanzada • Obesidad • Síndrome de apnea del sueño • Malnutrición • Anomalías metabólicas: hipofosforemia, hipocalcemia, hipomagnesemia • Clasificación de la ASA

ra abdominal e intercostal baja. Aparece con la incisión y permanece durante una o dos semanas. Hay un descenso en la capacidad vital (CV) y una importante reducción de la capacidad residual funcional (CRF). Este descenso en la CRF puede dar como resultado la aparición de atelectasias, y anormalidades en la ventilación-perfusión que pueden conducir a hipoxemia, neumonía y otras complicaciones pulmonares postoperatorias.

Tipo de incisión
En cirugía abdominal alta, parece haber acuerdo en que las incisiones subcostales o transversales alteran menos la función respiratoria que las mediales, aunque no hay estudios bien controlados que permitan afirmar que provoquen menos CPP.

Urgencia
A pesar de encontrar algunos resultados contradictorios, existen cada vez más evidencias de que la urgencia por sí misma es un factor muy importante para la aparición de complicaciones postoperatorias. La inadecuada preparación del paciente y el cansancio del personal son las causas más frecuentemente citadas para explicar este fenómeno.

Otros
La duración de la anestesia y la pérdida de sangre se relacionan con un incremento de CPP, como reflejo de la complejidad y agresividad de la cirugía. Esto no debe hacer-

nos olvidar que siempre que sea posible, y especialmente en pacientes de alto riesgo, se debe abreviar y minimizar el procedimiento quirúrgico tanto como sea posible.

III. PACIENTE

Factores pulmonares

Hay absoluto acuerdo en que la existencia de una bronconeumopatía crónica es el factor de riesgo más importante para sufrir una CPP. Estos enfermos tienen una incidencia tres o cuatro veces mayor de sufrir este tipo de complicaciones postoperatorias que los que no padecen enfermedades pulmonares.

El tabaquismo incrementa de dos a seis veces la probabilidad de sufrir una CPP, aun sin evidencia de enfermedad pulmonar.

Factores no pulmonares

- Aunque la edad cronológica por sí misma no predice la aparición de CPP, existen estudios en los que los mayores de 70 años tienen una mayor incidencia de algunas CPP.
- La obesidad provoca una disminución de la complianza con aumento del trabajo respiratorio y disminución de los volúmenes pulmonares. En el postoperatorio se encuentran alteraciones más importantes de la ventilación que en el resto de la población.
- Síndrome de apnea obstructiva del sueño (SAOS). Mas del 60% de los pacientes que la padecen son obesos. Los anestésicos pueden deprimir más gravemente la respuesta ventilatoria a la hipoxia que en sujetos normales.
- La malnutrición provoca una atrofia del diafragma y de los músculos respiratorios accesorios con una disminución de la CV y del VEMS y un descenso en la respuesta ventilatoria a la hipoxia y la hipercapnia.
- Anomalías metabólicas como la hipofosforemia, la hipocalcemia y la hipomagnesemia se asocian a una disminución de la fuerza de los músculos respiratorios y existen trabajos que las asocian a una mayor incidencia de CPP.
- La clasificación de la ASA del estado físico es el factor que individualmente tiene una asociación más clara con la aparición de CPP, probablemente por ser el único índice que incluye los problemas pulmonares y no pulmonares del enfermo.

IV. PREVENCIÓN DE LAS COMPLICACIONES

El anestesiólogo juega un papel muy importante en la prevención de las CPP. Nuestra actuación ha de dirigirse a la preparación del paciente, la elección de la técnica anestésica más adecuada y a establecer un plan de analgesia y otros cuidados postoperatorios que ayuden a reducir la morbimortalidad pulmonar. También debemos dejar oir nuestra voz a la hora de planificar la cirugía.

Preparación del paciente

En la consulta se debe asegurar el diagnóstico de las enfermedades asociadas, especialmente de la EPOC, y que el paciente llegue en las mejores condiciones posibles a la cirugía y con un tratamiento óptimo.

Con respecto al tabaquismo, lo ideal es que el paciente deje de fumar al menos seis meses antes de la cirugía, pero esto no es posible en la práctica clínica. Un período libre de tabaco de menos de ocho semanas probablemente es insuficiente para reducir la morbilidad pulmonar e incluso podría incrementarla. Hay que destacar que dejar de fumar incluso 6 horas antes de la intervención disminuye el nivel de carboxihemoglobina en sangre y reduce la morbilidad cardíaca perioperatoria. Por tanto, la recomendación de abandonar el tabaco antes de la cirugía no debe hacerse de forma general, sino individualmente en cada paciente.

En el caso de la obesidad, se debe insistir en la pérdida de peso preoperatorio. Disminuciones incluso modestas (5-10%) tienen claros beneficios sobre la salud y probablemente disminuyan las CPP.

Hay que mejorar la malnutrición, detectándola y tratándola preoperatoriamente con todas las técnicas a nuestro alcance (enteral, parenteral). Hay pruebas de su eficacia en la reducción de la morbimortalidad perioperatoria.

Hay numerosos estudios que indican que la fisioterapia respiratoria ayudaría en la prevención de las CPP, especialmente en los pacientes de alto riesgo. El término engloba una heterogénea variedad de técnicas pre y postoperatorias con eficacia probablemente parecida. De todas ellas, los sistemas de espirometría incentivada son los más populares por ser sencillos, económicos y carentes de efectos secundarios. Hay que destacar que un reciente metaanálisis no encuentra pruebas concluyentes de su utilidad en cirugía abdominal y cardíaca. Es probable que debamos replantearnos la utilización de estas técnicas.

Técnica anestésica

La anestesia regional y la general afectan de manera muy distinta la función ventilatoria. La anestesia general tiene un efecto negativo sobre la función pulmonar, ya que disminuye la respuesta a la hipercapnia y la hipoxemia, reduce la capacidad residual funcional (CRF), altera la mecánica diafragmática, modifica el cociente ventilación-perfusión, favorece el desarrollo de atelectasias e incrementa el espacio muerto. Además, los anestésicos volátiles inhiben la vasoconstricción pulmonar hipóxica.

Los bloqueos periféricos no modifican la función respiratoria, y los de plexos nerviosos tampoco la alteran *«per se»*, si bien algunos abordajes del plexo braquial pueden producir complicaciones como la parálisis diafragmática o neumotórax.

Los bloqueos del neuroeje (anestesia raquídea y epidural) producen efectos menores sobre la mecánica ventilatoria, como disminución de los volúmenes espiratorios y de la capacidad de toser.

No existen estudios concluyentes que permitan afirmar que la anestesia regional sea superior a la general en la prevención de complicaciones pulmonares postoperatorias. Sin embargo, está demostrado que reduce el estrés de la cirugía y tiene efectos beneficiosos sobre la coagulación, el sangrado quirúrgico y la inmunidad, produce menos deterioro cognitivo que la anestesia general y reduce la mortalidad. Hay que destacar también dos cuestiones importantes:
1. La intubación endotraqueal es el momento de la anestesia en que más probabilidad hay de que ocurra un broncoespasmo, por lo que las técnicas regionales, al evitar esta maniobra, reducen su incidencia aunque no la evitan por completo. Por este motivo, la anestesia regional es preferible en pacientes con hiperreactividad bronquial.
2. Los pacientes de alto riesgo neumológico se podrían beneficiar de la anestesia regional al afectar en menor medida a la mecánica ventilatoria y evitar el uso de fármacos depresores de la respiración.

Cuidados postoperatorios

La analgesia postoperatoria juega un papel decisivo en la prevención de las CPP. Los anestésicos locales administrados por vía epidural han demostrado ser el método más eficaz para el control del dolor postoperatorio. La analgesia epidural con anestésicos mejora la disfunción diafragmática postoperatoria y la complianza de la pared abdominal y torácica, limita los episodios de hipoxemia que se producen en este período y reduce las atelectasias y las infecciones pulmonares. Además tiene efectos beneficiosos sobre la duración del íleo postquirúrgico, las complicaciones cardiovasculares y trombóticas, etc.

Los bloqueos paravertebrales han demostrado ser los más eficaces en reducir el empeoramiento postoperatorio de las pruebas de función pulmonar.

BIBLIOGRAFÍA
1. Rodgers AR, et al. Reduction of postoperative mortality and morbidity with epidural or spinal anaesthesia: results from overview of randomized trials. BMJ 2000;321:1-12.
2. Ballantyne JC, et al. The comparative effects of postoperative analgesic therapies on pulmonary outcome:cumulative meta-analyses of randomized, controlled trials. Anesth Analg 1998;86:598-612.
3. Smetana GW. Preoperative pulmonary evaluation. N Engl J Med 1999;340:937-944.
4. Warner DO. Preventing postoperative pulmonary complications. The role of the anesthesiologist. Anesthesiology 2000;92:1467-1472.
5. Rock P, Rich PB. Postoperative pulmonary complications. Current Opinion in Anesthesiology 2003;16:123-131.

PARTE X

Enfermedades musculares

Capítulo 1
Enfermedades musculares

M. Zaballos, C. Jiménez, S. Gago

I. INTRODUCCIÓN

Las enfermedades musculares representan un grupo de entidades nosológicas muy heterogéneas, de carácter familiar y que se deben a una alteración primaria de la célula musculoesquelética (Tabla I). Las lesiones musculares a menudo son indisociables de una lesión concomitante respiratoria y cardiovascular que hace que estos pacientes puedan sufrir complicaciones potencialmente graves en el perioperatorio. La identificación en los últimos años de los genes y proteínas que causan la mayoría de estas enfermedades ha supuesto un avance para el diagnóstico y consejo perinatal además de cierto optimismo de conseguir un tratamiento efectivo en un futuro próximo.

II. DISTROFIAS MUSCULARES

Distrofinopatías

Se transmiten por un gen recesivo ligado al cromosoma X, aunque en 1/3 de los casos se debe a una mutación genética nueva. La distrofia muscular de Duchenne (DMD) es la enfermedad genética letal más común en el niño. Aproximadamente 1 de cada 3.500 hombres están afectados. La enfermedad está causada por mutaciones en el gen de la DMD que conduce a un déficit en la síntesis de la proteína distrofina. Sin esta proteína, se produce una necrosis muscular progresiva, fibrosis y pérdida de la función muscular. En la distrofia muscular de Becker (DMB) existe una reducción y alteración cualitativa de la distrofina. Los síntomas se inician en el niño con torpeza y retraso al andar. Aunque de forma variable, pierden la capacidad para caminar entre los 8-10 años. Los músculos afectados pueden estar aumentados de tamaño, como resultado de la infiltración grasa y de tejido conectivo (pseudohipertrofia). Hacia la segunda década presentan una insuficiencia respiratoria progresiva, siendo el primer signo la aparición de

TABLA I. Clasificación de las enfermedades musculares

Distrofias musculares
   Distrofinopatías: Distrofia muscular de Duchenne
                          Distrofia muscular de Becker
   Enfermedad de Emery-Dreyfus
   Distrofia facioescapulohumeral de Landouzy-Déjerine
   Oculofaríngea
   Distrofia de las cinturas o enfermedad de Erb
   Distal
   Distrofias musculares congénitas

Síndromes miotónicos
   Distrofia miotónica: Congénita,
                          Clásica o enfermedad de Steinert
                          Mínima
   Miotonía congénita o enfermedad de Thomsen
   Paramiotonía congénita
   Condrodistrofia miotónica (enfermedad de Schwartz-Jampel)

Miopatías congénitas
   Central core
   Miopatía nemalínica
   Miopatía tubular
   Miopatía con desproporción de fibras musculares

Miopatías metabólicas
   Glucógeno
   Lípidos
   Nucleótidos

Parálisis periódica familiar
   Hiperpotasémica (adinamia episódica hereditaria)
   Hipopotasémica

Miscelánea
   Miopatías inflamatorias: Polimiositis
                                Dermatomiositis
                              Enfermedades del colágeno
                              Sarcoidosis
                              Infecciosas
   Miopatías inducidas por drogas: Alcohol, clofibrato
   Miopatías endocrinas: Osteomalacea
                           Acromegalia
                           Corticoidea
                           Hiper o hipotiroidea
   Alteraciones iónicas: Ca, P, Mg, Na, K

TABLA II. Afectación cardíaca en las distrofinopatías*
Alteración de la generación y conducción del impulso (arritmias supra y ventriculares) Hipertrabeculación del ventrículo izquierdo Dilatación de cavidades cardíacas Engrosamiento miocárdico Insuficiencia valvular, prolapso válvula mitral Formación de trombos intramiocárdicos Insuficiencia cardíaca: fallo sistólico (FE<30%) o diastólico
*Modificado de Cardiology 2003; 99:1-19.

apnea obstructiva durante el sueño REM. Un 90% de los pacientes desarrollan escoliosis y se mantienen en silla de ruedas permanentemente.

El músculo liso también está afectado con retraso en el vaciamiento gástrico y aumento del riesgo de aspiración pulmonar. Habitualmente fallecen hacia los 20 años debido a complicaciones respiratorias y cardíacas. Existe afectación del sistema nervioso central con disminución del cociente intelectual que cursa de forma no progresiva.

En la DMB el curso de la enfermedad es más benigno que en la DMD con un inicio de la enfermedad hacia los 12 años. La pérdida de la ambulación también varía, desde la adolescencia en adelante, y habitualmente fallecen en la cuarta o quinta década. Al igual que en el Duchenne, existe un cierto grado de afectación mental.

Las mujeres portadoras de ambas enfermedades presentan en un 5-10% de los casos cierto grado de debilidad muscular proximal, frecuentemente aumento del tamaño de los gemelos y, más importante, miocardiopatía dilatada sin aparente debilidad.

La afectación cardíaca se presenta en un 90% de los pacientes con DMD/DMB y hasta en un 50% de las mujeres portadoras. Esta afectación puede cursar de forma subclínica, con alteraciones graves del ritmo, miocardiopatía dilatada que puede precisar un trasplante cardíaco, e incluso puede ser la causa del fallecimiento del paciente. Esta alteración es secundaria a la sustitución de los miocitos y del sistema de Purkinje por tejido conectivo (Tabla II). Además está descrito un estado de hipercoagulabilidad que aconseja la anticoagulación en estos enfermos.

No existe cura para las distrofinopatías y el objetivo en estos pacientes es extremar los cuidados respiratorios y el tratamiento de las complicaciones cardíacas. La insuficiencia respiratoria actualmente se maneja con la ventilación no invasiva. La realización de una traqueostomía electiva y no en respuesta a una infección aguda está imponiéndose en el cuidado de estos pacientes. Con estas medidas, la supervivencia en la DMD está siendo hasta la treintena.

TABLA III. Principales manifestaciones clínicas de las distrofias musculares (exceptuando las distrofinopatías)

Enfermedad	Afectación muscular	Otros órganos afectados	Trasmisión
DM de Emery-Dreifuss	Contracturas precoces. Debilidad muscular progresiva: (húmero-peroneal)	Cardiomiopatía presente incluso sin afectación muscular Alt. conducción, bloqueo completo Parálisis auricular	Ligada al sexo
DM Facioescapulohumeral	Precoz: facial, cintura escapular Tardía: cintura pélvica, extensores del pie	Arritmias y alteración de la conducción Alteraciones retina Pérdida audición	Autosómica dominante
DM Oculofaríngea	Músculos extraoculares y faciales (ptosis) Debilidad cuello y musculatura proximal de miembros	Disfagia	Autosómica dominante
DM de las cinturas (15 variedades genéticas)	Cintura proximal Gran heterogeneidad clínica	Afectación cardíaca: alt. conducción Insuficiencia cardíaca (en muchas de las formas descritas)	Autosómica dominante Autosómica recesiva

En los últimos años, los avances genéticos y tratamientos con células-madre designados a reemplazar el gen y la proteína distrofina junto con nuevas estrategias farmacológicas (utrofina, enzima CT GalNac transferasa, albuterol, leupeptina, aminoácidos como glutamina y monohidrato de carnitina, oxatomida, un antihistamínico, y coenzima Q10 que se administra junto a los esteroides) están consiguiendo un cierto grado de éxito. Sin embargo, el único tratamiento que ha demostrado algún beneficio en la DMD es la prednisona que se recomienda en niños mayores de 5 años.

Las características clínicas del resto de las distrofias musculares (DM) se presentan en la tabla III.

III. SÍNDROMES MIOTÓNICOS

Son enfermedades poco comunes que se caracterizan por presentar un signo clínico y electrofisiológico común: la miotonía. El término se refiere a una contracción persistente de un músculo después de cesar la contracción voluntaria o estimulación del mismo. La miotonía es una enfermedad intrínseca del músculo, y no del nervio periférico o de la unión neuromuscular, persiste tras el bloqueo del nervio periférico o sección del mismo, y no es prevenida o aliviada con la anestesia general, regional ni con los

TABLA IV. Factores perioperatorios asociados con el desarrollo de miotonía
Factores físicos Frío Temblores Bisturí eléctrico **Fármacos anestésicos** Succinilcolina Anticolinesterásicos **Otros fármacos** Clofibrato Propanolol Administración de potasio

relajantes musculares. Estímulos mecánicos, físicos y químicos pueden precipitar una miotonía generalizada (Tabla IV).

Distrofia miotónica

Es la miopatía más frecuente de la edad adulta. Se transmite de forma autosómica dominante con una incidencia de 3-5 por 100.000. En función de la edad de presentación la distrofia miotónica (DM) puede ser dividida en tres formas: congénita, clásica y mínima.

La congénita se presenta al nacimiento y primer año de vida. Se caracteriza por la aparición de hipotonía neonatal, facial, contracturas articulares, fallo respiratorio frecuente y en ocasiones fatal, dificultades para la alimentación y retraso en el desarrollo.

La forma clásica, la más común, los síntomas se inician hacia la segunda o cuarta década, mostrando una lenta progresión en el tiempo. Además de la miotonía cursa con atrofia de los músculos del cuello y de la cara, con un aspecto característico hacia la treintena: ptosis, cara apática, labio evertido y calvicie precoz. También pueden estar afectados los músculos abdominales, el diafragma, la musculatura del velo del paladar y de la faringe. La DM es una enfermedad multisistémica, con una mortalidad 7,5 veces superior a la población de referencia, siendo el fallo respiratorio y cardíaco la causa más prevalente de muerte. Las manifestaciones clínicas asociadas de la DM se describen en la tabla V. La lesiones cardíacas producen una disfunción ventricular izquierda progresiva, cardiopatía isquémica, embolismo pulmonar y muerte súbita en relación con bradiarritmias, asistolia, taquicardia ventricular, fibrilación ventricular o disociación electromecánica (Tabla VI).

La DM mínima se inicia de forma tardía, hacia los 50 años de edad, con un grado medio de debilidad muscular y miotonía o sólo cataratas, asociado con una vida normal.

TABLA V. Alteraciones sistémicas de la distrofia miotónica o enfermedad de Steinert
Cataratas
Cardíacas
Respiratorias
Apnea del sueño central y obstructiva

Endocrinas:
     Atrofia testicular
     Diabetes
     Hipotiroidismo
     Insuficiencia suprarrenal

Apatía y cociente intelectual bajo

Fibra lisa:
     Músculos de la pupila
     Capilares: fenómeno de Raynaud
     Útero
     Vejiga
     Glándulas exocrinas
     Atonía esofágica (riesgo de aspiración)
     Megacolon
     Litiasis biliar

TABLA VI. Alteraciones cardíacas en la distrofia miotónica o enfermedad de Steinert	
Sistema de conducción	Bloqueo auriculoventricular (cualquier grado) Trastornos de la conducción intraventricular
Arritmias	Supraventriculares y ventriculares
Función ventricular	Alteración de la función sistólica y diastólica
Cardiopatía isquémica	
Prolapso de la válvula mitral	

IV. MIOPATÍAS CONGÉNITAS

Son extremadamente raras. Cursan con debilidad muscular, hipotonía, alteración de los músculos inervados por los pares craneales, deformidades musculoesqueléticas secundarias y retracciones musculares. En la «Enfermedad Central Core» son características la luxación congénita de cadera, cifoescoliosis, pie plano y cavo, acortamiento del tendón de Aquiles, pectus excavatum, hipotonía infantil y muerte por insuficiencia respiratoria junto a miocardiopatía dilatada que en algunos casos ha precisado de trasplante cardíaco.

V. PARÁLISIS PERIÓDICAS

Hiperpotasemia familiar o «adinamia episódica hereditaria»

La hipotonía dura de 1 a 2 horas. Se inicia por el ejercicio o el ayuno. Durante la hiperpotasemia el ECG presenta ondas T picudas y pueden desarrollar arritmias graves. La administración de insulina y glucagón es la terapia más eficaz para el control de los ataques.

Hipopotasemia familiar

Se caracteriza por una intensa debilidad muscular asociada con hipopotasemia que puede durar horas o días. Han sido descritos como causa desencadenante el estrés, la perfusión de glucosa, la insulina, la hipotermia y la alcalosis metabólica.

Parálisis periódica normocaliémica

Se inicia en el niño y los episodios pueden durar desde 2 hasta 21 días. Los episodios aparecen tras el reposo después del ejercicio, con el frío, alcohol o ingesta de potasio. Puede cursar con arritmias en algunos casos y la administración de K las previene, pero empeora la debilidad.

VI. VALORACIÓN PREOPERATORIA DE LAS MIOPATÍAS

La valoración de estos pacientes incluye el estudio preoperatorio habitual, junto con el análisis más específico de las lesiones musculoesqueléticas del sistema respiratorio y cardiovascular.

Aspecto general

Valoración de la vía aérea que en estos pacientes puede ser anormal por la combinación de contracturas de cuello y mandíbula, cifosis, cambios dismórficos y pérdida del tono de los músculos de la vía aérea superior. De forma frecuente tienen infiltración de los tegumentos y alteraciones vasomotoras periféricas que hacen difícil la canalización de una vía venosa periférica. También se valorará la dificultad previsible en la canalización de una vía venosa central en relación con las deformaciones torácicas que presenten.

Se debe investigar acerca de problemas anestésicos previos familiares o personales (aunque un precedente anestésico sin problemas no garantiza que el paciente no los pueda sufrir ante una nueva anestesia).

Apreciación de otras anomalías posibles (diabetes y Steinert) y, debido a la hipotonía del tracto gastrointestinal, se recomienda profilaxis de broncoaspiración.

Afectación muscular

En las distrofias musculares, la lesión muscular es progresiva y difusa, a veces predominante en ciertos sectores (cinturas, cara). Se acompaña de retracciones que dificultan el juego articular que varían de unas formas a otras, pero son más importantes en las miopatías congénitas y en la forma facio-escapulo-humeral.

En el caso de los síndromes miotónicos, la miotonía es el signo clínico que los caracteriza. En la enfermedad de Steinert, además, presentan debilidad que producirá una atrofia predominantemente del cuello y de la cara.

Afectación respiratoria

Habitualmente, el parénquima pulmonar es normal y presentan debilidad de la pared torácica. La debilidad muscular de larga evolución producirá problemas secundarios como escoliosis, alteraciones mecánicas del tórax, infecciones recurrentes, alteración de la relación ventilación-perfusión, del sueño y de la regulación central de la respiración. El diafragma está afectado, siendo evidente en decúbito supino y como resultado se desplaza cefálicamente. La pared abdominal se moviliza paradójicamente durante la inspiración al no crearse la suficiente tensión pulmonar para mantener el contenido abdominal. En los estadios iniciales hay una reducción en la presión inspiratoria máxima y posteriormente disminuye la complianza de la pared torácica hasta en un 70%. La tos es ineficaz y se producen microatelectasias que a su vez deterioran más la complianza pulmonar. Así, la capacidad pulmonar total, la capacidad residual funcional y el volumen residual disminuyen en estadios más avanzados.

La escoliosis, que se desarrolla hasta en un 50-70% de los niños con enfermedad de Duchenne, contribuye en gran medida al empeoramiento de la función respiratoria, aconsejándose la estabilización quirúrgica precoz que, aunque no previene el deterioro respiratorio, mejora la situación del paciente permitiéndole una actividad física mínima y retrasando el encamamiento del mismo.

Las pruebas funcionales respiratorias son imprescindibles en todos los pacientes para cualquier tipo de cirugía salvo procedimientos menores. Típicamente nos encontraremos con una disminución de la presión inspiratoria y espiratoria máxima. Una presión inspiratoria máxima < 25 cm H_2O sugiere una severa limitación de la ventilación (normal en el adulto joven < 125 cm H_2O). Una presión espiratoria máxima > 40 cm H_2O o menos, indica que la capacidad de toser está gravemente afectada (normal en el adulto joven > 200 cm H_2O). Si la capacidad vital forzada es menor del 35% pueden esperarse complicaciones respiratorias postoperatorias; sin embargo, si la CVF es mayor del 50% el paciente probablemente podrá ser extubado la noche o la mañana siguiente de la cirugía. La gasometría arterial es habitualmente normal salvo en los estadios más evolucionados, cuando presentan una infección pulmonar asociada o en situación preterminal. Se valorará con pulsioxi-

TABLA VII. Manifestaciones cardíacas de las enfermedades musculares

	Electrocardiograma	Ecocardiograma	Marcapasos perioperatorio
Distrofinopatías	R amplias y ↑ R/S precordiales DQ profundas en I, aVL, V5,6 Alteración T y depresión ST PR corto, BCRD, HAI; HPI Bloqueo bifascicular (raro) Prolongación intervalo QT	Engrosamiento miocárdico Dilatación cavidades: insuf. valvular Prolapso válvula mitral Anomalías regionales de la contractilidad Disfunción sistólica y diastólica	No
Emery-Dreyfus	Bradicardia, ↑PQ, bloqueo de la conducción ventricular Ausencia onda P	Dilatación y fallo cardíaco Falta de movilidad auricular	Sí
Distrofia facioescapulo-humeral	↑P, retraso conducción ventricular, bloqueo AV, prolongación intervalo QT	Engrosamiento miocárdico (ocasional)	No
Distrofia de las cinturas	BIRD, ↑R precordiales D, HAI, ↑QT, elevación ST, ondas Q anómalas	Dilatación cavidades, anomalías regionales de la contractilidad y fallo cardíaco	No
Steinert	Prolongación PR, QT HAI Aumento duración QRS Bloqueo AV completo	10% signos de fallo cardíaco Miotonía miocárdica: alteración de la relajación diastólica precoz Engrosamiento miocárdico	Sí

metría en los niños, salvo en aquellos en los que sean necesarios controles muy repetidos de la ventilación alveolar.

En la radiografía de tórax descartaremos signos de infección o de aspiración, posición del diafragma, de la caja torácica y valoración del riesgo de compresión traqueobronquial.

Hay que investigar en los síntomas que sugieren un SAOS concomitante que pasa desapercibido a menudo y que se beneficiaría de un soporte ventilatorio nocturno. Si el paciente está con ventilación no invasiva, ésta debe continuar hasta la intervención y en el postoperatorio inmediato. Se recomienda la realización de fisioterapia respiratoria perioperatoria.

Afectación cardíaca

Los síntomas pueden no ser evidentes debido a la limitación funcional impuesta por la propia enfermedad. Ocasionalmente, la alteración cardíaca puede ser la primera manifestación de la enfermedad. El tratamiento cardiológico no difiere del tratamiento de otras cardiopatías: digital, amiodarona, β-bloqueantes, marcapasos, desfibrilador e IE-

CAs especialmente si existe alteración de la función sistólica o diastólica. En la insuficiencia cardíaca crónica intratable se realizará trasplante cardíaco. En la tabla VII se resumen los hallazgos más relevantes en el ECG, ecocardiograma, y las recomendaciones para la inserción de marcapasos en las miopatías más frecuentes. Debido a la estrecha asociación entre las miopatías y lesión cardíaca concomitante, en todos los pacientes debemos disponer de ECG y ecocardiograma. Otros estudios más específicos como realización de Holter o estudio electrofisiológico dependerán de la enfermedad muscular específica.

Si hay indicación de marcapasos, se recomienda la inserción de un marcapasos transitorio en lugar de marcapasos externo, por su mayor seguridad.

Cuando se plantee una cirugía mayor, es deseable que tengamos datos recientes de menos de 6 meses, debido al carácter evolutivo de estas enfermedades.

La premedicación es aconsejable, ya que la ansiedad y agitación es frecuente. Los agentes más indicados son los antihistamínicos y benzodiacepinas en dosis bajas por vía oral o rectal. Se recomienda su administración en áreas vigiladas por la sensibilidad que presentan a los agentes anestésicos. La administración intramuscular está desaconsejada. Se recomienda la profilaxis tromboembólica con antiagregantes plaquetarios en la enfermedad de Duchenne.

VII. ENFERMEDADES MUSCULARES E HIPERTERMIA MALIGNA

Varias publicaciones han sugerido que existe una asociación entre las enfermedades musculares y la hipertermia maligna (HM) o reacciones sugerentes de HM. Sin embargo, esto es difícil de confirmar ya que muchas veces las reacciones que se sospechaban no lo eran, y en otras la confirmación con biopsia muscular o bien no se ha realizado, o los resultados de la misma no han sido concluyentes. No obstante, algunos pacientes con miopatías sí son susceptibles a la HM: la enfermedad de central core, el síndrome de King-Demborough y el síndrome de Schwartz-Jampal.

Los pacientes con DM presentan riesgo de desarrollar una parada cardíaca hiperpotasémica secundaria a la administración de succinilcolina. En algunos casos existe el mismo riesgo aunque se administren sólo anestésicos volátiles. Estas reacciones adversas se pensaba al principio que representaban una forma de HM. Ahora se sabe que la fisiopatología de los episodios hiperpotasémicos y de la HM es diferente. Los casos clínicos recogidos en la Asociación de Hipertermia Maligna de EE.UU. indican que cuando un niño aparentemente sano sufre una parada cardíaca en la inducción de la anestesia, una vez que se descarte la presencia de hipoxemia y alteración de la ventilación, se debe considerar que el paciente presenta hiperpotasemia e instaurar tratamiento urgente con glucosa, insulina, bicarbonato, hiperventilación y cloruro cálcico. En el 50% de estos pacientes se demostró miopatía no diagnosticada.

BIBLIOGRAFÍA

1. Emery AEH. The muscular dystrophies. Lancet 2002; 359:687-95.
2. Khurana TS, Davies KE. Pharmacological strategies for muscular dystrophy. Nature 2003;2:379-390.
3. Sussman M. Duchene muscular dystrophy. J Am Acad Orthop Surg 2002;10:138-151.
4. Perlagonio G, Dello Russo A, SannaT, De Martino G, Bellocci F. Myotonic dystrophy and the heart. Heart 2002;88:665-670.
5. Finsterer J, Stöllberger C. Cardiac involvement in primary myopathies. Cardiology 2000;94:1-11.
6. Finsterer J, Stöllberger C . The heart in human dystrophinopaties. Cardiology 2003;99:1-19.

Capítulo 2
Miastenia gravis y síndrome de Lambert-Eaton

S. Gago, C. Jiménez, M. Zaballos

I. MIASTENIA GRAVIS

La miastenia gravis es una enfermedad autoinmune que afecta a 1 de cada 25.000 adultos. Se caracteriza por la presencia de anticuerpos (IgG) contra los receptores de acetilcolina postsinápticos. Estos anticuerpos están presentes en el 80-90% de los pacientes. Sin embargo, en el 10-20% de los casos no se ha podido demostrar su presencia en sangre.

El grado de disminución de los receptores de acetilcolina postsinápticos se correlaciona con la gravedad de las manifestaciones clínicas de la enfermedad.

La miastenia gravis se asocia con frecuencia a otras enfermedades autoinmunes. Además, cerca del 75% de los pacientes con miastenia presentan anomalías en el timo: hiperplasia en el 65% y timoma en el 10-15%. El 96% de los pacientes mejoran tras la timectomía, un 46% se curan y el resto permanecen asintomáticos o mejoran con el tratamiento.

Clínica

La principal característica de la enfermedad es la debilidad muscular progresiva, siendo el síntoma más importante en el 95% de los casos la ptosis y diplopía.

El curso clínico de la miastenia está marcado por exacerbaciones y remisiones de la enfermedad, pero, en la mayoría de los pacientes sin tratamiento, evoluciona en el plazo de 1-3 años hacia una enfermedad generalizada con afectación asimétrica de los músculos incluido el diafragma y la musculatura accesoria respiratoria, dando lugar a un compromiso ventilatorio importante.

La afectación de la musculatura faríngea y laríngea conduce a la aparición de disartria, disfagia y riesgo de neumonitis por aspiración.

En el 44% de los casos con timoma se demuestra afectación miocárdica en forma de disnea, arritmias (bradicardia, extrasístoles ventriculares o fibrilación auricular) e hi-

TABLA I. Manifestaciones clínicas de las crisis	
Crisis miasténicas	**Crisis colinérgicas**
Ptosis	Salivación
Diplopía	Sudoración
Disnea	Trismus
Disartria	Lagrimeo
Afonía	Náuseas, vómitos
Disfagia	Miosis
Fatiga muscular	Fatiga muscular
Apatía	Disartria
Convulsiones	Disfagia
	Diarrea
	Sopor (coma)

pertensión. En ocasiones puede dar lugar a muerte súbita. En un pequeño porcentaje de estos pacientes se demuestra la existencia de una miocarditis y síntomas de insuficiencia cardíaca.

Tratamiento

Los objetivos básicos del tratamiento médico de la enfermedad son tres:
1. Facilitar la transmisión neuromuscular: anticolinesterásicos.
2. Suprimir la respuesta inmune: inmunosupresores.
3. Disminuir los niveles de anticuerpos: plasmaféresis.

Inhibidores de la acetilcolinesterasa

Siguen siendo los fármacos de primera elección. El fármaco más usado es el bromuro de piridostigmina. Su acción comienza a los 10-30 minutos de su administración oral y tiene una duración de 4 horas. Hay factores (estrés, emociones, menstruación, temperatura) que pueden condicionar alteraciones de los niveles plasmáticos dando lugar a crisis miasténicas por bajos niveles en sangre o crisis colinérgicas por niveles elevados (Tabla I). La administración de edrofonio, que tiene efectos inmediatos mejorará la sintomatología de las crisis miasténicas y empeorará la crisis colinérgicas.

En caso de intolerancia a la piridostigmina se puede administrar el cloruro de ambemonio, pero produce cefalea y aumento de secreciones. La mejoría con anticolinesterásicos suele ser incompleta y disminuye con el tiempo.

Inmunosupresores

Cuando el paciente miasténico no puede ser controlado con anticolinesterásicos o se precisan altas dosis, está indicada la administración de corticoides, azatioprina o ciclosporina. Estos fármacos tienen efectos secundarios importantes que habrá que controlar.

Plasmaféresis

Está indicada en estadios muy evolucionados de la enfermedad que no responden al tratamiento médico, o cuando se requiere mejoría inmediata antes de la cirugía. La mejoría se ve incluso en pacientes seronegativos. Esta técnica no está exenta de riesgos, tales como:
- Crisis miasténicas en enfermos que están tomando anticolinesterásicos por disminución de los niveles plasmáticos.
- Relajación muscular prolongada tras administración de succinilcolina por déficit transitorio de colinesterasa plasmática que se normaliza a las 60 horas de la plasmaféresis.
- Trastornos de la coagulación por descenso de los niveles plasmáticos de los factores de coagulación que se normalizan a las 48 horas.
- Lesiones vasculares (trombosis, perforación e infecciones).
- Alteraciones hemodinámicas (hipotensión, embolismo pulmonar, isquemia, arritmias etc.).

Inmunoglobulinas

Al igual que la plasmaféresis, produce mejoría temporal. Algunos autores consiguen una mejoría en el 73% de los casos. La insuficiencia renal y la cefalea son sus principales efectos adversos.

Timectomía

Constituye el tratamiento de elección en aquellos pacientes con miastenia generalizada, timoma o hiperplasia. La indicación es muy discutida en la forma ocular, aunque ciertos autores la recomiendan en estos casos por la posibilidad de evolución de la enfermedad.

Valoración preoperatoria

Los pacientes con miastenia gravis que siguen un tratamiento médico adecuado pueden ser sometidos a cualquier tipo de intervención quirúrgica, bien para la realización de una timectomía, o por cualquier razón que nada tenga que ver con su enfermedad. La timectomía nunca debe ser considerada un procedimiento urgente. El enfermo debe llegar a la cirugía en las mejores condiciones posibles, y para ello es necesaria la estrecha colaboración entre el neurólogo, anestesiólogo y cirujano. El soporte ventilatorio durante el postoperatorio debe quedar garantizado.

TABLA II. Clasificación de Osserman	
Estadio	Clínica

I	M. ocular
	    Ptosis
	    Diplopía

II II.A II.B	M. generalizada No afectación bulbar Afectación bulbar Alt. deglución

III	M. aguda fulminante
	    Afect. bulbar
	    Afect. esquelética
	    Afect. respiratoria

IV	M. severa tardía (evolución estadios anteriores)
	    Alt. deglución
	    Alt. respiratoria

En la valoración preoperatoria de estos pacientes, el anestesiólogo deberá plantearse diferentes cuestiones:

Grado de afectación

La anamnesis y la exploración tendrán como objetivo conocer el estadio de la misma. La gravedad de la clínica viene determinada por la clasificación de Osserman (Tabla II).

La miastenia gravis afecta a la musculatura inspiratoria y espiratoria. En general en estos pacientes la respuesta al CO_2 es normal. Tengan o no afectación muscular evidente es muy importante para el enfermo la realización de fisioterapia respiratoria intensa unos días antes de la intervención.

Enfermedades asociadas

Aproximadamente, un 10% de los pacientes con miastenia tienen asociada una enfermedad autoinmune que puede complicar el manejo perioperatorio de estos enfermos y exacerbar la clínica de la enfermedad. Debemos conocer si existe o no asociación a cualquiera de estas enfermedades por las implicaciones anestésicas que pueden existir. Las enfermedades autoinmunes más frecuentemente asociadas, además del timoma y la hiperplasia del timo, están numeradas en la tabla III.

La enfermedad deberá ser controlada de forma periódica por el neurólogo teniendo en cuenta que es una enfermedad de curso progresivo. Por ello, la valoración previa

TABLA III. Enfermedades inmunológicas asociadas a la miastenia
Enfermedad de Graves o tiroiditis Artritis reumatoide y síndrome de Sjögren Esclerodermia y polimiositis Colitis ulcerosa Miocarditis Lupus eritematoso Anemia perniciosa

del neurólogo puede ser necesaria para controlar el tratamiento médico, sobre todo en casos muy evolucionados.

Exacerbaciones de la enfermedad

Numerosos fármacos son capaces de empeorar la sintomatología de la miastenia produciendo en ocasiones depresión respiratoria, pero no todos ellos están implicados de la misma manera (Tabla IV).

Pruebas complementarias

El preoperatorio básico de los pacientes incluirá: hemograma, bioquímica, estudio de coagulación, ECG y Rx de tórax.

En los pacientes diagnosticados de miastenia es frecuente encontrar en la bioquímica alteraciones electrolíticas, sobre todo en aquellos enfermos en tratamiento con inmunosupresores. Además el 44% de los pacientes diagnosticados de timoma pueden presentar en el ECG arritmias (bradicardia, fibrilación auricular o extrasístoles ventriculares), cambios en el S-T y en la morfología del complejo QRS, así como defectos de conducción.

Las pruebas de función respiratoria son necesarias incluso en pacientes sin síntomas respiratorios, caracterizándose por la presencia de un patrón restrictivo que en períodos de crisis puede ser mixto y que mejorará con el tratamiento.

Si existe enfermedad tiroidea asociada se realizará un estudio hormonal.

En la radiografía de tórax habrá que descartar una posible compresión traqueal por la presencia de un timoma. En ese caso será necesario realizar una adecuada valoración de la vía aérea.

El ecocardiograma se realizará si se sospecha afectación cardíaca.

Tratamiento médico preoperatorio

Todavía existe una enorme controversia sobre si se debe o no mantener el tratamiento con anticolinesterásicos con objeto, no sólo de permitir que la unión neuro-

TABLA IV. Fármacos capaces de agravar la miastenia

Riesgo absoluto
Antibióticos	Aminoglucósidos IM o IV
	Colistina
	Tetraciclinas IV
Fármacos cardiovasculares	Quinidina
	Procainamida
	β-Bloqueantes (incluso tópico)
Psicotropos	Trimetadiona
Otros	Magnesio
	Dantrolene

Riesgo relativo
Antibióticos	Lincomicina
	Clindamicina
	Aminoglucósidos
Fármacos cardiovasculares	Lidocaína
Psicotropos	Difenilhidantoína
	Litio
Anestésicos	Relajantes
	Halogenados
	Ketamina
Otros	Magnesio VO
	Mostazas nitrogenadas

Riesgo potencial
Antibióticos	Eritromicina
Fármacos cardiovasculares	Antagonistas del calcio
	Bretilio
Psicotropos	Carbamacepina
	Fenotiacinas
	IMAO
Anestésicos	Barbitúricos
	Benzodiacepinas
Otros	Furosemida

muscular recupere la sensibilidad disminuida a la acetilcolina por la administración prolongada de estos fármacos sino, también, evitar sus efectos secundarios como son la bradicardia y el aumento de secreciones.

Hoy en día se admite que en la miastenia generalizada grave no debe suspenderse el tratamiento médico. En los estadios I y II A de la clasificación de Osserman sí se pueden suspender los anticolinesterásicos.

El tratamiento inmunosupresor se mantendrá. Si el paciente toma corticoides se administrará una dosis suplementaria de hidrocortisona antes de la intervención.

Debemos recordar que la azatioprina y la ciclosporina pueden prolongar los efectos de los relajantes no despolarizantes y que la plasmaféresis, puede prolongar los efectos de la succinilcolina por disminución de la colinesterasa plasmática.

Necesidad de ventilación mecánica en el postoperatorio

Gracias a la aparición en el mercado de los nuevos relajantes musculares, es muy raro que los pacientes con miastenia requieran intubación prolongada. La necesidad de mantener una ventilación en el postoperatorio es difícil de valorar sólo en función de la evaluación preoperatoria. Se recomienda de todas maneras disponer de una cama en la unidad de reanimación. El enfermo deberá ser informado en la consulta o en la visita preanestésica de la posibilidad de mantener la ventilación controlada en el postoperatorio inmediato.

Premedicación

La administración de benzodiacepinas puede producir una depresión respiratoria en pacientes con enfermedad muy evolucionada. Por tanto, debemos ser muy cuidadosos a la hora de prescribirlas. Se podrán administrar en pequeñas dosis vía oral en aquellos pacientes que tengan un buen control médico de su enfermedad. Su administración parenteral quedará restringida a aquellas unidades donde exista atención médica previa al quirófano o en el quirófano.

Se recomienda la administración de atropina para eliminar los efectos secundarios de los anticolinesterásicos.

Miastenia gravis y embarazo

La paciente diagnosticada de miastenia gravis requiere un riguroso control durante el embarazo, parto y puerperio. El curso de la enfermedad durante la gestación es muy variable. La probabilidad de exacerbación es para ciertos autores, idéntica en los tres trimestres del embarazo. En cambio, otros consideran que es más frecuente durante el primer trimestre y los diez primeros días posteriores al parto.

Lo que más preocupará al anestesiólogo será conocer todos los datos sobre la enfermedad y si puede ser candidata o no a la anestesia regional.

En principio, la anestesia regional con anestésicos del grupo amida será la técnica de elección en la forma ocular o generalizada leve. En aquellos casos que curse con afectación bulbar o de la musculatura respiratoria nos plantearemos anestesia general con intubación orotraqueal.

II. SÍNDROME MIASTÉNICO DE LAMBERT-EATON

Se trata de un síndrome caracterizado por una disminución de liberación de acetilcolina presináptica asociado a la presencia de anticuerpos contra los canales del calcio en un 60-100% de los casos. Se asocia frecuentemente a la presencia de un carcinoma pulmonar de células pequeñas. Excepcionalmente puede asociarse a: linfoma, carcinoma gástrico, de riñón, colon, vejiga o vías biliares. En sujetos jóvenes en los que no se demuestra tumor, se relaciona con la presencia de enfermedades autoinmunes tales como: tiroiditis, vitíligo, anemia perniciosa, diabetes, artritis reumatoide, colitis ulcerosa, esclerodermia o esclerosis múltiple. Es frecuente en estos casos la asociación de la enfermedad al HLA B8 y DR W3.

Clínica, diagnóstico y tratamiento

El bloqueo presináptico se manifiesta por debilidad proximal predominantemente de extremidades inferiores y arreflexia generalizada, que mejora tras el esfuerzo mantenido. Los antagonistas del calcio incrementan la sintomatología.

Son frecuentes los síntomas neurovegetativos tales como: sequedad de boca y ojos, impotencia, anhidrosis, estreñimiento e hipotensión ortostática.

La afectación respiratoria es muy característica, así como su asociación a otros síndromes paraneoplásicos (síndrome cerebeloso o síndrome de secreción inadecuada de ADH). El diagnóstico de la enfermedad se basa fundamentalmente en la clínica. La electromiografía demuestra una disminución de la amplitud de los potenciales en reposo que se incrementan de forma característica tras el esfuerzo o la estimulación tetánica.

El tratamiento es básicamente etiológico desapareciendo la sintomatología en un 50-70% de los casos tras la resección del tumor, siendo la reaparición de la clínica un excelente marcador de la evolución de la enfermedad. Los fármacos anticolinesterásicos son ineficaces. El tratamiento médico de elección es la 3-4-diaminopiridina que facilita la liberación de acetilcolina a nivel presináptico, administrándose vía oral, alcanzando los máximos niveles a los 30 minutos de su administración, manteniendo niveles en sangre durante 5 horas.

Valoración preoperatoria

Muy poco se conoce acerca de esta enfermedad por la rareza de la misma, pero, al igual que en la miastenia, el anestesiólogo deberá conocer el grado de afectación y la patología asociada si existe.

Con frecuencia estos pacientes están en tratamiento con 3-4-diaminopiridina con objeto de mejorar la fuerza muscular. Este tratamiento se mantendrá hasta el mismo día de la cirugía. Debemos recordar que no deben administrarse fármacos antagonistas del calcio. Por último, tener en cuenta que estos pacientes son muy sensibles a los relajantes musculares y que los anticolinesterásicos son ineficaces para antagonizar el bloqueo residual, por lo que debe estar prevista la posibilidad de mantener la ventilación mecánica en el postoperatorio inmediato.

BIBLIOGRAFÍA

1. Alley CT, Dierdof SF. Current Opinion in Anesthesiology Rapid Science Publishers 1997;10:248-253.
2. Baraka A. Anaesthesia and myasthenia gravis. Can J Anaesth 1992/39:5;476-486.
3. Krucylak PE, Naunheim KS. Preoperative preparation and anesthesic management of patients with myasthenia gravis. Semin Thorac Cardiovasc Surg 1999;11(1):47-53.
4. Plaud B, Le Corre F. Anesthésie et maladies neuromusculaires, à l'exclusion de L'hyperthermie maligne. Conférences d'actualisation 1996. 38 congrés national d'anesthésie et de reanimation. Elsevier, París et SFAR. 1996.
5. Vincent A, Palace J, Hilton-Jones D. Myasthenia gravis. Lancet 2001; 357(9274):2122-8.
6. Vincent A, Drachman DB. Myasthenia gravis. Adv Neurol 2002;88:159-88.

PARTE XI

Grupos especiales de riesgo preoperatorio

Capítulo 1
Evaluación preoperatoria de la vía aérea

A. Alonso

Los datos de morbimortalidad demuestran que los problemas en la vía aérea y un mal abordaje de la misma son responsables de una importante proporción de complicaciones en la práctica anestésica. Un 30% de las muertes por causa anestésica son debidas a dificultad para mantener la vía aérea. Un 15% de los incidentes críticos son producidos por problemas en la vía aérea. Aproximadamente 600 personas mueren en el mundo al año por dificultades en la intubación. El 85% de las reclamaciones o demandas judiciales como consecuencia de muertes o daño cerebral en relación con la anestesia tienen su origen en problemas respiratorios o en el manejo de la vía aérea.

El manejo de la vía aérea difícil (VAD) comienza con su reconocimiento, ya que la mayoría de los incidentes críticos ocurren cuando esta dificultad no era conocida. La presencia de una mala visión laringoscópica es un hecho común, con una incidencia del 2 al 8% de los casos, mientras que la intubación fallida se presenta en uno de cada 3.000 intentos, siendo excepcional la ventilación imposible con mascarilla facial (1-3 de 10.000 intentos).

La valoración preoperatoria de la vía aérea debe ser realizada antes de cualquier tipo de técnica anestésica, preferiblemente en la consulta de preanestesia, junto al resto de la anamnesis y exploraciones.

Dado que no disponemos de un único test que presente suficiente especificidad y sensibilidad en el reconocimiento de la VAD, se recomienda realizar varias pruebas para aumentar la sensibilidad. Realizando una adecuada valoración preoperatoria es poco probable un fallo diagnóstico, aunque existe el riesgo de que aparezca un número excesivo de falsos positivos. Una adecuada protocolización en la consulta, con el establecimiento de un juicio clínico de vía aérea difícil, nos ayudará a que la rentabilidad de las pruebas realizadas sea la óptima.

I. ANAMNESIS

Deben revisarse las anteriores intervenciones y sus hojas de anestesia, en cuanto a posibles antecedentes de dificultad de intubación y ventilación (número de intentos, capacidad de ventilar con mascarilla, tipo de pala de laringoscopio utilizada, uso de fiador y otras modificaciones de la técnica), que debería quedar reflejada en la gráfica de cada intervención.

En el interrogatorio habrá que buscar determinados síntomas relacionados con alteraciones en la vía aérea, como ronquera de reciente aparición, estridor, disfagia, disnea y obstrucción posicional, así como antecedentes de radioterapia o cirugía de cabeza y cuello.

Por otro lado existe una serie de enfermedades que se asocian a dificultad en el manejo de la vía aérea, y que pasamos a describir:

Infecciones: las inflamaciones agudas de la boca o vía aérea superior se asocian con frecuencia con edema (epiglotitis, croup) o se pueden manifestar como abscesos ocupantes de espacio (absceso retrofaríngeo, mononucleosis infecciosa).

Artritis reumatoide: presentan subluxación atlantoaxoidea, que podrá ser anterior, empeorando con la flexión del cuello o posterior, que empeorará con la extensión. En caso de subluxación vertical, la cabeza debería mantenerse en posición neutra. En estos dos últimos casos, deberá evitarse la laringoscopia directa. En casos de deformidad fija en flexión, los pacientes no pueden extender la cabeza, y puede ser difícil introducir el laringoscopio. Se puede unir a esto una incapacidad para abrir la boca o una mandíbula hipoplásica.

Espondilitis anquilosante y otras enfermedades reumatológicas: pueden asociarse a problemas en la movilidad de la columna, así como problemas en la apertura bucal por afectación de la articulación temporomandibular.

Diabetes mellitus: la limitación de la movilidad de las articulaciones da lugar a dificultades en la intubación en un 30% de los pacientes con diabetes mellitus tipo I de larga duración. En los diabéticos, una laringoscopia difícil puede anticiparse por la imposibilidad de aproximar las palmas de las manos, pidiendo al paciente que adopte una posición de «oración».

Acromegalia: con frecuencia se asocia no sólo a una dificultad para la intubación, sino también para la ventilación con mascarilla facial. Esto se debe a la lengua aumentada de tamaño, prognatismo y engrosamiento del tejido blando de faringe y laringe. Otras anomalías frecuentes son una disminución de la anchura del anillo cricoideo, fijación de las cuerdas vocales e hipertrofia de los pliegues aritenoepiglótico y ventricular.

Tumores de la vía aérea superior (benignos y malignos): el tumor puede distorsionar la anatomía y producir problemas para visualizar las cuerdas vocales. Otras veces, una neoplasia puede obstruir el paso del tubo a la tráquea. Tras la cirugía, la inflamación o las secuelas de radioterapia de cabeza y cuello, pueden aparecer alteraciones en la anatomía de la vía aérea.

TABLA I. Enfermedades congénitas asociadas a intubación difícil

Síndrome	Características
Síndrome de Pierre-Robin	Micrognatia, macroglosia, glosoptisis, hendidura palatina.
Síndrome de Treacher-Collins	Defectos auriculares y oculares; hipoplasia malar y mandibular, microstomía, atresia de coanas.
Síndrome de Goldenhar	Defectos oculares y auriculares; hipoplasia mandibular, occipitalización del atlas.
Síndrome de Down	Poco desarrollo o ausencia del puente nasal, macroglosia, microcefalia, anomalías de la columna cervical.
Síndrome de Klippel-Feil	Fusión congénita de un número variable de vértebras cervicales, restricciones en la movilidad cervical.
Síndrome de Alpert	Hipoplasia maxilar, prognatismo, hendidura palatina, anomalías cartilaginosas traqueobronquiales.
Síndrome de Beckwith	Macroglosia.
Cretinismo	Ausencia tejido tiroideo, defectos en síntesis de tiroxina; macroglosia, compresión traqueal, desviación laringo-traqueal.
Enfermedad del grito de gato	Microcefalia, micrognatia, laringomalacia, estridor.
Síndrome de Meckel	Microcefalia, micrognatia, epiglotis hendida.
Enfermedad de Von Recklinghausen	Aumento de la incidencia de feocromocitoma; tumores de laringe y patología del ventrículo derecho.
Síndrome de Hurler	Articulaciones rígidas, obstrucción por infiltración de tejido linfoide, anomalías en cartílagos, infecciones.
Síndrome de Hunter	Similar al anterior, pero menos severo; neumonías.
Síndrome de Pompe	Depósitos musculares; macroglosia.

Traumatismos: el sangrado, la inflamación de los tejidos y la distorsión de la anatomía son causas habituales de dificultad en la intubación orotraqueal con traumatismos faciales o cervicales. La laringoscopia directa con la pala de Macintosh puede ser sencilla a pesar de lo mencionado. Sin embargo, las técnicas alternativas de manejo de la vía aérea deberían estar disponibles. Hay que reseñar que un sangrado puede hacer difícil la intubación fibroóptica. Ocasionalmente, el trismus puede producir dificultades en la intubación por mala apertura de la boca.

Otras situaciones: obesidad mórbida, síndrome de apnea del sueño, pacientes obstétricas, quemados, etc. Se asocian a dificultad en la intubación por inflamación o aumento de las partes blandas en región faringo-laríngea.

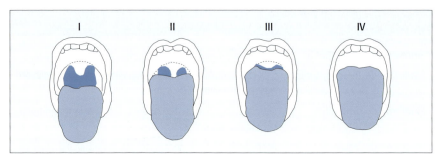

Figura 1. Clasificación de Mallampati.

Enfermedades congénitas asociadas a intubación difícil (Tabla I): la dificultad para la intubación puede aparecer en determinadas enfermedades congénitas, aunque las anomalías son normalmente reconocidas con tiempo suficiente para planear el manejo de la vía aérea.

II. EXPLORACIÓN FÍSICA

Se practica con el paciente sentado, de frente y de perfil, con la boca abierta y cerrada. Debe buscar todos aquellos elementos susceptibles de provocar una laringoscopia o intubación difíciles. Los tres pilares anatómicos a considerar son el tamaño de la lengua, proximidad de la laringe a la base de la lengua y movilidad de la articulación atlanto-occipital.

El primer paso será examinar cabeza y cuello, en busca de lesiones que puedan comprometer la vía aérea:

Nariz: asegurar la permeabilidad de las fosas nasales, valorar una posible desviación del tabique, así como saber por cuál de las dos fosas presenta un calibre mayor si se plantea una posible intubación nasotraqueal.

Boca: valorar la apertura de boca (al menos 3 traveses de dedo), estado de la dentición para cuantificar el riesgo de daño o arrancamiento, y características y tamaño de la lengua.

Cuello: explorar la movilidad de la columna cervical, prestar especial atención a la presencia de traqueostomía actual o antigua, por riesgo de estenosis subglótica.

Para la valoración de los puntos que marcan la dificultad de una vía aérea, existe una serie de pruebas preoperatorias que pueden detectar la vía aérea difícil de causa anatómica. Son las siguientes:

Relación lengua/faringe (Mallampati modificado) (Fig. 1): se realiza con el paciente sentado, recto y con la cabeza en posición central. Se le pide que abra la boca tan ampliamente como pueda, y que saque la lengua todo lo que le sea posible, sin realizar fonación. El observador, con los ojos a la altura de la boca del paciente, clasifica la vía aérea de acuerdo a las estructuras faríngeas que observa:

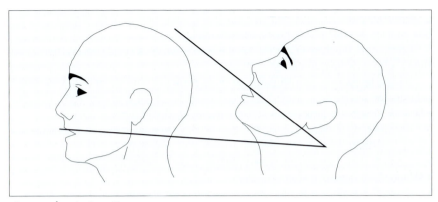

Figura 2. Ángulo de Bellhouse-Doré.

- Clase I: paladar blando, úvula, pilares y pared posterior de la faringe.
- Clase II: paladar blando, úvula y pared posterior de la faringe.
- Clase III: paladar blando y base de úvula.
- Clase IV: paladar blando invisible.

Hay una relación significativa entre la facilidad de visualizar los pilares, el paladar blando y la úvula, y la facilidad de la laringoscopia. Al existir falsos positivos y negativos, no debe utilizarse aisladamente para predecir una intubación difícil. Presenta como limitaciones la variación entre distintos observadores, si se le asocia fonación o no o si el paciente abomba o deprime la lengua.

Movilidad de la articulación atlanto-occipital: se valora mediante la medición del ángulo de Bellhouse-Doré (Fig. 2), que será el formado por el maxilar superior y el plano horizontal al pasar de la posición neutra a la extensión completa. Su valor mínimo es de 35°. Para evaluar la extensión de la articulación, el paciente se sienta con la cabeza en posición neutra y mirando al frente. En esta posición, la superficie de los dientes superiores es horizontal y paralela al suelo. El paciente extiende la articulación atlanto-occipital lo que le sea posible y se estima el ángulo. Se puede catalogar una vía aérea como difícil si el ángulo es menor de 35°. Cuando la movilidad es nula y existe un bloqueo en flexión o extensión, se considera la intubación como imposible.

Espacio mandibular anterior: espacio situado por delante de la laringe y detrás de la mandíbula. Una reducción en su tamaño implicará una vía aérea difícil. Se expresa como:
- Distancia tiromentoniana: se mide entre el mentón óseo y la hendidura del cartílago tiroides con cabeza y cuello en extensión completa. Debe ser mayor de 6,5 cm o 3 traveses de dedo.
- Longitud horizontal de la mandíbula, o cuerpo del maxilar inferior, que debe ser mayor de 9 cm.

Estas tres pruebas juntas permiten una buena valoración de la vía aérea al ser simples, rápidos de realizar y de buena especificidad.

Existen otras pruebas de interés, aunque la información aportada por las mismas no supera a la de las tres anteriores:

Distancia esterno-mentoniana: se mide entre el borde superior del manubrio del esternón y el mentón, estando el paciente con la cabeza extendida sobre el cuello y la boca cerrada. La distancia normal es mayor o igual a 12,5 cm.

Protrusión de la mandíbula: se le indica al paciente que empuje la mandíbula hacia adelante tanto como le sea posible. Existen tres categorías:
- Grado A: si los incisivos inferiores protruyen anteriormente a los superiores.
- Grado B: si quedan a la misma altura.
- Grado C: si los incisivos inferiores no pueden llegar al grado B.

Con los datos que nos aporta la exploración física hablaremos de:
- Vía aérea difícil (uno o más de los siguientes):
  – Apertura de boca menor de 35 mm.
  – Mallampati III o IV.
  – Distancia tiromentoniana menor de 65 mm.
- Intubación imposible:
  – Apertura de boca menor de 20 mm.
  – Columna con bloqueo en flexión.
  – Dismorfias faciales graves que alteran la anatomía.
  – Fracaso previo para la intubación adecuadamente documentado.
- Ventilación difícil (factores de riesgo):
  – Presencia de barba (debe afeitarse antes de la cirugía).
  – Índice de masa corporal mayor de 26 kg/m^2 (reducción de peso previa).
  – Ausencia de dientes (ventilación del paciente con prótesis dental).
  – Edad mayor de 55 años.
  – Historia de SAOS.

III. TEST DIAGNÓSTICOS

A pesar de que la exploración física aporta datos de interés, es elevada la incidencia de falsos positivos. Para evitar su aparición sin perder tampoco especificidad, tratando de aumentar el valor predictivo de las pruebas realizadas se han realizado múltiples combinaciones de pruebas diagnósticas que dieran un valor cuantitativo a la dificultad de la vía aérea. La más conocida de todas ellas es la escala de Wilson, que consiste en la valoración de cinco factores de riesgo para la intubación difícil, puntuándolos de 0 a 2. Son los siguientes:
- Peso del paciente:
  – < 90 kg = 0.
  – 90-110 kg = 1.
  – > 110 kg = 2.

- Movilidad de cabeza y cuello desde extensión completa a flexión:
  - $> 90° = 0$.
  - $90° = 1$.
  - $< 90° = 2$.
- Movilidad de la mandíbula:
  - $0 =$ espacio entre incisivos > 5 cm o si el paciente es capaz de protruir los incisivos inferiores más allá de los superiores.
  - $2=$ el espacio entre los incisivos es < 5 cm o la protrusión de los incisivos inferiores es al nivel de los superiores.
  - $4 =$ espacio < 5 cm o el paciente no es capaz de subluxar la mandíbula.
- Retrognatia y dientes prominentes según escala cualitativa:
  - $0 =$ normal.
  - $1 =$ moderada.
  - $2 =$ severa.

Cuando una suma de 2 o más se consideraba como predictor de dificultad en la laringoscopia, la sensibilidad era del 42% y la especificidad del 95%. Esto indica que el empleo exclusivo de esta suma no aporta muchos datos. La ventaja que presenta respecto al Mallampati es la menor variación con diferentes observadores.

Existen más pruebas de características similares, que aparecen señaladas en la bibliografía, pero ninguna ha sido eficaz a la hora de objetivar la vía aérea como difícil antes de enfrentarse a ella con el paciente en quirófano. Nuestro consejo es que debería llegarse a un consenso entre los miembros del servicio sobre cuáles serían las pruebas a realizar en la consulta de preanestesia para detectar los pacientes de riesgo y así preparar con antelación una estrategia adecuada para cada caso.

IV. EXPLORACIONES ESPECIALES

Dan información adicional en pacientes con sospecha de alta dificultad en la intubación. La laringoscopia (directa, indirecta y fibroóptica) dará información sobre hipofaringe, laringe y funcionamiento de las cuerdas vocales. Puede realizarse en el paciente consciente usando anestesia tópica o bloqueos nerviosos. La radiografía de tórax puede revelar desviaciones de la tráquea o estrechamiento. La radiografía de cabeza y cuello puede dar información sobre rama mandibular corta, laringe relativamente caudal, distancia del occipucio a los procesos espinosos o la relación entre el espacio mandibular y el total de la longitud de la lengua. La TAC puede delimitar masas obstructivas en la vía aérea. Las pruebas de función y curvas de flujo pulmonares delimitan el grado y lugar de la obstrucción de la vía aérea, complementándose los datos obtenidos con la gasometría arterial.

La utilización de esta serie de pruebas no constituye una práctica a realizar de un modo sistemático, pero sí puede aportar información adicional en pacientes con sospecha de vía aérea difícil tras la realización de las pruebas previamente descritas o con datos sugestivos en la historia clínica.

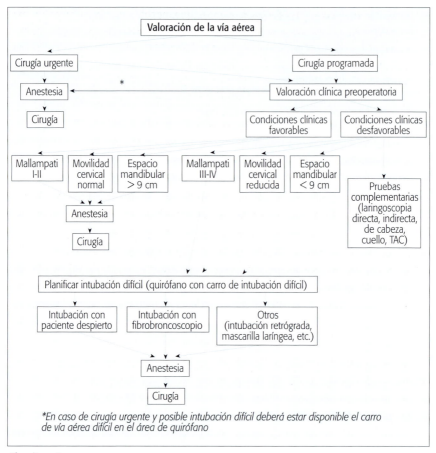

Algoritmo 1.

V. CONCLUSIONES Y ALGORITMO DE DECISIÓN

Siguiendo las recomendaciones de la ASA, será obligatoria la exploración específica de la vía aérea en la consulta de preanestesia. Esto se basa en una serie de puntos sobre los que se ha encontrado evidencia científica en la bibliografía:
- La valoración preanestésica predice la VAD.
- La valoración preanestésica favorece que haya menos resultados adversos.
- La adecuada preparación del paciente y del equipo facilita un resultado satisfactorio del manejo de la vía aérea.
- El uso de estrategias o algoritmos facilitan un resultado satisfactorio.

Teniendo en cuenta lo recogido en este capítulo, nosotros recomendamos un manejo integral de la vía aérea por parte de cada Servicio de Anestesiología y Reanimación. Deberán establecerse unos criterios claros, aceptados por todos los miembros del servicio, para definir una vía aérea difícil. Además, deberá existir un carro de intubación difícil con dotación completa para el manejo de cualquier situación, que deberá desplazarse al quirófano en el que se encuentre el paciente con riesgo de intubación difícil. Como orientación para la detección de los pacientes de riesgo en la consulta proponemos el esquema de trabajo que se muestra en el algoritmo 1.

BIBLIOGRAFÍA

1. George B, Troje C, Bunodière M, Eurin B. Libre circulación aérea de las vías respiratorias en anestesiología. Encycl. Méd. Chir. (Elsevier, Paris-France), Anesthésie-Réanimation 1998;36-190-A-10.
2. Crosby ET et al. The unanticipated difficult airway with recommendations for management. Can J Anaesth 1998; 45: 757-776.
3. Langeron et al. Prediction of difficult mask ventilation. Anesthesiology 2000;92:1229-1236.
4. El-Ganzouri et al. Preoperative airway assessment: predictive value of a multivariate risk index. Anesth Analg 1996;82:1197-1204.
5. Practice guidelines for management of the difficult airway. Anesthesiology 2003;98:1269-1277.
6. Mallampati SR. Airway management. En: Barash PG, Cullen BF, Stoelting BK (eds). Clinical Anesthesia. Filadelfia: Lippincott-Raven Publishers, 1997. p. 573-594.
7. Yentis SM. Predicting difficult intubation – worthwhile exercise or pointless ritual? Anaesthesia 2002;57:105-109.

Capítulo 2
Paciente obstétrica. Eclampsia

M.P. Berzosa, J.R. Fraile

El embarazo es una situación fisiológica en la que la mayor parte de los parámetros homeostáticos están alterados. A los objetivos habituales de la evaluación preanestésica, en la mujer embarazada se añaden otras consideraciones relativas al riesgo fetal, al riesgo de distocias durante el parto, y a un entorno familiar especialmente sensible a cualquier tipo de riesgo o complicación. Por todo ello, la información sobre la anestesia y la posibilidad de solicitar analgesia para el trabajo de parto, reviste especial importancia.

I. CAMBIOS FISIOLÓGICOS DEL EMBARAZO

Durante el embarazo se produce un incremento de la actividad metabólica y de los niveles de diferentes hormonas que condicionan un mayor consumo energético y hacen precisa una adaptación de los distintos sistemas y estructuras. El conocimiento de estos cambios es de gran importancia por las implicaciones anestésicas.

Cambios respiratorios

Estas modificaciones, tanto estructurales como funcionales, son posiblemente las más significativas. De ellas, hemos de destacar la ingurgitación capilar de toda la mucosa respiratoria que propicia el desarrollo de edema. Éste se verá agravado en caso de infección respiratoria, preeclampsia y tras la administración excesiva de fluidos, comprometiendo la permeabilidad de la vía aérea y dificultando la intubación orotraqueal.

La capacidad funcional residual está disminuida en un 15-20% al final del embarazo, incrementándose este porcentaje en posición supina y en litotomía. Si esta disminución es muy marcada, y se sitúa por debajo de la capacidad de cierre de las vías aéreas, éstas se colapsan y aumenta el cortocircuito pulmonar. Si asociamos este hecho al aumento del consumo de oxígeno durante el embarazo nos podremos explicar la tendencia de la mujer gestante a la hipoxemia.

Cambios cardiovasculares

Estos cambios se aprecian desde las primeras semanas de la gestación y pueden simular una enfermedad cardíaca. La volemia aumenta notablemente a partir de la sexta semana a expensas, básicamente, del volumen plasmático. El resultado es una anemia dilucional relativa. El gasto cardíaco se eleva de un 30 a un 50% como consecuencia del incremento de la frecuencia cardíaca y del volumen sistólico. Sin embargo, puede verse disminuido si el útero grávido a término comprime la aorta y la cava inferior al colocar a la paciente en decúbito supino, sin desplazar el útero a la izquierda. En esta situación, la disminución del retorno venoso compromete el flujo placentario. El descenso de las resistencias vasculares periféricas y el aumento de la permeabilidad capilar, unidas a la baja presión oncótica del plasma, justifican la aparición de edemas en todos los tejidos.

Si auscultamos a las mujeres gestantes, podremos observar que en el 96% de ellas se escucha un soplo eyectivo sistólico y en el 84% aparece un tercer tono que puede ser audible desde la 20ª semana, alcanzando su máxima intensidad hacia la 30ª semana. En el ECG, es frecuente la existencia de cambios inespecíficos del segmento ST, inversión de la onda T, extrasístoles, etc., que, en general, no tienen significación clínica.

Cambios gastrointestinales

El desplazamiento del estómago, la incompetencia del cardias y del píloro y el enlentecimiento del vaciado gástrico provocado por el gran aumento de los niveles de gastrina, producida por la placenta, parecen ser los responsables del reflujo y pirosis que padecen el 50-70% de las embarazadas. Estos cambios anatomofuncionales favorecen la regurgitación y el vómito durante la inducción anestésica. Así pues, estas pacientes deben ser consideradas como un grupo de riesgo de sufrir neumonitis por aspiración. Toda paciente que se halle en el tercer trimestre de la gestación o presente pirosis y deba ser sometida a una anestesia general, seguirá un tratamiento farmacológico profiláctico con metoclopramida, antiácidos no particulados, anti-H_2 o bien asociaciones de ellos. Es aconsejable, la administración endovenosa de 10 mg metoclopramida quince o veinte minutos antes de la cirugía. En las cesáreas programadas se tratará a la paciente, con 150 mg de ranitidina, vía oral, la noche anterior a la cirugía y 100 mg endovenosos una hora antes, asociada a 30 ml de citrato sódico vía oral.

Cambios en la coagulación

Nos hallamos ante un estado de hipercoagulabilidad controlada que evita las grandes pérdidas hemáticas durante el parto. Se elevan casi todos los factores de la coagulación, siendo el VII, VIII, X y fibrinógeno los que más se alteran. Esta situación favorece un incremento del riesgo de tromboembolismo y coagulación intravascular diseminada.

Cambios en el sistema nervioso

Los cambios hormonales que tienen lugar durante el embarazo modifican la respuesta del sistema nervioso a los agentes anestésicos. Es importante, por las implicaciones médico-legales, detectar una serie de cuadros clínicos que, con frecuencia, se presentan durante el embarazo, pero que si no son diagnosticados previamente al acto anestésico pueden ser catalogados como complicación o efecto indeseable ligado al procedimiento:

Síndrome del túnel del carpo. Producido por edema, lo padecen el 20-25% de las gestantes. En el 80% de los casos permanece hasta 2 ó 3 meses después del parto.

Meralgia parestésica. Es la consecuencia del estiramiento y edema del nervio femorocutáneo, aparece hacia las 30 semanas de gestación y desaparece tras el parto. Es frecuente que sea atribuida a las técnicas regionales.

Dolor lumbosacro. Básicamente producido por la hiperlordosis y el sobrepeso, se presenta en el 50% de las embarazadas y persiste tras el parto en un alto porcentaje de ellas.

Cambios endocrinometabólicos

Se puede hablar de un estado diabetógeno que se caracteriza por unos niveles de glucemia e insulina elevados al final de la gestación. Suele tratarse de una hiperglucemia por resistencia a la insulina. La hipoglucemia del ayuno al término de la gestación se hace sintomática con niveles en sangre por debajo de 60 mg/dL. El calcio total está disminuido como consecuencia de la hipoalbuminemia dilucional.

II. HISTORIA CLÍNICA

La paciente será remitida por el obstetra a la consulta de preanestesia hacia la semana 37-38 de la gestación, debiendo aportar la siguiente documentación:
- Informe obstétrico.
- Analítica de sangre, incluyendo coagulación, urea y glucosa.
- ECG.

Historia obstétrica

Debe incluir el estado actual del embarazo: número y posición de los fetos, posición de la placenta, posibles anomalías pélvicas o del crecimiento fetal. Antecedentes obstétricos: evolución de partos anteriores y posibles transfusiones. Antecedentes anestésicos: sedaciones o anestesias anteriores y posibles efectos indeseables o complicaciones. Trastornos generales inducidos por la gestación: preeclampsia, diabetes, etc.

La hemorragia por placenta previa es la principal causa de transfusión sanguínea durante la cesárea, circunstancia que obliga a realizar pruebas cruzadas y asegurar la disponibilidad de productos sanguíneos en todas las gestantes con anomalías de implantación placentaria. Cualquier alteración de dicha implantación puede ser responsable de coagulopatías al facilitar el paso de material tromboplástico placentario a la sangre.

El embarazo múltiple se acompaña frecuentemente de diabetes gestacional, preeclampsia y presentaciones anómalas. Además, por la alta incidencia de partos pretérmino que precisan procedimientos tocúrgicos de urgencia, el embarazo múltiple siempre debe ser considerado de alto riesgo.

Patologías coexistentes

Numerosas patologías pueden verse agravadas con el curso de la gestación y durante el parto. Se valorarán los cambios en la sintomatología y las modificaciones que han sufrido las pautas de tratamiento. En determinadas situaciones será aconsejable una consulta especializada que nos aclare el estado basal de la paciente.

En la embarazada con enfermedad cardíaca, la historia clínica y la exploración física parecen ser los indicadores más sensibles a la hora de evaluar dicha afectación. Estas pacientes deben ser evaluadas entre la vigésima y la vigesimocuarta semanas, cuando se han producido la mayor parte de los cambios hemodinámicos, los otros dos períodos de mayor riesgo de descompensación son el trabajo de parto y el puerperio inmediato. Se considera que la cardiopatía es de bajo riesgo si la clasificación funcional es I o II de la *New York Heart Association*. Las pacientes con clase funcional III se consideran de alto riesgo, y el embarazo está contraindicado o es de altísimo riesgo en las pacientes con clase funcional IV. Es imprescindible solicitar exploración cardiológica completa en las últimas semanas de la gestación. El anestesiólogo debe estar informado del tipo de cardiopatía, reserva funcional y tratamientos, ya que la conducta anestésica debe adecuarse. La exploración ecocardiográfica siendo de gran fiabilidad en la valoración de la función ventricular en la paciente no gestante, es cuestionable en la paciente embarazada por la dificultad de establecer los parámetros de normalidad, debido a los cambios asociados a la gestación. El grosor de la pared ventricular está aumentado desde la quinta semana de gestación y el diámetro de las cavidades izquierdas desde la décima; además, la frecuencia cardíaca aumenta a partir de la quinta semana y continúa elevándose hasta la trigésimo segunda, y el volumen sistólico se incrementa a partir de la octava semana y alcanza valores máximos alrededor de la semana vigésima, siendo en este momento en torno a un 32% más elevado que en la fase pregestacional.

En las pacientes cardiópatas con criterios de riesgo de endocarditis bacteriana, la profilaxis antibiótica sólo estaría indicada en la cesárea si existe (o se sospecha) infección pélvica. Pese a ello algunos autores la aconsejan para la cesárea y el parto vaginal en todos los casos de alto riesgo: prótesis valvulares, antecedentes de endocarditis, cardiopatías congénitas.

La cardiomiopatía periparto es una afección rara (1/3.000-4.000 nacidos vivos) con una alta mortalidad. Se caracteriza por presentar: insuficiencia cardíaca en el último mes de embarazo o durante los cinco siguientes al parto sin causa conocida, ausencia de antecedentes de enfermedad cardíaca y disfunción sistólica probada ecocardiográficamente (FE < 45%). Clínicamente cursa con insuficiencia cardíaca congestiva aguda o subaguda, y puede confundirse con el embolismo pulmonar trombótico o de líquido amniótico. También puede cursar con paro cardíaco en la inducción anestésica.

Tratamientos médicos

Éstos pueden estar enfocados al tratamiento de patologías inducidas por la gestación o bien concomitantes con ella. Deben anotarse las dosis y las pautas posológicas. Por su frecuencia de uso en la paciente obstétrica, no olvidaremos anotar los tratamientos con indometacina, sulfato de magnesio y antagonistas del calcio. La indometacina puede ser responsable de una trombocitopenia y disfunción plaquetaria, que compliquen el postparto. El sulfato de magnesio provoca sensibilización a los relajantes musculares no despolarizantes y una disminución de la respuesta vasoconstrictora a los agentes presores. Los antagonistas del calcio, y de ellos el nifedipino, son utilizados como hipotensores y tocolíticos durante la gestación, debiendo reseñarse la administración, por su capacidad intrínseca para potenciar la toxicidad miocárdica de los anestésicos locales. Prácticamente todos los fármacos cardiovasculares atraviesan la barrera placentaria y muchos de ellos actúan como oxitócicos acortando el período de dilatación, especialmente la digoxina. Es necesario tener presente estos tratamientos para elegir el momento de administrar una analgesia en el parto. La lidocaína intravenosa utilizada como antiarrítmico alcanza unos niveles plasmáticos fetales de aproximadamente la mitad de los maternos. En condiciones normales, el feto a término es capaz de metabolizar el fármaco, pero si se produce un sufrimiento fetal, se enlentece su metabolismo pudiendo alcanzar niveles tóxicos.

Las pautas de actuación en las embarazadas que estén en tratamiento con heparina, anticoagulantes o antiagregantes, no difieren de lo expuesto en los capítulos específicos.

Antecedentes alérgicos y de reacciones adversas a la anestesia

Quedarán claramente expuestos los antecedentes de reacciones medicamentosas, atopias, asma y alergias alimentarias. En general, la profilaxis antialérgica en la embarazada se basa en la administración de anti-H_2 (100 mg de ranitidina) e hidrocortisona (100 mg) una hora antes de la cirugía. Asimismo, se investigarán los antecedentes de reacciones adversas, efectos secundarios y complicaciones anestésicas previas, tanto personales como de otros miembros de la familia.

Hábitos tóxicos

La investigación de los antecedentes de alcoholismo, tabaquismo y drogadicción tienen especial importancia aunque no es frecuente la autodeclaración. El consumo de alcohol por encima de 100 g al día se acompaña de afectación neurológica del recién nacido y crecimiento intrauterino retardado (CIR).

III. EXPLORACIÓN

Se centrará especialmente en la exploración de la vía aérea, el sistema cardiorrespiratorio, la columna vertebral y de la función sensitivo-motora periférica. El peso y la talla son precisos para poder calcular las dosis terapéuticas de los fármacos. Presión arterial y pulso serán igualmente consignados. Con el fin de evitar errores y diagnósticos equívocos, la presión arterial se tomará por el método siguiente:
- Esfingomanómetros estandarizados y registro manual.
- Registrar valor promedio de 2-3 determinaciones.
- Paciente en decúbito lateral izquierdo y medición de la presión en el brazo derecho.

La exploración de la vía aérea es imprescindible, ya que la intubación orotraqueal en la embarazada es 8-10 veces más difícil que en la población general. El 36% de las muertes por anestesia general durante el parto se deben a problemas de intubación.

La exploración cardiorrespiratoria en estas pacientes es, en ocasiones, difícil de precisar, pero debemos estar atentos ante determinados signos de alarma, pues algunas cardiopatías, como la estenosis mitral, pueden tener su primera manifestación clínica al comienzo del tercer trimestre de la gestación. Se considerarán signos de alarma:
- Clase funcional > II según la New York Heart Association (NYHA).
- Dolor torácico al ejercicio.
- Cianosis.
- Auscultación de 3er y 4º ruidos.
- Auscultación de soplos diastólicos.

Los problemas ortopédicos de columna serán investigados durante la exploración. Es importante constatar la situación clínica de estas patologías, dada la dificultad que provocan a la hora de realizar técnicas regionales, y por las posibles implicaciones en la aparición o persistencia de dolores de espalda en el postparto.

IV. CONSENTIMIENTO INFORMADO

Debe actuarse de conformidad con la Ley Básica 41/2002 (parte I, capítulo 3). La información será preferentemente verbal, pero se solicitará consentimiento explícito por escrito siempre que no estemos ante una situación de riesgo vital. En los embarazos controlados la información puede felicitarse mediante charlas, vídeos y folletos explicativos, utilizando la consulta de preanestesia para aclarar dudas y obtener el consentimiento informado.

Dado que la analgesia para el trabajo de parto carece habitualmente de finalidad terapéutica, debe extremarse el cuidado de la información y de la documentación clínica, para ayudar a la parturienta a decidir libremente acerca de esta posibilidad y como medida de defensa jurídica de los profesionales.

V. VALORACIÓN PREANESTÉSICA DE LA PREECLAMPSIA

La preeclampsia es una patología específica del embarazo que se manifiesta a partir de la vigésima semana de la gestación y clínicamente se caracteriza por hipertensión asociada a proteinuria y/o edema. La proteinuria, para ser considerada patológica, debe superar valores de 0,3 g/dL en 24 horas. La aparición de convulsiones o coma en el curso de dicha enfermedad, nos conduce al diagnóstico de una eclampsia. Las convulsiones no están directamente relacionadas con la gravedad de la hipertensión. Si una paciente preeclámptica severa presenta alteraciones de las enzimas hepáticas, trombocitopenia y hemólisis nos hallaremos ante un síndrome de Hellp. Las graves repercusiones multisistémicas, características del cuadro preeclámptico y las implicaciones anestésicas que se derivan de las mismas, hacen precisa una valoración minuciosa de las pacientes portadoras de este cuadro clínico. Se acepta como criterio de gravedad la presentación de alguno de los signos o síntomas siguientes:

1. Tensión arterial sistólica ≥ 160 mm Hg y/o tensión arterial diastólica ≥ 110 mm Hg en dos registros con intervalo de 6 horas (el 30-40% de las muertes maternas por hipertensión severa se deben a hemorragia o infarto cerebral).
2. Proteinuria > de 4 g en 24 h.
3. Diuresis < de 400 ml /24 h.
4. Creatinina > de 2 mg /dl.
5. Trombocitopenia o evidencia de anemia hemolítica.
6. Alteraciones de la función hepática de etiología desconocida.
7. Dolor epigástrico o en hipocondrio derecho.
8. Cianosis.
9. CIR (crecimiento intrauterino retardado) y oligoamnios.
10. Visión borrosa, escotomas, cefaleas, hiperreflexia, clonus.

El objetivo final y prioritario es marcar las pautas terapéuticas adecuadas para normalizar la tensión arterial, el volumen intravascular, las anomalías de la coagulación y la prevención de la irritación cortical.

Tratamiento de la hipertensión

Tiene por objetivo la prevención de la hemorragia cerebral, el edema agudo de pulmón y la *abruptio placentae*, siendo imprescindible mantener cifras tensionales que aseguren la perfusión útero-placentaria. El tratamiento se efectúa con:

Simpaticolíticos. La mayoría de estos fármacos se utilizan para el tratamiento crónico de la hipertensión durante el embarazo, a excepción del labetalol y el esmolol que también se administrarán durante la crisis aguda. El más usado es la metildopa, que no provoca efectos indeseables en el feto y puede utilizarse durante la lactancia. Es eficaz en hipertensiones moderadas y previene la presentación de formas graves. La dosis habitual es de 500 a 2.000 mg al día. El prazosín, con buena tolerancia materno-fetal a dosis inferiores a 6 g/ día, representa una buena alternativa en determinadas situaciones en que se precisa un cierto efecto broncodilatador. El labetalol se reservará para el tratamiento de las crisis agudas, pues parece asociarse con un aumento de la incidencia de CIR y resulta peligroso en caso de prematuridad; tiene menos efectos secundarios, en la madre, que la hidralacina y se administra a dosis inicial de 50 mg seguido de perfusión continua intravenosa de 20-160 mg/h.

Vasodilatadores. Los más utilizados son la hidralacina, los nitratos y el diazóxido. Previamente a su administración debe hacerse un relleno vascular para evitar caídas tensionales bruscas. La hidralacina por vía oral tiene una baja disponibilidad y por vía intravenosa se administra a dosis de 5-10 mg cada 15-30 min hasta lograr una reducción efectiva de la tensión arterial. En perfusión continua de 5-10 mg/h. El diazóxido, útil en la crisis hipertensiva, se administa a dosis de 30-75 mg cada 15-30 min hasta conseguir el efecto deseado. Los nitratos tienen su aplicación básica en la crisis aguda asociada a fallo cardíaco o infarto de miocardio. La dosis recomendada es de 5-10 mg/min aumentando la dosis en la misma cantidad cada 5 min sin pasar de 7 m/kg/min con la finalidad de evitar la metahemoglobinemia.

Antagonistas del calcio. El nifedipino, el verapamilo y el nicardipino se emplean con buenos resultados en el tratamiento de la preeclampsia severa. El nifedipino parece mejorar todos sus síntomas.

Prevención de la irritación cortical

El sulfato de magnesio es el fármaco de elección. La dosis es de 4-6 g intravenosos en bolo, seguido de una perfusión intravenosa de 1-2 g /h. Durante el tratamiento hay que registrar niveles de Mg en sangre y valorar los reflejos tendinosos.

Reposición del volumen intravascular

Es necesario reponerlo en presencia de oliguria. Debe infundirse de 500 a 1.000 ml de suero , si no se produce diuresis, monitorizar la presión venosa central y obrar en consecuencia. No hay acuerdo en cuanto a qué tipo de fluidos se deben utilizar (cristaloides o coloides).

BIBLIOGRAFÍA

1. Clesham GJ. β-adrenergic agonists and pulmonary oedema in preterm labour. BMJ 1994;308:260-262.
2. Dewan D. Obesity. En: Chestnut DH, ed. Obstetric Anesthesia. Principles and Practice. San Louis: Mosby, 1994. p. 942-955.
3. Miranda A. Protocolos de examen preoperatorio. Instituto Dexeus 1990 Miranda A. Tratado de Anestesiología y Reanimación en Obstetricia. Masson, SA, 1997.
4. Carvalho J. Enfermedad cardiovascular en la embarazada. En: Birnbach, DJ editor. Anestesia obstétrica. Madrid: Mc Graw-Hill Interamericana, 2002. p. 621-645.
5. Pearson GD, Veille JC, Rahimtoola S, Hsia J, Oakley CM, Hosenpud JD, et al. Peripartum cardiomyopathy. National Heart, Lung and Blood Institute and Office of Rare Disease (NIH) Workshop recommendations and review. JAMA 2000;283:1183-1188.
6. Domenech P, Hernández Palazón J, Tortosa JA, Burguillos S, Alonso B. Miocardiopatía periparto y edema agudo de pulmón tras cesárea. Rev sp Anestesiol Reanim 2002;49:156-159.

Capítulo 3
Anestesia y cirugía en la mujer gestante

M.C. Benito, J.R. Fraile, O. Hernández

Un 0,5-2% de mujeres deben someterse a una intervención quirúrgica no obstétrica durante el embarazo. Los procesos quirúrgicos más habituales son los propios de mujeres jóvenes: infecciones (apendicitis, colecistitis), traumatismos, patología tuboovárica, tumores ginecológicos, y el cerclaje por incompetencia del cuello uterino.

Los cambios fisiológicos inducidos por la gestación han sido tratados en el capítulo anterior, y la evaluación preoperatoria no difiere en este aspecto de lo allí reseñado. Sin embargo, cualquier enfermedad quirúrgica que complica un embarazo plantea a la mujer y a los profesionales problemas concretos. Estos problemas han de ser evaluados y comunicados con la mayor antelación posible para favorecer la toma de decisiones. En este proceso han de intervenir con frecuencia cirujanos, obstetras, neonatólogos y anestesistas.

RIESGO DE ABORTO O TERATOGENIA

El primer trimestre es el más peligroso desde este punto de vista, por lo que existe acuerdo a la hora de desaconsejar la cirugía (y la anestesia para procedimientos diagnósticos) durante este período. No existe acuerdo sobre la conveniencia de solicitar una prueba de embarazo sistemáticamente a toda mujer en edad fértil, pero debe hacerse siempre que la anamnesis no excluya esta posibilidad, informando a la mujer del riesgo de falsos positivos o negativos de dicha prueba.

Todos los autores coinciden al afirmar que no existen pruebas científicas de teratogenia con ninguna de las drogas habitualmente empleadas en anestesia, pese a sus indudables efectos bioquímicos sobre el metabolismo celular. Algunos estudios retrospectivos sugirieron una mayor incidencia de malformaciones del tubo neural tras anestesias practicadas durante el primer trimestre, pero este hecho no ha sido confirmado con posterioridad; la implicación de las benzodiacepinas en la aparición de labio leporino y otras malformaciones tampoco ha sido probada (a dosis tera-

TABLA I. Clasificación propuesta por la *Food and Drug Administration (FDA)*

Categoría A: Estudios controlados en gestantes no han demostrado riesgo para el feto. Medicamentos considerados seguros.

Categoría B: En animales no han demostrado riesgos de malformaciones, pero no existen estudios controlados en mujeres gestantes. El uso de estos medicamentos se acepta generalmente en el embarazo.

Categoría C: Sin estudios en humanos, o en animales han demostrado originar malformaciones, pero estudios controlados en gestantes no han demostrado casos.

Categoría D: Evidencia de riesgo fetal, pero en determinadas patologías maternas los beneficios pueden superar a los riesgos.

Categoría X: Evidencia de riesgo fetal. Los riesgos superan a cualquier beneficio. Medicamentos de alto riesgo, absolutamente contraindicados en el embarazo.

péuticas), como factor de riesgo independiente. Lamentablemente, estos datos tranquilizadores no nos permiten garantizar la absoluta seguridad de las drogas anestésicas, dado que la metodología experimental en este campo es insuficiente por numerosas razones: 1) La incidencia de malformaciones espontáneas (sin causa conocida o probable) varía entre el 1 y el 5%, lo que dificulta los estudios epidemiológicos, especialmente cuando el tóxico no produce un patrón específico de malformación, o se utiliza en gran número de gestantes. 2) Los estudios experimentales en animales son difícilmente extrapolables a los humanos; así, por ejemplo, la talidomida no resultó teratógena en experimentación animal y sí resultó serlo en humanos, las benzodiacepinas resultan teratógenas en animales pero a dosis clínicas no lo son en mujeres. 3) Numerosas metodologías experimentales no son aplicables por razones éticas.

Algunas recomendaciones de carácter general pueden contribuir a reducir riesgos:
1. Disminuir al máximo el número de medicamentos y la dosis total de cada uno.
2. Como correlato del punto anterior: priorizar la anestesia locorregional.
3. Utilizar los medicamentos mejor conocidos, habitualmente más antiguos.
4. Consultar listas actualizadas de medicamentos clasificados según su riesgo potencial de teratogenia. La más utilizada es sin duda la de la *Food and Drug Administration (FDA)* de EE.UU., que sin embargo es objeto de serias críticas por ser incompleta, arbitraria, ambigua, y por su falta de actualización con base científica. Los fármacos más empleados en anestesiología y tratamiento del dolor clasificados por la FDA aparecen en la tabla I.

TABLA I. Algunos de los medicamentos más utilizados en anestesiología y terapéutica del dolor clasificados por la FDA (Continuación)

Anestésicos locales
Lidocaína	C				

Antihistamínicos
Ciproheptadina	B	Clorfeniramina	B	Dimenhidrato	B

Antihipertensivos
Acebutol	B	Esmolol	C	Fenoxibenzamina	C
Fentolamina	C	Hidralazina	C	Labetalol	C
Metildopa	C	Nitroprusiato	C	Propranolol	C

Antihipertensivos IECAS
Todos quedan incluidos en la categoría   D

Vasodilatadores
Dipiridamol	C	Isosorbida	C	Nitroglicerina	C

Diuréticos
Espironolactona	D	Furosemida	C	Manitol	C

Antieméticos/antiulcerosos
Droperidol	C	Metoclopramida	B	Ondansetrón	B
Famotidina	B	Misoprostol	X	Omeprazol	C
Ranitidina	B	Sucralfato	B		

Corticosteroides
Cortisona	D	Prednisolona	B	Prednisona	B

Sistema nervioso autónomo
Neostigmina	C	Atropina	C	Dobutamina	C
Dopamina	C	Efedrina	C	Isoproterenol	C
Metoxamina	C	Ritodrina	B/X*		

Analgésicos y antipiréticos
Ácido acetilsalicílico	C/D	Fenacetina	B	Propoxifeno	C/D
Paracetamol	B	Ibuprofeno	B/D	Indometacina	B/D
Ketoprofeno	B/D	Naproxeno	B/D	Sulindaco	B/D

Analgésicos narcóticos y antagonistas
Alfentanilo	C	Fentanilo	B/D	Morfina	B/D
Metadona	B/D	Petidina	B/D	Naloxona	B

Tranquilizantes, hipnóticos y sedantes
Haloperidol	C	Diazepam	D	Fenobarbital	D
Hidrato de cloral	C	Midazolam	D	Pentobarbital	D
Propofol	B	Triazolam	X	Tiopental	D

Anestésicos inhalatorios
Isoflurano	B	Desflurano	B	Sevoflurano	B
N_2O	C				

*La segunda letra se refiere a la toxicidad del fármaco en el tercer trimestre, o a sus efectos nocivos en la dinámica del parto.

En la valoración global del riesgo de teratogenia hemos de considerar que más de la mitad de las mujeres reciben algún tipo de tratamiento médico durante el embarazo, administrándose entre 2,6 y 13,6 fármacos por embarazo. Un estudio francés reciente mostró que el 59% de estas mujeres recibió fármacos de la categoría D de la FDA, un 1,6% fármacos de la categoría X, y un 78,9% fármacos sin categoría asignada. Por tanto, pese a una anamnesis exhaustiva acerca de la medicación consumida por la paciente, y pese a buscar toda la información disponible sobre los medicamentos que pensemos administrar, el nivel de certeza en la evaluación del riesgo de teratogenia será siempre insuficiente.

La patología quirúrgica intercurrente que complica el embarazo (junto con la intervención quirúrgica y la anestesia), ocasionan una mayor incidencia de aborto, retraso de crecimiento intrauterino y bajo peso al nacimiento. Aunque la importancia relativa de la anestesia es mínima (incluso podría favorecer la nutrición fetal al reducir el estrés materno) no puede ser segregada del contexto. En última instancia será la mujer, o sus allegados, quien deba decidir ante la posibilidad de retrasar la cirugía. Cuando concurran otros factores de riesgo de teratogenia como antibióticos, citostáticos o exposición a radiaciones, deberá informarse sobre la posibilidad de una interrupción voluntaria del embarazo, siempre que esta posibilidad pueda incluirse en los supuestos y plazos establecidos por la ley.

PARTO PRETÉRMINO Y BIENESTAR FETAL

Durante el segundo y tercer trimestre los principales riesgos son el desencadenamiento de un parto inmaduro o pretérmino, y el sufrimiento fetal intraútero como consecuencia de la enfermedad o de la cirugía. Desde el punto de vista de la hemodinámica materno-fetal, sólo destacaremos aquí la importancia de garantizar un adecuado estado de hidratación antes de la inducción anestésica. El mantenimiento de una presión arterial adecuada, la normocarbia y la normalidad hidroelectrolítica son importantes para el bienestar fetal.

La consulta con el obstetra es imprescindible para establecer el grado de madurez fetal y su viabilidad. Si existen dudas en este aspecto deberá ser consultado el neonatólogo. Esta información nos permitirá diferenciar tres situaciones claramente distintas:

1. **Feto maduro** ($>$ 38 semanas, o criterios clínicos específicos). La extracción inmediata del feto no compromete su seguridad. En cirugía mayor «no demorable» suele estar indicado practicar una cesárea con anterioridad a la cirugía no obstétrica (con frecuencia en el mismo acto anestésico).
2. **Feto inmaduro pero con criterios de viabilidad** ($>$22 y $<$ 38 semanas, peso estimado superior a 500 g, u otros criterios clínicos específicos). En estos casos la mayoría de los autores recomiendan el uso profiláctico de tocolíticos (ritodril intravenoso en perfusión continua u otros, tabla II) desde antes de iniciar la inducción anestésica. La dosis de ritodril debe ajustarse atendiendo a la frecuencia cardíaca

TABLA II. Fármacos tocolíticos más empleados
Beta-agonistas: terbutalina, ritodrina (durante 24-48 horas como máximo). Calcioantagonistas: nefidipina, nimodipina. Sulfato de magnesio. Inhibidores de la síntesis de prostaglandinas: indometacina. Antagonistas de la oxitocina: atosibán. Nitroglicerina (efecto inmediato y evanescente, IV o parche transdérmico). 17-alfa-hidroxiprogesterona (posible teratogenia durante el primer trimestre).

materna y a la presión arterial, también es preciso controlar la glucemia, la caliemia y el bicarbonato; el riesgo asociado de edema pulmonar es mayor en las gestantes que estén recibiendo corticoides. Cuando sea posible, debe monitorizarse la dinámica uterina y el latido fetal; el control de esta monitorización puede requerir la presencia ocasional o continua de la matrona o el obstetra, y su interpretación debe hacerse asumiendo el efecto de los anestésicos empleados en la frecuencia cardíaca fetal (habitualmente disminución de la frecuencia de base, sin deceleraciones) y la situación hemodinámica de la madre en cada momento. El centro hospitalario debe disponer de un servicio de neonatología y de cuidados intensivos neonatales.

3. **Feto inmaduro sin criterios de viabilidad.** Cuando la edad gestacional, el peso estimado intraútero o la existencia de malformaciones graves, hacen que se desestime la viabilidad del feto, la monitorización del latido fetal carece de interés práctico. Durante el primero y segundo trimestre, la ausencia de receptores específicos hace que la reactividad uterina sea mínima tanto a los agonistas como a los tocolíticos, por lo que tampoco parece importante la profilaxis de la dinámica uterina.

TIPO DE INTERVENCIÓN: CIRUGÍA LAPAROSCÓPICA

En los casos en que la cirugía puede llevarse a cabo mediante técnicas diferentes, parece lógico dar prioridad a la menos invasiva. Como la cirugía pélvico-abdominal es la de mayor riesgo de aborto (8-10%) y sufrimiento fetal, se ha probado con éxito la cirugía laparoscópica durante el segundo trimestre y principio del tercero, aunque la experiencia es todavía insuficiente. Algunos autores sugieren la insuflación con N_2O en lugar de CO_2 para minimizar el riesgo de acidosis fetal; otros proponen la laparoscopia en suspensión, pero las posibles ventajas de una u otra técnica son objeto de controversia.

BIBLIOGRAFÍA

1. Hawkins JL. Anesthesia for the pregnant patient undergoing nonobstetric surgery. En: The American Society of Anesthesiologists. Schwartz AJ editor. Philadelphia: Lippincott-Raven Publishers, 1997. p. 95-105.
2. Marcus MA, Gramke HF, Gogarten W, Van Haken H. Efectos de fármacos usados durante el embarazo. En: Birnbach, DJ editor. Anestesia obstétrica. Madrid: Mc Graw-Hill Interamericana, 2002. p. 123-135.
3. Nuevo FR. Anestesia para intervención quirúrgica no obstétrica en la embarazada. En: Birnbach, DJ editor. Anestesia obstétrica. Madrid: Mc Graw-Hill Interamericana, 2002. p. 323-334.
4. Koren G, Pastuszak A, Ito S. Drugs in pregnancy. N Eng J Med 1998;338:1128-1137.
5. Rosen MA. Management of anesthesia for the pregnant surgical patient. Anesthesiology 1999;91:1159-1164.
6. Reedy MB, Kallen B, Kuehl TJ. Laparoscopic during pregnancy. A study of five fetal outcome parameters with use of the Swedish Health Registry. Am J Obstet Gynecol 1997;177:673-679.
7. Gilsanz F, Santos M, Alsina E, Matute F, Pérez C. Anestesia en la embarazada para cirugía no obstétrica. Act Anestesiol Reanim 2000;10:151-153.

Capítulo 4
Evaluación preanestésica del paciente pediátrico

J. Cebrián

I. INTRODUCCIÓN

Una correcta preparación preoperatoria, unida a otros avances en la farmacología anestésica, monitorización y cuidados postoperatorios, ha mejorado considerablemente la morbilidad y mortalidad de causa anestésica en pediatría en los últimos años, siendo esta última inferior a 1/60.000 niños en algunos centros hospitalarios pediátricos.

Desde un punto de vista fisiológico, la evaluación y preparación del paciente pediátrico es básicamente similar a la de los adultos, mientras que la preparación psicológica es diferente. Los niños demandan una aproximación cálida y respetuosa y precisan un ambiente protector que les permita un contacto casi permanente con los padres, con el objeto de ayudar a disminuir las reacciones de ansiedad y temor ante la separación de su medio habitual.

Durante el período preoperatorio, el anestesiólogo debe valorar el estado médico del niño, su perfil psicológico y el de los padres, y las exigencias de la intervención quirúrgica. Además, deberá formular el plan anestésico, explicar las incidencias que se puedan presentar durante la intervención, y tranquilizar en la medida de lo posible a los familiares. Salvo las especiales relaciones que han de establecerse con el niño y sus padres, los objetivos de la consulta preanestésica son los mismos que en los pacientes adultos (capítulo I/1). Las informaciones claras y detalladas del procedimiento anestésico que se va a seguir en cuanto a la premedicación, monitorización, métodos de inducción anestésica, estancia en la unidad de recuperación anestésica y control del dolor postoperatorio, ayudan a dar seguridad a los padres y a los niños mayores. En los procedimientos de corta estancia la evaluación se puede realizar el día previo a la intervención, mientras que es aconsejable que la consulta se realice con varios días de anticipación cuando es una intervención de cirugía mayor, o nos encontramos ante un paciente que puede presentar un alto riesgo anestésico por una situación física deteriorada, y en todos los niños con grados ASA III o superiores. La evaluación preoperatoria debe realizarse como una consulta externa de anestesia, salvo en los casos de cirugía urgente.

II. HOSPITALIZACIÓN Y CIRUGÍA AMBULATORIA

En los últimos años se ha incrementado de forma exponencial la realización de cirugía de día o ambulatoria en la población pediátrica, de manera que en algunos países ésta llega a ser entre el 40-60% del total. Existen una serie de requisitos mínimos dependientes del tipo de cirugía, del tipo de paciente y de diversas cuestiones sociales para que un niño pueda ser intervenido en un programa de cirugía ambulatoria.

Procedimientos
1. Procedimientos con mínima pérdida hemática.
2. Procedimientos con mínimo riesgo de compromiso de la vía aérea en el postoperatorio.
3. Dolor postoperatorio controlable mediante la administración oral o rectal de analgésicos.
4. Cualquier cuidado que se precise en el postoperatorio debe ser posible en el domicilio.
5. Recuperación rápida prevista para la ingesta normal de líquidos y sólidos.
6. La cirugía ambulatoria tendrá prioridad en el orden y secuencia del programa quirúrgico.

Niños indicados para cirugía ambulatoria
1. Edad mínima aceptable: 48 semanas de edad postconcepcional (EPC). Se considera recién nacido a término a partir de las 37 semanas de EPC.
2. Exprematuros: la edad mínima aconsejable es de 52 semanas de EPC.
3. Niños sin enfermedad sistémica o con enfermedad sistémica de repercusión leve (ASA I-II). Los niños con compromiso previo o potencial de la vía aérea no son candidatos a la cirugía ambulatoria.

Requerimientos sociales
1. Los padres deben admitir la posibilidad de una estancia nocturna.
2. Se precisa de una persona para cuidar del niño, además del conductor del vehículo.
3. Distancia del domicilio al centro hospitalario menor de 1 hora.
4. Los cuidadores deberán ser capaces de entender y seguir la instrucciones por escrito.

5. Instrucciones por escrito del horario en que se pueden reanudar las actividades escolares y deportivas.

III. HISTORIA CLÍNICA Y EXPLORACIÓN

Embarazo y período neonatal

Los antecedentes médicos de un paciente pediátrico deben investigarse desde el período gestacional. Algunos problemas habidos durante la gestación o el parto pueden tener repercusión en la evolución perioperatoria de neonatos y lactantes.

Antecedentes maternos: incompatibilidad ABO (anemia hemolítica, hiperbilirrubinemia), toxemia (bajo peso, interacción de los relajantes musculares con el Mg), infecciones (trombocitopenia, sepsis), diabetes (hipoglucemia, macrosomía), poli-oligoamnios, alcoholismo (hipoglucemia, malformaciones congénitas, síndrome alcohólico fetal).

Prematuridad y edad postconcepcional: los pacientes exprematuros tienen un mayor riesgo de apnea idiopática después de la anestesia general (incidencia en torno al 30%). La incidencia de apnea postanestésica es inversamente proporcional a la EPC, y una historia neonatal complicada (apneas, displasia broncopulmonar, anemia, enfermedad neurológica) también se asocia con una mayor incidencia de este trastorno. Los lactantes menores de 44 semanas parecen ser los que desarrollan más esta complicación, aunque este riesgo persiste hasta las 52 semanas de EPC. El riesgo de apnea cesa después de 12 horas de la anestesia general. La incidencia de apnea disminuye probablemente con las técnicas de anestesia regional, aunque sólo si no se complementan con sedación.

Los procedimientos sobre lactantes exprematuros se deben retrasar, siempre que sea posible, hasta las 52 semanas de EPC, deben permanecer ingresados la noche posterior a la cirugía, y ser monitorizados para la apnea durante 12 horas. La monitorización también se extenderá otras 12 horas después de cualquier episodio de apnea. Los exprematuros de menos de 44 semanas de EPC tienen un especial riesgo de apnea, e ingresarán en una unidad de cuidados intensivos neonatales la noche posterior a la anestesia. También deben ingresar en este tipo de unidad aquellos exprematuros con problemas médicos neonatales que estén entre las 44-52 semanas de EPC.

Anestesia y cirugías previas

Es fundamental revisar cualquier contacto anterior con fármacos y técnicas anestésicas generales o locorregionales. El conocimiento de los acontecimientos adversos que se hayan podido presentar durante la inducción anestésica como tos, laringoespasmo, apnea, etc., el grado de dificultad en la laringoscopia, alteraciones en la recuperación de la conciencia, problemas con la reversión del bloqueo neuromuscular, incidencia de náuseas y vómitos, comportamiento en la sala de despertar, y el nivel del dolor postoperatorio, nos serán útiles en la planificación de la siguiente intervención.

Alergias

De la historia clínica se recogen las alergias medicamentosas y de cualquier tipo, y se registra el tipo de respuesta producida con el fin de separar las verdaderas alergias e hipersensibilidades, de los efectos secundarios a fármacos. Como en el adulto, las alergias auténticas a los anestésicos son extraordinariamente raras, y no está indicado realizar pruebas alérgicas a los anestésicos salvo que exista evidencia de reacción previa con un fármaco del mismo grupo farmacológico. De especial interés son las alergias al látex, muy frecuentes en pacientes con defectos congénitos del tubo neural. En estos casos se anota la exposición previa al látex y la necesidad y frecuencia del sondaje vesical.

Medicaciones

Es importante su anamnesis, ya que la toma de cualquier fármaco representa la existencia de patología. Se deben ajustar las dosis para asegurar unos niveles preoperatorios adecuados, y generalmente se sigue con la pauta habitual de tratamiento hasta el día de la intervención. Las dos excepciones clásicas a esta norma son los inhibidores de la monoaminooxidasa (IMAO), muy poco utilizados hoy en día, y los antidepresivos tricíclicos, también en proceso de retirada en la clínica pediátrica, aunque todavía presentan indicación en el tratamiento de la eneuresis y en el dolor neuropático (capítulo II/1). En ausencia de instrucciones específicas, todas las medicaciones orales previas se deben continuar hasta 1 hora antes de la intervención. Si el horario pautado es a las 8:00 horas, por ejemplo, se adelantará la toma a las 7:00 horas. Un sorbo de agua menor de 20 ml es aceptable para ayudar a tragar los comprimidos a los niños. Se deben dar instrucciones verbales y por escrito a los enfermeros si se altera esta pauta. Las tabletas de doxiciclina, hierro, cotrimoxazol, potasio y teofilina precisan la ingesta de sólidos o líquidos en abundancia, y no se deben administrar a pacientes en ayunas.

Existen dos medicaciones que no deben omitirse nunca en el preoperatorio: broncodilatadores y anticonvulsivantes. Los pacientes con terapia anticonvulsivante deben tener unos niveles plasmáticos adecuados de estas drogas antes de cualquier intervención. La mayoría de los anticonvulsivantes tienen una vida media de eliminación muy larga, y la omisión de algunas tomas (24 horas) no suele disminuir los niveles plasmáticos de forma relevante. Si existen problemas para la administración oral, especialmente en el postoperatorio, se administrará difenilhidantoína por vía intravenosa (capítulo II/2). La administración previa de broncodilatadores, antineoplásicos o anticolinesterásicos tiene implicaciones importantes para la anestesia. Se debe enfatizar en la toma previa de esteroides sistémicos, la duración del tratamiento y dosis, y administrar dosis de sustitución intravenosa en el preoperatorio inmediato cuando el tratamiento haya sido prolongado (capítulo III/4).

Historia familiar

Interesan los posibles problemas anestésicos en familiares cercanos, y profundizaremos en el interrogatorio cuando haya existido un paro cardíaco o muerte intraoperatoria de causa no explicada. Son de especial interés:
1. Parálisis prolongada relacionada con la anestesia: deficiencia de pseudocolinesterasa.
2. Muertes inesperadas: síndrome de la muerte súbita del lactante, hipertermia maligna.
3. Defectos genéticos familiares asociados a complicaciones anestésicas.
4. Enfermedades médicas familiares: distrofia muscular, fibrosis quística, drepanocitosis, hemofilia, enfermedad de Von Willebrand.
5. Reacciones alérgicas.
6. Toxicomanías: abstinencia a drogas, portador VIH, alcoholismo.

IV. REVISIÓN DE SISTEMAS Y EXPLORACIÓN FÍSICA

Después de revisar peso, talla, desarrollo general del niño y toma de constantes, procederemos al interrogatorio sistemático por aparatos, y a la exploración física (Tabla I).

Exploración física

Al paciente pediátrico no se le examina de la misma manera que al adulto. La aproximación debe ser paulatina y protectora, observando continuamente las reacciones de ansiedad del paciente y de los padres durante las diversas maniobras, de manera que éste puede ser un buen momento para seleccionar la premedicación más adecuada. Mientras se explora y observa al niño seguimos hablando con la familia, ganando la confianza de ambos. Puede ser necesaria la presencia de uno de los padres acariciando al niño, tomándole la mano, o realizando maniobras de distracción. Las intervenciones más molestas, como la exploración bucofaríngea, se dejan para el final.

Se puede considerar que la exploración consiste en una serie de puntos a seguir muy similares a los del adulto. Sin embargo, debemos prestar más atención en lo siguiente:

1. Cabeza y cuello: coloración (palidez, cianosis, ictericia), grado de sudoración, signos de dolor o aprensión, dismorfias faciales, movilidad de columna cervical (inestabilidad atloaxoidea en el síndrome de Down), apertura mandibular, secreciones nasales y faríngeas, dientes, amígdalas, aleteo nasal, adenopatías submandibulares y cervicales.

2. Tórax: frecuencia ventilatoria, ventilación torácica o abdominal, grado de sincronización o desacoplamiento, tiraje y auscultación cardiopulmonar. Es conveniente calentar previamente el fonendoscopio. Son frecuentes los ruidos respiratorios transmitidos de vía aérea superior y los soplos cardíacos funcionales.

Cardiopatías congénitas: estos pacientes requieren una preparación minuciosa. Debemos obtener la máxima información de la anatomía, la fisiología y el estado funcio-

TABLA I. Implicaciones anestésicas de la anamnesis por aparatos y sistemas

Aparato o sistema	Investigación	Implicaciones anestésicas
Cirugía y anestesia previa	Cirugías anteriores Tipos de anestesia	Hemorragia operatoria, drenajes Reacción fármacos, complicaciones respiratorias PO, ingreso en UVI
Medicaciones	Medicaciones anteriores Medicaciones actuales	Patologías previas, taquifilaxia Interferencia con anestésicos, potenciación de efectos, etc.
Respiratorio	IRA reciente, tos, asma, neumonías Laringotraqueítis Displasia broncopulmonar Apnea/Bradicardia	Vía resp. irritable, medicaciones Estrechamiento subglótico HTP, obstrucción resp., hipoxemia Apnea/Bradicardia en el PO
Cardiovascular	Soplo Cianosis Posición de cuclillas HTA Fiebre reumática Trasplante reciente Intolerancia al ejercicio	Defecto septal. Evitar burbujas Cortocircuito dcha-izda T. Falot Coartación aorta enf. renal Valvulopatía FC fija; sin acción anticolinérgicos ICC, cianosis
Neurológico	Convulsiones TCE Hidrocefalia Tumor SNC PCI, retraso madurativo Enfermedad neuromuscular	Medicaciones, alteraciones metabólicas HTI Posible HTI HTI, toma de antineoplásicos RGE, aspiración enf. pulmonar Hipertermia maligna, sensibilidad alterada a los relajantes, hiperpotasemia
Digestivo	Vómito, diarrea Absorción deficiente Hematemesis/Melena Reflujo gastroesofágico Ictericia	Alts. electrolíticas, estómago lleno Anemia, desnutrición, alts. proteína Anemia, hipovolemia Igual a estómago lleno Alts. metabolismo fármacos. Hipoglucemia
Genitourinario	Poliaquiuria Infecciones urinarias frecuentes	Infección urinaria, diabetes RVU, evaluación función renal
Endocrino/Met.	Desarrollo anormal Hipoglucemia, tto. esteroides	Endocrinopatía, hipotiroidismo Hipoglucemia, insuf. suprarrenal
Hematológico	Anemia Equimosis, hemorragia excesiva Anemia drepanocítica	Necesidad de Fe, transfusión Coagulopatía, Alts plaquetarias Hidratación, posible exanguino transfusión
Alergias	Alimentos, polen, animales Medicaciones Látex	Excipientes anest., liberación de histamina Anestésicos y antibióticos periop. Exposiciones anteriores. Sondaje V
Dental	Dientes sueltos Cariados	Aspiración dientes sueltos Profilaxis endocarditis subaguda

TABLA II. Protocolo de profilaxis antibiótica en niños con cardiopatía congénita

Cirugía oral, dental y de vías respiratorias altas
1. Posibilidad de ingesta oral:
   - Amoxicilina 50 mg/kg 1 hora antes de la cirugía
   - Amoxicilina 25 mg/kg 6 horas después

   Alergia a penicilina:
   - Eritromicina 20 mg/kg 2 horas antes
   - Eritromicina 10 mg/kg 6 horas después

2. No se puede tomar medicación oral:
   - Ampicilina 50 mg/kg IM o IV comenzando infusión 1 hora antes
   - Alergia a penicilina: vancomicina 20 mg/IV comenzando la infusión 1 hora antes

nal del niño. Lo idóneo es reunirse con el cardiólogo pediátrico con el fin de obtener una idea clara de la repercusión de la cardiopatía en el paciente y la necesidad de profilaxis antibiótica (Tabla II). Dependiendo del tipo de lesión congénita, ya sea por cortocircuito, lesiones obstructivas o trastornos complejos, del tiempo de evolución de la cardiopatía y de la repercusión sobre el paciente, puede ser necesario el ingreso previo para su estudio y estabilización. Los efectos de la anestesia general, de las técnicas locorregionales y de los patrones de ventilación pueden ser muy acusados en estos niños y se deben considerar con anticipación.

Soplo cardíaco asintomático: aproximadamente entre el 30-50% de los niños presentan soplos, y es necesario determinar si son funcionales (soplo sistólico eyectivo no irradiado que se modifica con los movimientos y maniobras respiratorias) u orgánicos. Los anestesiólogos pediátricos suelen tomar decisiones a este respecto, pero si no se tiene mucha práctica pediátrica es mejor solicitar interconsulta al cardiólogo.

3. Abdomen: distensión abdominal, visceromegalias, ruidos hidroaéreos.

4. Extremidades: coloración, acropaquias, pulsos y dificultad estimada para la punción venosa.

5. Estado de hidratación: se le debe prestar especial atención, ya que el recambio de líquido es mucho más rápido en los lactantes que en los adultos (boca seca, pérdida del lagrimeo, signo del pliegue, fontanelas y globos oculares hundidos, piel moteada).

6. Anomalías neurológicas: las observadas se deben anotar meticulosamente. Algunos pacientes con retraso mental profundo se encuentran postrados en cama y pueden tener un control deficiente de la vía aérea, deterioro de la deglución o presentar reflujo gastroesofágico, por lo que se evitará una sedación preanestésica intensa. Casi todos los anestésicos producen vasodilatación cerebral e incrementan la presión intra-

TABLA III. Protocolos de régimen perioperatorio de insulina en niños diabéticos

Régimen	Mañana del procedimiento quirúrgico
1. Régimen clásico	1. Comenzar la infusión de dextrosa al 5% en S/F 100 ml/kg/día 2. Administrar insulina regular mitad dosis usual de la mañana IV o SC 3. Chequear glucemia antes y durante la anestesia
2. Infusión continua de insulina en procedimientos prolongados o ayuno PO prolongado	1. Comenzar infusión igual que en apartado anterior 2. Dextrosa al 5% 500 ml + 5-10 U de insulina 3. Empezar con dosis de insulina de 0,02 U/kg/h (2 ml/kg/h) 4. Chequear glucemia antes y durante la anestesia
3. Sin glucosa ni insulina (procedimientos cortos, ingesta precoz)	1. No dar insulina de la mañana 2. Ringer lactado como líquido de mantenimiento 3. Chequear glucemia antes y después del procedimiento 4. Cuando se restablece la ingesta oral se da el 40-60% de la insulina diaria

Insulina	Vía	Comienzo de acción	Efecto pico	Duración de acción
Regular	SC, IV	0-60 min	2-5 h	5-8 h
NPH	SC	1-2 h	6-12 h	18-24 h

En caso de hipoglucemia: 0,2 ml/kg de dextrosa al 50%

craneal, por lo que todos los niños con riesgo de padecer hipertensión intracraneal como lo son aquellos pacientes con hidrocefalia, tumor intracraneal y derivaciones ventriculoperitoneales obstruidas, deben ser identificados. Los agentes anestésicos inhalatorios potentes producen un elentecimiento de las respuestas reflejas motoras y disminuyen la coordinación durante varias horas después de su administración; en pacientes con debilidad muscular asociada, puede incrementarse la sintomatología. Otro problema asociado a los niños con determinadas enfermedades neuromusculares progresivas es el riesgo de hiperpotasemia e hipertermia maligna, sobre todo cuando se utiliza la succinilcolina. Aunque la mayoría de los anestésicos generales tienen propiedades anticomiciales, alguno de ellos como el enflurano, el metohexital, y más recientemente el sevofluorano, han precipitado crisis convulsivas y deben evitarse en pacientes con estos antecedentes.

7. **Patologías que se asocian a intubación dificultosa y/o obstrucción de la vía aérea:** hipertrofia amigdalar y adenoidea, atresia de coanas, síndromes polimalformativos, artritis reumatoide juvenil, lesiones y desviaciones de la columna cervicotorácica, traumatismos faciales y quemaduras, miopatías, etc.

V. PRUEBAS DE LABORATORIO

Los datos de laboratorio que se soliciten deben ser los adecuados a los antecedentes personales, la enfermedad y el procedimiento quirúrgico. Se ha discutido mucho sobre la necesidad y utilidad de las pruebas de laboratorio en niños en situación física grado ASA I-II, y programados para cirugía menor. Las diferencias de actitud entre los equipos y centros quirúrgicos son muy grandes. Hay centros en Norteamérica que tan sólo solicitan una hemoglobina previa en niños de raza negra por la elevada incidencia de drepanocitosis, mientras que en algunos hospitales de nuestro país se sigue exigiendo una batería completa de análisis incluyendo hemograma, bioquímica sanguínea, orina y coagulación, e incluso, radiología de tórax sistemática.

El protocolo que proponemos por considerarlo más adecuado es el siguiente:
- Cirugía menor ASA I-II: hemograma y orina.
- Cirugía mayor y pacientes ASA III-IV: en los niños con cirugía mayor o hemorrágica se solicita recuento plaquetario, tiempo de protrombina y de tromboplastina parcial activada, y fibrinógeno. En los pacientes que siguen tratamiento con aspirina o AINE en los últimos días es conveniente la realización de un tiempo de hemorragia. En pacientes graves también se debe realizar bioquímica sanguínea que incluya iones, gasometría arterial, urea, creatinina, glucosa, bilirrubina, albúmina y transaminasas.
- La Rx de tórax: puede estar justificada si existe auscultación cardiopulmonar patológica o infección respiratoria reciente. También se solicita en intervenciones cardiotorácicas y en aquellos pacientes con patología cardiopulmonar o de caja torácica.
- EKG: soplo cardíaco, apnea obstructiva del sueño, escoliosis, cardiopatía previa filiada y cirugía cardiotorácica.
- En niñas adolescentes y con posibles relaciones sexuales, se debe investigar la fecha de la última regla. Ante cualquier duda, y debido a los efectos abortivos y teratogénicos de algunos anestésicos generales, se debe solicitar una prueba de embarazo previo a cualquier anestesia general.

Por último, y después de revisar historia, exploración y pruebas de laboratorio, se firma el protocolo preanestésico, se aplica el grado de situación física según clasificación de la ASA, se indica la premedicación y se autoriza el procedimiento. En caso de que se suspenda la operación se anota el motivo que lo justifique.

VI. PROBLEMAS ESPECIALES

Infección de vías respiratorias altas. No se debe anestesiar a los niños durante un proceso intercurrente infeccioso agudo viral o bacteriano que afecte a vías respiratorias altas o bajas para cirugía no urgente. Hay que distinguir entre los procesos que están en pleno apogeo con fiebre, tos productiva y mucosidad purulenta, de las situaciones residuales y en fase de curación. Las infecciones respiratorias de la vía aérea superior producen disfunción de las vías respiratorias bajas hasta un mes después del episodio agudo, con tendencia a la hiperreactividad laríngea y bronquial, producción de atelectasias y aumento de la incidencia de neumonías en el postoperatorio. También se pueden encontrar alteraciones en la radiología torácica hasta 15 días después de un proceso catarral, aunque la exploración física sea completamente normal. Tienen mayor probabilidad de complicaciones anestésicas sobre la vía aérea, los niños con antecedentes de hiperreactividad bronquial asociada, prematuridad, secreciones nasales copiosas, los procedimientos quirúrgicos que comprometen la vía aérea o que requieren la intubación traqueal, y la exposición infantil al humo del tabaco. Lo habitual en estos casos es diferir la cirugía entre 1-2 semanas, no retrasándola en niños con rinorrea crónica de secreción clara, rinitis u otitis serosa o alérgica, y en los que tienen razón anatómica para un incremento en las secreciones altas, como los niños con fisura palatina, o la miringotomía en la otitis media. Si se presenta clínica pulmonar asociada se debe retrasar la intervención durante un mes. En todo caso, la decisión definitiva para la realización o no de una intervención en estas circunstancias dependerá del equilibrio entre el beneficio y el riesgo que supone para el niño la intervención programada, teniendo en cuenta que los niños preescolares vienen a padecer una media de 6-8 procesos infecciosos respiratorios al año, y que se debe encontrar el momento más favorable para la intervención.

Asma. Sea del origen que sea, constituye un problema importante y con una incidencia creciente en los países desarrollados. Los pacientes con hiperreactividad bronquial y de la vía aérea tienen una mayor probabilidad de desarrollar broncoespasmo y laringoespasmo intraoperatorios, de sufrir cancelaciones en las intervenciones y de hospitalizaciones más prolongadas. La optimización del tratamiento broncodilatador debe ser prioritario. En los pacientes con administración oral de teofilina, se solicitan niveles plasmáticos (rango terapéutico entre 10-20 μg/mL), y en aquellos con administración inhalatoria de beta-agonistas o corticoides, se mantiene la administración de forma regular y pautada en los tres días previos a la intervención, aunque los estuviesen recibiendo según necesidades. La administración se mantiene hasta la mañana o tarde de la cirugía. En pacientes con administración conjunta de esteroides y beta-agonistas, se incrementan las dosis de esteroides o de ambos, como si estuviesen en un período de exacerbación agudo. Si algún niño recibiera corticoides sistémicos, se administrará una dosis de estrés intraoperatoria. La administración preoperatoria profiláctica de esteroides ha demostrado ser muy útil para prevenir las sibilancias y el broncoespasmo durante la intervención en niños con asma grave. Se administran 1 mg/kg/día de prednisona tres días antes de la operación en los niños que prácticamente nunca dejan de tener sibilancias. También se ha demostrado que la administración profiláctica entre 30 a 60 min antes de la intervención de dos inhalaciones de 200 μg de salbutamol, previene el incremento de la resistencia en la vía aérea provocada por la intubación traqueal en niños asmáticos anestesiados con sevofluorano. En casos de asma grave se debe consultar al neumólogo para intensificar el tratamiento, o solicitar pruebas funcionales respiratorias. No se debe anestesiar de forma electiva a un paciente con auscultación torácica de sibilancias, y se tiene que retrasar en más de 6 semanas la intervención después de un ingreso hospitalario por este motivo, así como después de una infección respiratoria de vías aéreas altas si los pacientes pueden precisar intubación endotraqueal, ya que el riesgo de padecer complicaciones respiratorias es once veces mayor.

Apnea obstructiva del sueño. Los niños con apnea obstructiva del sueño crónica secundaria a obesidad, hipertrofia adenoamigdalar u otra causa, pueden desarrollar hipertensión pulmonar y cor pulmonale. Estos pacientes tienen mayor riesgo de padecer hipoxemia perioperatoria y fallo cardíaco derecho, por lo que precisan de una cuidadosa vigilancia y monitorización en el postoperatorio, así como de estancias hospitalarias más prolongadas.

Insuficiencia renal. Se deben controlar los accesos de diálisis (fístulas o peritoneal), cuidándolos de cualquier traumatismo, y evitar su punción. Es importante el control de la presión arterial, y de la intensa medicación que acompaña a estos niños y sus interacciones farmacológicas, y solicitar un hemograma e ionograma previos. El hematocrito debe ser superior al 20%, y el Na, K, Mg, P y Ca estarán normalizados. Los pacientes con cirugías sobre el tracto urológico, y especialmente sobre la vejiga, presentan una alta prevalencia de alergia al látex.

Anemia. La incidencia de anemia en la población pediátrica es del 2%, disminuyendo al 0,29% en niños sanos operados en régimen ambulatorio. En los neonatos un hematocrito inferior al 30% se ha asociado con una mayor incidencia de apnea, mientras que en los pacientes con cardiopatías congénitas cianosantes se aconsejan cifras de hematocrito superiores al 40%. Cuando la cifra del hematocrito sube del 60% existe riesgo de trombosis y coagulopatía, por lo que se indicará una sangría previa a la intervención.

Diabetes mellitus. La mayoría de los niños diabéticos son insulinodependientes. Debemos conocer la evolución de la enfermedad en su duración, pautas de tratamiento previos y complicaciones asociadas. El punto más importante del tratamiento preoperatorio consiste en establecer una pauta de insulina y ayuno adecuadas para normalizar las cifras de la glucemia entre los 100-200 mg/mL. Existen diferentes pautas de tratamiento previo (Tabla III), aunque la más popularizada consiste en la administración de la mitad de la dosis matutina de insulina rápida subcutánea o intravenosa el día de la intervención, acompañada de la perfusión de suero glucosado al 5%.

Estómago lleno. Es con toda probabilidad el problema más frecuente en anestesia pediátrica. No debemos confiar excesivamente en el ayuno previo, y si el niño es mayor, se le debe interrogar antes de la inducción, aunque su respuesta tampoco será del todo fiable. No es un hecho insólito el encontrar dulces, alimentos o goma de mascar en la boca de los niños. Cuando sospechemos estómago lleno se realizará la técnica de inducción intravenosa rápida habitual acompañada de la maniobra de Sellick, con cuidado de no ventilar al niño, ya que la presión de contención de la barrera gastroesofágica es más baja en niños que en adultos. Cuando la intervención quirúrgica es urgente pero se puede diferir más de cuatro horas después del ingreso, el volumen residual gástrico será considerablemente menor. Cuando no se pueda retrasar, se recurrirá a la administración de antiácidos, anti-H_2 y metoclopramida.

Reflujo gastroesofágico. Es fisiológico durante el primer año de la vida, aunque su carácter grave puede requerir tratamiento médico, o incluso quirúrgico. También es frecuente en niños aparentemente sanos, la historia del denominado reflujo gastroesofágico silente, con clínica de regurgitación y vómitos esporádicos tras las tomas, hiperreactividad bronquial de causa desconocida e infecciones respiratorias repetidas. Aparece con frecuencia en niños con retraso pondero-estatural, retraso psicomotor profundo, tras cirugía de esófago y en anormalidades de la motilidad esofágica. Hay que considerar el alto riesgo de aspiración que presentan estos niños, y manejarlos siempre como casos de estómago lleno.

Ayuno. El ayuno protege contra la aspiración de contenido particulado, pero no contra la aspiración de líquido gástrico. El período durante el cual el niño puede ayunar con seguridad es variable y depende de la edad, peso y estado nutricional. Existe riesgo de hipoglucemia e hipotensión durante la anestesia con el ayuno prolongado, sobre todo en niños débiles, desnutridos y con alteraciones metabólicas. Por otra parte, se ha comprobado un incremento en la acidez del pH gástrico con el ayuno preoperatorio excesivo.

La mayoría de los grupos pediátricos aceptan la siguiente pauta de ayuno preoperarorio:
1. Lactantes < 6 meses: 4 horas leche materna-5 horas leche maternizada y sólidos- 2 horas líquidos claros.
2. Lactantes > 6 meses < 3 años: 6 horas leche y sólidos y 2 horas líquidos claros.
3. Niños > 3 años: 7 horas para cualquier alimento y 3 horas líquidos claros.

La tendencia moderna va acortando cada vez más estos intervalos, con lo que se ha observado una clara mejoría psíquica durante el período de espera preoperatorio. Si por demoras en la programación quirúrgica se va a alargar el ayuno, es recomendable instaurar venóclisis preoperatoria.

Fiebre. Es una situación frecuente que puede crear un dilema importante. En general, si la elevación térmica es menor de 1° C y sin otra sintomatología acompañante, se puede realizar la anestesia general. Si coexisten síntomas respiratorios, deshidratación, exantema cutáneo u otros de enfermedad sistémica, se debe retrasar el procedimiento.

En algunas ocasiones hay que anestesiar a un paciente con fiebre elevada. Es mejor bajar la fiebre antes de la inducción con el objeto de disminuir la demanda de oxígeno. Se deben utilizar con este propósito fármacos que alteren lo menos posible la función plaquetaria. El paracetamol a dosis de 30 mg/kg IV, y el metamizol a 40 mg/kg

IV de segunda elección, son fármacos efectivos. Si no se tiene tiempo, se baja la temperatura del quirófano y se administra solución fría de Ringer lactato cuando el paciente esté anestesiado.

BIBLIOGRAFÍA

1. Maxwell LG, Desphande JK, Weltzel RC. Preoperative evaluation of children. Pediatr Clin North Am 1994;41(1):93-109.
2. Kurth CD, Le Bard SE. Association of postoperative apnea, airway obstruction, and hypoxaemia in former premature infants. Anesthesiology 1991;75:22-26.
3. Cote CJ. Postoperative Apnea in former preterm infants after inguinal herniorraphy. A combined análysis. Anesthesiology 1995;82:809-822.
4. Butler GM, Hayes BG, Hathaway M y cols. Specific genetic diseases at risk for sedation/anestesia complications. Anesth Analg 2000;91:837-55.
5. Tait A, Malviya S, Voepel-Lewis T y cols. Risk factors for perioperative adverse respiratory events in children with upper respiratory tract infections. Anesthesiology 2001;95:299-306.
6. Scalfaro P, Sly PD, Sims C y cols. Salbutamol prevents the increase of respiratory resistance caused by tracheal intubation during sevoflurane anesthesia in asmatic children. Anesth Analg 2001;93:898-902.
7. Cohen MM, Cameron CB, Duncan PG. Pediatric anestesia morbidity and mortality in the perioperative period. Anesth Analg 1990;70:160-167.

Capítulo 5
El gran anciano

P. Duque, J.R. Fraile, A. Reyes

I. INTRODUCCIÓN

Definimos como gran anciano a toda persona mayor de 80 años. Se trata de un sector de la población en continuo crecimiento y que constituye un grupo de alto riesgo quirúrgico. La mortalidad quirúrgica global a los 30 días se sitúa en un 1,2%, mientras en aquel sector de población alcanza el 6%.

Más interesante para la evaluación del riesgo perioperatorio que la edad cronológica es la edad biológica, la existencia de enfermedades crónicas y el impacto del proceso quirúrgico agudo en la salud del anciano. El proceso de envejecimiento varía de un paciente a otro y en muchos casos existe poca correlación entre la edad fisiológica y la cronológica.

En España, la esperanza de vida «al nacer» es de 74,4 años para los varones y de 81,5 años para las mujeres. Más complejo resulta establecer la esperanza de vida en los pacientes ancianos, que debe ajustarse en función del grado de discapacidad. Estos cálculos son importantes para evitar el error técnico y el prejuicio psicológico de considerar que un paciente de más de 80 años «ya ha vivido más de lo que le corresponde», cuando su «esperanza de vida ajustada» podría ser de más de diez años. En un siglo, la población española se ha duplicado, pero el número de ancianos ha crecido casi siete veces y los octogenarios se han multiplicado por 13.

Clínicamente, el gran anciano se caracteriza por presentar una disminución de la reserva funcional, mayor incidencia de patología crónica, tratamientos farmacológicos complejos y gran variabilidad en la respuesta a drogas. Diferenciar los cambios relacionados con la involución senil (no reversibles), de las alteraciones del estado de salud por patología nueva o reagudización de enfermedades crónicas (potencialmente reversibles), es uno de los objetivos de la evaluación preoperatoria, el otro será ofrecer una evaluación global del grado de autonomía y calidad de vida previa.

La anamnesis requiere más tiempo, y suele estar dificultada por trastornos sensoriales y culturales. Es frecuente que el anciano no refiera como enfermedad múltiples trastornos como la hipertensión arterial, «el azúcar», palpitaciones, o incluso importantes limitaciones físicas, de hecho puede haber grandes diferencias en la calidad de vida referida por el anciano y la estimada por el observador. También puede ocurrir que no recuerde enfermedades agudas: ACVA, ángor o infarto de miocardio, infecciones recientes, incluso en casos que requirieron hospitalización. Igualmente pueden no recordar el tratamiento farmacológico que se le ha prescrito y, aunque lo recuerden, su grado de cumplimiento es errático, la automedicación y la autodosificación son muy frecuentes. La entrevista, por tanto, debe hacerse siempre que sea posible en presencia de un familiar próximo, debe ser muy meticulosa haciendo preguntas directas sobre las enfermedades de mayor interés pronóstico y recabar todos los informes escritos disponibles.

II. CAMBIOS FISIOPATOLÓGICOS PROPIOS DE LA INVOLUCIÓN SENIL (Tabla I)

Sistema nervioso central

La edad ocasiona una pérdida progresiva de neuronas y a los 80 años se ha perdido un 30% de masa cerebral, el flujo sanguíneo se reduce de manera proporcional manteniendo la autorregulación. Paralelamente disminuye la síntesis de neurotransmisores: noradrenalina, dopamina y acetilcolina, entre otros. Se reduce la velocidad de conducción nerviosa aferente y eferente, con involución de la placa motora. Este proceso de desaferenciación afecta a todos los órganos sensoriales y al sistema termorregulador.

Sin embargo, *cualquier déficit focal o alteración específica de la conducta aunque sea transitoria debe ser interpretada como patología añadida.* Por su alta prevalencia, la arteriosclerosis cerebral y la patología embolígena (carotídea o cardíaca) deben ser investigadas, así como los factores de riesgo perioperatorio para desarrollar estos trastornos.

Las funciones mentales superiores: lenguaje, personalidad, conocimiento general, capacidad de comprensión y memoria a largo plazo, no se ven afectadas. Sí se altera la memoria a corto plazo, el control de la afectividad y la velocidad de procesamiento de la información. La disfunción cognitiva o el delirio postoperatorio son complicaciones frecuentes en el anciano, con una incidencia del 10-15%, que alcanza el 30-50% tras cirugía ortopédica o cardíaca. Se desconoce la fisiopatología de este trastorno, aunque parece relacionarse con el menor nivel de neurotransmisores, especialmente acetilcolina. Se han identificado como factores de riesgo independientes: limitaciones físicas, malnutrición, uso de catéteres intravenosos, hospitalización y asociar más de tres fármacos. La evaluación mental preoperatoria en el gran anciano puede ser útil como referencia para el diagnóstico de estas complicaciones (especialmente en casos leves), y para seguir su evolución. El procedimiento clínico más

TABLA I. Cambios fisiopatológicos más relevantes en el anciano

SNC	Disminución de memoria reciente Lentitud de procesos mentales Enlentecimiento de la conducción nerviosa periférica
SNV	Aumento de la adrenalina y noradrenalina (basal y de estrés) Menor respuesta baro y quimiorreceptora Alta incidencia de disfunción neurovegetativa
Sentidos	Ojo seco y aumento de infecciones oculares Alta incidencia de glaucoma y cataratas Pérdida de audición
Cardiovascular	Disminución de reserva funcional Reducción de la distensibilidad ventricular Mayor dependencia de la función auricular y de la precarga Menor elasticidad de grandes vasos Aumento de resistencias periféricas Tendencia a la hipertensión sistólica y a la hipotensión ortostática
Respiratorio	Disminución de reserva funcional y de la elasticidad pulmonar Incremento del VR, de la CRF y del volumen de cierre Disminución del FEV1, CVF y capacidad ventilatoria máxima Disminuye el intercambio gaseoso Menor respuesta ventilatoria a la hipoxia / hipercarbia Mayor incidencia de infecciones respiratorias
Musculoesquelético	Disminución de masa y fuerza muscular Artrosis y osteopenia
Endocrino	Tendencia a hiperglucemia y respuesta insulínica disminuida Alta incidencia de hipotiroidismo subclínico
Gastrointestinal	Disminución de la producción de ácido clorhídrico Aumento del tiempo de tránsito en colon Riesgo aumentado de regurgitación
Hígado	Disminución del hígado con preservación de su función Alta incidencia de disfunción hepática añadida
Riñón	Disminución de la función tubular en un 50% aproximadamente Menor respuesta renal a cambios de volumen, pH y electrolitos Mayor riesgo de deshidratación

sencillo y aceptado internacionalmente es el *Mini Mental State Examination*. Se considera patológico por debajo de 29 puntos para pacientes con estudios universitarios, pero debe adaptarse en el anciano a su edad, educación, discapacidad y plu-

TABLA II. Índice de riesgo cardíaco de Goldman	
Factor	Puntos
Edad > 70 años	5
IAM en los 6 meses previos	10
S3 o distensión yugular	11
Estenosis aórtica	3
Alteraciones del ritmo o extrasístoles auriculares	7
PVC > 5 mmHg	7
PaO_2<60 o $PaCO_2$>50 mmHg	3
Cirugía intratorácica o aórtica	3
Cirugía urgente	4

De 0 a 5 puntos, bajo riesgo. De 6 a 12 puntos, riesgo intermedio. De 13 a 25 puntos, riesgo alto. Más de 25 puntos, riesgo muy alto (N Engl J Med 1997;297:845-850)

ripatología. Estudios recientes han probado que la premedicación con anticolinérgicos, barbitúricos o benzodiacepinas no afecta a la incidencia de trastornos cognitivos postoperatorios. Tampoco la anestesia regional ha demostrado ser superior a la general para prevenir este trastorno, aunque sí parece que la anestesia local y la cirugía sin ingreso, así como un adecuado control del dolor postoperatorio podrían reducir su incidencia.

Sistema cardiovascular

Los cambios del sistema cardiovascular específicos de la involución senil se resumen en la tabla I. La edad superior a 75 años incrementa la morbimortalidad cardiológica postoperatoria en pacientes de alto riesgo. La hipertensión arterial, la arteriosclerosis y la cardiopatía isquémica son las patologías asociadas más frecuentes que incrementan la mortalidad postoperatoria a corto y medio plazo, y su evaluación ha sido tratada en otros capítulos. Para la estimación global de riesgo sigue siendo de gran utilidad la Escala de Goldman (Tabla II).

¿Se requieren pruebas complementarias específicas en ancianos sin patología cardiovascular?

A todo paciente anciano debe realizarse un ECG de 12 derivaciones y una radiografía de tórax como parte del estudio sistemático. Si va a ser sometido a cirugía de riesgo intermedio o bajo, no requiere ninguna otra prueba más en base a su edad; cirugías de alto riesgo como la cardíaca, vascular mayor o torácica pueden requerir sistemáticas de estudio más completas.

La dificultad en estos pacientes radica en el examen clínico a la hora de diagnosticar o sospechar la existencia de patología asociada, y más concretamente en la estimación de la tolerancia al ejercicio. Ésta debe hacerse atendiendo al conjunto de patologías que pueden limitar la vida del anciano (sensoriales, ortopédicas, afectivas) y explorarse de forma indirecta a través de las actividades cotidianas que efectivamente realice: vestirse, ducha y aseo personal, deambulación (aunque sea asistido), labores domésticas, etc. Todo anciano «independiente» y que no refiere patología para la vida cotidiana, por elemental que ésta pueda parecernos, tendrá una capacidad funcional mínima de 5 equivalentes metabólicos (METS), clase II de la NYHA.

¿Son útiles los betabloqueantes preoperatorios?

Algunos trabajos han referido un posible efecto beneficioso de los beta-bloqueantes en el período preoperatorio, pero ninguno de ellos se ha centrado exclusivamente en los pacientes geriátricos. Extrapolar estos resultados directamente a los mayores de 80 años, fundamentalmente aquellos con bajo riesgo de isquemia miocárdica, puede resultar caro e innecesario. De hecho, los efectos de estos fármacos dependen del estado basal cardiovascular, y parece haber una disminución progresiva de la respuesta betaadrenérgica con la edad.

¿Qué características específicas presenta la insuficiencia cardíaca congestiva (ICC)?

La ICC es la complicación cardíaca más común en el postoperatorio de pacientes ancianos. Estudios recientes han probado la relación entre el antecedente de fallo cardíaco congestivo preoperatorio y un incremento de la mortalidad intrahospitalaria. En pacientes no quirúrgicos, la mortalidad tras ICC alcanza el 50% a los dos años del diagnóstico. El diagnóstico clínico de ICC preoperatoria está dificultado en el gran anciano, especialmente cuando existe pluripatología y situaciones que limiten la actividad física basal. La contractilidad disminuye con la edad, pero si no existe comorbilidad cardiovascular, la función sistólica se conserva hasta edades muy avanzadas. Un tercio de los pacientes con fallo cardíaco congestivo tienen una función sistólica normal. La ICC puede deberse a disfunción diastólica del ventrículo izquierdo, y esto requiere pruebas complementarias específicas para su análisis. La ecocardiografía-Doppler es de gran utilidad en muchos casos (parte VI, capítulo 6).

Aparato respiratorio

Pese a los cambios involutivos específicos que afectan al aparato respiratorio (Tabla I), *la edad no se considera un factor independiente de riesgo para disfunción pulmonar perioperatoria*. La enfermedad pulmonar obstructiva crónica, el asma, la infección pulmonar aguda y apnea del sueño son los problemas respiratorios más comunes y de mayor importancia pronóstica.

El asma parece estar infradiagnosticado en la población anciana, probablemente debido a que la superposición de bronquitis crónica o enfisema, angina o síntomas de fallo cardíaco, enmascaran su sintomatología.

Debido a su alta incidencia debemos investigar las entidades aludidas de forma sistemática. La herramienta más útil continúa siendo la historia y la exploración física. La presencia de disnea, cianosis, el hábito tabáquico o la tos, la somnolencia diurna, debe considerarse de manera objetiva, aunque el paciente esté habituado a estos trastornos y no los considere patológicos. La radiología torácica está justificada. La medición en consulta de la SpO_2 basal puede servir como parámetro de referencia, aunque no está probada su utilidad. La valoración clínica de la clase funcional (de I a IV) es más útil que la espirometría y/o la gasometría arterial, salvo para detectar la respuesta a broncodilatadores. Estas pruebas, caras e invasivas, sólo están justificadas en pacientes que van a ser intervenidos de cirugía torácica o abdominal alta.

Un tratamiento preoperatorio específico tras un diagnóstico correcto y algunas medidas generales preventivas en pacientes de riesgo, se han mostrado efectivas en este sector de población: incremento preoperatorio de la actividad física, fisioterapia respiratoria, aporte nutricional y optimización de la farmacoterapia (mucolíticos y broncodilatadores hasta la mañana de la cirugía).

Las complicaciones pulmonares postoperatorias ocurren en un 2,1-10,2% de pacientes ancianos e incluyen neumonía, hipoxemia, hipoventilación y atelectasias. Conllevan estancias prolongadas en unidades de cuidados críticos y un incremento de la mortalidad.

La mortalidad por embolismo pulmonar alcanza el 0,03-0,64% en pacientes ancianos. Los factores de riesgo son edad, neoplasia, obesidad y tipo de cirugía. Estudios recientes demuestran que dosis profilácticas de heparina de bajo peso molecular en paciente ancianos de alto riesgo, son efectivas para disminuir la morbimortalidad por trombosis venosa profunda (TVP) y embolismo pulmonar (TEP). El grupo «*The Pulmonary Embolism Prevention Trial Collaborative Group*» recientemente ha publicado que la aspirina reduce la mortalidad de TVP y de TEP en un 30%, con un débil incremento del sangrado gastrointestinal en pacientes ancianos sometidos a cirugía de cadera.

Situación nutricional

La malnutrición no es inusual en los pacientes ancianos. Debemos sospecharlo cuando haya aislamiento social, deficiente dentadura, consumo de alcohol, pérdida de peso, depresión o diarrea, entre otros. La malnutrición predispone a escaras, infección de heridas, sepsis e incrementa la mortalidad. Además de la historia y exploración física, existen escalas específicas elaboradas a este respecto: *Mini Nutritional Assessment* (Ta-

TABLA III. *Mini Nutritional Assessment*

I. **Índices antropométricos**
   1. Índice de masa corporal (IMC=Peso/talla^2 en kg/m^2)
      0 = IMC < 19   1 = 19 < IMC < 21   2 = 21 < IMC < 23   3 = IMC > 2
   2. Circunferencia braquial (CB en cm)
      0,0 = CB < 21   0,5 = 21 < CB < 22   1,0 = CB > 22
   3. Circunferencia de la pierna (CP en cm)
      0 = CP < 31   1 = CP < 31
   4. Pérdida reciente de peso (< 3 meses)
      0 = Pérdida de peso > 3 kg   1 = No lo sabe
      2 = Pérdida de peso entre 1 y 3 kg   3 = No ha habido pérdida de peso

II. **Evaluación global**
   5. ¿El paciente vive en su domicilio?
      0 = No   1 = Sí
   6. ¿Toma más de tres medicamentos por día?
      0 = Sí   1 = No
   7. ¿Ha habido una enfermedad o situación de estrés psicológico en los últimos 3 meses?
      0 = Sí   2 = No
   8. Movilidad
      0 = De la cama al sillón   1 = Autonomía en el interior   2 = Sale del domicilio
   9. Problemas neuropsicológicos
      0 = Demencia o depresión severa   1 = Demencia o depresión moderada
      2 = Sin problemas psicológicos
   10. ¿Úlceras o lesiones cutáneas?
       0 = Sí   1 = No

III. **Parámetros dietéticos estrarificación**
   11. ¿Cuántas comidas completas realiza al día? (equivalente a dos platos y postre)
       0 = 1 comida   1 = 2 comidas   2 = 3 comidas
   12. ¿El paciente consume?
       ¿Productos lácteos al menos una vez al día? Sí/No
       ¿Huevos o legumbres 1 o 2 veces por semana? Sí/No
       ¿Carne, pescado o aves, diariamente? Sí/No
       0,0 = si 0 o 1 sí   0,5 = si 2 sí   1,0 = si 3 sí
   13. ¿Consume frutas o verduras al menos 2 veces por día?
       0 = No   1 = Sí
   14. ¿Ha perdido el apetito? ¿Ha comido menos por falta de apetito, problemas digestivos, dificultades de masticación o alimentación en los últimos tres meses?
       0 = Anorexia severa   1 = Anorexia moderada   2 = Sin anorexia

> **TABLA III.** Continuación
>
> 15. ¿Cuántos vasos de agua u otros líquidos toma al día? (agua, zumos, café, té, leche, vino, cerveza, etc.)
>   0,0 = Menos de 3 vasos   0,5 = De 3 a 5 vasos   1,0 = Más de 5 vasos
> 16. Forma de alimentarse
>   0 = Necesita ayuda   1 = Se alimenta solo con dificultad
>   2 = Se alimenta solo sin dificultad
>
> **IV. Valoración sujetiva**
>
> 17. ¿El paciente se considera, a sí mismo, bien nutrido? (problemas nutricionales)
>   0 = Malnutrición severa   1 = No lo sabe o malnutrición moderada
>   2 = Sin problemas de nutrición
> 18. En comparación con las personas de su edad ¿cómo encuentra su estado de salud?
>   0,0 = Peor   0,5 = No lo sabe   1,0 = Igual   2,0 = Mejor
>
> **Total (máximo 30 puntos)**
> ≥ 24 puntos: estado nutricional satisfactorio
> De 17 a 23,5 puntos: riesgo de malnutrición
> < 17 puntos: mal estado nutricional

bla III) o *Nutitional Risk Assessment Scale*. Cualquier evidencia de desnutrición debe ser tratada preoperatoriamente por especialistas (geriatras o endocrinólogos) cuando la cirugía pueda demorarse, en caso contrario deberá al menos iniciarse su corrección, sobre todo si se asocia a deshidratación y trastornos electrolíticos.

Sistema renal/hepático/endocrino/neurovegetativo (Tabla I)

III. VALORACIÓN GLOBAL DEL ESTADO DE SALUD

El deterioro progresivo afecta, en mayor o menor medida, a todos los órganos y sistemas afectando a la calidad de vida del anciano de forma compleja. Se han diseñado distintas escalas para medir la repercusión global de la involución senil (y de la patología acompañante) en la actividad física del anciano, en su capacidad para el autocuidado, y en su independencia para la vida privada y social.

Aunque no se ha evaluado el valor predictivo de estas escalas en la incidencia de complicaciones perioperatorias, pueden ser un punto de referencia para el seguimiento de la recuperación, para estimar las necesidades de apoyo familiar o social durante la convalecencia y para establecer objetivos razonables en la rehabilitación.

En preanestesia pueden ser útiles en programas de cirugía ambulatoria, y también en la toma de decisiones frente a cirugías de alto riesgo para la planificación de los cuidados postoperatorios.

TABLA IV. Escala de incapacidad física de Cruz Roja
Grados
0. Totalmente normal
1. Realiza las actividades de la vida diaria. Deambula con alguna dificultad
2. Alguna dificultad para realizar los actos de la vida diaria. Deambula con la ayuda de un bastón o similar
3. Grave dificultad para los actos de la vida diaria. Deambula con dificultad ayudado por una persona. Incontinencia ocasional
4. Necesita ayuda para casi todas las actividades de la vida diaria. Deambula con extrema dificultad ayudado por dos personas. Incontinencia habitual
5. Inmovilizado en cama o sillón. Dependencia total. Necesita cuidados continuados de enfermería

Las Escalas más ampliamente utilizadas son las de Barthel, Lawton, Índice de Katz y la de Cruz Roja (que reproducimos por su mayor simplicidad, tabla IV).

Es importante distinguir entre grado de valimiento y «calidad de vida». Esto último tiene un componente subjetivo que no guarda ninguna relación con lo primero, por lo que ancianos con enormes limitaciones pueden mostrarse satisfechos, esperanzados, optimistas y dispuestos a aceptar riesgos, mientras otros en mejor situación funcional pueden manifestar lo contrario.

IV. PRUEBAS COMPLEMENTARIAS

Según las recomendaciones actuales, deberíamos solicitar sistemáticamente en estos pacientes:
- Hemograma.
- Glucemia.
- Pruebas de función renal.
- ECG de 12 derivaciones.
- Radiografía de tórax.

Sin embargo, parece que pedir estas pruebas a todo paciente mayor de 80 años es caro y poco efectivo. De hecho, según un estudio de Schein y cols., que incluía más de 19.000 pacientes geriátricos programados para cirugía de cataratas, divididos en dos grupos, con y sin la batería estándar de pruebas complementarias, señalaba que no había diferencias en la morbimortalidad perioperatoria entre ambos grupos.

Según algunos autores, debería reevaluarse cuáles son las recomendaciones acerca de las pruebas a solicitar en los pacientes ancianos ASA 1 o 2 programados para cirugía de bajo riesgo (cataratas, endoscopias, biopsias), cirugía superficial y ambulatoria. *Solicitar de forma sistemática: hemoglobina, creatinina, glucosa, plaquetas y electrolitos*

TABLA V. Guía para pruebas complementarias especiales en el gran anciano

	Examen clínico	Prueba específica
SNC	Signos de deterioro intelectual	Mini Mental Test
	AIT, ACVA, soplo carotídeo	Eco-Doppler carotídeo
Cardiovascular	Sospecha de insuficiencia cardíaca	Ecocardiografía
	Tolerancia al ejercicio no evaluable	
	y cirugía mayor	Ecocardiografía y eco de estrés
Neumología	Sospecha de hiperreactividad	Espirometría y prueba de
	bronquial y cirugía mayor	broncodilatadores
Estado nutricional	Sospecha de desnutrición	Mini Nutricional Assessment
Función renal	Sospecha de insuficiencia	Aclaramiento de creatinina
Endocrino	Signos de disfunción tiroidea	TSH, T_3, T_4
SNV	Sospecha de disfunción o patología	Pruebas específicas (parte II,
	asociada de riesgo	capítulo 6)

Abreviaturas: SNC: sistema nervioso central; AIT: accidente isquémico transitorio; ACVA: accidente carebrovascular agudo; SNV: sistema nervioso vegetativo; TSH: hormona tiroestimulante; T_3, T_4: hormonas tiroideas.

basándose en la edad del paciente no parece ser una buena praxis. Por tanto, la realización de estas pruebas debería basarse primariamente en el tipo de cirugía, la comorbilidad de nuestro paciente y la posibilidad de que una alteración en las pruebas solicitadas vaya a cambiar nuestra actitud sobre el manejo perioperatorio.

La tabla V resume la indicación de algunas pruebas y exámenes complementarios en función de las datos clínicos objetivables.

RESUMEN DE LAS DIFICULTADES ESPECÍFICAS EN LA EVALUACIÓN CLÍNICA PREOPERATORIA DE LOS ANCIANOS

Anamnesis: olvido o subestimación de enfermedades crónicas (especialmente las más frecuentes y asumidas por la población) y de procesos agudos recientes incluso graves. Automedicación. Seguimiento errático de los tratamientos crónicos. Deficiencias sensoriales, intelectuales o afectivas que dificultan la comunicación.

Semiología: presentación atípica de numerosas enfermedades (infarto agudo de miocardio, insuficiencia cardíaca congestiva, abdomen agudo, hipotiroidismo); pluripatología y plurifarmacia con efectos secundarios atípicos de numerosos medicamentos. Los síntomas inespecíficos más habituales son: malestar general, reducción de la actividad espontánea, síndrome confusional y anorexia.

Examen físico: ropa abigarrada y poco adecuada para la exploración; limitaciones de la movilidad y deformidades físicas. Dificultad para conocer la tolerancia al ejercicio y la causa principal del sedentarismo: problemas ortopédicos, fatiga, problemas visuales o de equilibrio, depresión.

Pruebas complementarias: interpretación errónea de datos que siempre son patológicos como propios de la edad: anemia, elevación de la creatinina, arritmias, etc. Infrautilización de pruebas diagnósticas invasivas.

BIBLIOGRAFÍA

1. Jin F, Chung F. Minimizing perioperative adverse events in elderly. Br J Anaesth 2001;87:608-24.
2. Anuario Estadístico de España, año 2000. Madrid.
3. Gómez-Arnau JI. Anestesia en el gran anciano. Avances en Anestesia y Reanimación. Jornadas Nacionales para Residentes de Anestesia y Reanimación. Sitges, 2002.
4. Leung J, Liu L. Current Controversies in the perioperative management of geriatric patients. The American Society of Anesthesiologists, 2001.
5. Rasmussen LS, Steentoft A et al. Benzodiazepines and postoperative cognitive dysfuntion in the elderly. ISPOCD Group. International Study of Postoperative Cognitive Dysfunction. Br J Anaesth 1999;83:585-9.
7. Liu L, Leung J. Predicting adverse postoperative outcomes in patients aged 80 years or older. J Am Geriatr Soc 2000;48:405-412.
8. Tresch D, McGough M. Heart failure with normal systolic function. A common disorder in old people. J Am Geriatr Soc 1995;43:1035-1042.
9. Gerson MC, Hurst JM, Hertzberg VS et al. Prediction of cardiac and pulmonary complicaions related to elective abdominal and noncardiac thoracic surgery in geriatric patients. Am J Med 1990;88:101-107.
10. Anonymous. Prevention of pulmonary embolism and deep vein thrombosis with low dose aspirin: pulmonary embolism prevention (PEP) trial. Lancet 2000;355:1295-302.
11. Potter J, Klipstein K, Reilly JA, Roberts M. The nutritional status and clinical course of acute admissions to a geriatric unit. Age Ageing 1995;24:131-136.
12. Schein O, Katz J, Bass E et al. The value of routine medical testing before cataract surgery. N Engl Med 2000;342:168-175.
13. Preoperative pulmonary function testing. American College of Physicians. Ann Intern Med, 1990;112:793-794.
14. Salgado A, Alarcón MªT. Valoración del paciente anciano. A Salgado y Mª Teresa Alarcón editores. Barcelona: Masson, SA, 1993.
15. De la Cruz Pérez C, Estecha MA, Cruz J y Grupo de Estudio de Morbimortalidad Postoperatoria (GEMPO). Rev Esp Anestesiol Reanim 1999;46:4-8.

# Capítulo 6
Evaluación preanestésica del paciente con infección por el virus de la inmunodeficiencia humana (VIH). SIDA

M. Avellanal, B. Padilla

Desde que en 1981 se reconoció la enfermedad en Estados Unidos, los avances en el conocimiento de su patogenia y en el tratamiento han sido espectaculares: en 1983 se aisló el virus y en 1984 se demostró claramente que el VIH era el agente causal del SIDA. En 1985 se desarrolló la prueba de diagnóstico más empleada para *screening* (ELISA), y los 90 han supuesto un salto cualitativo en el control del curso de la enfermedad y en la esperanza de vida de los infectados gracias al tratamiento antirretroviral combinado.

La infección por el VIH puede comprometer cualquier órgano vital, bien sea por acción directa del virus, por infecciones oportunistas o tumores fruto de la inmunodepresión, o como resultado de los efectos secundarios del tratamiento antirretroviral. La afectación pulmonar, en especial neumonía por *Pneumocystis carinii,* actualmente denominado *Pneumocystis jiroveci,* es muy frecuente, y en alguna serie se ha encontrado hasta un 50% de casos de SIDA con disfunción cardíaca asociada. La afectación del sistema nervioso central y periférico (con una afectación especial de la nocicepción), le sigue en prevalencia. Junto a todo ello, los pacientes muy inmunodeprimidos pueden presentar una mayor susceptibilidad para sufrir infecciones asociadas al acto anestésico-quirúrgico (infecciones de herida quirúrgica, catéteres, respiratorias asociadas a intubación prolongada o cirugía abdominal alta o torácica, urinarias por sondajes, etc.), lo que obliga a una exhaustiva valoración preoperatoria del paciente que facilite información actualizada sobre el estado de los diversos órganos o sistemas del individuo, así como de la medicación concomitante y sus posibles interacciones farmacológicas y efectos secundarios, aunque todavía no se hayan manifestado en el paciente. Este conjunto de información puede determinar en muchas ocasiones cambios en la estrategia anestésica inicial y una mejor previsión de las posibles complicaciones intra y postoperatorias.

DEFINICIÓN

La definición de «caso» de SIDA ha ido cambiando con el tiempo, e incluso existen varios sistemas de clasificación en función de la progresión de la enfermedad tremendamente exhaustivos. No obstante, la clasificación mayoritariamente aceptada en todo el mundo es el «Sistema de Clasificación VIH» del CDC americano, revisado en 1993 (Tabla I). Esta clasificación hace hincapié en la importancia de la cifra de linfocitos CD4 para el manejo clínico de los pacientes infectados por el VIH, y combina tres rangos de CD4 con tres categorías clínicas para establecer nueve estadios de enfermedad. Lo importante no es, por tanto, centrarse en la presencia o ausencia de SIDA, una definición que se estableció con fines epidemiológicos y no para la asistencia práctica a los pacientes, sino entender la enfermedad por VIH como un espectro amplio que va desde la infección primaria, con o sin síndrome agudo por VIH, hasta el estado de infección asintomática y, finalmente, a la enfermedad avanzada (SIDA propiamente dicho).

II. ETIOPATOGENIA

El agente etiológico del SIDA es el virus de la inmunodeficiencia humana (VIH), un retrovirus linfotrópico de la subfamilia de los lentivirus, del cual se conocen dos subtipos: VIH-1 y VIH-2, este último se identificó en África Occidental en 1986 y podría ser menos virulento que el primero. La característica fundamental del ciclo vital del virus es la capacidad de transcripción inversa del ARN genómico a ADN mediante la enzima transcriptasa inversa; este nuevo ADN viral migra al núcleo de la célula infectada donde se integra en el cromosoma celular en forma de provirus, pudiendo activarse y dar lugar a la génesis de nuevos virus. Las células diana para la infección del VIH son aquellas que expresan la molécula CD4 en la membrana celular, en especial los linfocitos T colaboradores, aunque se expresa también en las células de la estirpe monocito-macrófago.

La consecuencia de la infección progresiva de estas células del sistema inmune es una inmunodeficiencia profunda por déficit cuantitativo y cualitativo de los linfocitos T CD4. Cuando los linfocitos T CD4 o colaboradores disminuyen por debajo de un nivel crítico (< 200 células por microlitro), el enfermo presenta un alto riesgo de sufrir síntomas constitucionales, infecciones oportunistas relacionadas con la infección por VIH y algunas neoplasias que definen al síndrome de inmunodeficiencia adquirida (SIDA). Sin embargo, ciertas anomalías, fundamentalmente neurológicas, pueden aparecer con anterioridad a la existencia de una inmunodeficiencia grave, sin que se pueda explicar totalmente su etiopatogenia.

III. VÍAS DE TRANSMISIÓN

El VIH tiene tres claras vías de transmisión: a través de relaciones sexuales (homo y/o heterosexuales), por sangre o productos sanguíneos (uso de drogas por vía parenteral compartiendo jeringuillas, transfusiones de hemoderivados, especialmente

TABLA I. Sistema de clasificación VIH del CDC (revisado en 1993)

Cifra CD4	Categoría clínica A	B	C
1. > 500/mm^3 (≥39%)	A1	B1	C1
2. 200-499/mm^3 (14-28%)	A2	B2	C2
3. < 200/mm^3 (<14%)	A3	B3	C3

Se consideran SIDA las categorías A3, B3 y C1, 2, 3.

Categoría clínica A:
- Infección asintomática por VIH
- Linfadenopatía persistente generalizada (adenopatías de al menos 1 cm de diámetro en 2 o más localizaciones extrainguinales durante 3 o más meses)
- Síndrome de VIH agudo

Categoría clínica B:
Estado sintomático (no A y no C). Incluye, fundamentalmente:
- Angiomatosis bacilar
- Candidiasis vulvovaginal (>1 mes) con pobre respuesta al tratamiento
- Candidiasis orofaríngea
- Displasia cervical severa o carcinoma *in situ*
- Síndrome constitucional (p. ej., fiebre 38,5°C o diarrea > 1 mes)

Categoría clínica C:
- Candidiasis esofágica, traqueal o bronquial
- Coccidioidomicosis extrapulmonar
- Criptococosis extrapulmonar
- Cáncer cervical invasivo
- Criptosporidiosis intestinal crónica (> 1 mes)
- Retinitis por CMV, o infección por CMV no hepática, esplénica o linfática
- Encefalopatía por VIH
- Herpes simplex con úlcera mucocutánea > 1 mes, bronquitis o neumonía
- Histoplasmosis diseminada extrapulmonar
- Isosporidiasis crónica (> 1 mes)
- Sarcoma de Kaposi
- Linfoma de Burkitt, inmunoblástico, cerebral primario
- *M. avium* o *M. kansasii* extrapulmonares
- Tuberculosis pulmonar o extrapulmonar
- Neumonía por *P. jiroveci*
- Neumonía recurrente (≥ 2 episodios/año)
- Leucoencefalopatía multifocal progresiva
- Bacteriemia recurrente por *Salmonella* sp
- Síndrome consuntivo por VIH

antes de 1985) y por transmisión vertical desde la madre infectada al niño (en el parto, en el período perinatal y/o la lactancia).

En el medio sanitario es importante recordar que el riesgo de infección por VIH tras pinchazo accidental con una aguja contaminada con sangre de un paciente con infección por VIH es alrededor del 0,3%. El virus es muy sensible a los desinfectantes hospitalarios habituales, incluida la lejía, así como al calor (10 minutos a 56º C son suficientes para destruir el virus) y al óxido de etileno.

La transmisión del VIH por una transfusión de sangre convenientemente testada en su día puede ocurrir, pero la probabilidad es muy baja (1 caso por cada 225.000 unidades transfundidas).

Según los datos de la Organización Mundial de la Salud (OMS) a finales de diciembre del año 2002 el número de personas infectadas por el VIH era de 42 millones, 5 millones de nuevas infecciones y 3,1 millones de personas muertas. La mayor prevalencia está en Africa subsahariana (29,4 millones) y sureste asiático (6 millones). Se calcula que a finales del año 2002 existían 15.000 nuevas infecciones por VIH al día en el mundo.

IV. DIAGNÓSTICO

El diagnóstico de la infección por VIH se basa en la detección de anticuerpos contra el VIH (aparecen a las 4-8 semanas de la infección) o bien en la detección del virus o alguno de sus componentes. Existen dos pruebas disponibles:

ELISA constituye la prueba de referencia y *screening* en todo el mundo, con una sensibilidad superior al 99,5% para detectar anticuerpos tanto contra el VIH-1 como el VIH-2. Sin embargo, presenta una baja especificidad, con un alto índice de falsos positivos, por lo que es imprescindible confirmar el diagnóstico con otra prueba.

Western blot detecta diversos tipos de anticuerpos frente a antígenos del VIH, es la prueba de confirmación por excelencia, dada su alta especificidad. Aún así, ante un «*Western blot*» indeterminado, se puede realizar una prueba de RCP (reacción en cadena de la polimerasa) para asegurar el diagnóstico y repetir el Western blot al cabo de un mes.

Otras pruebas diagnósticas más sofisticadas incluyen el ensayo de captura del antígeno p24 y el cultivo directo del VIH.

V. CLÍNICA

Las manifestaciones clínicas de la infección por VIH comprenden un amplio abanico que va desde el síndrome agudo por VIH, pasando por la fase de infección asintomática prolongada hasta llegar a la enfermedad avanzada.

Síndrome agudo por VIH

De un 50 a 70% de los individuos infectados experimentan un síndrome agudo, que recuerda a la mononucleosis, de tres a seis semanas después de la primoinfección.

Las manifestaciones clínicas más comunes incluyen fiebre, faringitis, adenopatías, cefalea, artromialgias, astenia, anorexia, náuseas, vómitos, diarrea, exantema y ulceraciones mucocutáneas. En ocasiones pueden aparecer signos de meningitis, encefalitis, neuropatía periférica y mielopatía.

Fase de infección asintomática

La primoinfección, asociada o no a este síndrome agudo, se suele seguir en la inmensa mayoría de los casos de un período prolongado de latencia clínica próximo a los 10 años, si bien puede variar según la vía de infección (curso más agresivo en los adictos a drogas parenterales) y de la precocidad y eficacia de la terapia antirretroviral. Sin embargo, la replicación viral continúa durante esta fase, observándose un descenso progresivo del recuento de linfocitos T CD4.

Enfermedad sintomática precoz

Cuando el recuento de linfocitos T CD4 disminuye por debajo de 500 células por microlitro, pueden empezar a aparecer síntomas de enfermedad clínica, generalmente infecciones oportunistas leves (no suficientes como para catalogarlo como SIDA) y otros que son consecuencia directa de la acción del VIH. Esta etapa se ha denominado *pre-SIDA o complejo relacionado con el SIDA*.

Las manifestaciones clínicas más comunes de este fase incluyen: linfadenopatía generalizada (adenopatías > 1 cm en dos o más localizaciones extrainguinales durante más de tres meses, sin causa evidente), lesiones bucales (muguet, leucoplasia vellosa oral y úlceras aftosas), reactivación del herpes zoster, trombopenia no severa (generalmente mantienen cifras superiores a las 50.000 plaquetas por microlitro) y *Molluscum contagiosum*.

El síndrome constitucional se incluía en esta fase, pero dado que en muchas ocasiones acaba encerrando una infección oportunista no diagnosticada, pasó a considerarse como definitorio de SIDA.

Enfermedad sintomática avanzada (SIDA)

Afectación neurológica. Los problemas neurólogicos pueden ser consecuencia de la acción directa del VIH, de infecciones oportunistas o neoplasias. También consideraremos más adelante los efectos secundarios de los fármacos antirretrovirales.

Prácticamente todos los enfermos con VIH sufren afectación neurológica de algún tipo. Dos tercios de los enfermos acaban desarrollando el *complejo de demencia del SIDA*, que asocia demencia y otras alteraciones conductuales junto a trastornos motores como inestabilidad y alteraciones del equilibrio, así como crisis convulsivas. Más de un tercio desarrollan *neuropatías periféricas* de diverso tipo, siendo la más frecuente una polineuropatía sensitiva, dolorosa, de localización distal y simétrica. La enfermedad medular aparece en un 20% de los casos, siendo la forma más frecuente la *mie-

lopatía vacuolar, que cursa con ataxia y espasticidad, evolucionando posteriormente hacia una disfunción vesical y rectal. Un 15% presentará *toxoplasmosis cerebral,* que constituye, junto al complejo de demencia del SIDA, la causa más frecuente de convulsiones en el enfermo con SIDA. La *meningitis criptocócica, leucoencefalopatía multifocal progresiva y la meningitis tuberculosa* son otras afectaciones.

Afectación respiratoria. El aparato respiratorio es el más frecuentemente afectado por infecciones oportunistas, y éstas constituyen la causa más frecuente de muerte en pacientes con SIDA. De todas ellas, la neumonía por *P. jiroveci* constituye más del 85% de las infecciones pulmonares del SIDA.

En la época anterior a la existencia del tratamiento antirretroviral de alta actividad (HAART o TARGA), hasta un 80% de los infectados por VIH experimentaban, al menos, un episodio de neumonía por *P. jiroveci.* Para evitar esto se realiza una profilaxis primaria a todos los pacientes con recuentos de linfocitos T CD4 < 200 por microlitro. La neumonía se caracteriza por fiebre y tos no productiva, dolor pleurítico de localización retroesternal, disnea y mínimos hallazgos exploratorios; la radiología puede ser normal o presentar un mínimo infiltrado intersticial como hallazgos más representativos. Sin embargo, la gasometría arterial suele presentar diversos grados de hipoxemia, y un 95% presentan una disminución de la capacidad de difusión del CO superior al 80%. En un 2% de los casos aparece neumotórax. El tratamiento se realiza con trimetoprim+sulfametoxazol, que presenta una alta incidencia de efectos secundarios entre los que destacan exantema, fiebre, leucopenia, trombopenia y hepatitis.

M. tuberculosis puede desarrollar neumonías en fases relativamente precoces y presenta múltiples formas de presentación clínica. El aislamiento respiratorio inicial mientras se confirma el diagnóstico y se inicia el tratamiento es fundamental para evitar la diseminación. El tratamiento con fármacos antituberculosos presenta efectos secundarios a tener en cuenta: exantema, neuropatía y hepatitis. Un problema creciente, aunque todavía raro en nuestro entorno, son los casos de tuberculosis multirresistente, que obliga a combinaciones de cinco fármacos para su control, y que se asocian a una elevada mortalidad.

El *M. avium-complex* es responsable de procesos diseminados con afectación pulmonar, hepática y de médula ósea. Otras causas de neumonía comprenden la *neumonía intersticial inespecífica,* las *infecciones micóticas* y el *sarcoma de Kaposi.*

Afectación cardiovascular. En estudios ecocardiográficos en enfermos asintomáticos con frecuencia se encuentran trastornos, especialmente de la contractilidad. Igualmente, en estudios necrópsicos se encuentran alteraciones cardíacas hasta en un 75% de los casos. No obstante, rara vez se presenta sintomatología cardiovascular en enfermos con SIDA. La forma más común suele ser la *miocardiopatía dilatada* asociada a insuficiencia cardíaca congestiva. Aparte de la acción directa del virus, ciertos fármacos antivirales pueden producir miocardiopatías reversibles, y el sarcoma de Kaposi, la criptococosis y la toxoplasmosis pueden ocasionar miocarditis.

Puede aparecer *pericarditis* asociada al sarcoma de Kaposi y a infecciones por micobacterias, llegando en ocasiones al *taponamiento cardíaco* por complicaciones hemorrágicas.

La afectación del sistema nervioso autónomo por el VIH puede dar lugar a una *neuropatía autonómica* que se traduce en trastornos de la adaptación cardiovascular con cuadros de taquicardia e hipertensión, especialmente en niños, y de hipotensión postural y bradicardias extremas tras la inducción anestésica en adultos.

Afectación hematológica. La *anemia* (75% de los casos de SIDA), *leucopenia y trombopenia* de diverso grado son comunes en estos enfermos, y a ella contribuyen el propio VIH, infecciones oportunistas, linfomas, la medicación antiviral y buena parte de los fármacos utilizados para tratar infecciones oportunistas.

Un 40% de los pacientes con SIDA presentan *trombopenia*. Además, la coagulación puede alterarse por la presencia de anticuerpos de *anticoagulante lúpico* o en pacientes con hepatopatía avanzada.

Afectación gastrointestinal. Suele ser secundaria a infecciones oportunistas, e incluye desde la boca (candidiasis orofaríngea, úlceras, leucoplasia vellosa), esófago (esofagitis candidiásica, CMV o *herpes simplex*, linfomas y sarcoma de Kaposi), estómago (aclorhidria, sarcoma de Kaposi, linfoma) e intestino delgado y grueso (diarreas infecciosas y enteropatía VIH).

Son frecuentes las hepatitis víricas, especialmente en los pacientes adictos a drogas parenterales. Hay que tener en cuenta, además, que los fármacos antirretrovirales en su mayoría son hepatotóxicos.

Afectación renal. Suele ser secundaria a toxicidad farmacológica (pentamidina, anfotericina, foscarnet, trimetoprim-sulfametoxazol), aunque también existe una *nefropatía asociada al VIH* (glomeruloesclerosis) y *nefrocalcinosis* asociada a infección por micobacterias y *P. jiroveci*.

VI. TRATAMIENTO

La terapia de la infección por el VIH se fundamenta en la combinación de varios grupos farmacológicos, principalmente los inhibidores de la transcriptasa inversa nucleosídicos y no nucleosídicos, y los inhibidores de la proteasa: desde el año 2002 se dispone del cuarto grupo que son los inhibidores de la fusión, cuyo empleo está limitado por la vía de administración que es subcutánea y dos veces al día:

a. Inhibidores de la transcriptasa inversa análogos de los nucleósidos y nucleótidos:
- Zidovudina (AZT o ZDV).
- Didanosina (ddI).
- Zalcitabina (ddC).
- Estavudina (d4T).
- Lamivudina (3TC).

TABLA II. Efectos adversos de los fármacos antirretrovirales	
Zidovudina (AZT, ZDV)	Toxicidad de médula ósea: anemia (macrocítica) y/o neutropenia Intolerancia gastrointestinal Cefalea Astenia Insomnio Neuropatías Mialgias Miocardiopatía Acidosis láctica con esteatosis hepática (poco frecuente)
Didanosina (ddI)	Pancreatitis Neuropatía periférica dolorosa Náuseas y vómitos Diarrea Neuritis óptica Acidosis láctica con esteatosis hepática (poco frecuente)
Zalcitabina (ddC)	Neuropatía periférica dolorosa Estomatitis Acidosis láctica con esteatosis hepática (poco frecuente)
Estavudina (d4T)	Neuropatía periférica dolorosa Lipodistrofia Debilidad muscular ascendente Pancreatitis Acidosis láctica con esteatosis hepática
Lamivudina (3TC)	Mínima toxicidad Acidosis láctica con esteatosis hepática (poco frecuente)
Abacavir (ABC)	Hipersensibilidad que puede ser fatal al interrumpir el tratamiento por esta causa y volver a reiniciarlo Tos y disnea
Tenofovir (TDF)	Astenia, cefalea Diarrea, náuseas y vómitos Insuficiencia renal infrecuente y generalmente en pacientes con otros factores predisponentes Acidosis láctica con esteatosis hepática (poco frecuente)
Indinavir (IDV)	Nefrolitiasis Intolerancia digestiva Hiperbilirrubinemia indirecta sin repercusión Cefalea, astenia y visión borrosa Disgeneusia Trombopenia, hiperglucemia Redistribución de la grasa y anomalías lipídicas Posible aumento de episodios hemorrágicos en pacientes con hemofilia

TABLA II. Continuación	
Ritonavir (RTV)	Intolerancia digestiva Parestesias periorales y extremidades Hepatitis y pancreatitis Astenia Disgeneusia Elevación de transaminasas, CPK, ácido úrico, hipertrigliceridemia, hiperglucemia Redistribución de la grasa y anomalías lipídicas Posible aumento de episodios hemorrágicos en pacientes con hemofilia
Saquinavir (SQV)	Intolerancia digestiva Cefalea Elevación de transaminasas, hiperglucemia Redistribución de la grasa y anomalías lipídicas Posible aumento de episodios hemorrágicos en pacientes con hemofilia
Nelfinavir (NFV)	Diarrea Hiperglucemia y aumento de transaminasas Redistribución de la grasa y anomalías lipídicas Posible aumento de episodios hemorrágicos en pacientes con hemofilia
Amprenavir (AMP)	Náuseas, vómitos y diarrea Exantema cutáneo Parestesias orales Hiperglucemia y aumento de transaminasa Redistribución de la grasa y anomalías lipídicas Posible aumento de episodios hemorrágicos en pacientes con hemofilia La solución oral contiene polietilenglicol (contraindicado en embarazadas y niños menores de 4 años, insuficiencia renal o hepática y tratamiento con disulfirán o metronidazol)
Lopinavir (LPV)	Náuseas, vómitos y diarrea Astenia Hiperglucemia y aumento de transaminasas Redistribución de la grasa y anomalías lipídicas Posible aumento de episodios hemorrágicos en pacientes con hemofilia
Atazanavir (ATV)	Hiperbilirrubinemia indirecta Prolongación del espacio PR, pudiendo aparecer bloqueo AV de primer grado asintomático Hiperglucemia Redistribución de la grasa y anomalías lipídicas Posible aumento de episodios hemorrágicos en pacientes con hemofilia

TABLA II. Continuación	
Neviparina (NVP)	Exantema cutáneo Elevación de transaminasas Hepatitis y necrosis hepática
Efavirenz (EFV)	Síntomas del SNC Exantema cutáneo Aumento de transaminasas Falsos positivos en la prueba de cannabis
Delavirdina (DLV)	Exantema cutáneo Aumento de transaminasas Cefalea
Enfuvirtida (T-20)	Reacciones locales en el lugar de la inyección Reacción de hipersensibilidad (< 1%)

- Abacavir (ABC).
- Tenofovir (TDF).

b. Inhibidores de la proteasa:
- Saquinavir (SQV).
- Indinavir (IDV).
- Ritonavir (RTV).
- Nelfinavir (NFV).
- Lopinavir (LPV).
- Amprenavir (APV).
- Atazanavir (ATV).

c. Inhibidores de la transcriptasa inversa no nucleósidos:
- Nevirapina (NVP).
- Efavirenz (EFV).
- Delavirdina (DLV). No disponible en España.

d. Inhibidores de la fusión:
- Enfuvirtida o T-20.

Hoy día, el tratamiento antirretroviral se basa en la combinación generalmente de 3 fármacos, 2 inhibidores de la transcriptasa inversa análogos de los nucleósidos con 1 inhibidor de la proteasa o 1 inhibidor de la transcriptasa inversa no nucleosídico.

Actualmente no existe indicación de inicio de tratamiento precoz. El tratamiento debe iniciarse basándose más en la cifra de linfocitos T CD4 que en la carga vírica. Se recomienda valorar tratamiento a los pacientes que presenten una cifra de T CD4 menor de 350 células por mililitro.

Con este tratamiento se ha conseguido disminuir en un 75% la tasa de mortalidad entre los enfermos por el VIH y retrasar la progresión de la enfermedad de una mane-

TABLA III. Interacciones farmacológicas a considerar

Indinavir (IDV)
Inhibe el citocromo P450

No recomendado el uso conjunto de: simvastatina, lovastatina, midazolam, triazolam, rifampicina, terfenadina, astemizol, cisapride, pimozida y alcaloides ergóticos

Ritonavir (RTV)
Potente inhibidor del citocromo P450

No recomendado el uso conjunto de: simvastatina, lovastatina, amiodarona, quinidina, astemizol, bepridil, dupropión, cisapride, clorazepato, clozapina, diazepam, encainida, estazolam, flecainida, flurazepam, meperidina, midazolam, piroxicam, propoxifeno, propafenona, quinidina, rifabutina, terfenadina, triazolam, zolpidem, pimozida y alcaloides ergóticos

Saquinavir (SQV)
Inhibe el citocromo P450

No recomendado el uso conjunto de: simvastatina, lovastatina, rifampicina y rifabutina, terfenadina, astemizol, cisapride, pimozida y alcaloides ergóticos

Nelfinavir (NFV)
Inhibe el citocromo P450

No recomendado el uso conjunto de: simvastatina, lovastatina, rifampicina, triazolam, midazolam, terfenadina, astemizol, cisapride, pimozida y alcaloides ergóticos

Amprenavir (APV)
Inhibe el citocromo P450

No recomendado el uso conjunto de: simvastatina, lovastatina, rifampicina, bepridil, triazolam, midazolam, terfenadina astemizol, cisapride, pimozida y alcaloides ergóticos

Lopinavir (LPV)
Inhibe el citocromo P450

No recomendado el uso conjunto de: simvastatina, lovastatina, rifampicina, triazolam, midazolam, flecainida, propafenona, terfenadina, astemizol, cisapride, pimozida y alcaloides ergóticos

Atazanavir (ATV)
Inhibe el citocromo P450

No recomendado el uso conjunto de: simvastatina, lovastatina, rifampicina, bepridil, triazolam, midazolam, terfenadina astemizol, cisapride, pimozida y alcaloides ergóticos

Efavirenz (EFV)
Metabolizado por el citocromo P450

Vigilar si se administran conjuntamente: terfenadina, astemizol, cisapride, midazolam, triazolam, metadona y alcaloides ergóticos

Neviparina (NVP)
Metabolizado por el citocromo P450

Vigilar si se administran conjuntamente: rifampicina, rifabutina, metadona

Delavirdina (DLV)
Metabolizado por el citocromo P450

Vigilar si se administran conjuntamente: simvastatina, lovastatina, rifampicina, terfenadina, astemizol, alprazolam, midazolam, triazolam, cisapride, bloqueantes H_2, inhibidores de la bomba de protones, alcaloides ergóticos, anfetaminas, nifedipino y anticonvulsivantes y metadona ra evidente, con un descenso de un 73% en los casos de SIDA diagnosticados entre los pacientes infectados por el VIH.

Sin embargo, los fármacos antirretrovirales presentan importantes efectos adversos e interacciones farmacológicas (Tablas II y III).

VII. RESUMEN DE CONSIDERACIONES PREANESTÉSICAS

Ante un enfermo por el VIH conviene precisar en la consulta preanestésica:

- Estadio de la enfermedad por VIH y fundamentalmente la cifra actual de CD4, ya que puede tener un estadio C3, pero debido al tratamiento antirretroviral presentar una cifra de CD4 mayor a 200 células/mm^3.
- Anamnesis por aparatos cuidadosa, insistiendo especialmente en la posible afectación *respiratoria* (riesgo aumentado para la anestesia general, con posible intubación prolongada en neumonías por *P. jiroveci* y elevada mortalidad postoperatoria): incluir pruebas funcionales respiratorias en el estudio preoperatorio, y en la afectación *neurológica* (la presencia de mielopatía y neuropatía periférica puede no recomendar la anestesia raquídea y troncular) con susceptibilidad aumentada para padecer crisis convulsivas.
- Estudio hematológico para definir: grado de anemia y tolerancia a la misma, y riesgo de sangrado por trombopenia.
- Tratamientos antivirales, antimicóticos y antituberculosos por posibles efectos adversos e interacciones farmacológicas en cada caso.
- Mantener alto índice de sospecha en pacientes que presenten una práctica de riesgo reconocida. La petición de pruebas diagnósticas del VIH sin el consentimiento del paciente sigue siendo un tema controvertido. En principio se debe solicitar el consentimiento ante una sospecha razonable.
- Riesgo de contagio para el personal sanitario de las infecciones oportunistas que pudiera padecer el enfermo, especialmente tuberculosis, dada la elevada incidencia de esta enfermedad en España.
- A efectos de programación quirúrgica, en enfermos con VIH controlados sin otros procesos infecciosos en curso no tratados, no parece necesario tomar medidas especiales como programarlo en último lugar o reemplazar el aparato de anestesia. En cualquier caso, el intercambio de información con el especialista en infecciones o el microbiólogo responsable del paciente resulta indispensable para conocer el estado de evolución de la enfermedad y de los posibles procesos intercurrentes.

BIBLIOGRAFÍA

1. De la Cruz J, De Diego R, Canal MI, Cabrerizo P, Tisner M, Navia J. Implicaciones anestésicas de la infección por el virus de la inmunodeficiencia humana (VIH). Rev Esp Anestesiol Reanim 1990;37:75-80.

2. Fauci AS y Lane HC. Enfermedad por el virus de la inmunodeficiencia humana (VIH): SIDA y enfermedades relacionadas. En: Harrison. Principios de Medicina Interna. Editores: Isselbacher, Braunwald, Wilson, Martin, Fauci y Kasper. McGraw-Hill Interamericana de España, 1994. p. 1802.
3. Hirschel B, Francioli P. Progress and problems in the fight against AIDS. N Engl J Med 1998;338:906-908.
4. Jalowy A, Flesche CW, Lorenz C. Der AIDS-Patient in der Anästhesie.Anästhesiol Intensivmed Notfallmed Schmerzther 1997;32:87-97.
5. Palella FJ, Delaney KM, Moorman AC, Loveless MO, Fuhrer J, Satten GA et al. Declining morbidity and mortality among patients with advanced human inmunodeficiency virus infection. N Engl J Med 1998;338:853-60.
7. Pantaleo G, Graziosi C, Fauci AS. New concepts in the immunopathogenesis of human inmunodeficiency virus infection. N Engl J Med 1993;328:327-35.
8. Santacana E, Aliaga L, Villar-Landeira JM. Consideraciones anestésicas en pacientes con infección por el virus de la inmunodeficiencia humana. Rev Esp Anestesiol Reanim 1993;40:137-45.
9. Schwartz D, Schwartz T, Cooper E, Pullerits J. Anesthesia and the child with HIV infection. Can J Anaesth 1991;38:626-33.
10. AIDS Epidemic Update: December 2002. UNAIDS and World Health Organization. En: http://www.who.int/hiv/en.
11. Anonimo. Revised classification system for HIV infection and expanded surveillance case definition for AIDS among adolescents and adults. MMWR 1992;41:RR-17.
12. Guidelines for the Use of Antiretroviral Agents in HIV-1-Infected Adults and Adolescents. Developed by the panel on Clinical Practices for Treatment of HIV Infection convened by the Department of Health and Human Services (DHHS). 10 de noviembre de 2003. En: http:// AIDSinfo.nih.gov.

Capítulo 7
Toxicomanías, adicción al alcohol y al tabaco

A. Reyes, P. Duque

I. TOXICOMANÍAS

Definición

Según la Organización Mundial de la Salud, la drogadicción se define como el consumo voluntario, abusivo, periódico o crónico, así como nocivo para el individuo y la sociedad, de drogas naturales o sintéticas. Dichas sustancias son susceptibles de ser autoadministradas, tienen efectos psicoactivos y son capaces de producir tolerancia, entendiendo por tolerancia la necesidad de dosis cada vez mayores para obtener los efectos observados con la dosis original. Debemos diferenciar «tolerancia», de «adicción» que es un estado de dependencia física o psicológica, o ambas, a una sustancia ya sea alcohol o drogas.

Clasificación de las drogas
- Psicolépticos (depresores del SNC):
  - Hipnóticos: somníferos, barbitúricos.
  - Tranquilizantes (menores): ansiolíticos, benzodiacepinas.
  - Neurolépticos.
- Psicodislépticos (modificadores del SNC):
  - Alucinógenos: cannabis, LSD, ketamina.
  - Estupefacientes: opiáceos, cocaína y crack.
  - Embriagantes: alcohol, éter, cloroformo, óxido nitroso.
- Psicoanalépticos (estimulantes del SNC):
  - Nootropos: anfetaminas, éxtasis.
  - Timoanalépticos: antidepresivos.
  - Psicoestimulantes diversos: nicotina, yohimbina, khat, betel, pegamentos, quitamanchas, acetona, nitritos volátiles.

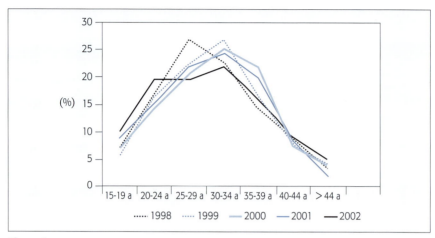

Figura 1.

Generalidades

Características del consumo de drogas en nuestro país según datos extraídos del Plan Nacional sobre Drogas y de la Agencia Antidroga de la Comunidad de Madrid.

Consumo por edades

En casi todos los países, la prevalencia del consumo de drogas ilícitas es mayor entre los grupos más jóvenes que entre las personas de más edad. En España esta norma también se cumple (Fig. 1).

Consumo según sexo

El porcentaje de consumidores es tres veces mayor en los hombres que en las mujeres (Fig. 2).

Tipo de droga más consumida

Las dos drogas más consumidas son la heroína y la cocaína, aunque lo más frecuente es la asociación de varias sustancias.

Aspectos generales del preoperatorio

Si el paciente admite y menciona la droga (o drogas) que consume, debemos registrar la antigüedad del hábito, la asiduidad en el consumo y la disposición del enfermo a evitar el tóxico durante la hospitalización, con o sin terapia médica alternativa. Sin embargo, con frecuencia el paciente niega su adicción, que puede ser sospechada

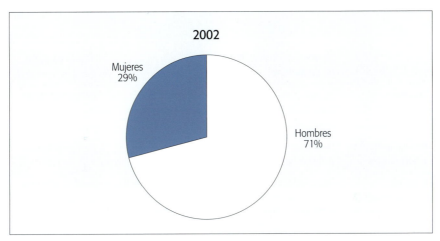
Figura 2.

en base a signos y síntomas inespecíficos: estigmas de marginación social, pertenencia a grupos de alto riesgo, deterioro físico o intelectual sin causa que lo explique, y otros signos más o menos específicos de intoxicación aguda que de manera esquemática se reflejan en la tabla I.

En estos casos está indicado solicitar un examen toxicológico de la orina con objeto de identificar la presencia de la droga o de sus metabolitos.

Algunas drogas se eliminan en parte o totalmente sin haber sido transformadas en el organismo, pero lo habitual es que sufran un proceso de modificación metabolizándose y dando lugar a subproductos de las mismas. El período durante del cual puede ser precisada su presencia en la orina varía en función del tipo de droga y el patrón de consumo: cocaína, 1 a 3 días; opiáceos, 1 a 4 días; anfetaminas, 1 a 10 días; marihuana, si el consumo es ocasional 1 a 3 días, si es crónico y moderado 3 a 29 días, si es crónico y severo hasta 12 semanas (esto se debe a que se deposita en los tejidos grasos de organismo).

Adicción a opiáceos

Cuando no figura en la historia clínica puede resultar difícil reconocer la adicción a opiáceos. Habitualmente se trata de varones jóvenes que suelen haber consumido previamente otro tipo de drogas.

Vías de administración

Oral (fumada o «chino»), nasal (esnifada), subcutánea *(«skin poppers»)* o intravenosa *(«main linners»)*.

TABLA I.

	Signos y síntomas de abuso de sustancias	Premedicación
Opioides	Euforia (más intensa con heroína), pupilas puntiformes, náuseas y vómitos, hipotensión, bradicardia, estreñimiento, venas trombóticas	Benzodiacepinas
Benzodiacepinas y barbitúricos	Bradipsiquia, bradilalia, labilidad emocional, somnolencia y apatía	Benzodiacepinas
Cocaína y anfetaminas	Taquicardia, HTA, arritmias ventriculares, excitación, delirio, alucinaciones, psicosis, hiperreflexia, temblores, convulsiones, midriasis, hiperpirexia, diaforesis, hiperglucemia, disfunción sexual	Benzodiacepinas Clorpromacina*
Alucinógenos LSD	Efectos simpaticomiméticos, débiles efectos analgésicos, alteraciones de la percepción y el juicio, psicosis tóxica a altas dosis, la fenciclidina puede producir anestesia disociativa	Clorpromacina Benzodiacepinas
Cannabis	Taquicardia, presión sanguínea lábil Euforia, ansiedad y reacciones de pánico, psicosis Disminución de memoria y motivación en uso crónico	Benzodiacepinas No atropina

*La clorpromacina, aparte de sus efectos sedantes, puede ser eficaz en el control de la fiebre, la HTA y la midriasis, pero parece ser que puede exacerbar las apariciones de los «malos viajes o flashbacks».

Cada vía de administración nos debe dirigir hacia la búsqueda de uno u otro tipo de patología asociada, por ejemplo, si la vía es la oral-fumada se asociará con frecuencia patología respiratoria.

Si la vía de administración es la intravenosa, se observa un lento deterioro físico que se puede acompañar de distintas patologías, siendo las más frecuentes las de tipo infeccioso, y entre éstas el síndrome de inmunodeficiencia adquirida (parte XI, capítulo 6).

Enfermedades infecciosas que debemos descartar:
1. Septicemia de origen casi siempre en la piel y polimicrobianas.
2. Hepatitis, la más frecuente la B, asociándose muchas veces a los portadores crónicos un tipo de glomerulonefritis, la membranoproliferativa. Tampoco son infrecuentes la hepatitis C o la coinfección hepatitis B/D.
3. Endocarditis, que supone la tercera causa de mortalidad tras la sobredosis y el SIDA.
4. Neumonías, abscesos pulmonares o empiema.

5. Artritis sépticas, que se caracterizan por afectar sobretodo a las articulaciones del eje, es decir, las sacroilíacas y la esternoclavicular, siendo el germen más frecuente el *S. aureus.*
6. Enfermedades de transmisión sexual.

El paciente debería informarnos sobre su situación actual en cuanto al consumo, para saber si estamos ante un consumidor habitual activo, un consumidor ocasional o bien está en período de deshabituación. La importancia básica de este último punto radica en poder evitar posibles sobredosificaciones, recaídas o síndromes de abstinencia en el intraoperatorio y en el postoperatorio.

Adicción a estimulantes y alucinógenos

Cocaína

La cocaína es la segunda droga más consumida en nuestro país.
Formas básicas de consumo de derivados de la coca:
1. Hoja de coca mascada.
2. Clorhidrato de cocaína esnifada (nieve, polvo dorado o dama).
3. Clorhidrato de cocaína pinchada o picada.
4. Cocaína base fumada o crack.

Una vez más es importante durante la consulta preanestésica intentar determinar si el consumo es crónico, esporádico y qué vía de administración es la usada, para orientar la búsqueda de patologías asociadas.

El consumo de cocaína produce principalmente síntomas cardiopulmonares (40%), psiquiátricos (22%) y neurológicos (13%). Cabe destacar además, dentro de la clínica cardíaca, disección aórtica aguda, arritmias, isquemia miocárdica, infarto y muerte súbita por enfermedad acelerada de las arterias coronarias, espasmo y descenso del flujo coronario.

Si los datos de la historia clínica o de la exploración así lo indican será necesario solicitar evaluación cardiológica o pruebas complementarias como ecocardiografía o prueba de esfuerzo. El paciente que consume crack puede presentar importantes alteraciones respiratorias (hemorragia intraalveolar, enfermedad pulmonar intersticial o edema pulmonar).

Numerosos estudios han implicado al consumo de cocaína, como causa de infarto de miocardio (IM) o de accidente cerebro vascular agudo (ACVA), sobre la base de una relación temporal, entre el uso de la droga y el comienzo del cuadro clínico.

Algunos autores argumentan que, evitando el consumo frecuente de cocaína, se reduciría en un 25% los IM no letales en esta población de 18 a 45 años de edad.

Señalan también que la concienciación y educación de la población, podrían colaborar a modificar comportamientos y reducir esta morbilidad cardiovascular asociada al consumo de cocaína, de ahí la importancia de informar sobre este hecho a los pacientes.

Anfetaminas

Las anfetaminas son sustancias muy consumidas actualmente por los jóvenes como drogas «recreativas», por sus efectos farmacológicos euforizantes y bajo precio. La evidencia de los estudios tanto *in vivo* como *in vitro* muestra que su administración incrementa la concentración de monoaminas en la sinapsis porque se incrementa su liberación, se bloquea su recaptación, o ambas cosas.

Sus efectos primordiales son euforia y disminución de la sensación de fatiga, lo que mejora la capacidad intelectual. Entre este tipo de sustancias, las más recientes y conocidas por el público en general son los derivados del ácido alfa-hidroxibutírico o éxtasis, y el 3-4 metilenedioximetanfetamina (MDMA). En un principio, el éxtasis tenía la reputación de no tener efectos secundarios, pero con el aumento del consumo se han descrito muchos efectos: síndrome de abstinencia, arritmias, hipertermia a veces fulminante, convulsiones, rabdomiólisis, insuficiencia renal aguda, coagulopatía de consumo e insuficiencia hepática grave que puede llevar a necesitar un trasplante.

LSD

El uso de sustancias alucinógenas como el LSD es antiguo. El LSD o dietilamina del ácido lisérgico se obtiene del cornezuelo del centeno, y es un líquido incoloro e inodoro que habitualmente se presenta en forma de trocito de papel o «tripi». Sus efectos secundarios son importantes, aunque sus efectos sobre el sistema nervioso simpático son leves y no pueden comparase con los producidos por la cocaína, éxtasis o anfetaminas.

Adicción a cannabinoides

El cannabis o cáñamo proviene de una de las plantas utilizadas por el hombre desde la más remota antigüedad: el cáñamo de la India, y es la droga más consumida actualmente entre la población juvenil. Los efectos farmacológicos de la planta en el hombre se deben al tetrahidrocanabinol (THC). A nivel del sistema nervioso autónomo produce un efecto bifásico: a dosis bajas o moderadas, produce un aumento de la actividad simpática, sin embargo a altas dosis inhibe dicha actividad simpática y estimula por el contrario el sistema parasimpático.

Cuando el paciente haya consumido la droga antes de la cirugía (o no tengamos la seguridad de su abstinencia), es aconsejable evitar la premedicación con vagolíticos, ya que el THC inhibe específicamente los receptores muscarínicos. Como ansiolítico podemos utilizar las benzodiazepinas.

Adicción a solventes

Su consumo es bastante frecuente, sobre todo entre los más desfavorecidos, por su bajo costo, su efecto inmediato y su accesibilidad. Se consumen por vía inhalatoria y no son otros que el éter, el cloroformo, los pegamentos, los quitamanchas, los diluyentes, la acetona y otros solventes orgánicos. El efecto buscado es la sensación de ebriedad, la ansiólisis y la euforia. Los efectos secundarios son variados, pero hay que destacar la hepato y nefrotoxicidad de estas sustancias, así como alteraciones en la hematopoyesis, y otras menos importantes como las cefaleas, alucinaciones, eritema nasolabial, epistaxis, ulceraciones bucofaríngeas y tos recurrente.

La inhalación abusiva puede incluso llegar a la muerte por edema pulmonar, arritmias ventriculares graves e incluso por ahogamiento (al envolverse la cabeza en bolsas de plástico para aumentar la concentración del agente).

II. ADICCIÓN AL ALCOHOL

La adicción al alcohol puede ser difícil de detectar, en ocasiones incluso para el propio paciente, al tratarse de una droga socialmente aceptada e incorporada a nuestra cultura. Entre los cuestionarios que existen para la detección del alcoholismo crónico, la puntuación CAGE (Chronic Alcoholism General Evaluation) se basa en cuatro preguntas simples y en la determinación de marcadores biológicos, fundamentalmente el volumen corpuscular medio (VCM) y la concentración de gamma-glutamil-transferasa plasmática (γ-GT).

Los marcadores biológicos detectan el alcoholismo crónico o la afectación hepática, pero no la dependencia psicofísica del alcohol, que expone al síndrome de abstinencia y que puede prevenirse mediante la detección y el tratamiento precoz de los primeros síntomas. Las benzodiazepinas metabolizadas por conjugación con el ácido glucurónico (loracepam, oxacepam) y el haloperidol, son los fármacos más utilizados en la actualidad para tratar la ansiedad y las complicaciones psiquiátricas agudas asociadas a la deprivación alcohólica. Los problemas específicos de la disfunción hepática crónica se abordan en el capítulo correspondiente (parte VII, capítulo 3).

Cuestionario CAGE
- ¿Ha sentido la necesidad de beber alcohol por la mañana para sentirse bien?
- ¿Ha tenido alguna vez la impresión de que bebe demasiado?
- ¿Ha sentido la necesidad de disminuir su consumo de alcohol?
- ¿Le han hecho notar en su entorno que consume demasiado alcohol?
  Cada respuesta positiva es un punto.

Marcadores biológicos
VCM y γ-GT

Si CAGE = 3, o CAGE = 2 + al menos un marcador positivo: instaurar tratamiento preventivo preoperatorio o en el postoperatorio inmediato.

Si CAGE < 2 pero hay dos marcadores positivos: reevaluar al paciente a los 15 o 30 días de abstinencia, si fuera posible, y si persisten los marcadores positivos proceder como en el punto anterior.

En estos pacientes, el riesgo de regurgitación se considera elevado, por lo que se instaurarán las medidas oportunas.

Otro aspecto importante en el paciente alcohólico es que debemos tener presente que es un «estómago lleno» y que deberemos hacer profilaxis de la aspiración ácida 1 hora antes de la intervención con metoclopramida y ranitidina.

III. ADICCIÓN A TABACO

Favorece la bronquitis crónica, ello no significa que todos los fumadores necesariamente tengan esta patología. Sin embargo, la frecuencia de complicaciones respiratorias en el postoperatorio aumenta en el fumador, tanto si tiene clínica de bronquitis crónica como si no la tiene.

En la consulta preanestésica debemos recomendar al paciente fumador abandonar el hábito antes de la operación, y con la mayor antelación posible, porque los beneficios se incrementan a medida que lo hace el tiempo de abstinencia. Así, una interrupción de 12 a 24 horas mejora la función cardiovascular, ya que disminuye los niveles plasmáticos de carboxihemoglobina; tras unos días, mejora la fisiología mucociliar; a las 2 semanas, disminuye la hipersecreción bronquial; a las 4-6 semanas disminuyen las complicaciones pulmonares postoperatorias, y con una abstinencia de 6-8 semanas mejora el metabolismo hepático y la situación inmunitaria.

IV. SITUACIONES ESPECIALES

Embarazo y consumo de drogas

El principal efecto del abuso de drogas sobre la gestación es el compromiso del estado de salud general materno y un deficiente cuidado prenatal del bebé. Por otra parte, hasta el 50% de las embarazadas que consumen drogas habitualmente presentan una complicación médica o quirúrgica.

Éstas incluyen anemia, hepatitis aguda o crónica, ETS, SIDA, septicemia, endocarditis bacteriana, tromboflebitis, neumonía, enfermedades psiquiátricas y malnutrición severa.

Por tanto, ante una embarazada en la consulta debemos hacer especial hincapié en historia de posibles abusos a drogas, infecciones y realizar una exploración y pruebas complementarias dirigidas a este aspecto. Deberemos insistir en la importancia de que se haga un adecuado seguimiento del embarazo para intentar en lo posible evitar partos distócicos, problemas asociados y, por supuesto, insistir en el compromiso de la salud del feto.

Abuso y adicción a los medicamentos de prescripción

La mayoría de las personas que toman medicamentos por prescripción médica lo hacen de forma responsable. Sin embargo, su abuso continúa siendo motivo de preocupación dentro del área de salud pública. No se trata de un problema nuevo, pero merece una atención renovada. En lo que a nosotros como anestesiólogos respecta, de-

bemos centrarnos en cómo detectar este abuso en el paciente que viene a la consulta. Se ha elaborado un cuestionario directamente adaptado del cuestionario CAGE que describimos para el alcoholismo:
- ¿Ha sentido alguna vez la necesidad de disminuir el uso de un medicamento de prescripción?
- ¿Se ha molestado alguna vez por comentarios de sus amigos o seres queridos con referencia a su uso de los medicamentos de prescripción?
- ¿Se ha sentido alguna vez culpable o arrepentido por su uso de medicinas de prescripción?
- ¿Ha usado alguna vez medicinas de prescripción como un medio para «seguir adelante» o para «calmarse»?

BIBLIOGRAFÍA

1. Jaffe JH. Drogadicción y abuso de drogas. En: Goodman y Gilman. Las bases farmacológicas de la terapéutica. Panamericana. Méjico, 1991. p. 513-562.
2. Davy CH, Cheng. The drug addicted patient. Can J Anaesth 1997;44(5):R101-R106
3. Pham-Tourreau S, Nizard V et Pourriat JL. Anestesia en pacientes drogadictos. Enciclopedia Médico-Quirúrgica. Ediciones Elsevier. Paris. Anestesia-Reanimación, 36-659-A-10, 2001, 12 p.
4. Zeev N Kain, Barash P. Anaesthesic Implications of Drug Abuse. The American Society of Anesthesiologist 2001;(15):159-165.
5. Freixá F, Soler Insa FA. Toxicomanías, un enfoque multidisciplinario. Barcelona. Fontanella, 1997.
6. Nahas G. Drogue et civilisation. París. Perganon, 1982.
7. Deniker P. Drogues et toxicomanies modernes. Ann Méd Psychol 1970;2:68-70.
8. Verdaguer A, López JL, Camí et al. Estudio de los procesos patológicos en 176 ingresos de heroinómanos en un hospital general. Med Clin. Barcelona. 1984;82:9-12.
9. Srisurapanont M, Jarusuraisin N, Kittirattanapaiboon P. Treatment for amphetamine dependence and abuse. Cochrane Database Syst Rev 2001(4): CD003022.
10. Guiffrida JG, Bizarri DV, Saure AC, Sharuff RL. Anesthetic manegement of drugs abuser. Anesth Analg 1970;49:273.
11. Henry JA, Jeffreys KJ, Dawling S. Toxicity and deaths from 3-4-methylenedioxymethamphetamine. Lancet 1992;340:384-387.
12. Asthon CH. Adverse effects of cannabis and cannabinoids. Br J Anaesth 1999;83:637-649.
13. Tonnesen H, Peterson KR, Hojgaard L et al. Postoperative morbidity among symp-tom-free alcohol misusers. Lancet,1992;340:334-337.
14. Ewing JA. Detecting Alcoholism: The Cage Questionnarie. Journal of the American Medical Association 1984;252(14):1905-1907.
15. The National Institute on Drug Abuse (NIDA), 2002.